儿童呼吸治疗学

主　编　陈大鹏　母得志

科学出版社

北京

内 容 简 介

本书由四川大学华西临床医学院相关学科医生编著，共 4 篇 39 章，70 余万字。本书全方位介绍儿童呼吸系统的相关知识，涵盖了小儿呼吸系统肺发育，生理特点，药理特点，常见疾病与儿童机械通气。既包括儿童呼吸系统的基础知识，小儿常见呼吸系统疾病的最新临床研究进展与机械通气使用的特点，还包括儿童呼吸系统疾病的常见和最新诊疗方法，如肺功能检查、支气管镜和胸腔镜的应用等。

本书可作为各级儿科医生、危急重症医学专业医护人员的参考书，也可作为呼吸治疗专业本科生和研究生教材。

图书在版编目（CIP）数据

儿童呼吸治疗学 / 陈大鹏，母得志主编. —北京：科学出版社，2019.3
ISBN 978-7-03-058894-4

Ⅰ. ①儿… Ⅱ. ①陈… ②母… Ⅲ. ①小儿疾病–呼吸系统疾病–治疗学 Ⅳ. ①R725.6

中国版本图书馆CIP数据核字（2018）第216174号

责任编辑：陈若菲 戚东桂 / 责任校对：张小霞
责任印制：李 彤 / 封面设计：龙 岩

科 学 出 版 社 出版
北京东黄城根北街 16 号
邮政编码：100717
http://www.sciencep.com

北京凌奇印刷有限责任公司 印刷
科学出版社发行 各地新华书店经销

*

2019 年 3 月第 一 版 开本：787×1092 1/16
2022 年 2 月第二次印刷 印张：30 1/4 插页：8
字数：706 000
定价：138.00 元
（如有印装质量问题，我社负责调换）

《儿童呼吸治疗学》编写人员

主　编　陈大鹏（四川大学）

　　　　母得志（四川大学）

副主编　伍金林　唐　军　石　晶　宁　刚　王慧卿　杨晓燕

编　者　（按姓氏汉语拼音排序）

陈　娟	陈大鹏	陈荟竹	陈莉娜	董丽群	高晓琳
郭　琴	黄　希	胡艳玲	卢　婧	陆　方	罗　红
罗　蓉	李德渊	李晋辉	李熙鸿	马　丹	母得志
宁　刚	乔莉娜	丘　力	石　晶	石晓青	舒先孝
苏绍玉	唐　军	陶于洪	万兴丽	王　华	王慧卿
王晓琴	伍金林	夏　斌	熊　涛	熊　英	徐　畅
杨　纲	杨晓燕	曾力楠	张　莉	张伶俐	赵　静
钟　琳	周　晖	周开宇	朱　渝		

注：以上编者所在单位均为四川大学。

序

　　儿童呼吸疾病及所并发的呼吸障碍是临床工作中遇到的常见问题，严重威胁患儿的生命和健康，早期、及时、正确的治疗是挽救生命的关键。《儿童呼吸治疗学》的写作宗旨是为广大的儿科医务工作者提供一部有关儿童呼吸治疗方面具有参考性、先进性和实用性的临床参考书。该书涵盖小儿呼吸系统的发育学、生理学、病理生理学等基础医学部分及儿童常见和危重呼吸系统疾病的治疗学部分，同时也有儿科呼吸治疗中的护理技术、呼吸管理的安全维护知识和儿童呼吸治疗的药理学，并详尽、具体介绍了呼吸治疗的新方法、新技术，对呼吸治疗和呼吸机的应用也做了可操作性的阐述。该书的作者大多是中青年儿科临床骨干、医学博士，经过临床的多年实践、锤炼和多次国内外的学习进修，他们已经积累了丰富的儿科呼吸治疗的理论、经验和技术。作者查阅了大量国内外儿科呼吸治疗的最新专著和文献，使该书内容能更好地反映国内外治疗的新进展，内容更加充实，具有更好的参考性和指导性。

　　总之，希望《儿童呼吸治疗学》可以帮助包括新生儿科、儿童重症监护病房（PICU）、心血管科、急诊儿科等在内的基层医院及各级医院的儿科医生、呼吸机治疗师和护理人员等，为呼吸障碍的患儿解除疾病和痛苦，更好地为儿童的健康服务。该书如有不足之处，望读者们能给予指正。

姚裕家

2018 年 5 月 3 日

前　言

　　儿童呼吸系统疾病是儿科疾病中的重要组成部分，对其早期诊断、处理的认知关系到医务人员是否能及时挽救患儿的生命和提高其生存质量。由于儿童呼吸系统疾病诊治理念近年来的迅速更新，若干新的治疗理念、方法、指南的出现，使得知识更新成为了出版本书迫切的需要。本书汇集了儿科临床、药学、护理、影像、眼科等相关领域的 30 余名专家，均有着非常丰富的宝贵经验。《儿童呼吸治疗学》共 39 章，70 余万字，内容涵盖了与儿童呼吸系统疾病相关的基本理论和实践技能，为读者建立清晰而完整的知识体系。本书内容可以大致划分为四个部分，第一部分介绍了儿童呼吸系统生理特点和相关理论基础知识；第二部分是儿童机械通气的原理和临床实践；第三部分介绍了儿童常见呼吸系统疾病的机械通气支持治疗策略；最后一部分重点介绍了儿童呼吸系统疾病的相关诊疗方法，如体外膜肺（ECMO）、支气管镜和胸腔镜及其他技术。经过各位专家近一年的筹备和辛勤工作，才完成本书的所有出版工作。编委会全体成员衷心希望本书能为热爱儿科事业的临床工作者和学生们提供有益的帮助，真诚希望得到各位读者的反馈和建议，以期进一步提高本书的质量。

　　感谢科学出版社的专业性工作，保证了本书的出版质量。感谢四川大学立项建设教材项目的资助，尤其感谢各位编者的努力和对本书的支持，感谢你们的贡献及对儿科事业深层次的热爱。

陈大鹏
于四川成都
2018 年 11 月

目　录

第一篇　基 础 理 论

第二篇　机 械 通 气

第三篇　常 见 疾 病

第四篇　呼吸系统的诊疗方法

第一篇

基 础 理 论

第一章

肺 发 育

呼吸系统疾病是儿童期发病率最高的疾病。儿童期为肺部生长发育的旺盛期，因此认识不同年龄阶段儿童肺生长发育的动态变化及其调控因素，可以帮助儿科医生深入认识肺部疾病的发病机制，为相关疾病的预防、诊断和治疗提供有力的依据。如何针对儿童呼吸系统疾病进行有效的预防、诊断和治疗是儿科医生面临的重要挑战之一。

一、概述

肺是呼吸系统最重要的器官。肺发育过程主要经历了三个主要阶段：①分化和形态发生期。②适应大气环境下呼吸、肺生长发育期。③呼吸功能成熟期。前两个阶段在出生前和出生后不久完成，而第三个阶段取决于出生后机体发育、全身代谢和脏器功能需要。在肺发育的不同阶段，各种诱因作用下导致发育异常，轻者可引起肺功能稳态维护的异常，重者则会引起患儿呼吸窘迫，甚至导致死亡。肺发育异常是多种肺部疾病（包括支气管肺发育不良、早产儿慢性肺疾病、肺炎、肺纤维化等）发生的原因。先天性发育障碍相关的病因，可以导致严重且不可逆转的病变；后天性损害则可能得到代偿，并随肺和呼吸系统发育而逐渐恢复。认识儿童肺生长发育的动态变化及其调控因素，有利于探索适用于不同年龄阶段的个性化诊疗方案。

二、肺的基本结构和功能

（一）肺的基本生理功能

1. 通气功能　肺通气是指肺与外界环境之间的气体交换过程。实现肺通气的器官包括呼吸道、肺泡和胸廓等。呼吸道是沟通肺泡与外界的通道；肺泡是肺泡气与血液气进行交换的主要场所；胸廓的节律性呼吸运动则是实验通气的动力。

气体进入肺取决于两方面因素的相互作用：推动气体流动的动力和阻止其流动的阻力。前者必须克服后者，方能实现肺通气。气体进出肺是由于大气和肺泡气之间存在压差的缘故。在自然呼吸条件下，此压差产生于肺张缩引起的肺容积的变化。可是肺本身不具有主动张缩的能力，它的张缩是由胸廓的扩大和缩小引起的，而胸廓的扩大和缩小又是由呼吸肌的收缩和舒张所引起。当吸气肌收缩时，胸廓扩大，肺随之扩张，肺容积增大，肺内压暂时下降并低于大气压，空气顺此压差进入肺，形成吸气。反之，当吸气肌舒张和（或）呼气肌收缩时，胸廓缩小，肺也随之缩小，肺容积减小，肺内压暂时升高并高于大气压，肺内气顺此压差流出肺，形成呼气。呼吸肌收缩、舒张所造成的胸廓的扩大和缩小，称为呼吸运动。呼吸运动是肺通气的原动力。

2. 换气功能　肺换气是指肺泡与肺毛细血管血液之间的气体交换过程。呼吸过程中，空气在肺中的循环称为肺换气，将所谓肺的每分钟容量，即在 1min 内经过的空气量，作为肺换气的指标。

经肺通气进入肺泡的新鲜空气与血液中的气体进行交换，氧气从肺泡顺着分压差扩散到静脉血，而静脉血中的二氧化碳则向肺泡扩散。这样，静脉血中的氧分压逐渐升高，二氧化碳分压逐渐降低，最后接近于肺泡气的氧分压和二氧化碳分压。由于氧和二氧化碳的扩散速度极快，仅需约 0.3s 即可完成肺部气体交换，静脉血在肺部经过气体交换后变成动脉血，在流经肺部之后变成了动脉血。一般血液流经肺毛细血管的时间约为 0.7s，因此当血液流经肺毛细血管全长约 1/3 时，肺换气过程基本上已完成。

3. 肺循环功能　维持呼吸功能。肺循环（小循环）是指从右心室射出的静脉血入肺动脉，经过肺动脉在肺内的各级分支，流至肺泡周围的毛细血管网，在此进行气体交换，使静脉血变成含氧丰富的动脉血，经肺内各级肺静脉属支，再经肺静脉注入左心房。血液沿上述路径的循环称为肺循环或小循环。肺循环的特点是路程短，只通过肺，主要功能是完成气体交换，把静脉血变为含氧量丰富的动脉血。

（二）肺的结构组成

表 1-1　呼吸道系统肺内结构组成

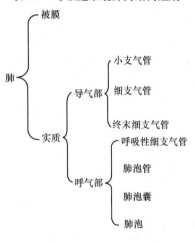

肺的结构主要由呼吸道和血管系统的分支结构共同组成。呼吸道系统在肺内又可细分为肺导气部和肺呼气部，其主要结构见表 1-1。

1. 肺导气部　随分支而管径渐细，管壁渐薄，管壁结构也逐渐变化。具体可分为以下部分：

（1）叶支气管至小支气管：管壁结构与支气管基本相似，但管径渐细，管壁渐薄，至小支气管时的内径为 2～3mm。管壁三层分界也渐不明显，其结构的主要变化是：①上皮均为假复层纤毛柱状细胞，也含有前述几种细胞，但上皮薄，杯状细胞渐少；②腺体逐渐减少；③软骨呈不规则片状，并逐渐减少；④平滑肌相对增多，从分散排列渐成环形肌束环绕管壁。

（2）细支气管和终末细支气管：细支气管内径约 1mm，上皮由假复层纤毛柱状渐变为单层纤毛柱状，也含有前述各种细胞，但杯状细胞减少或消失。腺和软骨也减少或消失，环行平滑肌则更明显，黏膜常形成皱襞。细支气管分支形成终末细支气管，内径约 0.5mm，上皮为单层柱状，无杯状细胞；腺和软骨均消失；环行平滑肌则更明显，形成完整的环行层，黏膜皱襞也明显。终末细支气管上皮内除少量纤毛细胞外，大部分为无纤毛的柱状分泌细胞，细胞顶部呈圆顶状凸向管腔，顶部胞质内含分泌颗粒。一般认为分泌细胞的分泌物中含蛋白水解酶，可分解管腔内的黏液，利于排出；细胞内还含有较多的氧化酶系，可对吸收的毒物或某些药物进行生物转化，使其毒性减弱或便于排出。细支气管和终末细支气管的环行平滑肌，在自主神经的支配下收缩或舒张，以调节进出肺泡的气流量。正常情况下吸气时平滑肌松弛，管腔扩大；呼气末时，平滑肌收缩，管腔变小。在支气管哮喘等病理情况下，平滑肌发生痉挛性收缩，导致呼吸困难。

在叶支气管至细支气管的上皮内，常见神经内分泌细胞成群分布，5～10 个细胞平行排列成卵圆形小体，尤多见于管道的分支处，称神经上皮小体，小体位于基膜上，顶端隆起突入管腔，或被其他上皮细胞覆盖。神经上皮小体的细胞分泌一些激素物质，通过旁分泌或血液循环，调节血管平滑肌舒缩，调整肺的通气，并参与调节腺体分泌和邻近上皮细胞的分泌与代谢活动。

2. 肺呼气部 呼吸性细支气管、肺泡管、肺泡囊和肺泡组成了肺的呼吸部，共同执行气体交换功能。

（1）呼吸性细支气管：是终末细支气管的分支，每个终末细支气管分出 2 支或 2 支以上呼吸细支气管。它是肺导气部和呼吸部之间的过渡性管道，管壁结构与终末细支气管相似。上皮为单层立方，也有纤毛细胞和分泌细胞；上皮下结缔组织内有少量环行平滑肌。呼吸细支气管不同于终末细支气管的是管壁上有肺泡相接，在肺泡开口处，单层立方上皮移行为肺泡的单层扁平上皮。从呼吸细支气管开始具有气体交换功能。

（2）肺泡管：是呼吸细支气管的分支，每个呼吸细支气管分支形成 2～3 个或更多个肺泡管。因为它由许多肺泡组成，所以自身的管壁结构很少，且仅存在于相邻肺泡开口之间，此处常膨大突入管腔，表面为单层立方或扁平上皮，上皮下为薄层结缔组织和少量平滑肌，肌纤维环行围绕于肺泡开口处，故在切片中可见相邻肺泡之间的隔（肺泡隔）末端呈结节状膨大。

（3）肺泡囊：与肺泡管连续，每个肺泡管分支形成 2～3 个肺泡囊。肺泡囊的结构与肺泡管相似，也由许多肺泡围成，因此，肺泡囊是许多肺泡共同开口而成的囊腔。肺泡囊的相邻肺泡之间为薄层结缔组织隔（肺泡隔），在肺泡开口处无环行平滑肌，因此切片中的肺泡隔末端无结节状膨大。

（4）肺泡：是支气管树的终末部分和构成肺的主要结构。肺泡为半球形小囊，开口于呼吸细支气管、肺泡管或肺泡囊，是肺进行气体交换的场所。肺泡壁很薄，表面覆以单层肺泡上皮，有基膜。相邻肺泡紧密相贴，仅隔以薄层结缔组织，称肺泡隔。成人每侧肺有 3 亿～4 亿个肺泡，总面积为 70～80m^2。肺泡上皮由 I 型和 II 型两种细胞组成。

3. 血管分支 成熟的肺存在两个血管分支网络：肺循环网络和支气管循环网络。肺循环网络接收右心室输出的体循环的静脉血，容量大而血管压力低，是肺的主要功能网络。肺循环血管分支由肺动脉经肺门入肺，伴随支气管不断分支，在肺泡壁形成无平滑肌的毛细血管网络。支气管循环网络是体循环的一部分，压力相对较高，主要作用为通过血液循环营养肺和各级支气管。

肺泡表面液体层、肺泡 I 型上皮细胞与基膜、薄层结缔组织、肺泡壁毛细血管基膜与内皮共同组成的结构可供肺泡内气体分子与血液内气体分子进行交换，也称为气血屏障。肺内某些部位的肺泡上皮与血管内皮之间无结缔组织，两层基膜直接相贴而融合。气血屏障很薄，总厚度约 0.5μm，利于气体有效和快速地扩散。

三、肺结构的发育

肺正常的发育和生长是肺结构成熟和功能完善的基础。人肺的发育早在胚胎第 3～5 周已经开始，至第 7 周时已经形成支气管芽和由血管丛演变的原始肺循环血管。胸膜、平滑肌、软骨和其他间质结缔组织作为肺和气道的支持物，均从间充质分化发育而来，在 16 周时可以识别出。出生后至 2 岁左右，肺泡结构和肺血管以不同的速度和程度发育。在肺发育过程中，内胚层来源的肺上皮前体细胞、中胚层来源的成血管内皮细胞、成纤维细胞、平滑肌细胞及外胚层来源的神经细胞通过协同性的增殖、迁移和分化，共同形成了结构和功能逐渐成熟的肺。

根据不同时期肺在形态学上的特征性变化，肺的发育主要分成 5 个独立而又重叠的时期：胚胎期（embryonic stage）、假腺期（pseudoglandular stage）、小管期（canalicular stage）、原始肺泡期（sacculation stage）和肺泡期（alveolar stage）。各阶段肺结构发育特点如表 1-2 所示。前四个时期主要在胚胎期和胎儿期完成，而肺泡期则延续至出生后 2 岁。以下内容将针对各发育期肺形态发育过程进行分别探讨。

表 1-2　各发育期肺结构发育的特点

	胚胎期	假腺期	小管期	原始肺泡期	肺泡期
胎龄（周）	3～7 周	5～17 周	16～26 周	24～38 周	36 周至生后 2 周岁
气道分支	+	++	+++	+++	+++
黏液腺		+	+	++	++
软骨		+	+	++	++
肺泡			+	++	+++
上皮细胞			低柱状	立方状	扁平
糖原			+	+++	+
板层小体			+	++	+++
表面活性物质磷脂			+	++	+++
磷脂酰甘油				+	++
SP-A				+	+++
SP-B			+	++	+++
SP-C			+	++	+++
肺泡毛细血管			+	++	+++

（一）胚胎期

胚胎发育第 3～7 周为肺发育的胚胎期，主要标志是主呼吸道的出现。除鼻腔上皮来自外胚层外，呼吸系统其他部分的上皮均由原始消化管内胚层分化而来。胚胎妊娠 3 周左右，在胚胎前肠的食管部与气管憩室之间形成一纵行浅沟，此沟逐渐加深最终形成喉气管憩室，即为喉、气管、支气管和肺的原基。憩室的末端膨大，并分成左右两支，称肺芽（lung bud），最初的肺芽出现在妊娠 26 天左右。此后内胚层来源的肺芽上皮细胞侵入包围着前肠的中胚层，并形成小管状。这些小管经过反复的侧向和终端分支逐步形成气管支气管的近端结构。胚胎妊娠 4 周，原始肺芽开始分支为左右两个主气管芽，此后气管芽开始迅速生长并形成树枝状分支。妊娠 5 周左右，进一步分支形成右边 3 个二级分支小芽和左边 2 个二级分支小芽。在妊娠 6 周左右，第三轮分支过程启动，逐步形成右边的 10 个三级支气管和左边的 8~9 个三级支气管。叶支气管、段支气管及次段支气管分别约于胎龄 37 天、42 天及 48 天形成。直至胚胎妊娠 7 周，一个分支明确，并且具有原始肺叶和阶段支气管的气管已初步形成，气管和食管完全分离。在该发育阶段，气管和支气管的上皮管腔由未分化的肺上皮祖细胞组成，并呈假复层排列。上皮管腔周围无软骨、平滑肌和神经分布，由疏松排列的原始细胞构成。

肺发育胚胎期，肺血管发育与气管发育同步进行。2 支肺动脉由第 6 对主动脉弓生发出来，此后逐渐延伸至周围间质，在发育过程中缠绕肺小管并随其进一步分支，最终形成血管丛，并在肺间质中与全身血管网连接。整个胎儿发育时期，肺动脉通过动脉导管与动脉弓连接，从而使右心室的血液通道绕过肺血管床。肺静脉由左心房延伸出来，在连接到肺血管床之前将经历多次分支。

总结胚胎期肺发育的主要过程：

（1）肺芽形成。

（2）气管开始分支。

（3）主要气管分支形成。

（4）气管、食管分离。

（5）肺动静脉向肺间质延伸，并与全身血管网连接。

（二）假腺期

胚胎发育第 5~17 周称为肺发育的假腺期。该发育阶段形成的原始上皮管腔类似腺管，因此称为假腺期，为主呼吸道的发育到末端支气管的形成时期。最终形成上叶的 12~17 级支气管，中叶的 18~23 级支气管，下叶的 14~23 级支气管。终末支气管的远端部分会形成腺泡管和囊，之后逐渐发展为成熟的肺泡管和肺泡。支气管最初由含大量糖原的假复层柱状上皮细胞排列形成。妊娠 7 周后，上皮管腔周边的间质细胞分化为肌成纤维细胞，并围绕在上皮细胞形成的管腔中成环状排列。在分支过程中，假复层柱状上皮细胞逐渐在中心气道转化为高柱状上皮细胞，在远端气道转化为立方状上皮细胞。上皮细胞的分化由中心气道向外周气道逐步推进，先后出现了纤毛细胞、非纤毛细胞、杯状细胞、神经内分泌细胞和基底细胞等。纤毛细胞在妊娠 10 周左右纤毛细胞开始出现，12 周后纤毛细胞在主支气管中出现，13 周后纤毛细胞在段支气管中出现。妊娠 13 周时随着纤毛细胞、杯状细胞和基底细胞的出现，近端呼吸道出现上皮分化。上皮分化呈离心性，且出现在近端呼吸道，未分化的细胞分布于末端小管。上叶支气管发育早于下叶。早期呼吸道周围是疏松的间叶组织，疏松的毛细血管在这些间叶组织中自由延伸。黏液细胞在妊娠 13 周开始出现，黏液腺体在 11~12 周出现于主气管，13 周出现与支气管中，于妊娠 14 周开始有黏液的分泌。妊娠 10 周左右，软骨开始出现在气管和支气管中，16 周开始出现于分段支气管中。

妊娠 16 周左右，胎肺的气管分支体系基本建立，在随后的发育期，气管的变化主要体现在管径大小和结构复杂性的增加。在假腺期的末期，软骨结构可延伸到段支气管部分，气管平滑肌延伸到肺泡管，气管、主支气管及肺动脉壁中出现了弹性纤维的分布。

假腺期发育阶段，肺动脉分支形成与呼吸道分支形成相互伴行，主要的动脉管道出现于第 14 周。肺静脉也同时发育，只是模式不同，肺静脉和淋巴分支在气管间的间质中独立发育，肺静脉最终将肺分成肺段和次段。在假腺期末期，肺部动脉和静脉网基本形成完善，呼吸道、动脉和静脉的发育模式与成人相对应。

总结假腺期肺发育的主要过程：

（1）气管支气管树形成。

（2）腺管分支形成外周肺。

（3）气管上皮细胞分化。

（4）气管软骨、黏液腺及平滑肌发育。

（5）肺动脉与气道分支平行发育。

（6）肺静脉将肺划分为肺段和次段。

（7）肺内淋巴组织出现。

（三）小 管 期

胚胎发育第 16～26 周称为肺发育的小管期，其特点为腺泡发育和血管形成，从组织切片上看，肺中形成很多小管，所以该期称小管期。此期是肺部血管发育的关键时期，亦是肺组织从不具有气体交换功能到有潜在交换功能的过渡期，包含以下几个发育阶段：

1. 肺腺泡出现　腺泡由一簇呼吸道和肺泡组成，源于终末细支气管，包括 2～4 个呼吸性细支气管，末端带有 6、7 级支芽。肺部经过假腺期的发育，呼吸上皮管腔的主要分支基本建立，末端支气管进一步分支成为两个或者更多的呼吸性细支气管，再进一步分开形成以立方形上皮细胞作为内衬的腺泡管和末端小芽，并将在小管期和原始肺泡期进一步分化为肺腺泡，包括呼吸性细支气管、肺泡管和肺泡。

2. 潜在气血屏障的上皮分化　该期上皮细胞的增殖明显降低，增殖上皮细胞主要分布于相对外周的次级腺管和末端小芽中。而分化变得越来越复杂，中心气管部分的上皮细胞开始表现出明显的分化特征。上皮分化的特点是从近端到远端的上皮变薄，从立方细胞转变成薄层细胞，且薄层细胞分布在较宽的管道中。因此，随着间质变薄，小管长度和宽度都在增加，同时也有了血供。

3. Ⅰ型和Ⅱ型上皮细胞分化　在小管期，排列在气管分支末端的立方形外周上皮前体细胞开始向Ⅰ型和Ⅱ型肺泡上皮细胞分化。远端腺泡管中位于细胞间顶端的细胞连接开始向基底部位移动，部分上皮细胞开始变扁平，表现出典型的肺泡Ⅰ型上皮细胞的特征。小管期的许多细胞被称为中间细胞，因为它们既不是成熟的肺泡Ⅰ型上皮细胞，也不是肺泡Ⅱ型上皮细胞。

4. 逐渐开始分泌肺表面活性物质　由小管期开始，表面活性蛋白和磷脂的表达量增加，并以板层小体形式储存于逐渐分化成熟的肺泡Ⅱ型上皮细胞中。在人类胚胎约 20 周后，富含糖原的立方细胞胞质中开始出现更多的板层小体，通常伴有更小的多泡出现，多泡是板层小体的初期形式。肺泡Ⅱ型上皮细胞中糖原水平随着板层小体内糖原水平增加而减少，糖原为表面活性物质合成提供基质。

在该发育阶段，上皮周边的间质细胞增殖减少，引起肺泡间质变薄，有利于肺毛细血管网与肺上皮间进一步的接近，以便于随后气血屏障的发育。同时，最初围绕在呼吸道周围较少血管化的间叶组织进一步血管化，并更接近呼吸道上皮细胞。毛细血管最初形成一种介于未来呼吸道间的双毛细血管网，随后融合成单一毛细血管。随着肺泡毛细血管网迅速扩张，并与邻近的Ⅰ型上皮细胞相互靠近，形成了原始的肺泡血管膜，也称为原始的气血屏障，其初步发生对未来肺组织气体交换界面发育是至关重要的第一步。原始气血屏障的形成明显增加了未成熟肺进行气体交换的潜能。到小管期的末期，肺泡毛细血管膜已经逐步变得薄到可以支持基本气体交换的程度。

总结小管期肺发育的主要过程：

（1）肺外周腺管扩张。

（2）肺泡Ⅰ、Ⅱ型上皮细胞分化。

（3）肺泡Ⅱ型上皮细胞板层小体形成。

（4）肺部毛细血管网形成，气血屏障基本形成。

（四）原始肺泡期

胚胎发育第 24～38 周称为肺发育的原始肺泡期。其特点是第二嵴引起的囊管再分化，原始肺泡大量形成。此期对最终呼吸道分支很重要。经过原始肺泡期的发育，胎肺气血屏障进一步发育成熟，为胎儿离开母体进行独立的气体交换做好了物质、结构和功能的准备。终末囊泡在肺泡化完成前一直在延长、分支及加宽。随着肺泡隔及毛细血管、弹力纤维和胶原纤维的出现，终末囊泡最先肺泡化。肺的外周腺泡管和末端小芽开始膨胀，变为薄而平滑的肺泡管和原始肺泡，并伴随周边间质组织进一步减少和凝聚。肺外周的肺泡管继续通过向外分支和延伸，形成三级新的肺泡管。

肺泡成熟始于妊娠 30 周，随着Ⅱ型上皮细胞内糖原量减少，线粒体酶活性增加，抗氧化酶表达量上升，细胞内板层小体数量和大小都增加，原始肺泡腔中开始出现管状髓磷脂，提示肺表面活性物质分泌增加。同时，该期Ⅰ型上皮细胞与毛细血管间的距离进一步缩小，肺间质形成双层毛细血管网，上皮基底层和血管内皮逐渐融合形成极薄的肺泡毛细血管膜，保证了气体的有效扩散。在原始肺泡期早期，气管开始出现分化的黏液上皮细胞和纤毛上皮细胞。肺间质组织中胞外基质的含量在原始肺泡期的末期明显增加，弹性蛋白在特定位置积淀，对促进肺泡间隔壁的形成和增加肺泡壁的顺应性起重要作用。胎儿呼吸道从胎儿形成到胎儿分娩、开始通气，均充满了液体。近足月时，胎肺所含液体量约为40ml/kg。胎儿肺液的清除对健康新生儿呼吸启动至关重要。研究表明，肺液清除机制是在妊娠后期逐渐发育形成的，但肺泡上皮细胞由分泌转为吸收模式则是由分娩触发而突然切换的。足月分娩时，肾上腺素水平增加，可使胎儿肺液分泌停止，而重吸收作用增加。加之分娩时产道对胎儿胸廓的挤压，可将部分肺液经呼吸道排出，剩下的大部分液体迅速流入肺间质，随后进入肺血管，少于20%的肺液由淋巴管清除。而选择性剖宫产娩出的足月或近足月新生儿，由于肺发育尚未由胎儿期转换为过渡期，肺泡上皮细胞尚未完成分泌型向吸收型的切换，易引起肺液吸收延迟，而发生新生儿暂时性呼吸困难、呼吸窘迫综合征，甚至持续肺动脉高压。

总结原始肺泡期肺发育的主要过程：

（1）气管末端分支膨胀逐渐形成原始肺泡。

（2）肺间质进一步变密变薄。

（3）肺泡间质双层毛细血管网形成。

（4）弹性蛋白沉积。

（5）肺泡表面活性物质开始生成、分泌。

（6）肺液清除启动。

（五）肺泡期

肺泡期是肺发育的最后一个时期，也是一个相对漫长的时期，可由胚胎发育第 36 周持续至生后 2 周岁，主要涉及的是肺泡的进一步成熟，显著的形态学变化包括Ⅱ级肺泡间隔的形成和肺泡毛细血管膜的进一步成熟。在肺泡期的初期，肺泡间隔及新生的Ⅱ级肺泡间隔相对较厚，位于其中心部位的结缔组织被左右两层毛细血管网包裹。出生后至 2 岁左右，肺泡结构和肺血管以不同的速度和程度发育。肺泡间隔延长并变薄，肺泡间隔中的双层毛细血管融合为单层，肺泡内有新的肺泡隔不断出现，使原有肺泡在数量上增加。伴随肺血管和毛细血管床的重构，肺循环阻力明显下降，主要通过两种机制调控：①由于毛细血管床融合为单层，出生后肺小动脉相对厚度减小，同时血管壁平滑肌细胞松弛，阻力明显下降；②对于肺部大动脉，则需要通过逐步调整血管壁结构来完成。在肺泡期，上皮和间质细胞的增殖将明显增加。在该期早期，间质成纤维细胞的增殖十分活跃，随着胶原蛋白、弹性蛋白和纤连蛋白的合成和积淀增加，其增殖速度逐步减慢。而内皮细胞的增殖则在整个肺泡期都处于活跃状态，主要分布在发育的二级肺泡间隔中。肺泡Ⅰ型和Ⅱ型上皮细胞数量都明显增加，主要为肺泡Ⅱ型上皮细胞增殖增加，而肺泡Ⅰ型上皮细胞数量的增多主要与肺泡Ⅱ型上皮细胞向肺泡Ⅰ型上皮细胞的分化有关。

总结肺泡期的主要发育过程：

（1）Ⅱ级肺泡间隔形成。

（2）肺泡间隔壁变薄。

（3）肺泡表面积增加，肺表面活性物质生成及分泌增加。

（4）成纤维细胞分化。

（5）胶原蛋白、弹性蛋白及黏胶糖蛋白沉积。

（6）肺泡壁双层毛细血管网融合成单层血管网。

（六）出生后肺的适应性生长

胎儿正常发育到 36～38 周，肺的气体交换功能已基本建立。如果胎儿此时出生，肺能够在神经的支配下，通过与胸廓及呼吸相关肌肉的协同性运动，为机体排出二氧化碳，吸取生命所需的氧气。肺泡表面上皮细胞分化，并形成很薄的气血屏障是肺发育成熟的形态学标志。从胎儿晚期到新生儿早期肺泡化进展迅速，尽管胎儿出生时肺的发育已基本成熟，但其发育成熟的过程主要时期则在出生后完成。

出生后的呼吸适应有以下特征性功能变化：

（1）肺表面活性物质的大量合成分泌。

（2）由分泌肺液转换为气体交换和吸收肺泡内液体。

（3）肺循环的建立：出生后随着通气开始，由于肺泡扩张、吸入气体中氧和一氧化氮，或内源性舒张血管因素，可以弥散并作用于肺阻力性小血管的平滑肌，使血管松弛，血管阻力随之下降，右心房压力下降，卵圆孔关闭。肺内前列腺素分泌增加和肺动脉压力下降，可以使动脉导管关闭。最终结束胎儿循环，建立分离的体循环和肺循环。随着循环氧分压的提高，肺部血管阻力继续下降，血管肌层发育使肺血流在低阻力条件下维持，肺循环血流量保证左心回流量和心排血量。

肺泡期之后，在儿童期的 2～10 岁阶段，气道、肺泡和血管发育基本上成比例同步生长，此阶段肺泡容积以增加为主，且肺泡和肺血管的生长速率与身体发育速率相适应。此阶段会对青春期甚至成年的肺与呼吸系统功能起决定性影响，特别是个体所处环境、活动程度和大气条件等因素的影响，会使肺在适应性，疾病损害发生、发展和代偿功能上表现出差异。

▶▶▶ 四、肺功能的成熟

（一）肺液及其作用

胎儿肺液的存在对正常肺功能的发育至关重要。从胎儿形成到胎儿分娩、开始通气，呼吸道均充满了液体。出生时未呼吸的肺脏并不是完全萎缩的，因肺泡有液体呈部分扩张。近足月时，胎肺所含液体量约为 40ml/kg，比呼吸道建立呼吸时的功能残气量（FRC）略大。同样，出生后胎儿肺液的清除对健康新生儿呼吸启动也至关重要。

1. 肺液组成及作用 肺液渗透压与肺间质液和血浆的基本相同，其 pH 为 6.27，主要成分及浓度如下：H^+ 540mmol/L，Na^+ 150mmol/L，K^+ 6.4mmol/L，Cl^- 157mmol/L，HCO_3^- 2.8mmol/L，葡萄糖 6.3mmol/L，蛋白质 0.3g/L。肺液与血浆相比，蛋白质含量较低，而 H^+ 含量较高，故呈酸性。

肺液的主要生理功能：

（1）胚胎期利于肺发育。

（2）生后利于呼吸建立。肺液使肺泡充盈、内径增大，降低肺泡膨胀所需压力，防止肺不张。

（3）肺液利于功能残气量形成及正常呼吸的维持。

2. 肺液的分泌和排除　　肺液主要是由于肺泡上皮细胞主动转运 Cl^- 进入肺泡,同时 Na^+ 随之移动进入肺泡,使得液体在肺泡腔不断聚集而形成的。足月分娩时,肾上腺素水平增加,可使胎儿肺液分泌停止,而重吸收作用增加。肺液的清除主要有以下机制:

(1)胎儿通过产道胸腔被压,约 20ml 可由口鼻压出。

(2)肺液经间质进入淋巴管。胎儿和新生儿肺淋巴管较成人大而多,呼吸开始时肺淋巴流增大,生后头 2h 可清除 40% 肺液。

(3)因肺毛细血管渗透压较大,间质液也转移至肺毛细血管而被清除。

肺液清除开始于妊娠后期,但肺泡上皮细胞由分泌转为吸收模式则是由分娩触发而突然切换的。肺液吸收开始于出生前 2～3 天,产程开始后,氧和各种激素(如儿茶酚胺、糖皮质激素、甲状腺激素)相互作用形成了调节肺泡上皮细胞钠离子通道(epithelial sodium channel,ENaC)表达和活性的肺部微环境,通过提高 ENaC 的基因表达、增强上皮细胞对 Na^+ 的转运,促进肺泡上皮细胞由分泌型向重吸收型模式切换。而对于选择性剖宫娩出的足月或近足月新生儿,由于肺发育尚未由胎儿期转换为过渡期,肺泡上皮细胞尚未完成分泌型向重吸收型的切换,易引起肺液吸收延迟,导致在出生后短期即可发生呼吸系统疾病,如新生儿暂时性呼吸困难(transient tachypnea of neonates,TTN)、新生儿呼吸窘迫综合征(NRDS)、持续肺动脉高压(PPHN)等。

3. 肺液代谢的调控因素　　近年来,ENaC 在肺液清除中的作用日益受到重视。肺液的重吸收伴随肺泡上皮细胞 Na^+ 的转运。Na^+ 的转运包括 2 个步骤,首先 Na^+ 通过上皮细胞顶侧膜上的 ENaC 转运入细胞内,然后经基膜进入脉管系统;Na^+ 转运所形成的渗透梯度是肺液重吸收的动力。正常肺发育过程中离子和肺液的转运包括以下时期:

(1)胎儿期:肺泡上皮以分泌为主,主要依赖 Cl^- 通道分泌氯化物,而 Na^+ 通道重吸收活性相对较低。

(2)过渡期:肺泡上皮细胞 Na^+ 通道表达上调,非选择性阳离子通道逐渐转变为高选择性 Na^+ 通道,Na^+ 内流最终引起肺液和 Cl^- 逆向流动。

(3)成熟期:肺泡上皮以 Na^+ 通道重吸收 Na^+ 为主,此期可确保肺泡表面足够湿化,同时防止肺液积聚。

水通道蛋白(AQPs)家族是一类小的膜内在糖蛋白,它们普遍存在于动植物组织中,可以根据渗透梯度和静水压差异化水的跨膜转运。在外周肺及各级气管跨内皮细胞和上皮细胞的水转运包括气管的水化、肺泡液的运输和黏膜下腺体的分泌等。在外周肺主要的 AQPs 为 AQP1 和 AQP5,前者主要位于邻近肺泡的毛细血管内皮细胞,后者主要位于肺泡 I 型上皮细胞顶膜,它们分别作用于跨血管内皮和肺泡上皮的渗透性水转运,两者在肺泡和毛细血管之间的水转运中有重要作用。研究发现,AQP5 主要位于肺泡肺泡 I 型上皮细胞顶膜,肺泡 I 型上皮细胞是已知哺乳动物细胞中通透性最高的。而 AQP5 是 AECs- I 的特异表面标志,其存在的作用可能便于水在肺泡腔和间质毛细血管之间转运。因此,AQP5 在肺液代谢和肺液清除中可能发挥重要作用,但具体作用机制目前尚不完全清楚。

(二)肺表面活性物质的分泌

肺表面活性物质(pulmonary surfactant,PS)是由肺泡 II 型上皮细胞合成和分泌的一种复杂磷脂蛋白混合物，胚胎 22～24 周开始产生，胚胎 35 周后肺泡表面 PS 迅速增多。肾上腺皮质激素、甲状腺释放激素、甲状腺素、催乳素可促进胎儿肺发育并增加 PS，其中肾上腺皮质激素的作用尤为重要。PS 是对新生儿正常肺功能的维护起着重要的作用，其主要作用是降低肺泡液气平面的张力、防止呼气末肺塌陷，而且还具有先天性免疫作用，可对抗病原体入侵。

1. PS PS 主要由 70%～80% 的磷脂、10% 的蛋白质和 10% 的中性磷脂组成。在 4 种特异性肺泡表面活性物质蛋白（SP）中，SP-A、SP-D 是亲水性大分子糖蛋白，SP-B、SP-C 为疏水性小分子膜蛋白。SP-A、SP-B 和脂质在体外相互作用形成管状髓鞘。SP A 的主要功能是作为肺内非免疫宿主防御蛋白和炎症调节因子。SP-B 促进 PS 均匀地分布于肺表面，从而减低表面张力。SP-B 基因缺乏的足月儿出生后会患致命性的呼吸窘迫综合征（RDS）。SP-C 和 SP-B 共同促使磷脂在肺泡表面的快速吸附和扩散。SP-D 主要起宿主防御功能。

2. PS 的分泌 PS 的合成和分泌是一个包括生化合成和亚细胞器生长成熟的复杂过程。组成 PS 的表面活性磷脂和白蛋白的表达随胎龄的增加而被发育性调节。妊娠 20～24 周时板层小体首次出现在 II 型上皮细胞中，饱和磷脂酰胆碱不断地在肺组织中积累直到足月。至妊娠 34～35 周时 PS 才合成。妊娠晚期，富含糖原的幼稚肺泡 II 型上皮细胞开始发育成熟，当糖原消失时，PS 产量增加，以板层小体形式在细胞质内储存，管状髓样体是 PS 的过渡形式，在 SP-A 和 SP-B 参与下形成单分子膜层 PS 的功能形态。此外，妊娠晚期 PS 的磷脂组成也发生变化，卵磷脂量增加，鞘磷脂量减少，结果卵磷脂/鞘磷脂值增加，与肺发育成熟度一致。在呼吸过程中，PS 逐渐消耗，代谢产物少部分被巨噬细胞吞噬、降解或清除出呼吸道外，大部分磷脂为肺泡 II 型上皮细胞重摄，成为制造板层小体的原料。

许多机制可刺激 PS 的分泌，常见如下：

（1）肺泡 II 型上皮细胞表面有 β-肾上腺素能受体，能与 β 受体激动剂结合从而刺激 PS 分泌。

（2）激素对 PS 的分泌起重要调控作用。左甲状腺素可促进肺泡 II 型上皮细胞分化，与糖皮质激素协同促进肺发育和二棕榈酰磷脂酰胆碱的合成。但值得注意的是，在临床实践中，糖皮质激素单用可诱导肺发育成熟，优于糖皮质激素和左甲状腺素的协同作用。

（3）嘌呤类，如三磷脂腺苷是 PS 分泌的强刺激因子，可能对出生时 PS 的分泌起调控作用。

（4）肺的机械性伸展，如肺扩张或换气也可刺激 PS 的分泌。

3. 肺表面活性物质的作用 降低肺泡液、气界面的表面张力，其主要生理作用有：

（1）降低肺泡表面张力，降低吸气阻力，增加肺顺应性。

（2）维持肺容量大小的稳定：由于 PS 的密度随肺泡半径的变小而增大，也随半径的增大而变小，在小肺泡或呼气时，PS 的密度大，降低肺泡表面张力的作用强，肺泡表面张力小，即半径小时肺回缩压也变小，可防止肺泡塌陷；在大肺泡时或呼气时，PS 的密度减小，肺泡表面张力增加，即半径大时肺回缩压也变大，可防止肺泡过度膨胀，从而保持肺泡容量的稳定。

（3）维持肺组织适当的扩张与回缩。

（4）减少液体向肺泡渗出：肺泡表面张力大时，肺泡趋于回缩而产生抽吸作用，增加肺毛细血管滤过量，生成肺泡液，严重时可发生肺水肿。而 PS 可减少表面张力对肺毛细血管中液体的吸引作用，防止肺间质和肺泡内组织液生成过多（肺水肿），使肺泡保持相对干燥。

4. 肺表面活性物质缺乏导致的疾病　先天性或继发 PS 质与量的任意改变是新生儿呼吸系统发病的潜在病因，可引起新生儿呼吸窘迫综合征、支气管肺发育不良、重症肺炎等致死性疾病，严重影响新生儿的患病率及生存率，远期可影响儿童的生活质量。近年来，遗传因素引起的 PS 代谢和功能障碍导致的新生儿呼吸系统疾病，越来越受到重视，如遗传性 SP-B 疾病、遗传性 SP-C 疾病、遗传性 ABCA3 疾病等，均为常染色体隐性遗传病。

▶▶▶ 五、调控肺发育的分子机制

在胎肺发育的各个阶段中，形态构筑与细胞分化是交错和重叠发生的，在时间和空间上存在精细而严格的调控机制。在肺外形的演变及呼吸功能建立过程中，经历了复杂的细胞增殖、迁移、诱导、分化和程序性细胞死亡等多种细胞行为。这些复杂的细胞行为在整个肺发育过程中是相互协调、相互影响和相互制约的。到出生前，虽然胎儿尚未开始进行呼吸，肺泡却已具备能够进行气体交换的结构和功能。在整个发育分化的过程中，胎肺细胞受到多种生物活性物质的调控，形成严格、有条不紊的时空规律，它们共同参与了支气管树的形态发生、肺泡上皮细胞的分化演变和完成气血屏障的建立。

（一）生长因子

肺发育过程受多种生长因子精确调控，使其严格遵循发育的时空规律。这些生长因子包括血管内皮生长因子（vascular endothelial growth factor，VEGF）、胰岛素样生长因子（insulin-like growth factor，IGF）、转化生长因子（transforming growth factor，TGF）、血小板源性生长因子（platelet-derived growth factor，PDGF）、表皮生长因子（epidermal growth factor，EGF）、成纤维细胞生长因子（fibroblast growth factor，FGF）、甲状腺转录因子 1（thyroidtranscription factor-l）等。肺正常发育各阶段涉及的生长因子如表 1-3 所示。

表 1-3　肺正常发育各阶段涉及的生长因子

生长因子类型	调控肺发育阶段
成纤维细胞生长因子	支气管分支期
角质形成细胞生长因子（FGF-7）	支气管分支期
胰岛素样生长因子	支气管分支早期
血小板源性生长因子（B）	肺生长期
血小板源性生长因子（A）	肺部支气管分支早期
表皮生长因子/转化生长因子 α	气管分支和延伸期
转化生长因子 β	支气管形态分化期
血管内皮生长因子	肺部血管生成和形成期

1. 血管内皮生长因子（VEGF）　属于血小板源生长因子，目前发现它有三种受体，

分别为血管内皮生长因子受体 1（Flt-1，VEGFR-1）、血管内皮生长因子受体 2（Flk-1/KDR，VEGFR-2）和血管内皮生长因子受体 3（Flt-4，VEGFR-3）。VEGF 及其三种受体在分布、亲和力等方面各不相同，表明它们在肺发育中的作用不同。作为一种旁分泌介质，VEGF 由非内皮细胞产生，可调节邻近血管内皮细胞的活性。传统观念认为，肺血管形成依赖于肺泡化进程，但近期的研究结果却与之相反。研究发现，利用特异性受体拮抗剂阻止新生鼠肺部微血管发育，使其血管密度降低，同时也使肺泡数目大大减少，表明肺微血管正常发育是肺泡化的必要条件，生长发育期血管生成受阻可导致肺发育不良。

Flk-1 存在于肺泡隔的微血管和碱性磷酸酶阳性的 II 型肺泡上皮细胞中；Flt-1 存在于血管内皮细胞和支气管上皮细胞，在支气管肺发育不良患儿，VEGF 和 Flt-1 还特异存在于肺泡 II 型上皮细胞；Flt-4 特异表达于淋巴内皮细胞，而在动脉、静脉、毛细血管内皮细胞中基本无表达。在胚胎及出生后肺发育中，VEGF 及其受体都发挥着重要作用。妊娠 16 周至围生期均存在 VEGF 和 Flt-1 表达，提示 VEGF 在人类肺发育中发挥着重要作用。研究发现，VEGF-mRNA 水平在大鼠胚胎 13 天至出生后 2 周之间上升了 10 倍，而肺微血管的主要变化也发生于此期，包括肺毛细血管表面积的扩大和肺泡上皮毛细血管定位。同时，末梢气管上皮细胞也表达 VEGF，表明它可能调节肺泡毛细血管发育的时间性与空间性。早产儿出生后第 1 天 VEGF 水平快速上升，若母亲产前发生胎膜早破或羊膜绒膜炎，其升高更为明显，其与胎龄、出生体重无关，但与卵磷脂/鞘磷脂（L/S）值相关，即与肺成熟度相关，表明 VEGF 与肺发育成熟有关，并推测其高水平表达可能是因为参与了急性肺损伤后的修复。

2. 转化生长因子（TGF） 是一种能够调节多种细胞行为的细胞因子。TGF-β 家族的成员在器官发生、发育、生长调控、细胞分化、基因表达和组织修复等过程中，起着调控细胞与细胞间相互关系的重要作用。TGF-β 是胚胎肺发育的重要抑制性调节因素。TGF-β 有几种不同的蛋白质形式：$TGF-\beta_1$、$TGF-\beta_2$、$TGF-\beta_3$。用原位杂交技术在小鼠胎肺组织中发现，TGF-β mRNA 主要在肺间质细胞中表达，在气道和血管中未见表达，但用免疫组织化学方法在肺间质细胞中未发现 $TGF-\beta_1$。$TGF-\beta_2$ mRNA 在气道和肺血管中表达丰富，在肺间质中则很少表达。$TGF-\beta_3$ mRNA 只在胎肺成纤维细胞中表达，而在上皮细胞中不表达。$TGF-\beta_3$ mRNA 水平在胎肺发育的假腺期最低，但在小管期达到最高。因此有人认为 TGF-β 亚型在不同的生长时期，如胚胎各期及成年期的肺组织中表达均有所不同。$TGF-\beta_1$ 通过提高可溶性弹性硬蛋白 mRNA 的水平来调控肺中弹性硬蛋白的量，从而提高肺对 $TGF-\beta_1$ 的应答性。在胎肺培养时还发现 $TGF-\beta_1$ 可以抑制分支的形态发生及 N-myc 表达。近期研究发现，$TGF-\beta_3$ 对发育期 PS 基因表达有抑制作用，而地塞米松可明显增加未成熟肺 $TGF-\beta_3$ 的表达。另有研究表明，肾上腺糖皮质激素刺激肺部纤维蛋白原和纤维结合素增生的作用，是通过 $TGF-\beta_3$ 来完成的。

而 TGF-α 主要分布在胎盘及胚胎组织中，其作用则与 TGF-β 不同，可促进肺泡上皮细胞的增殖，与 TGF-β 协同调节肺泡上皮细胞生长。在妊娠中期人胎肺发育过程中，TGF-α 出现在所有的上皮细胞中，尤多见于细支气管的细胞，从而提示它在远轴气管的形成中起作用。研究还发现在鼠胎肺发育过程中 TGF-α 蛋白有高水平表达。

3. 表皮生长因子（EGF） 因具有普遍的促上皮细胞增生作用而得名。胎肺细胞通过自分泌和旁分泌 EGF 的方式来调节上皮细胞的分化及成熟。从胚胎到成年，肺泡Ⅱ型上皮细胞都有 EGF 受体（EGFR）分布。培养中的肺泡Ⅱ型细胞能表达 EGF 前体、EGF 及 EGFR 的 mRNA。EGF 的主要作用是促进多种上皮及间质细胞增生和分化，促进器官成熟。小鼠如缺乏 EGFR 将导致肺发育不全，并能引起严重的呼吸窘迫综合征。即使仅仅是 EGF 活性下降，也将严重影响其肺泡Ⅱ型上皮细胞的成熟。在胎儿肺上皮的成熟过程中，可刺激胚胎前肠形成支气管芽，促进支气管成型和分支，加速胎肺的出芽和生长。此外，EGF 还能加速肺泡Ⅱ型上皮细胞的成熟、SP-A mRNA 和蛋白质的增加。随着肺的进一步成熟，EGF 还能延迟抗 EGF 抗体的出现。出生后，肺开始呼吸，肺泡处于相对高氧状态，EGF 又可促进表面活性物质的合成，以保护肺组织免于高浓度氧的损伤。

EGFR 是能与 EGF 和 TGF-β 特异结合的细胞表面蛋白，是一种具有酪氨酸激酶活性的跨膜糖蛋白。胎肺假腺期，增殖细胞核抗原（PNCA）主要表达于支气管末端上皮细胞及其间质细胞内，说明此处的细胞增殖处于活跃期，因此推测胎肺发育阶段，EGFR 的作用主要与支气管树分支方向有关，并促进支气管发出分支。小管期的 EGFR 在气管和大支气管上皮细胞表达明显。小管期时，肺内的支气管树分支已基本完成，进入了肺泡的重建阶段，因此，该期近端支气管上皮 EGFR 的表达作用已不在于形成更多的分支，而是刺激上皮细胞进一步成熟分化。进入原始肺泡期后，EGFR 大量表达于原始肺泡，此时原始肺泡已经开始分化形成Ⅰ型肺泡上皮细胞和Ⅱ型肺泡上皮细胞，进入微细结构的精细调整阶段，EGFR 在肺泡上皮细胞的表达定位，提示其参与了肺泡Ⅰ型和Ⅱ型上皮细胞的分化调节。研究发现，在妊娠的最后 3 个月内，外源性的 EGF 可加快肺泡Ⅱ型上皮细胞结构功能的分化和成熟，提示 EGFR 在肺泡发育中对肺呼吸功能建立有重要调节作用。

4. 血小板源性生长因子（PDGF） 是促有丝分裂的肽类调节因子和趋化剂，通过血小板源性生长因子受体发挥生物学效应。在肺生长发育中，PDGF 作用至关重要。氧可刺激 PDGF 产生，但不同浓度氧对 PDGF 影响不同：胚胎期低氧引起 PDGF 产生可促进肺发育；而在出生后长时间吸入高浓度氧却引起肺氧化应激损伤、纤维化，导致支气管肺发育不良。近年来研究发现，PDGF 在不同浓度氧诱导下对肺的发生发育起重要调控作用。主要有以下几点：

（1）低氧诱导 PDG 及 PDGF 受体（PDGFR）产生：胚胎早期，胎肺处于低氧环境，低氧可启动大量细胞内信号转导通路。PDGFR 的酪氨酸磷酸化，启动下游信号通路，调控细胞的生存、生长和代谢。同时，研究发现，低氧可刺激鼠肺组织原癌基因 *sis*（*c-sis*）mRNA 和 PDGF-BB 蛋白表达，*c-sis* 编码的产物与 PDGF-BB 高度同源，该产物可作用于 PDGFR 刺激细胞的生长乃至转化，可推测胚胎早期 PDGF-BB 参与肺发育过程。

（2）PDGF-A 促进间质细胞的增殖，为气管分支所必需。

（3）PDGF-A 诱导体内血管生成，胚胎肺毛细血管的发育是肺发育的重要部分，其发育缺陷将导致气管分支和肺泡分隔受阻。PDGF 具有刺激肺泡上皮细胞和血管内皮细胞增殖的特性，它存在于肺泡Ⅱ型上皮细胞上，同时可促进血管平滑肌细胞有丝分裂，进一步促进血管内皮细胞生长，从而具备使肺组织完善发育的条件。

（4）PDGF-B 促进肺重量的增长。同时，PDGF-B 促进结缔组织间质产生，抑制血管形成，为新生血管提供良好的支持，有利于形成有功能的新生血管系统。

5. 胰岛素样生长因子（IGF） 在胎肺中大量表达，以自分泌方式刺激肺成纤维细胞增殖，还可促进肺及气管上皮细胞的增殖，对肺器官的代偿性增生及损伤后修复也具有一定作用。IGF-1 主要定位于间充质细胞，IGF-2 主要定位于上皮细胞。IGF-1 型受体（IGFR-1）几乎广泛表达于所有细胞，而 IGF-2 型受体（IGFR-2）则主要表达于间叶及肺内血管内层。IGF 及其受体在肺发育过程中均没有明显的数量变化，而 IGF 结合蛋白（IGFBP）各亚型在胎肺发育过程中有显著变化。因此在肺发育过程中，IGFBP 的调节可能在调控 IGF 功能中发挥重要作用。近年研究发现，IGFBP-2 在肺发育不良时异常增高，提示 IGFBP-2 在肺组织的正常发育和损伤后修复中可能有重要作用。

6. 成纤维细胞生长因子（FGF） 根据等电点和酸碱性的不同分为酸性成纤维细胞生长因子（aFGF）和碱性成纤维细胞生长因子（bFGF），细胞对 FGF 的反应由特异性酪氨酸激酶介导，两类 FGF 受体在发育时限和空间分布上是不同的，其功能不详。在整个发育期肺基膜上都存在 FGF 结合位点，肺内成纤维细胞及巨噬细胞均能表达 FGF mRNA。FGF 的主要作用是刺激间质细胞增殖，促进胶原合成，或在复杂的增殖和分化过程中起潜在的多重影响作用。FGF-2 与胎肺血管的发生发育有关，胎肺扩张的机械性拉伸可刺激肺 FGF-2 基因的表达，促进肺血管的发育。FGF-18 对围生期大鼠胎肺的 α-平滑肌肌动蛋白及弹性蛋白原表达也有明显的促进作用。

7. 甲状腺素转录因子（TTF-1） 是肺泡Ⅱ型上皮细胞特异性转录基因，TTF-1 因子不仅具有调控支气管上皮 Clara 细胞分泌 SP 蛋白的作用，还主要调控肺泡Ⅱ型上皮细胞核内 *SP* 基因的转录。TTF-1 可激活 *SP-A*、*SP-B* 及 *SP-C* 基因的转录。研究表明，肺泡Ⅱ型上皮细胞的发育成熟和 SP 蛋白分泌状态与 TTF-1 的调节息息相关。从肺芽形成起，整个肺发育过程中，TTF-1 几乎都有表达。在胚胎发育早期，主要表达于支气管的上皮细胞核内，间充质内出现的 TTF-1 反应阳性的成团状细胞群往往定位于即将形成支气管的部位，表明 TTF-1 参与支气管树的形成。此后，原始囊泡形成，其终末部位分散的立方状细胞也呈现 TTF-1 反应阳性，这些细胞后来发育为肺泡Ⅱ型上皮细胞。

（二）内分泌激素

1. 肾上腺糖皮质激素 产前应用肾上腺糖皮质激素促进胎肺成熟的疗效多年来已受到国内外的肯定。其可能机制如下：

（1）促进肺组织结构的发育和 PS 的产生及分泌。肾上腺糖皮质激素能诱导产生所有已知的 PS 成分。

（2）提高肺的顺应性，增加最大肺容量。

（3）加速肺内液体的清除。糖皮质激素通过与体内糖皮质激素受体（GR）结合发挥作用。小剂量糖皮质激素即可提高大鼠胎肺成熟度。

2. 促甲状腺释放激素（thyrotropin releasing hormone，TRH） 可促进胎肺形态分化和磷脂合成。单独 TRH 处理可通过促进胎兔肺体积的增大和肺重量的增加来促进肺的发育，当 TRH 与糖皮质激素联合使用时，却明显降低胎肺的重量，提示 TRH 可对抗地塞米松的诱导作用。

3. 甲状旁腺激素相关蛋白（parathyroid hormone related protein，PTHrP） 最初发现于一种肺鳞状上皮癌，因其与甲状旁腺激素结构相似而得名。它可与典型的甲状旁腺 I 型受体结合，并模拟甲状旁腺激素所有效应。它分布在包括肺在内的多种正常人体组织中，通过旁分泌或自分泌形式发挥生长抑制剂的作用。用 PTHrP 处理体外培养的肺泡 II 型上皮细胞或正常肺组织，均可观察到肺泡 II 型上皮细胞分化增加，提示 PTHrP 与肺泡 II 型上皮细胞的分化调节有关。而敲除 PTHrP 基因则可中断肺泡细胞和间充质细胞的正常发育过程。

▶▶ 六、肺发育异常的高危因素

（一）各发育时期对应的发育异常

1. 胚胎期 主要为喉、气管和食管的闭锁，气管和支气管狭窄，气管和支气管软化，气管食管瘘，异位肺叶，支气管囊肿和肺部动静脉畸形等。

2. 假腺期 主要为游离肺、先天性囊腺瘤、先天性肺囊肿、腺泡不发育或发育不良、肺发育不全等。

3. 小管期 主要为肺腺泡发育不良、肺泡毛细血管发育不良、肺发育不良等。

4. 原始肺泡期 主要为肺腺泡发育不良、肺泡毛细血管发育不良、肺发育不良等。

5. 肺泡期 主要为遗传性基因突变所导致的新生儿呼吸窘迫综合征、大叶性肺气肿、肺炎、肺纤维化、新生儿持续性肺动脉高压等。

（二）影响肺发育的高危因素

1. 宫内发育期

（1）肺本身的基因缺陷或表达异常：主要包括以下几类关键要素。

1）转录因子：如 TTF-1、GLI、FOXA2、SOX17、CEBPa、KLF5 等。

2）内源性分泌的多肽及受体：如 SHH、WNTs、BMPs、FGFs 等。

3）肺呼吸功能相关蛋白：如 SFTPB、SFTPC、ABCA3、SFTPD 等。

4）肺结构成熟相关的细胞外基质蛋白：如纤连蛋白、整合素、层粘连蛋白和 IV 型胶原等蛋白质。

（2）宫内感染：是指孕妇在妊娠期受到病原体感染后，通过胎盘垂直传播引起胎儿的先天性感染。被认为是引起早产、早产儿后遗症的主要原因。肺脏的发育受精确的时间和空间调控，而宫内感染时，使胎儿长期暴露于炎性环境中，导致影响肺发育的细胞因子发生变化，从而阻碍肺发育，引起肺损伤，与支气管肺发育不良（bronchopulmonary dysplasia，BPD）的发生密切相关。

宫内感染导致支气管肺发育不良的可能机制如下：

1）细胞因子介导的炎症反应：宫内感染发生后，羊膜腔内的病原菌可直接进入胎儿体内，刺激胎儿体内产生大量炎症细胞因子，导致急性相反应，损伤胎儿多个器官发育和功能，尤其是肺脏。同时，胎儿在羊水、胎盘及胎膜中感染后出现炎性细胞浸润并产生大量炎性因子，与进入胎儿体内的炎性因子共同作用于胎肺，使胎肺暴露于炎性环境中，直接损伤肺泡和毛细血管基膜，使肺血管通透性增加，多种血清蛋白外渗，使 SP 系统失活及动脉导管分流增多，导致肺间质、肺泡和气道水肿，从而引起 BPD 发生。除此之外，近年来研究还发现，炎症因子和抗炎因子之间的失衡也是导致胎肺炎性损伤的另一个重要原因。

2）影响肺血管发育及肺泡化的进程：肺的发育受多种生长因子的调控，其中以 VEGF 及其受体尤为重要。研究发现，肺血管的正常发育是肺泡化的必要条件，生长发育期血管生成受阻会导致肺发育不良。动物模型研究表明宫内感染后，胎儿肺部 VEGF 及其受体表达均减少，肺泡体积增大，肺泡数减少，导致肺泡化进程受阻，促进 BPD 的发生。同样，通过对出生后有新生儿呼吸窘迫综合征的早产儿随访发现，在发生 BPD 的早产儿中，气管 VEGF 分泌水平较对照组低，对死于 BPD 的婴儿尸检也发现肺组织 VEGF 蛋白表达减少，从而得出 BPD 的发生与 VEGF 蛋白表达减少有关。

3）早产：感染使各种炎性因子及前列腺素水平增高，使得早产发生率增高。胎龄小于 28 周的早产儿出生时，肺的发育刚由小管期进入原始肺泡期，肺泡需再过 4～6 周才能发育成熟。同时，早产儿出生后更容易暴露于机械通气、气压伤、感染等不利因素中，可进一步触发肺部炎性因子瀑布反应，加重肺损伤，导致 BPD 的发生。

4）解脲支原体（UU）感染：病理证实 UU 感染的肺组织呈现中到重度的肺纤维化。UU 感染可促使肺泡巨噬细胞中的 TGF-β_1 增加，TGF-β_1 促使成纤维细胞增殖，肺间质纤维化，肺泡发育受限，末梢肺泡弹性纤维紊乱，最终导致早产儿肺部持续纤维化。研究还发现，UU 可通过增加支气管分泌物中炎症前细胞因子水平及肺部成纤维细胞因子而引起 BPD。

（3）宫内缺氧：是一种常见的临床现象，也是抑制胎肺发育的常见原因。一项前瞻性研究发现，在欧洲 10 地区收集近 5000 例 24～31 周早产儿，发现因宫内缺氧致宫内生长受限的早产儿 BPD 的发生率明显增高。通过动物实验发现，对晚期孕鼠进行低氧处理，发现肺表面活性物质表达下降，肺发育受阻。研究发现，体外正常的胚胎发育所需的氧浓度为 3%～5%，过高或过低的氧浓度均可明显抑制胎肺的分支发育和细胞增殖，不利于胎肺的发育，而这种抑制作用在低氧环境下更为明显。

（4）母亲合并症：胚胎发育期，母亲的各种并发症，可能导致胎儿宫内发育迟滞，甚至发育异常。发生妊娠期糖尿病（geastational diabetes mellitus，GDM）的孕妇，体内糖代谢平衡失调，进而使得胎儿暴露于宫内的高糖及高胰岛素环境中，影响着胎儿各器官发育，尤其是肺发育。新生儿呼吸窘迫综合征（NRDS）是 GDM 新生儿最多见的临床难题，大量动物实验发现，母亲发生 GDM，胎肺发育不良，即肺泡腔面积减小，肺泡细胞数量增多但体积更小，表面蛋白合成下降，肺血管通透性增加，肺泡Ⅱ型上皮细胞分化差，肺泡-间质比例失调。还有文献表明，GDM 影响下，胎肺的肺泡Ⅱ型上皮细胞大量处于未分化状态，但Ⅰ/Ⅱ型细胞数量比例不变。目前认为，GDM 导致胎肺发育成熟障碍，主要是由于宫内胎儿处于高糖高胰岛素状态引起的。众多实验已证明，GDM 组母体的血糖明显高于正常组，可以通过胎盘上的葡萄糖转运载体蛋白（GLUT）进入胎儿体内，引起胎儿体内高血糖，同时，胎儿体内高血糖环境刺激胎儿胰腺分泌胰岛素，因而使得 GDM 胎儿处于高糖高胰岛素状态。高胰岛素能够抑制糖皮质激素刺激肺泡Ⅱ型上皮细胞 PS 合成和释放的作用，因此，胎肺 PS 生成量下降，肺表面张力增大，肺泡内液体不能被吸收，使得出生后的新生儿不能进行有效的肺部换气，新生儿缺氧，从而危及新生儿的存活。

2. 宫外发育期

（1）环境因素：生命早期暴露于环境中化学物质，可能造成肺部结构和功能的永久性改变，并且随着年龄的增长越来越明显。常见可影响肺部发育的环境化学物有臭氧、尼古丁、氮化物、砷化物等。研究发现，儿童接触臭氧后，可影响支气管的后续发育，表现为支气管细长、管径狭窄、分支减少，并且可影响支气管平滑肌的分化和定位，导致气道高反应性、哮喘发病率增高、肺功能下降等不良后果。暴露于砷化物，影响支气管分支及细胞移行，使得支气管弹性降低并缺乏结构支持，最终导致支气管扩张、气道高反应性及肺癌等后果。

（2）营养因素：宫内及宫外营养水平均可影响不同时期肺的发育。动物研究发现，提高营养可增加肺表面积，而在胎儿期降低营养水平则可导致发育中的肺表面积减少。出生后若加强营养，肺体积可追赶生长，但若出生后仍有不同程度的营养不良，则可进一步加重肺损伤。近年来越来越多的研究均提示维生素 A 与肺发育之间的关系密切，其对肺泡、肺间质、肺表面活性物质的发育起到促进作用。肺是维生素 A 主要的靶器官，胚胎发育期所需的维生素 A 主要由母体提供，因此母亲孕期如存在维生素 A 缺乏，将可能对胚胎肺组织维生素 A 水平造成影响，从而影响肺部发育。

（3）医源性因素

1）高浓度氧疗：氧疗是合并有心肺疾病的早产儿最常用的治疗手段。但若长时间吸入高浓度氧，将引起不同程度的肺组织损伤，重者因肺组织纤维化，最终发展成慢性肺疾病（chronic lung disease，CLD），需长期依赖氧气或机械通气治疗。目前认为高氧肺损伤是由于氧自由基参与而使细胞酶被灭活，DNA 损伤和脂膜过氧化，从而导致细胞的破坏和死亡。正常情况下，机体氧自由基产生和抗氧化酶的清除能力处于平衡状态，当高氧暴露时，自由基大量产生，超过机体正常抗氧化清除能力，从而导致肺损伤。高氧肺损伤的程度与吸入气的氧浓度（FiO_2）及吸氧时间密切相关。将早产鼠暴露于 $FiO_2 > 95\%$ 环境中 7～14 天，肺组织即出现明显的肺水肿、肺泡炎症反应及肺出血等改变，且随暴露时间的延长，病理改变加重，生存率也逐渐下降。最终发展成 CLD 的早产儿，其吸氧浓度明显高于未发生 CLD 的早产儿，若出生后第 1 天即吸入纯氧，其发生 CLD 的风险将增加 2 倍，由此可见，吸氧浓度及其吸氧时间对 CLD 的发生至关重要。

2）不恰当的机械通气：出生后机械通气治疗过程中，不恰当的机械通气治疗，也会进一步加重肺部病变。高呼吸道压导致肺泡和周围血管间隙压力梯度增大，进而可引起肺泡破裂，可在出生后出现肺间质气肿、纵隔气肿及肺大疱等。随着研究的深入，发现单纯的高气道压并不直接造成肺损伤，而大潮气量对肺泡的牵拉则是引起肺损伤的重要病因，其机制有：①肺泡内皮与肺上皮细胞受到应力的作用而发生变形，当大潮气量通气时，两者均会受到机械损伤。②肺血管内皮细胞受到机械牵拉导致细胞膜通透性增加；血管内白蛋白、红细胞碎片等物质渗出至肺间质，造成肺间质水肿；中性粒细胞和巨噬细胞活化后释放的磷脂酶等产物均可干扰和破坏肺泡表面活性物质而使之失活，从而影响肺泡功能。③肺泡毛细血管应力衰竭：机械通气时潮气量过大，肺泡过度扩张，毛细血管静水压升高，同时由于肺泡表面活性物质异常引起肺间质负压增大，导致毛细血管跨壁压急骤升高，破坏气血屏障，即肺泡毛细血管应力衰竭。

（李晋辉）

参 考 文 献

常立文，李文斌. 2011. 胎儿和新生儿肺发育. 实用儿科临床杂志，26（14）：1065-1067.

Bush A. 2009. Update in pediatric lung disease 2008. Am J Respir Crit Med, 179（8）：637-649.

Dhanya M，Nicola PS. 2015. Lung development. Semi Pediatr Sur，24（2）：152-155.

Galambos C，Demello DE. 2007. Molecular mechanism of pulmonary vascular development. Pediatr Dev Pathol, 10（1）：1-17.

Michael H，Edward EM. 2014. Lung development：orchestrating the generation and regeneration of a complex organ. Development，141（3）：502-513.

Weibel ER. 1963. Morphometry of the human lung. Heidelberg：Springer-Verlag.

第二章

儿童呼吸系统的特点及常用检查方法

呼吸系统是机体与外界进行气体交换的通道,吸进氧气,呼出二氧化碳。呼吸道以环状软骨下缘为界,分为上、下呼吸道。上呼吸道包括鼻、鼻窦、咽、咽鼓管、会厌及喉,主要生理功能是对吸入气体的加温、湿化和机械阻拦作用;下呼吸道包括气管、支气管、毛细支气管、呼吸性细支气管、肺泡管及肺泡,可据功能分为两部分,即传导性气道和呼吸区。儿童呼吸系统的解剖、生理、免疫特点与儿童时期是否易患呼吸道疾病密切相关。

▶▶▶ 一、儿童呼吸系统的解剖特点

（一）上呼吸道

1. 鼻　呼吸道的起始部分,是气体进出的门户。儿童的鼻和鼻腔相对短小、鼻道狭窄,随着年龄的增长,面部颅骨、上颌骨的发育及出牙,鼻道逐渐加长加宽。婴幼儿没有鼻毛,鼻黏膜柔嫩并富于血管,感染时黏膜充血肿胀,常使狭窄的鼻腔更加狭窄,甚至堵塞,发生呼吸困难,可表现为张口呼吸、吸吮困难及烦躁不安等。

2. 鼻窦　儿童各鼻窦发育先后不同,新生儿上颌窦和筛窦极小,2岁以后迅速增大,至12岁才充分发育。额窦和蝶窦分别在2岁及4岁时才出现,因此,婴幼儿较少发生鼻窦炎。由于鼻窦黏膜与鼻腔黏膜相连续,鼻窦口相对较大,故急性鼻炎常累及鼻窦,学龄前期儿童鼻窦炎并不少见。

3. 鼻泪管和咽鼓管　婴幼儿鼻泪管短,开口接近内眦部,且瓣膜发育不全,故鼻腔感染常易侵入结膜引起炎症。婴儿咽鼓管较宽、直、短,呈水平位,因而鼻咽炎时常波及中耳,引起中耳炎。

4. 咽部　咽是呼吸道与消化道的共同通道,吞咽时会厌将喉关闭,防止食物进入下呼吸道。儿童咽部较狭窄且垂直。扁桃体包括腭扁桃体及咽扁桃体,腭扁桃体1岁末才逐渐增大,4～10岁达发育高峰,14～15岁逐渐退化,故扁桃体炎常见于年长儿,婴儿少见。咽扁桃体又称腺样体,6个月已发育,位于鼻咽顶部与后壁交界处,严重的腺样体肥大是儿童阻塞性睡眠呼吸暂停综合征的重要原因。

5. 喉　既是呼吸道,又是发音器官。位于颈前部正中,前方被皮肤、筋膜和舌骨下肌所覆盖;后方为咽腔的喉部。它由软骨作支架,以关节、韧带和肌相连,内面衬以黏膜而成。儿童喉部呈漏斗形,喉腔较窄,声门狭小,软骨柔软,黏膜柔嫩而富有血管及淋巴组织,故轻微炎症即可引起声音嘶哑和吸气性呼吸困难。儿童的喉部神经比较敏感,受刺激后容易引起喉部肌肉痉挛、喉腔狭窄。婴儿往往不会咳嗽,喉部及气管内的分泌物排出不

畅，易引起喉痉挛和喉梗阻。环状软骨是喉梗阻时进行环甲膜穿刺的部位。

（二）下呼吸道

1. 气管、支气管　新生儿气管长度约4cm，到成人时增加3倍。新生儿末梢气道相对较宽，从新生儿到成人，气管直径增加4倍，毛细支气管直径增加2倍，其壁厚增加3倍。由于管径细小，婴幼儿呼吸道阻力绝对值明显大于成人，在呼吸道梗阻时尤为明显。婴幼儿的气管、支气管较成人短且较狭窄，黏膜柔嫩，血管丰富，软骨柔软，因缺乏弹力组织而使支撑作用较差，因黏液腺分泌不足易导致气道干燥，因纤毛运动较差而清除能力也较差。故婴幼儿容易发生呼吸道感染，一旦感染则易于出现充血、水肿，导致呼吸道不畅。新生儿的气管分叉在第3~4胸椎位，而成人在第5胸椎下缘。左主支气管细长，由气管向侧方伸出，右主支气管短而粗，为气管直接延伸，故气管插管常易滑入右侧、异物较易进入右主支气管。毛细支气管平滑肌在出生后5个月以前薄而少，3岁以后才明显发育，故小婴儿呼吸道梗阻主要是由黏膜肿胀和分泌物堵塞引起的。

2. 肺　儿童肺泡数量少且面积小，弹力组织发育较差，血管丰富，间质发育旺盛，致肺含血量多而含气量少，易于感染。感染时易导致黏液阻塞，引起间质炎症、肺气肿和肺不张。早产儿肺泡直径仅75μm，新生儿为100μm，而成人为250~350μm；足月新生儿肺泡数仅为成人的8%，约2500万，而成人肺泡数约3亿（2亿~6亿）。肺泡面积出生时为2.8m^2，8岁时32m^2，至成人达75m^2，因此，儿童较成人气体交换单位少，且肺泡小。成人肺泡间存在Kohn孔，儿童2岁后才出现，故新生儿及婴儿无侧支通气。

（三）胸廓

婴幼儿胸廓较短，前后径相对较长，呈桶状；肋骨呈水平位，肋间肌欠发达，不能在吸气时增加胸廓扩展。婴幼儿胸部呼吸肌发育差，主要靠膈肌呼吸，而膈横位，膈肌位置较高，胸腔小而肺脏相对较大。因此，在呼吸时，肺的扩张受到限制，尤以脊柱两旁和肺的后下部受限更甚，不能充分通气和换气，故当肺部病变时，容易出现呼吸困难。由于小婴儿胸壁柔软，很难抵抗胸腔内负压增加造成的胸廓塌陷，膈肌和肋间肌中耐疲劳的肌纤维数量较少，新生儿仅25%，3个月时亦只有40%，容易引起呼吸衰竭。儿童纵隔体积相对较大，周围组织松软，在胸腔积液或气胸时易导致纵隔移位。

▶▶▶ 二、儿童呼吸系统的生理特点

（一）呼吸频率

儿童呼吸频率快，年龄越小，频率越快，尤以新生儿、婴儿期为明显。由于儿童呼吸频率较快，代谢旺盛，其代谢水平及需氧量接近成人。儿童胸廓受解剖特点限制，肺容量（仅成人的1/6）及潮气量的绝对值均较成人小，为适应代谢需要，只能以浅快的呼吸作为消耗能量最少的方式。儿童呼吸频率随年龄增长而递减，如表2-1所示。因此儿童应对额外负担的储备能力较差。婴幼儿患肺炎时，其缺氧代偿呼吸量最多不超过2.5倍，故易发

生呼吸衰竭。

表 2-1 不同年龄儿童呼吸频率

年龄	呼吸频率（次/分）
新生儿	40～44
0～1 岁	30
1～3 岁	24
3～7 岁	22
7～14 岁	20

（二）呼吸节律

儿童呼吸中枢功能不完善，迷走神经兴奋性高，呼吸调节功能差，新生儿及出生后数月的婴儿呼吸极不稳定，可出现呼吸节律不齐，深、浅呼吸交替，甚至间歇、暂停等现象，尤以早产儿、新生儿特别明显。婴儿在病理情况下，容易发生中枢性呼吸衰竭。

（三）呼吸型

婴幼儿呼吸肌发育不全，肌纤维较细，间质较多且肌肉组织中耐疲劳的肌纤维所占的比例少，故儿童呼吸肌肌力弱，容易疲劳，易发生呼吸衰竭。儿童膈肌较肋间肌相对发达，且肋骨呈水平位，肋间隙小，故婴幼儿为腹式呼吸（abdominal respiration）。随着年龄增长，呼吸肌逐渐发育，1 岁后开始行走，膈肌和腹腔脏器下降，肋骨由水平位变为斜位，逐渐转化为胸腹式呼吸（thoracic and abdominal respiration）。7 岁以后逐渐接近成人，混合呼吸类型占绝大多数。胸式呼吸仅在少数 9 岁以上的女孩中见到。

（四）呼吸功能

1. 肺活量（vital capacity） 儿童肺活量为 50～70ml/kg，按体表面积计算成人是儿童的 3 倍。在安静情况下，年长儿仅用肺活量的 12.5%来呼吸，而婴幼儿则需用 30%左右，说明婴幼儿呼吸储备量较小。儿童发生呼吸障碍时其代偿呼吸量最大不超过正常的 2.5 倍，而成人可达 10 倍，因此易发生呼吸衰竭。

2. 潮气量（tidal volume） 儿童潮气量为 6～10ml/kg，年龄越小，潮气量越小；无效腔/潮气量值大于成人。

3. 每分通气量和气体弥散量 正常婴幼儿由于呼吸频率较快，每分通气量若按体表面积计算与成人相近。儿童肺脏小，肺泡毛细血管总面积与总容量均较成人小，故气体弥散量也小，但按单位肺容积计算与成人相近。

4. 气道阻力 气道阻力与管道半径 4 次方成反比。由于气道管径细小，儿童气道阻力大于成人，婴儿更甚，因此儿童发生喘息的机会较多，在呼吸道梗阻时气道阻力更为明显。随年龄增大，气道管径逐渐增大，从而阻力递减。

▶▶▶ 三、儿童呼吸系统的免疫特点

儿童呼吸道的非特异性和特异性免疫功能均较差。新生儿和婴幼儿咳嗽反射弱，纤毛运动功能欠佳，肺泡吞噬细胞功能不足，难以有效清除吸入的尘埃和异物颗粒。婴幼儿辅助性 T 细胞功能暂时性低下，分泌型 IgA、IgG，尤其是 IgG 亚类含量低微，乳铁蛋白、溶菌酶、干扰素及补体等的数量和活性不足，故易患呼吸道感染。

四、儿童呼吸系统的常见检查方法

（一）体格检查

1. 视诊　是呼吸系统重要的检查，常能在接触患儿时就对病情做出初步判断。视诊内容：双肺呼吸动度是否对称、呼吸频率和节律等。婴儿呼吸困难时常有鼻翼扇动和口吐泡沫等表现。

（1）呼吸频率和节律的改变：呼吸困难的第一征象为呼吸频率增快，年龄越小越明显。呼吸功能不全首先表现为呼吸频率的增快，因此呼吸频率是最基本、最简单、最可靠的检查项目。呼吸节律异常包括酸中毒时的深长呼吸（deep respiration）、中枢神经系统受累时的潮式呼吸（tidal respiration）和 Biota 呼吸等，后两种往往是中枢性呼吸衰竭的先兆。世界卫生组织（WHO）儿童急性呼吸道感染防治规划特别强调呼吸增快是儿童肺炎的主要表现。呼吸急促是指：婴幼儿<2 月龄，呼吸≥60 次/分；2～12 月龄，呼吸≥50 次/分；1～5 岁，呼吸≥40 次/分。呼吸频率减慢或节律不规则也是危险征象，需特别注意。

（2）发绀（cyanosis）：是血氧下降的重要表现，由于毛细血管床还原血红蛋白增加所致。毛细血管内还原血红蛋白量达 40～60g/L 可出现发绀。末梢性发绀指血流缓慢、动静脉氧差较大部位（如肢端）的发绀；中心性发绀指血流较快、动静脉氧差较小部位（如舌、黏膜）的发绀。中心性发绀较末梢性发绀发生晚，但更有意义。由于发绀与还原血红蛋白量有关，所以严重贫血时虽然血氧饱和度明显下降但不一定出现发绀。

（3）吸气时胸廓凹陷：上呼吸道梗阻或严重肺病变时，由于胸廓软弱，用力吸气时内负压增加，可引起胸骨上、下，锁骨上窝及肋间隙软组织凹陷，称为"三凹征"（three depressions sign），吸气时胸廓不但不能扩张，反而下陷，成为矛盾呼吸，在增加呼吸肌能量消耗的同时，并未能增加通气量。

（4）吸气喘鸣（inspiratory stridor）和呼气喘息（expiratory wheeze）：正常儿童吸呼时间比（I∶E）为 1∶1.5～1∶2.0，如果吸气时出现喘鸣音，同时伴吸气延长（I∶E=3∶1 或 4∶1），是上呼吸道梗阻的表现。呼气时出现喘鸣音，同时伴呼气延长，是婴儿下呼吸道梗阻和肺扩张不良的表现，常见于早产儿呼吸窘迫综合征。其作用是在声门半关闭状态下，声门远端呼气时压力增加，有利于已萎陷的肺泡扩张。

（5）杵状指（趾）：指（趾）骨末端背侧软组织增生，使甲床抬高所致。常见于支气管扩张，也可见于迁延性肺炎、慢性哮喘等慢性肺疾病，以及肺外因素如青紫型先天性心脏病等。在除去肺外因素后，杵状指（趾）可反映肺病变的进展情况。

2. 肺部听诊　对于儿童呼吸系统疾病的病情诊断有十分重要的作用。儿童体格检查听诊中需要强调：

（1）要注意呼吸音是否对称，若一侧呼吸音低下，要考虑支气管异物、肺不张（pulmonary atelectasis）等。

（2）注意呼气时限和吸呼比，呼气时相能较好地反映小气道的病变和功能状态。患哮喘、毛细支气管炎等疾病时，由于小气道病变可表现为呼气相明显延长，而急性喉炎、气管异物等呼吸道阻塞时则表现为吸气相延长。

（3）呼吸音：儿童特别是婴儿胸壁薄，容易听到呼吸音。要特别注意其强度，可根据呼吸音估计进气量的多少，在严重气道梗阻时，几乎听不到呼吸音，称为沉默肺（silent lung），是病情危重的征象。

（4）哮鸣音（wheezing）常于呼气相明显，提示细小支气管梗阻。不固定的中、粗湿啰音常来自支气管的分泌物。于吸气相，特别是深吸气末，听到固定不变的细湿啰音提示肺泡内存在分泌物，常见于肺泡炎。另外，婴儿因呼吸浅快，啰音可不明显，刺激其啼哭方可在吸气末闻及。

（二）血气分析

呼吸功能的最终目的是维持血液气体的正常组成，因此，血液气体分析是了解患儿呼吸功能是否满足基本生理需要的可靠方法，反映气体交换和血液的酸碱平衡状态，为诊断和治疗提供依据。在婴幼儿时期由于有些呼吸功能检查较难进行，儿童血气分析尤为重要。儿童动脉血液气体分析正常值如表 2-2 所示，其主要指标有：

表 2-2　儿童动脉血液气体分析正常值

项目	新生儿	～2 岁	＞2 岁
pH	7.35～7.45	7.35～7.45	7.35～7.45
PaO_2（kPa）	8～12	10.6～13.3	10.6～13.3
$PaCO_2$（kPa）	4.00～4.67	4.00～4.67	4.67～6.00
HCO_3^-（mmol/L）	20～22	20～22	22～24
BE（mmol/L）	−6～+2	−6～+2	−4～+2
SaO_2（%）	90～97	95～97	96～98

注：当动脉血氧分压（PaO_2）＜6.67kPa（50mmHg），动脉二氧化碳分压（$PaCO_2$）＞6.67kPa（50mmHg），动脉血氧饱和度（SaO_2）＜85%时为呼吸衰竭。

1. 血氧分压（PO_2）　代表物理溶解于血液内的氧，是反映肺脏换气的重要指标，可提示肺实质病变的程度。

2. 二氧化碳分压（PCO_2）　代表物理溶解于血液内的二氧化碳，是衡量肺泡通气量的重要指标。儿童 PCO_2 偏低，婴幼儿更低，这是因为婴幼儿肾功能较差，酸性代谢产物的排出需消耗体内较多的碱储备，使血液 HCO_3^- 处于较低水平，机体为了维持 pH 在正常范围，PCO_2 代偿地处于较低的水平。

3. pH　血液 pH 由 PCO_2 及 HCO_3^- 所决定，正常范围在 7.35～7.45。血液气体分析中最应受重视的是 pH 的改变。因其他指标只反映某一项原发或继发改变的程度，而 pH 所反映的则是包括机体调节作用在内的最终结果。不论是 PO_2 还是 PCO_2 改变，都可通过代谢或循环途径进行一定的代偿，而 pH 下降则是机体代偿能力不足或丧失的反映。由二氧化碳潴留和缺氧所致的严重酸中毒，pH 可降低至 7.20 以下，严重干扰细胞代谢及心、脑等重要脏器的功能，应紧急处理。

4. 血氧饱和度（SO_2）　即血红蛋白含量的百分数。血氧饱和度的多少与 PO_2 和氧血红蛋白氧解离曲线有关，它不但反映肺脏情况，还反映血液运输氧的能力，成人动脉 SO_2 约为 96%，婴幼儿为 93%～95%。

5. 剩余碱（BE）　是在 38℃、二氧化碳分压在 40mmHg、氧分压在 100% 的条件下，将血液标本滴定至 pH 7.40 时所消耗的酸或碱的量，表示全血或血浆中碱储备增加或减少的情况。

6. 碳酸氢根（HCO_3^-）　实际碳酸氢根（AB）是实际血浆中 HCO_3^- 含量，标准碳酸氢根（SB）是温度 37℃、PCO_2 5.32kPa（40mmHg）、SaO_2 100% 条件下所测得的 HCO_3^- 含量，也就是排除了呼吸因素改变的影响，故 SB 能更准确地反映代谢性酸碱平衡状态。

（三）胸部影像学

传统的胸部影像学检查包括胸部平片和透视、支气管造影和体层摄影等。胸部平片仍为呼吸系统疾病影像学诊断的基础，可基本满足 70% 以上的临床需要。胸透对儿童生长发育影响较大，目前已经不用于儿童常规检查。近年来，胸部影像学发展迅速，CT、磁共振成像（MRI）、核医学革新了胸部影像学，数字化胸部 X 线照射术已迅速取代了传统方法，可快速获得、传送并阅读胸部影像片。CT 是胸部疾病尤其是纵隔疾病诊断和鉴别诊断的重要方法，特别是高分辨率 CT（HRCT）和螺旋 CT（spiral CT）技术的发展，使儿童呼吸系统疾病的诊断率已大为提高，HRCT 对许多肺脏疾病有无法估量的价值，尤其对慢性肺间质病变的描述，能描述小至 200～300μm 病变的解剖细节，识别直径 1～2mm 的气道和直径 0.1～0.2mm 的血管。而 MRI 特别适合肺门及纵隔肿块或转移淋巴结的检查，在显示肿块与肺门、纵隔血管关系方面优于 CT，利用三维成像技术还可发现亚段肺叶中血管内的血栓，气管及血管同时三维成像能非常清楚地显示儿童异常血管环对气道的压迫。此外，胸部 B 超在胸膜病变和胸腔肿物的诊断中有重要作用。对于怀疑肺动脉栓塞和其他肺动脉病变的患儿，可以利用放射性核素标记进行肺通气和肺灌注显像。

（四）儿童支气管镜

儿童纤维支气管镜检查利用纤维支气管镜和电子支气管镜不仅能直视气管和支气管内的各种病变，还能利用黏膜刷检技术、活体组织检查技术和肺泡灌洗技术提高对儿童呼吸系统疾病的诊断率。同时，支气管镜已被广泛用于如支气管异物、肺化脓性病变、支气管内膜结核等儿童呼吸系统疾病的治疗。近年来，球囊扩张、冷冻、电凝等支气管镜下介入治疗也已应用于儿科临床。仿真（虚拟）支气管镜检查又称计算机断层支气管造影术，可以产生非常好的气管树内影像（可达 4～5 级支气管水平），三维重建可清楚地显示气管及支气管的内外结构。

（五）肺功能检查

肺功能检查是了解呼吸系统疾病病情的重要手段，它对诊断病情、评价治疗效果都能提供重要信息。5 岁以上儿童可进行较全面的肺功能检查。脉冲震荡（impulse oscillometry，IOS）需要患儿配合较少，可对 3 岁以上的患儿进行检测。近来应用人体体积描记法（body plethysmography）和潮气–流速容量曲线（tidal flow capacity curve，TFV）技术使婴幼儿肺功能检查成为可能。

肺功能检查的主要项目：

1. 肺容量　包括潮气量、肺活量、功能残气量、残气容积和肺总量。肺容量的检查通常以肺量计进行，但功能残气量及残气容积的检查需以氮稀释法或体积描记法另行测定。

（1）潮气量（tidal volume）：安静呼吸时每次吸入或呼出的气量。儿童潮气量为 6～10ml/kg，仅为成人的 1/2。年龄越小，潮气量越小。不仅潮气量绝对值小，按体表面积计算每平方米潮气量低于成人，无效腔/潮气量值大于成人。

（2）肺活量（vital capacity）：一次深吸气的气量，代表肺脏扩张和回缩能力。凡使肺呼吸活动受限制的疾病（如胸膜炎、肺纤维化），均可使肺活量减少。儿童肺活量小，为 50～70ml/kg，按体表面积计算是成人的 1/3。在安静情况下，年长儿仅用肺活量的 12.5%来呼吸，而婴幼儿则需用 30%左右，说明婴幼儿呼吸功能储备量较小。儿童发生呼吸障碍时其代偿呼吸量最大不超过正常的 2.5 倍，而成人可达 10 倍，因此儿童易发生呼吸衰竭。

（3）功能残气量（functional residual capacity，FRC）：平静呼吸后残留在肺内的气量。肺脏体积与肺弹性回缩力的改变是影响功能残气的重要因素。肺气肿时肺弹性回缩力下降，功能残气增加。肺炎、肺水肿等肺实质病变时功能残气量减少。新生儿功能残气量相对较成人为少，成人功能残气在其肺总量 30%处，而新生儿功能残气在肺总量 10%处，其结果呼吸道梗阻时易引起气道关闭。

（4）残气容积（residual volume，RV）：用力呼气后残留在肺内的气量。

（5）肺总量（total lung volume，TLC）：肺活量与残气容积之和即肺总量。正常儿童残气/肺总量（RV/TLC）值小于 0.3，阻塞性肺疾病时此值增大。

2. 通气功能　通气功能检查可分为：用力呼气了解气道阻塞情况，了解通气的能力和效率，包括最高呼气流速、用力肺活量、第 1 秒用力呼气容积、最大呼气流速–容量曲线和最大通气量等。

（1）用力肺活量（forced vital capacity，FVC）：深吸气后用最大力量最快呼出的气量。第 1 秒用力呼气容积（FEV1.0）指深吸气后 1s 内快速呼出的气量，FEV1.0/FVC%＜70%提示气道阻塞，如见于哮喘患者。

（2）最大呼气流速–容量曲线（V-V 曲线）：检查时患者的做法与深吸气后做用力肺活量相同，但将曲线描记成最大呼气流速为纵坐标、肺容量为横坐标的图形。通常以 V_{50} 和 V_{25} 表示 50%和 25%肺活量时的流速。它们可比 FEV1.0 较敏感地反映小气道的病变。

（3）每分通气量：正常婴幼儿由于呼吸频率较快，每分通气量按体表面积计算则与成人相近。

（4）最大通气量（maximum ventilatory volume，MVV）：每分钟内所能呼吸的最大气量。通常根据 12s 的呼吸量计算而得，反映总的呼吸功能及呼吸储备能力的重要指标，与肺和胸廓弹性、气道阻力和呼吸肌能力有关。由于费力较大，儿童通常不做此项检查。

（5）呼吸无效腔与肺泡通气量：无效腔是每次呼吸中未进行气体交换的部分。生理无效腔包括解剖无效腔和肺泡无效腔两部分，正常人肺泡无效腔甚小，生理无效腔与解剖无效腔几近相等。生理无效腔占潮气量比例（VD/VT）是表明通气效率的重要指标，有重要临床意义。肺泡通气量是每分通气量减去无效腔呼吸量后的通气量，即代表有效通气量，是反映肺脏通气功能的一项基本指标。若代谢情况不变，肺泡通气量降低，动脉 PCO_2 将升高。

（6）肺顺应性：呼吸系统的总顺应性包括胸廓顺应性和肺顺应性。顺应性反映弹性阻力，以单位压力改变引起的肺体积变化表示。肺活量可在一定程度上反映顺应性的改变。肺顺应性指的是单位压力下肺容量的改变，有动态和静态顺应性之分。静态肺顺应性的测定需要已知进入肺中的气体容积量，并要测量没有呼吸运动时达到平衡的呼吸道压力，以代表肺和胸壁的弹性阻力，这种测定方法较烦琐。另外一种测定顺应性的方法是在呼气末和吸气末时气流流速为 0 的情况下进行测定，顺应性等于这两个时点的容量差除以肺内压力的改变，由于这种测定方法是婴儿在呼吸时进行的，称为动态顺应性。在健康婴儿中，动态顺应性应等于静态顺应性。肺的顺应性受肺容量大小所影响。新生儿胸壁柔软，弹性阻力甚小，胸廓的顺应性近于无限大。由于胸廓过于柔软，肺弹性回缩力作用结果使功能残气停留在较低肺容量水平，而且在肺变"硬"时难以产生足够的负压使肺扩张。婴幼儿肺容量小于成人，顺应性的绝对值也明显小于成人，但按功能残气量计算的比顺应性不同年龄差别不大。婴幼儿肺炎时，肺顺应性下降，且与病情的轻重有关。

（7）气道阻力：反映气道阻塞情况，以每秒内 1L 气流所产生的压差表示。气道阻力变化可从用力呼吸的通气功能检查中了解。成人气道阻力的一半以上在上呼吸道，而新生儿气道阻力在上呼吸道所占不到 1/2。由于气道管径细小，儿童气道阻力绝对值大于成人，婴儿更甚，在呼吸道梗阻时尤为明显。随年龄增大气道管径逐渐增大，从而阻力递减。

由于呼吸功能检查的数值受年龄、性别、身高、体重诸因素的影响，并受检查方法、仪器与患儿合作程度的限制，正常波动范围较大，其评价要结合临床考虑。通常以实测值占预计值 80% 以下为呼吸功能减损，50% 以下为严重减损。由于应用仪器不同，根据其结果所计算预计值公式可有很大不同。通常可根据自家实验室肺功能仪测量结果得出的预计值公式来评价患者的肺功能改变。

3. 换气功能 是反映气体在肺泡和血液间的交换。临床实用的有肺内分流量、肺泡动脉氧分压差、生理无效腔等，这些检查方法不需患儿合作，在婴幼儿亦可应用。

（1）肺内分流量：吸纯氧半小时后取动脉血测定 PaO_2 及 $PaCO_2$。肺内分流量增加是肺病变引起严重血氧下降的主要原因。肺炎、肺不张、肺水肿等凡能使肺泡通气功能丧失、肺泡毛细血管血流不能与肺泡气接触者均可使肺内分流增加。在重症婴儿肺炎，肺内分流可占心排血量的 30%～50%。

（2）肺泡动脉氧分压差：正常儿童上限不超过 3.99kPa（30mmHg），增加提示换气功能障碍，在循环不良、混合静脉血氧下降时，此值亦可增大。因此，在评价它对诊断的意义时要有分析。

（3）气体弥散量：儿童肺脏小，肺泡毛细血管总面积与总容量均较成人小，故气体弥散量也小，但按单位肺容积计算则与成人相近。

（4）生理无效腔：比较有意义的是测定生理无效腔占潮气量比例（VD/VT）。正常婴儿的 VD/VT 值约为 30%。危重肺炎时呼吸表浅，呼吸无效腔可占潮气量 90% 以上，使大部分气体徒然在气道内流动，不能进行有效的气体交换。

临床上可用下列简便方法推测是否有换气功能障碍：计算 $PaCO_2$ 与 PaO_2 之和，此值通常在 $14.6\sim18.61kPa$（$110\sim140mmHg$）；低于正常范围，包括吸氧者，提示有换气功能障碍；高于正常范围，不包括吸氧者，可能有技术误差。

（六）胸腔镜

胸腔镜是利用带有光源的金属细管，经胸壁切口进入胸腔，用以观察胸膜及肺部病变，并治疗某些胸膜疾病。

（高晓琳）

参 考 文 献

桂永浩，薛新东. 2015. 儿科学. 3 版. 北京：人民卫生出版社.
江载芳，申昆玲，沈颖. 2015. 诸福棠实用儿科学. 8 版. 北京：人民卫生出版社.
金咸瓒，张珍祥，王迪浔，等. 2007. 实用呼吸系统病理生理学. 武汉：华中科技大学出版社.
柳国胜，聂川. 2011. 新生儿的呼吸生理特点. 实用儿科临床杂志，14（26）：1067～1072.
王卫平. 2015. 儿科学. 8 版. 北京：人民卫生出版社.
郑煜，陈霞. 2015. 呼吸系统. 北京：人民卫生出版社.

第三章

氧和二氧化碳运输与组织呼吸

呼吸系统的重要功能在于交换两种气体：氧气（O_2）和二氧化碳（CO_2）。两种气体的交换涉及肺泡和毛细血管之间的血气交换，包括以下过程：①氧的吸收，指的是氧气经肺泡进入毛细血管的血液的过程。氧经呼吸道进入肺，和肺毛细血管床红细胞中的血红蛋白交换，这个过程包含三个主要步骤，通气、弥散和灌注。②二氧化碳的呼出，组织细胞中的代谢产物二氧化碳通过肺毛细血管和肺泡进行交换，二氧化碳经肺排出体外。在气体传输的整个过程中除涉及传送气体的一系列肺的解剖结构外，氧和二氧化碳不同的理化性质在气体弥散过程中也显得非常重要，因此有必要对上述在气体交换过程中的一些基本要素做简单介绍。

▶▶▶ 一、作为气体交换主要场所——肺的基本结构

气管–支气管–肺泡结构图类似一颗倒置的无叶树，越接近肺泡，分支越短越细，但数量呈倍数增多（图3-1）。

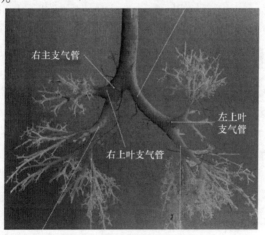

图 3-1　支气管–肺泡结构图

气管–支气管–肺泡共分为 23 级，0～16 级为气体传输区，包括 0 级气管、1～3 级支气管、4 级细支气管、5～16 级终末细支气管；而 17～23 级为气体转换及呼吸单元，包括 17～19 级呼吸性细支气管、20～22 级肺泡管、23 级肺泡囊（图3-2、图3-3）。

▶▶▶ 二、氧和二氧化碳的运输

（一）氧在血液中的运送形式

氧在血液中的运送形式有两种，一种为物理溶解状态的游离氧，另一种为以化学结合

形式与血红蛋白结合，成为血红蛋白结合氧。

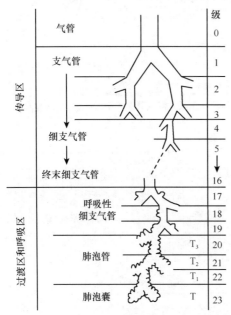

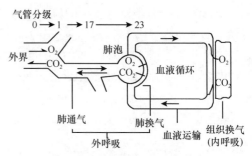

图 3-2　气管–支气管–肺泡分支结构图　　　图 3-3　气管分级和呼吸功能示意图

1. 物理溶解状态　氧可以溶于血液随血液运输。气体在液体中的溶解度与气体分压成正比，而与环境温度成反比。温度 37℃ 时，1ml 血浆包含 0.000 03ml O_2/mmHg PO_2。整个血液中每毫升含有与血浆等量的溶解氧。因此，正常的动脉血液有大约100mmHg，只含有 0.003ml 的 O_2/ml 血液，或 0.3ml 的 O_2/100ml 血液，每升动脉血中溶解的氧含量为 0.3×10=3ml。而每升动脉血实际上氧含量将近 200ml，比单纯物理溶解形式的氧含量多约 65 倍。这表明以物理溶解状态的氧运输只占动脉血氧含量的 1.5%，其余 98.5%的氧都是以化学结合形式来运送的。

物理溶解状态的氧在血液中呈游离状态，虽然量少，其作用却极为重要。因为组织、细胞要摄取氧，氧必须首先溶解于血液中成为游离氧，才可进一步与血红蛋白化学结合；而组织细胞要想利用氧，氧必须先从与血红蛋白结合状态中释放成为游离氧，才能最终被组织细胞所利用。正常状态下，血液中的游离氧和结合氧之间始终保持着动态平衡，血液中的游离氧多则结合氧也多，静脉血中游离氧少则结合氧也少（表 3-1）。

表 3-1　动脉、静脉血氧含量（%）

	游离氧量	结合氧量	总氧量
动脉血	0.24	19.36	19.6
静脉血	0.10	12.8	12.9
差	0.14	6.56	6.7

2. 化学结合形式　如果氧单纯以物理溶解形式进行运输，就意味着必须保持 250ml（机体每分钟耗氧量）÷3ml（每升动脉血中溶解的氧量）=83L 的心排血量才能满足机体基

本需要，这根本不可能实现，因为正常成人安静状态下心排血量也只不过 5L，由此可见，以化学结合形式运输氧在机体氧运输中的重要性。

与血红蛋白结合是机体实现以化学结合形式运输氧的重要方式。血液中 98.5% 的氧都是与血红蛋白化学结合形式来运送的。血红蛋白是存在于红细胞内的一种含铁蛋白，具有与氧气可逆性快速结合的特性，血红蛋白与氧的结合非常迅速，半量结合时间为 0.01s 或更少，在氧分压较高时与氧结合，在氧分压较低时释放氧。这样可以保证氧分压较低的组织能快速获得从血液红细胞血红蛋白中释放的氧，而在氧分压较高的肺泡毛细血管，血红蛋白能充分与氧结合以化学结合形式进行氧的运输。

（1）氧容量、氧含量、血氧饱和度和氧离解曲线及其影响因子：血红蛋白分子是由珠蛋白、血红素（heme）和二价铁离子（Fe^{2+}）所组成的结合蛋白质。珠蛋白含有四条肽链，2 条含 141 个氨基酸的 α 链与 2 条含 146 个氨基酸的 β 链，在 α 链第 87 个氨基酸和 β 链第 92 个氨基酸位置上均为组氨酸残基，各连接一个血红素辅基，因此，每一个血红蛋白分子由一个珠蛋白分子连着 4 个血红素辅基；每个血红素又由 4 个吡咯基组成一个环，中心为一个 Fe^{2+}，铁离子可逆地结合 1 个氧分子。

血红蛋白与氧的结合为氧合血红蛋白，可用如下公式表示：

$$Hb_4 + 4O_2 \rightleftharpoons Hb_4O_8$$

氧与血红蛋白（Hb）的结合不是电化学意义上的氧化作用（oxidation），而是氧和作用（oxygenation）；Hb 与氧结合后也不能称为氧化血红蛋白（oxidized Hb），而是氧合血红蛋白（oxyhemoglobin 或 oxygenated Hb），未与氧结合的 Hb 称为脱氧血红蛋白（deoxyhemoglobin 或 deoxygenated Hb）。无论氧合血红蛋白（HbO_2）或脱氧血红蛋白（Hb），其中的铁原子均处于 2 价的亚铁状态，故血红素一般称为亚铁血红素（ferroheme）。珠蛋白本身虽无携氧功能，但其 4 条肽链卷曲成螺旋状的疏水结构，将其在组氨酸残基上连接的血红素辅基包围并保护起来，使其中的 Fe^{2+} 在与氧结合时不致被氧化成为 Fe^{3+}。试验证明，一旦亚铁血红素从珠蛋白肽链的疏水结构中分离出来，其中心的 Fe^{2+} 会更容易被氧化而成为 Fe^{3+}。同时，亚铁血红素中的 Fe^{2+} 也可在原位被高铁氰化钾等氧化剂氧化成 Fe^{3+}，此时 Hb 将变为高铁血红蛋白。在这两种情况下，铁原子均不再保持 2 价状态，Hb 也就失去其与氧可逆性结合的功能。因此，无论单独的血红素、单独的铁原子，或者单独的珠蛋白均不能携带氧，只有这三者按特定的空间关系组合在一起，才能保持亚铁状态，保持与氧可逆性结合的功能。

Hb 结合氧的能力，在最佳理想条件下每克血红蛋白能与 1.39ml 的氧结合。但在正常情况下，某些血红蛋白存在于高铁血红蛋白（铁原子处于 3 价状态）或存在于与一氧化碳的结合形式中，这种情况下，血红蛋白不与氧气结合，血红蛋白的实际携氧能力通常被认为是 1.34ml O_2/g Hb。所以每克血红蛋白在完全氧饱和状态下，可携带 1.34ml 的氧。以正常人每 100ml 血液含 15gHb 计算，其携带氧可达到 15×1.34=20.1ml，此即每 100ml 血液结合氧的最大容积，称为血液的氧容量。显然，此数值取决于 Hb 的含量。血液中实际含氧的数量称为氧含量。氧含量减去游离氧量（可忽略不计）后与氧容量的百分比值称为氧饱和度（SO_2），代表 Hb 与氧结合的程度。SO_2 决定血液的氧分压，氧含量既与 Hb 含量有关，又与血液氧分压有关。人动、静脉血的氧含量分别为 19.6% 与 6.7%，其 SO_2 饱和度相应为 98% 与 65%。

氧解离曲线是氧与血红蛋白结合及解离的曲线，以 Hb 氧饱和度为纵坐标，血 PO_2 为横坐标，根据全血在不同氧分压下的氧含量与氧饱和度所获得的数据作图，得到的呈 "S" 形的曲线，这就是氧解离曲线（图 3-4）。

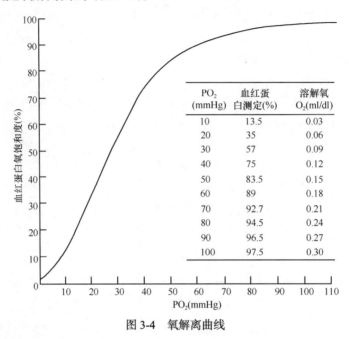

PO_2 (mmHg)	血红蛋白测定(%)	溶解氧 O_2(ml/dl)
10	13.5	0.03
20	35	0.06
30	57	0.09
40	75	0.12
50	83.5	0.15
60	89	0.18
70	92.7	0.21
80	94.5	0.24
90	96.5	0.27
100	97.5	0.30

图 3-4　氧解离曲线

由图 3-4 可见，Hb 结合的氧量取决于 PO_2 的高低，但两者并非简单的直线关系，而是呈 "S" 形的曲线关系。曲线上部高 PO_2 区近于水平，下部低 PO_2 区斜率陡峭。决定这一形状的根本因素是 Hb 的特殊分子结构及其与氧结合的反应特性，具有极其重要的生理意义。

每一个 Hb 分子连接 4 个血红素辅基，构成一个 Hb 分子。每个血红素辅基可结合一个氧分子，共结合 4 个氧分子。不仅如此，每一个 Hb 分子中 4 个血红素辅基的铁原子与氧分子的结合反应还存在相互作用，即第 1 个铁原子结合上一个氧分子后，将依次对第 2 个、第 3 个及第 4 个铁原子与氧分子的结合起促进作用。

呈 "S" 形的氧解离曲线上面一段比较平坦，下面一段则比较陡峭。前者代表与氧结合的部分，提示 PO_2 为 9.33～3.33kPa（70～100mmHg）时，Hb 结合的氧量已接近饱和，因此变化不大，曲线趋于平坦。当 PO_2 为 100mmHg 时，SaO_2 为 100%；PO_2 为 70mmHg 时，SaO_2 为 94.1%。这保证了在高海拔地区，当大气和肺泡 PO_2 随海拔的升高而降低，只要 PO_2 高于 70mmHg，Hb 氧饱和度便能保持在 90% 以上，不会对 Hb 的带氧功能有太大的影响。曲线的陡峭段代表与氧解离的部分，PO_2 为 1.33～5.33kPa（10～40mmHg）时，与组织氧分压的变化范围相当，提示组织 PO_2 如少有下降，就足以促使 HbO_2 分解并释放大量的氧以补充代谢的消耗。HbO_2 解离曲线的上述特点被称为 Hb 的氧缓冲功能。它一方面保证了动脉血氧饱和度不受外界环境 PO_2[在 9.33～13.33kPa（70～100mmHg）范围内]波动的影响而保持恒定；另一方面又保证了组织 PO_2 不受机体耗氧量巨大变化的影响而保持恒定，因而具有极其重要的生理意义。

混合静脉血进入肺毛细血管 PO_2 通常为 40mmHg，从氧合曲线可见，在 40mmHg 时，Hb 氧饱和度为 75%，假设血液中 Hb 浓度为 15g/100ml，相当于以 HbO_2 形式携带的氧含量为 15g×1.34ml×75%=15.08ml O_2/100ml 血液，处于物理溶解状态的氧为：0.000 3ml O_2/100ml 血液 PO_2（mmHg）×40mmHg= 0.12ml O_2/100ml 血液，或总氧含量约 15.2ml O_2/100ml 血液。当血液经过肺毛细血管时，其 PO_2 为 100mmHg，从氧合曲线可见，当 PO_2 为 100mmHg 中，Hb 饱和氧约 97.4%，以 HbO_2 形式携带的氧含量为 15g×1.34ml×97.4%=19.58ml O_2/100ml 的血液，以物理溶解方式携带的氧为 0.3ml O_2/100ml 血液，或总氧含量为 19.88ml。因此，通过肺时，每 100ml 的血液已经相当于负载（19.88–15.20）=4.68ml O_2。假设心脏输出为 5L/min，这意味着每分钟大约 4.68ml O_2×50=234ml O_2 被载入血液。

（2）影响氧解离曲线的因素：与 Hb 结合的氧量取决于 PO_2 的高低，但 PO_2 并非决定 Hb 与氧结合的唯一因素，HbO_2 解离曲线本身的高度、斜率，特别是位置也并非一成不变，它受到下述诸多因素的影响（图 3-5）。

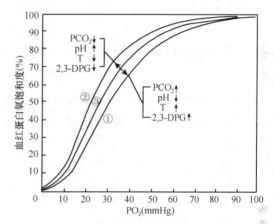

1）血液 pH 和 PCO_2：当血液 pH 降低或 PCO_2 升高时，Hb 对 O_2 的亲和力降低，在任意 PO_2 下 Hb 氧饱和度均降低，氧离曲线右移；反之，pH 升高或 PCO_2 降低，则 Hb 对 O_2 的亲和力增加，在任意 PO_2 下 Hb 氧饱和度均增加，氧离曲线左移。pH 对 Hb 氧亲和力的这种影响称为波尔（Bohr）效应。生理情况下，血液流经组织时，由于组织代谢产生的 CO_2 大量进入血液而使 PCO_2 升高和 pH 降低，氧解离曲线右移，Hb 与氧的亲和力下降，组织氧分压稍有下降即可有大量氧解离出来供组织代谢所需。当血液流经肺泡时，大量 CO_2 呼出体外，血液 PCO_2 降低而 pH 升高，氧解离曲线左移，Hb 与氧亲和力增强，肺泡 PO_2 不必有很大升高即可结合足够的氧运送到组织。Bohr 效应的生理意义在于血液流经肺泡侧和组织侧其 pH 和 PCO_2 发生的不同生理变化对氧解离曲线的影响，使血液完美地实现了从肺泡中摄取大量氧，运送到组织处又大量释放出来供组织代谢所需。

图 3-5 影响氧解离曲线的各种因素
①氧解离曲线右移（可增加氧的利用）：PCO_2↑、2,3-DPG↑、T↑、pH↓；②氧解离曲线左移（可减少氧的利用）：PCO_2↓、2,3-DPG↓、T↓、pH↑；③CO 与 Hb 的亲和力为 O_2 的 250 倍（既妨碍 Hb 与 O_2 的结合，又妨碍 Hb 与 O_2 的解离，此为 CO 的中毒机制）

2）温度：温度升高与 pH 降低的影响相似，均使氧解离曲线右移。如运动时体温升高、酸性代谢产物堆积使得氧解离曲线右移，有利于氧的解离，满足组织代谢增强所需。温度降低则氧解离曲线左移，有利于促进血液的氧合作用。以 Hb 达到完全饱和时的 PO_2 为例：37℃下为 33.33kPa（250mmHg），20℃下降到 8.0kPa（60mmHg），10℃下可低到 4.0kPa（30mmHg）。换言之，10℃下，组织 PO_2 即使已降低到 3.33kPa（25mmHg），血液也可能

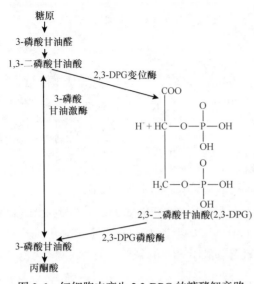

图 3-6　红细胞内产生 2,3-DPG 的糖酵解旁路

无氧释放出来。如高寒地区人耳毛细血管呈鲜红色，表明结合的氧并不少，但缺氧状况并无改善，这与血液释放氧不能适当增加有关。

3）2,3-二磷酸甘油酸（2,3-DPG）：是存在于红细胞内浓度很高的有机酸盐，为无氧酵解旁路的中间产物，对 Hb 释放氧的功能具有调节作用。

图 3-6 侧垂直线表示通常的无氧酵解途径，但在红细胞内由于二磷酸甘油酸（DPG）变位酶的作用，使一部分 1,3-二磷酸甘油酸（1,3-DPG）变成 2,3-DPG，构成糖酵解的旁路。2,3-DPG 极易与血红蛋白分子的 β 链结合，使其发生结构上的改变，从而削弱了 Hb 与氧的亲和力，结果半饱和氧分压（P_{50}）升高，又利于向组织释放氧。这一反应可简单表述如下：

$$HbO_2 + DPG \longrightarrow HbDPG + O_2$$

未与脱氧血红蛋白结合的 2,3-DPG 在 DPG 磷酸酶的作用下最后也转化为 3-磷酸甘油酸，但与 1,3-DPG 直接转化为 3-磷酸甘油酸不同的是，前者不伴随而后者伴随有 2 分子高能磷酸盐 ATP 的形成。因此，从机体获取能量的角度出发，上述旁路反应是不经济的，然而其生理意义则是一种调节氧释放的机制，也是相当重要的。

红细胞内 2,3-DPG 水平取决于其形成反应和降解反应之间的平衡。但游离的 2,3-DPG 对 DPG 变位酶具有抑制作用，2,3-DPG 与脱氧血红蛋白结合越多，其生成越多；反之则生成减少（图 3-7）。红细胞内 2,3-DPG 的正常浓度大约是 15μg/g Hb，高于此浓度时，氧解离曲线右移，P_{50} 升高，有利于更多的氧解离出来供应组织；低于此浓度时，氧解离曲线左移，P_{50} 降低，解离与供应组织的氧减少。

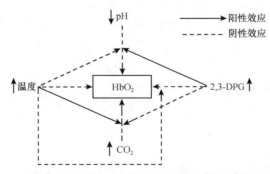

图 3-7　影响 Hb 与氧亲和力的阳性效应因子和阴性效应因子

影响红细胞内 2,3-DPG 含量的因素很多，凡能促进红细胞内酵解作用的因素，如长时间运动产热、某些激素（甲状腺素、睾酮、生长激素等）等均可使 2,3-DPG 增多。镰状细胞贫血患者、高原居民 2,3-DPG 也是增多，2,3-DPG 增多起到一定的代偿作用，

使得氧离曲线右移，增加氧解离出来供应组织；而使用柠檬酸保存的库血中 2,3-DPG 含量降低，P_{50} 可减少到 2.0kPa（15mmHg），当大量输入库血时，可使氧解离曲线发生明显左移，不利于氧解离，从而不利于组织利用氧。这种情况下，P_{50} 要恢复正常，快则需要数小时，慢则需要 24h。因此，急救患者紧急输血时最好选用新鲜红细胞，避免大量输入库血。

4）异常血红蛋白：目前已发现人血红蛋白有 120 种以上的变异体，多数对氧解离曲线无明显影响，但也有降低或提高与氧的亲和力者。如康萨斯血红蛋白（Hb Kansas）β 链，其氧解离曲线的结合部分变化很大，在动脉血 PO_2 正常时，血氧饱和度只能达到 70%。来尼尔血红蛋白（Hb Rainier）β 链末端附近的氨基酸被置换，妨碍了脱氧血红蛋白与 2, 3-DPG 的结合，从而使氧解离曲线左移。此外，如乞沙比克血红蛋白（Hb Chesapeake）氧亲和力增加，西雅图血红蛋白（Hb Seattle）氧亲和力降低。就是成人的正常血红蛋白（HbA），在新生的红细胞内氧亲和力也较低，这对失血患者在恢复期增加向组织供氧或许有其积极的生理意义。

胎儿血红蛋白（HbF）与 HbA 不同，含 2 条 α 链与 2 条 γ 链，却无 β 链。提纯的 HbF 与氧的亲和力比 HbA 稍低，但胎儿红细胞内氧的亲和力又较高，可能是由于无 β 链不能与 2,3-DPG 正常结合的缘故。

最后，还有 H 型血红蛋白，含两对 β 链而无 α 链，其与氧的亲和力为 HbA 的 12 倍，即在组织侧的 PO_2 条件下几乎不能释放它所携带的氧。所幸含 HbH 的患者其 HbH 的含量也极低，不然几乎无法存活。

5）一氧化碳：除氧外，一氧化碳也能与血红蛋白结合，而且其亲和力比 Hb 与氧结合的亲和力大 210 倍。换言之，只是在空气中氧与一氧化碳的浓度比达到 210∶1 的情况下，两者与 Hb 的竞争性结合才能不相上下，各占 50%。此时，通过计算可知空气中一氧化碳的浓度应当为 0.1%。如果吸入气体中的一氧化碳高于这个浓度，则与氧结合的 Hb 将减少到极其危险的程度，从而导致机体因缺氧窒息而死亡。由于一氧化碳无色、无味、无嗅、无刺激性，人吸入后无任何感觉，其危险程度就更为严重。

一氧化碳对生命的威胁不仅在于它能通过竞争性结合使 Hb 不能携带足够的氧供应组织所需，还在于它使得氧解离曲线左移。这种情况下，即使还有相当一部分 Hb 携带了氧，运送到组织后也不能大量释放出来供应组织，使得组织可利用的氧进一步减少。这一点对心肌构成很大威胁。因为血液流过其他组织平均只有其携带的 25% 的氧被摄取，而对于心肌，则可能需要摄取高达其携带氧的 60%～70%。因此，血液中 HbCO 的存在可能首先妨碍心肌从动脉血中取得它活动所需的氧量。

（二）CO_2 的运输及解离

CO_2 是组织需氧代谢的最终产物，它产生于细胞内的线粒体（PCO_2 最高），依次穿过细胞质→细胞外液→血液，PCO_2 逐渐降低，最后通过血液并带到肺泡毛细血管（PCO_2 仍高于肺泡 PCO_2），通过扩散 CO_2 得以进入肺泡，最后呼出体外。所以，仍然是血液起着运送 CO_2 的重要作用。

1. CO_2 在血液中的运送形式　CO_2 在血液中存在三种形式：第一种是简单的物理溶解形式，第二种是通过 CO_2 水合作用产生碳酸氢离子的形式，第三种是 CO_2 与 Hb 结合的氨酰甲基化合物形式。溶解的 CO_2 约占总运输量的 5%，结合的 CO_2 占总运输量的 95%（碳酸氢盐形式的占 88%，氨基甲酸血红蛋白形式的占 7%）。

表 3-2　血液中各种形式 CO_2 的含量、运输量和释出量

各种形式的 CO_2	动脉血		静脉血		差值（动、静脉血间）	释放量（ml/100ml）
	含量（ml/100ml）	运输量（ml/100ml）	含量（ml/100ml）	运输量（ml/100ml）		
CO_2 总量	48.5	100	52.5	100	4	100
溶解的 CO_2	2.5	5.15	2.8	5.33	0.3	7.5
HCO_3^- 形式的 CO_2	43	88.66	46	87.62	3	75
氨基甲酸血红蛋白的 CO_2	3	6.19	3.7	7.05	0.7	17.5

注：运输量（%）是指各种形式的 CO_2 含量/CO_2 总含量×100%；释放量（%）是指各种形式的 CO_2 在肺释放量/CO_2 总释放量×100%。

（1）物理溶解状态：CO_2 在血浆中的溶解度是 O_2 的 20 倍。与 O_2 一样，CO_2 在血液中的溶解量完全取决于 PCO_2 及其溶解系数，后者又随温度的升高而增大。在 37℃时，1ml 血浆中可溶解约 0.000 6ml CO_2/mmHg PCO_2[0.6ml/（L·mmHg）]，100ml 的静脉血 PCO_2 为 40mmHg，因此，包含约 2.4ml 物理溶解状态的 CO_2。动脉血 PCO_2 以 45mmHg 计算，其中呈物理溶解形式的游离 CO_2 2.7ml/100ml，即由静脉血从组织侧运送到肺泡侧的溶解状态的 CO_2 不过 0.3ml/100ml，仅占其运送 CO_2 总量（4ml/100ml）的 7.5%。

（2）HCO_3^- 形式：从组织扩散进入血液的大部分 CO_2，在红细胞内与水反应生成碳酸，碳酸又解离成 HCO_3^- 和 H^+，反应极为迅速，且可逆（图 3-8）。这是因为红细胞内含有较高浓度的碳酸酐酶，在其催化下，使反应加速 5000 倍，不到 1s 即达平衡。在此反应过程中红细胞内 HCO_3^- 浓度不断增加，HCO_3^- 便顺浓度梯度沿红细胞膜扩散进入血浆。红细胞负离子的减少应伴有同等数量的正离子的向外扩散，才能维持电平衡。可是红细胞膜不允许正离子自由通过，只有小的负离子可以通过，于是，Cl^- 便由血浆扩散进入红细胞，这一现象称为氯离子转移（chloride shift）。在红细胞膜上有特异的 HCO_3^--Cl^- 载体，运载这两类离子跨膜交换。这样，HCO_3^- 便不会在红细胞内堆积，有利于反应向右进行和 CO_2 的运输。在红细胞内，HCO_3^- 与 K^+ 结合，在血浆中 HCO_3^- 则与 Na^+ 结合成碳酸氢盐。上述反应中产生的 H^+，大部分和 Hb 结合，Hb 是强有力的缓冲剂。

在肺部，反应向相反方向（左）进行。因为肺泡气 PCO_2 比静脉血的低，血浆中溶解的 CO_2 首先扩散入肺泡，红细胞内的 HCO_3^-+H^+ 生成 H_2CO_3，碳酸酐酶催化 H_2CO_3 分解成 CO_2 和 H_2O，CO_2 从红细胞扩散入血浆，而血浆中的 HCO_3^- 便进入红细胞以补充消耗的 HCO_3^-，Cl^- 则出红细胞。这样以 HCO_3^- 形式运输的 CO_2，在肺部又转变成 CO_2 释出。

（3）氨基甲酸化合物形式：一部分 CO_2 与 Hb 的氨基结合生成氨基甲酸血红蛋白（carbaminohemoglobin），这一反应无须酶的催化、迅速、可逆，主要调节因素是氧合作用。

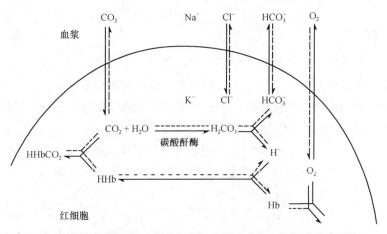

图 3-8 血液在组织侧（实线）与肺泡侧（虚线）气体交换示意图

HbO_2 与 CO_2 结合形成 Hb NHCOOH 的能力比去氧 Hb 的小。在组织里，解离释出 O_2，部分 HbO_2 变成去氧 Hb，与 CO_2 结合生成 Hb NHCOOH。此外，去氧 Hb 酸性较 HbO_2 弱，去氧 Hb 和 H^+ 结合，也促进反应向右侧进行，并缓冲了 pH 的变化。肺的 HbO_2 生成增多，促使 Hb NHCOOH 解离释放 CO_2 和 H^+，反应向左进行。氧合作用的调节有重要意义，从表 3-2 可以看出，虽然以氨基甲酸血红蛋白形式运输的 CO_2 仅占总运输量的 7%，但在肺排出的 CO_2 中却有 17.5% 是从氨基甲酸血红蛋白释放出来。

2. CO_2 解离曲线（carbon dioxide dissociation curve） 是表示血液中 CO_2 含量与 PCO_2 关系的曲线（图 3-9）。与氧离曲线不同，血液 CO_2 含量随 PCO_2 上升而增加，几乎呈线性关系而不是"S"形，而且没有饱和点。因此，CO_2 解离曲线的纵坐标不用饱和度而用血中 CO_2 含量来表示。

3. O_2 与 Hb 结合对 CO_2 运输的影响 O_2 与 Hb 结合将促使 CO_2 释放，这一效应称作何尔登效应（Haldane effect）。从图 3-9 可以看出，在相同 PCO_2 下，动脉血（HbO_2）携带的 CO_2 比静脉血少。这主要是因为 HbO_2 酸性较强，而去氧 Hb 酸性较弱的缘故。所以去氧 Hb 易和 CO_2 结合生成 Hb NHCOOH，也易于和 H^+ 结合，使 H_2CO_3 解离过程中产生的 H^+ 被及时移去，有利于反应向右进行，提高了血液运输 CO_2 的量。于是，在组织中，由于 HbO_2 释出 O_2 而成去氧 Hb，经何尔登效应促使血液摄取并结合

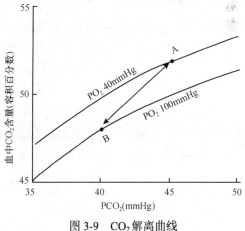

图 3-9 CO_2 解离曲线

CO_2；在肺中，因 Hb 与 O_2 结合，促使 CO_2 释放。可见 O_2 和 CO_2 的运输不是孤立进行的，而是相互影响的。CO_2 通过波尔效应影响 O_2 的结合和释放，O_2 又通过何尔登效应影响 CO_2 的结合和释放。两者都与 Hb 的理化特性有关。

▶▶▶ 三、组织呼吸

组织呼吸是指营养物质（糖原、脂肪和蛋白质等）生物氧化时，在细胞内发生的呼吸气体交换。此时氧被细胞从毛细血管血液中摄取，并在氧化代谢中被消耗，同时将代谢的终产物——CO_2 释放至毛细血管血液中。具有生命功能的机体细胞为保持其结构、各种功能和行为，必须有一定的能量支持。

组织呼吸分为有氧呼吸和无氧呼吸两种方式。大多数情况下，细胞进行有氧呼吸，糖原、脂肪和蛋白质在细胞氧充分的情况下进行有氧代谢，实现氧化磷酸化，产生高能磷酸键提供能量。

在无氧的条件下，组织所需的能量只能通过糖原酵解来获得。这种代谢途径比氧化代谢消耗底物多，提供的能量少。研究表明，同样等值的能量，如经无氧代谢则比有氧代谢要多消耗 15 倍的糖原。虽然糖原的无氧分解只能提供较少的能量，但在许多组织，如肾脏髓质、软骨、视网膜细胞和红细胞等中，起了重要作用。

（一）组织呼吸的场所

如上所述，组织呼吸分为有氧呼吸和无氧呼吸两种形式，有氧呼吸是组织呼吸的主要形式，指细胞在氧的参与下，通过酶的催化作用，把糖类等有机物彻底氧化分解，产生二氧化碳和水，同时释放大量能量的过程。有氧呼吸组织中的气体交换的主要场所是线粒体，整个过程可分为三个阶段：第一个阶段，1 个分子的葡萄糖分解成 2 个分子的丙酮酸，在分解的过程中产生少量的氢，同时释放少量的能量。这个阶段是在细胞质基质中进行的。第二个阶段，丙酮酸和水彻底分解成二氧化碳和氢，同时释放出少量的能量。这个阶段是在线粒体基质中进行的。第三个阶段，前两个阶段产生的氢，经过一系列的反应，与氧结合而形成水，同时释放大量的能量。这个阶段是在线粒体内膜中进行的。以上三个阶段中的各个化学反应是由不同的酶催化的。线粒体基质和内膜中含有呼吸链传递过程所需的各种酶，对完成氧化磷酸化，提供高能磷酸键起到关键作用。

而无氧酵解是指在无氧条件下，通过酶的催化作用，把葡萄糖等有机质分解成为不彻底的氧化产物，同时释放出少量能量的过程。主要分为两个过程，第一个阶段与有氧呼吸的第一个阶段完全相同，在细胞质中完成。第二个阶段是丙酮酸在不同酶的催化下，分解成乳酸和二氧化碳，这个阶段主要在线粒体基质中完成。

（二）组织的氧需求与氧供给

1. 静息状态下的氧消耗量　组织需氧量取决于组织细胞的功能状态。一个器官耗氧量（VO_2）的数值，可用血流量（Q）及流入的动脉血和流出的静脉血之间的氧浓度差（$a\text{-}vDO_2$）计算（表 3-3）：

$$VO_2 = （a\text{-}vDO_2）\times Q$$

表 3-3　人体器官在 37℃时的血流量动静脉血液中的氧浓度差和耗氧量

器官		血流量（Q）[ml/（g·min）]	动静脉血液中氧浓度差（a–vDO$_2$）	耗氧量（V）[ml/（g·min）]
骨骼肌	安静时	0.02～0.04	0.10～0.15	0.002 5～0.005
	运动时	约 0.5	约 0.01	
大脑	皮质	0.8～1.1	0.1	0.08～0.1
	髓质	0.15～0.25	0.04～0.05	0.01
肾脏	皮质	4.0～5.0	0.02～0.025	0.09～0.1
	内髓质	0.25	0.01～0.02	0.003～0.005
心脏	安静时	0.8～0.9	0.1～0.15	0.07～0.1
	运动时	约至 4.0	约至 0.17	约至 0.4

注：列出的是部分器官在静息状态和正常体温下的氧耗量，从表中可以看出，静息状态下，心肌组织、大脑皮质、肝脏和肾皮质耗氧量较大，而骨骼肌耗氧量较小。

2. 器官耗氧量的区域性差异　除同一器官不同区域耗氧量有明显差异（如大脑皮质和大脑髓质）外，同一组织区域内不同细胞的氧消耗量也不尽相同。器官各区域耗氧量的明显差异以肾脏最为显著，肾皮质的平均耗氧量约为肾脏髓质的 20 倍。肾脏组织氧的需要量取决于肾小管腔向组织的主动 Na$^+$ 重吸收量，局部耗氧量的巨大差异是由肾脏皮质和髓质的重吸收作用差别所致。

3. 器官功能加强时的耗氧量　任何器官功能的加强都可导致能量代谢的增加，并使氧耗量升高。运动时心肌组织的氧耗量比安静状态下增加 3～4 倍，同样骨骼肌群的耗氧量比静息时多 20～50 倍。肾组织在 Na$^+$ 重吸收增加时，其耗氧量也增加。

（三）组织的氧储备

组织呼吸时所消耗的氧量，与血液中所携带的氧量和毛细血管血液释放至组织的氧量有关。大多数组织中除物理溶解的氧之外，并无其他的氧储备，一旦氧供应出现障碍，都可导致缺氧和能量供应障碍。

1. 肌红蛋白的储氧作用　上述规则对肌肉组织是个例外，肌红蛋白（Mb）可与氧呈可逆性结合而起储氧的作用。但在人类，由于肌肉组织肌红蛋白浓度很低，所以储氧量有限，并不能代偿长时间缺氧。以心肌为例，心肌的平均肌红蛋白含量是每克组织 4mg，如 1g 肌红蛋白最多可结合 1.34ml 的氧，则在生理条件下每克心肌组织能储备 0.005ml 氧。当心肌的氧供应完全中断后，上述储备氧含量只能维持正常的氧化代谢 3～4s。

2. 肌红蛋白对肌肉组织氧供应的意义　肌红蛋白有短时间的氧储备功能。心肌中的肌红蛋白所结合的氧，可保证心肌在收缩时血流暂时受限制区域内得到氧供应。当心肌细胞中氧分压降至 15mmHg 时，肌红蛋白便可提供一定量的氧。

骨骼肌在运动时，血液循环在重新适应氧的供应之前，肌红蛋白的氧供应可解决一部分氧需要量。

（四）器官的氧利用率

器官的氧利用率=氧消耗量/氧供应量=（a–vDO$_2$）×Q/（CaO$_2$×Q）=（a–vDO$_2$）/CaO$_2$，

式中，CaO_2 为氧含量。

器官的氧利用率与氧消耗量成正比。正常情况下，大脑皮质、心肌和骨骼肌的氧消耗量占同一时间机体供氧量的 40%～60%。当器官功能增加时，氧利用率可明显提高，其最高值在极端情况下可达 90%，如骨骼肌和心肌在大运动量时可表现出氧利用率明显增加的趋势。病理条件下，如动脉血中氧含量降低或局部缺血，可使一个器官的氧利用率明显增加。氧利用率在肾脏和脾脏中特别低，这与这两个器官血流量大氧供应量大，而氧的需要量中等有关。

（五）组织中的氧分压

1. 线粒体的临界氧分压　一个组织在正常氧化代谢时，线粒体内的最低氧分压为 0.1～1mmHg，此为线粒体的临界氧分压。线粒体附近的氧分压如低于该数值，则呼吸链酶活性受到抑制，氧化磷酸化过程障碍，能量代谢受限。所以判断器官氧供应最重要的标准是细胞内氧分压。

2. 脑组织中的氧分压　脑和心肌中的氧供应不足时，都可导致死亡。大脑皮质毛细血管动脉端的氧分压约为 90mmHg，毛细血管静脉端的氧分压为 28mmHg，毛细血管静脉端氧供应最差的细胞，其氧分压推测为 1～2mmHg。所以如果脑的氧供应不足时，在氧供应较差的组织区域容易产生细胞缺氧，其结果为神经元功能受限，可出现知觉丧失或意识障碍。

3. 心肌中的氧分压　心肌组织氧供应与其他器官的氧供应是有差别的，其特征为氧供应状态的不稳定性。每一心动周期的心肌血流量与能量需要处在不断变化中。心脏收缩期由于组织中压力升高可使左冠状动脉支配区域血流量降低，因此造成了心肌氧供应的波动，其最低值在收缩期需要的能量最大，舒张期需要的能量最小。

心肌收缩时，氧供应量虽受到限制，但正常情况下仍可满足需要，这是基于以下事实：

（1）心肌肌红蛋白有短暂的储氧功能。

（2）心肌细胞有一定的能量储存（ATP、磷酸肌酸）。

（3）心肌舒张时，血流增多，氧供应量增多，肌红蛋白重新结合氧，并且细胞的能量储存也得以重新恢复。

（六）组织氧利用

组织氧利用涉及氧摄取率、局部循环血量（体循环及微循环血流量）的调节及细胞呼吸等多个环节，下面进行各个环节的详细描述。

1. 氧摄取率　氧运输到组织的总量（TO_2），为心排血量（L/min）和动脉血氧含量的乘积：

$$TO_2=CO×CaO_2[ml/（g·min）]= CO×[1.34×Hb×SaO_2+0.031×PCO_2]$$

其中，CO 为心排血量；CaO_2 为氧含量。

从式中可看出，适当的心排血量（CO）是将氧输送到组织的相当重要的因素。血红蛋白总量、SaO_2 或 CO 的单项降低，均可导致 TO_2 的下降。当血红蛋白总量、SaO_2 降低时，可通过心脏代偿功能增加 CO，这种代偿反应很迅速；但当 CO 降低时，代偿反应则相当缓慢，因为缺氧导致的血红蛋白代偿性增高是一个比较漫长的过程，而且当 CO 降低时，与氧解离曲线处于正常 PO_2 的平坦部分（60～100mmHg）有关。然而，在某些状态下，贫血或低氧血症较改善左心室功能容易得多。

组织的氧耗量（VO_2）是由 Fick 方程式所决定：

$$VO_2=CO\times（CaO_2-CvO_2）[ml/（g\cdot min）]$$

CvO_2 为混合静脉血的氧含量，可从肺动脉血的 PvO_2 和 SvO_2 计算而得。式中（CaO_2-CvO_2）为动静脉血氧含量差。

氧摄取率（ERO_2）：表示组织从血液中摄取氧的能力，$ERO_2=VO_2/TO_2$

$$氧释放系数（COD）=1/ERO_2$$

正常动脉血与静脉血的氧饱和度分别为 97% 和 75% 左右，以每 100ml 血含 15gHb、每克血红蛋白最多能结合 1.34ml 氧计算，每升动脉血与静脉血携带的氧量分别为 200ml 与 150ml。两者之差即组织自动脉血中摄取的氧量，约 50ml/L。氧摄取率将近 25%，即每升动脉血携带 200ml 氧流经组织时，只有 25%（50ml）的氧被组织利用。

活动很剧烈时，静脉血氧含量减少，最低可减少到 50ml/L，原因是组织摄取和利用的氧量剧增。此时的氧利用系数可增加到 75%，为正常的 3 倍。这是泛指全身各组织平均氧利用系数。具体到个别器官，如心肌，安静状态时氧的利用系数可达到 70%，这类器官氧储备空间小，在剧烈运动时氧利用系数最多仅能达到正常静息状态的 3 倍，而且主要靠增加心排血量实现。

2. 局部血流量的调节

（1）心排血量的重新分布：不同组织血管床的灌注水平与小动脉和微循环的联合效应有关。中等程度的低氧血症可导致心排血量的增加和周围血管阻力的降低。由此带来机体的代偿反应，增加冠状动脉、脑血管、肾上腺皮质和骨骼肌循环的血流。而肾脏和腹腔脏器的血流量维持不变或有所下降。心排血量的改变和周围血管阻力的变化，常伴有血浆儿茶酚胺和肾素活性的增加，反过来又能调节血管紧张素Ⅱ的水平，使组织在低氧血症时能调节血管的张力。

（2）微循环的调节：微循环是氧运输中最重要的组成成分，包括终末小动脉、毛细血管和毛细血管后静脉。毛细血管由单层的内皮细胞组成，水、溶质、气体能自由交换，但大分子物质，如白蛋白则不能透过毛细血管。毛细血管的平均直径为 3.5μm，这与一个红细胞的直径相当。当红细胞通过毛细血管时，氧从氧合血红蛋白中解离出来，随后弥散到组织中去，这个过程是一个不消耗能量的被动扩散过程。氧从毛细血管输送到细胞，供组织细胞呼吸所需，弥散速率与毛细血管和组织细胞两侧的气体分压差、弥散距离、弥散面积等因素相关。

组织中氧的弥散与分布于局部微血管的调控机制有关。微血管的调节可以控制总的红细胞流量、毛细血管运输时间和毛细血管的补充血量。毛细血管的小动脉括约肌受以下因素调节：自主神经系统、局部血管活性物质和 pH（代谢因素）。PO_2 的增加可使小动脉产生收缩，而低氧血症则使小动脉产生扩张效应。组织内毛细血管开放的数量，则与组织内的腺苷水平有关，低氧时腺苷释放量增加，毛细血管开放数量增加。

（3）体循环的调节：组织氧摄取的效率取决于微循环的调控，这与体循环和局部血管的控制机制有关。在体循环水平，氧摄取率（ERO_2）的增加与心排血量重新分布到重要脏器相关，如心脏、脑、骨骼肌和肾上腺等。在单个脏器中，增加所灌注的毛细血管的容量，可使 ERO_2 增加。毛细血管恢复开放是一种保护机制，能使某些器官适应毛细血管容量的增加（如骨骼肌），或增加到一定的程度（如心肌）。如果器官的毛细血管储备功能很差，则在低氧血症时处于相当不利的地位，尤其是某些器官具有逆向微循环组成时（如小肠绒毛和肾脏髓质）。

局部的血管阻力决定了不同脏器中的心排血量分布。局部的血管阻力是神经和激素所调节的，这两者可调节和控制动脉的收缩，并决定微循环的血管功能。神经调节主要由血管舒缩纤维控制，其中包括肾上腺交感神经纤维、胆碱能神经及副交感胆碱能神经纤维。

（4）血流量的局部调节：局部调节为微血管自动功能的反应。血管腔内的压力变化可使动脉血管扩张或收缩。这一反应能防止因动脉血压的变化而产生血流量的变化。血流量的增加也使血管内皮产生反应。这一类型的血管自动调节是由一种内皮衍生舒张因子（EDRF）来实现的。

▶▶▶ 四、毛细血管的作用

（一）毛细血管通过时间

红细胞的脱氧率与红细胞在毛细血管内的通过时间相关，这也是组织氧合的一项重要参数。与毛细血管通过时间相关的氧释放率缓慢，则可使红细胞与周围血浆之间的 PO_2 梯度发生显著的增大。毛细血管 PO_2 的下降也导致氧耗量的降低，这与组织的氧驱动压力减少有关。毛细血管通过时间取决于毛细血管的开放数量、毛细血管的长度和红细胞移动速率。在静息状态下，红细胞在毛细血管的通过时间为 0.9～2.0s；运动状态下，则下降到 0.2s。

（二）毛细血管中的血细胞比容

氧释放量的一个重要决定因素为血红蛋白浓度。组织氧释放量与血红蛋白浓度成正比。血红蛋白值越高，向组织释放的量也越多。然而，毛细血管的血细胞比容和红细胞的空间也影响氧流向组织。毛细血管内，邻近内皮细胞的血浆层流较为缓慢，而红细胞通过毛细血管的速度比环绕周围的血浆要快。这一现象可以说明，毛细血管血细胞比容为动脉血血细胞比容的 25%～50%。

（三）毛细血管开放

微循环的一个重要调节控制因素是恢复毛细血管的开放，促进氧向组织释放。毛细血管开放的数量决定了毛细血管内的功能距离和氧的弥散距离。静息状态下，只有少数毛细血管保持开放，使红细胞通过，而其余毛细血管只允许血浆通过。从静息状态到运动状态，骨骼肌群的毛细血管密度可增加 1.5～3 倍，血流量增加 7 倍。心肌缺乏骨骼肌所具备的能恢复毛细血管开放的能力，心脏靠增加血流来代偿组织缺氧。

（四）周围血管分流

脓毒血症时静脉血氧含量增加，其原因与周围血管内存在分流有关。然而，骨骼肌或冠状动脉循环中并没有发现有解剖分流的存在。周围血管中不存在解剖分流，并不能排除功能性分流的存在。例如，红细胞氧释放率的下降与红细胞在毛细血管内的通过时间相关，从而对氧释放到组织产生显著的影响。红细胞通过毛细血管的时间过快，则氧仍留在红细胞内，而不能释放到周围组织中去。毛细血管内红细胞氧释放得不充分，等于阻断了氧向组织的弥散释放，导致组织内 PO_2 低于静脉血 PO_2。红细胞在毛细血管内的通过时间，机制很复杂，取决于毛细血管的开放数量、红细胞的通过速度和毛细血管的长度等。红细胞在毛细血管中的通过时间是多变的，剧烈运动时为 0.2s，静息状态下为 2.0s。

红细胞的氧释放动力学对毛细血管内的氧输送有着重要影响。红细胞摄取氧的半时值（haft-time value）为 10～15ms，而其释放氧的半时值为 21～91ms。在低氧血症和贫血时，红细胞的氧释放动力学对毛细血管氧输送起了重要作用。如果用特制的微电极测定骨骼肌的 PO_2，可以发现在低氧血症、贫血和脓毒血症时，肌肉内的 PO_2 明显低于流出静脉血的 PO_2。

1. 细胞呼吸　是指营养物质生物氧化时细胞内的呼吸气体交换。此时细胞从毛细血管中摄取氧，并在氧化代谢中消耗氧，同时将作为代谢终末产物的 CO_2 释放至毛细血管液中。这一过程中以 ATP 形式产生高能量的磷酸盐，可为组织细胞提供所需的自由能量。图 3-10 表示 ATP 产生的代谢途径。

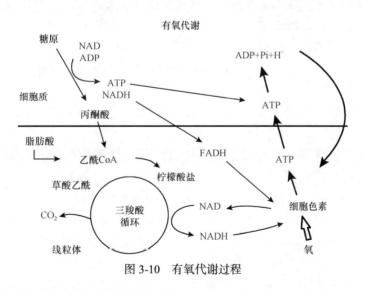

图 3-10　有氧代谢过程

碳水化合物、氨基酸和脂肪酸的氧化，产生了乙酰 CoA（acetyl-CoA）。乙酰 CoA 进入三羧酸循环（TCA），产生 CO_2 和四对电子。烟酰胺二核苷酸（NAD^+）和黄素腺嘌呤二核苷酸（FAD^+）作为电子受体，将电子对转移到线粒体的细胞色素系统。在线粒体内膜，细胞色素系统中，电子对参与一系列的氧化–还原反应。每次氧化–还原反应伴有能量水平的进行性降低，直到最后的细胞色素还原分子氧为止。在此过程中可产生大量的ATP，称为氧化磷酸化，这是所有有氧代谢的特点。ATP被ATP酶水化，为各种细胞提供能量并保持细胞膜的渗透功能。ATP水化后，产生ADP、无机磷（Pi）和氢离子（H^+）。如果氧的供应量适当，ADP、Pi和H^+在线粒体内经反复氧化磷酸化循环产生ATP，通过这一方式，细胞溶质内的ADP、Pi和H^+浓度维持在一个相当狭窄的范围内。磷酸化的能力（PP）定义为

$$PP=ATP/（ADP×Pi）$$

PP为控制氧化磷酸的能力和氧消耗提供信息。当PP增高时有氧代谢降低，PP下降时有氧代谢增加。当氧输送恰当，并且细胞内的ATP浓度增加时，则出现有氧代谢降低。相反，如果ATP加速水化，如在运动时，ADP和Pi增加，导致PP的降低。这些变化可使组织血流增加和氧耗量上升。低氧血症时ADP和Pi也增加，但由于氧供应量不足，氧耗量并不增加。随着缺氧程度的增加，氧耗量可不断减少。

ATP生成的另外一个重要决定因素是腺嘌呤核苷酸（ATP+ADP+AMP）在线粒体内的含量。随着ADP和Pi在细胞溶质内积累，其由ADP/ATP转换酶转运到线粒体内。这些转运机制分别调节细胞溶质和线粒体内的腺嘌呤核苷酸量。正常氧合条件下，细胞溶质和线粒体中的腺嘌呤核苷酸量是平衡的。低氧血症将腺嘌呤核苷酸的分布转移到细胞溶质，使其在细胞溶质中的含量增加，pH的降低可催化这一过程，由于ATP/Pi转运为pH所决定，随着细胞溶质内的酸度增加，有利于线粒体失去ATP。随着线粒体内腺嘌呤核苷酸的减少，氧化磷酸化率也降低。线粒体内腺苷酸最终减少，以致使ATP的生成停止。在腺嘌呤核苷酸减少，氧供应恢复正常后，线粒体不能再恢复ATP的有氧生成。当氧化磷酸化生成的ATP不能满足细胞的能量需求时，就将应用厌氧生成的能量。这些过程有糖原酵解、肌酸激酶反应和腺苷酸激酶反应。

在有氧代谢时，糖、自由脂肪酸和蛋白质进入三羧酸循环，转换成辅酶A。循环中所产生的电子对，经NADH转送到细胞色素系统，在这里消耗氧而生成ATP。ATP被转送到细胞溶质，随着被水化释放出的能量，储存于高能磷酸键。ATP水化的产物，在正常氧血症时，在线粒体内被重复利用，但当有低氧血症时，这些产物在细胞溶质内积累，导致细胞内酸中毒。

低氧血症时，ATP的生成落后于细胞能量的需要，细胞质内AMP累积。这反过来又刺激糖原酵解，随后产生乳酸和ATP。

$$糖原+2Pi+2ADP→2×乳酸+2ATP+2H_2O$$

低氧血症时，糖原酵解率的增加，被称为巴斯德（Pasteur）效应。由于P∶O的比例（即每消耗1mol氧所生成ATP的物质的量）高于其他使用糖原的代谢率，在低氧血症时需使用大量糖原。所以，糖原的消耗酵解产生的ATP（为2mol ATP/mol糖原）与氧化磷酸化所生成的ATP相比较，（36mol ATP/mol糖原），比例数较小。糖原酵解的另外一个不利方面是，细胞质内乳酸浓度的增加。

ATP的其他来源是肌酸激酶反应，在此反应中，磷酸肌酸（PCr）与ADP相互作用，多发生于骨骼肌、心脏和脑内：

$$PCr+ADP+H^+ \rightleftharpoons ATP+肌酸$$

该反应有许多优点，除了能提供稳定的 ATP 来源外，也能改善细胞质内 ADP 和 H⁺的积累。但是低氧血症时，由于 PCr 浓度较低，这一反应的价值有限。

细胞内低氧的情况下，细胞质内 ADP 累积并刺激腺苷酸激酶反应：

$$ADP+ADP \rightleftharpoons ATP+AMP$$

腺苷酸激酶反应可使 ATP 和 ADP 的比例保持稳定，但也能导致 AMP 积累。

细胞质内 AMP 聚集可能是器官衰竭产生的一个关键。AMP 脱氨基成为肌苷单磷酸盐（IMP）并伴有氨的生成，或者经 5-核苷酸酶作用后转换为腺苷弥散出细胞进入微循环，结合于血管的受体，产生显著的血管扩张效应。这可为组织提供一个代谢的反馈机制，以控制毛细血管血流，作为细胞能量平衡功能的调节。AMP 脱氨基时形成的 IMP，可导致肌苷或黄嘌呤减少，并在黄嘌呤氧化酶反应中生成氧自由基。氧自由基使细胞膜损伤，激活磷脂酶，释放游离花生四烯酸，启动级联瀑布效应。通过环氧化酶和酯氧化酶两条路径，生成前列腺素、血栓素、白三烯等强有力代谢产物，对微循环产生非常大的影响。

2. 氧运输和氧消耗的关系　组织的氧消耗稍高于有氧的 ATP 生成。氧耗量（VO_2）和线粒体 ATP 生成之间缺乏一对一的相应关系，这与其他细胞氧化过程中利用了氧有一定的关系（估计占耗氧量的 2%）。每分子氧消耗后所生成 ATP 分子数量的另一个决定因素，为组织所利用的底物，也就是 P∶O 比率。如上所述，低氧血症时，与脂肪和蛋白质相比，由于糖原有较高的 P∶O 比例（3∶1），这种特性可使糖原消耗最为有效，即从缺氧的细胞中生成能量。

实验证明，氧运输量（TO_2）与 VO_2 之间的关系并非直线关系，如 TO_2 降低，VO_2 可保持不变或改变很少。VO_2 可以保持稳定，其原因与微循环氧摄取率（ERO_2）的增加有关。TO_2 进一步下降，则可使微循环不再能适应这种氧供量的减少，ATP 有氧生成将低于细胞代谢所需的水平。此时 TO_2 的水平称为"临界"TO_2（critical TO_2），无氧的能量来源可用于 ATP 的生成，TO_2 降低的这一反应称为氧的调节。"临界"TO_2 可作为氧运输系统衰竭的一个指标。

如前所述，血红蛋白氧亲和力增加，组织氧摄取率则下降，"临界"TO_2 可增加，氧解离曲线左移。"临界"TO_2 并不是固定不变的，随着代谢对氧的需要而改变，也随影响氧运输系统的因素而变化。但是，在脓毒血症和 ARDS 的患者中 TO_2-VO_2 之间可出现直线关系。其原因是危重患者对氧的需要量增加，这与炎症或高代谢有关，导致氧耗量的增加。但是，由于微循环血管功能受影响，组织氧摄取率也受损害。氧消耗量的增加和受损害的氧摄取两者均可导致"临界"TO_2 的增加。

▶▶▶ 五、组织氧合的检测

如上所述，组织氧合的检测包括组织氧利用过程的氧输送、氧消耗、氧摄取量及氧摄取率、组织氧需求等多层面检测，同时因为 Hb 数量、质量及局部血流量也会对携氧能力造成影响，是影响组织呼吸的重要因素，所以组织氧合的检测分为以下三个层面。

1. 全身氧合功能判断指标

（1）末梢器官功能：精神状况，尿量，皮肤温度和颜色。

（2）血流动力学状态：BP，CO，毛细血管充盈程度。

（3）肺泡氧和动脉氧差（A-aDO$_2$）或肺泡氧和动脉氧分压差[P（A-a）O$_2$]。

（4）氧输送与氧消耗、氧需求涉及一系列氧动力学指标，主要包括：

1）氧输送量（DO$_2$）：每分钟向组织供应氧的数量=CaO$_2$×CO。

2）氧消耗量（VO$_2$）：每分钟组织消耗的氧的数量，[VO$_2$=（CaO$_2$–CvO$_2$）×CO×10]= [（SaO$_2$–SvO$_2$）×1.34×Hb+0.0031×（PaO$_2$–PvO$_2$）]×CO×10。

3）氧摄取率（ERO$_2$）：=VO$_2$/DO$_2$。

4）氧摄取量[动静脉氧差，C（a-v）O$_2$×CO]=[（SaO$_2$–SvO$_2$）×1.34×Hb+0.0031× （PaO$_2$–PvO$_2$）]×CO×10。

5）反应组织灌注的指标：动静脉CO$_2$分压差[P（v-a）CO$_2$]。

6）反应血液氧合状态的PaO$_2$与SaO$_2$。

7）反应组织氧合状态的PvO$_2$与SvO$_2$。

2. 局部氧合功能指标

（1）胃黏膜内pH（pHi）。

（2）pHa–pHi。

（3）tPCO$_2$–PaCO$_2$。

（4）动脉血乳酸水平。

3. 细胞内氧合功能指标

（1）NADH$^+$/NAD。

（2）细胞色素a、a$_3$的氧化还原态。

（3）ATP、ADP和无机磷（Pi）。

（4）细胞内pH和细胞内PCO$_2$。

下面将分别对上述影响组织氧合的参数做一介绍。

（一）混合静脉血

混合静脉血（PvO$_2$）为全身组织氧合的非特异指标，代表了所有组织混合氧浓度的情况。组织中的平均PO$_2$与PvO$_2$接近，因而PvO$_2$为反应组织氧合情况的重要指标。通常从肺动脉导管远端取血作PvO$_2$、进行血气分析。临床上应用PvO$_2$可计算总氧耗量和氧摄取率。

（二）连续SvO$_2$监测

SvO$_2$为来自全身灌注血管床的混合静脉血氧饱和度的平均值。其数值并不反映某一器官的灌注状态，而是反映周身的氧供应和氧需要的平衡状态，可用于判断组织的氧合状态，与心肺功能有关。SvO$_2$可通过纤维光导肺动脉导管进行连续监测。在氧供量有明确下降的情况下，系列或连续监测SvO$_2$为一项有价值的临床指标，尤其在心排血量降低时。这种导管插入肺动脉后，可传输一定波长的光线，可以反映红细胞的氧合状态。应用微处理机，通过光谱分析计算出血红蛋白的氧饱和度。但是，如患者有严重的贫血，这一技术会产生某些错误，因为可反映辐射光的红细胞量较少。总之，在临床上这项技术和体外氧饱和度测定有很好的相关性。连续测定组织中氧利用的能力相当有用，特别是当危重症患者的病情忽然发生改变时。此时如应用连续监测 SvO_2 的方法，可判断氧释放的能力及组织从血液中摄取氧的能力。

1. SvO_2 监护系统的组成 SvO_2 监护系统由三部分组成，纤维光导肺动脉导管、光学部分和监护仪。纤维光导肺动脉导管应用反射光谱仪测定 SvO_2。监护仪计算传送与反射光的比例来分析血氧饱和度。SvO_2 肺动脉导管有肺动脉和右心房腔，作为压力监测，取血样或输注液体；有一个热稀释仪监测心排血量，并有一气囊腔测定肺动脉楔压（PAWP）。监护仪可连续显示 SvO_2 的数值，并能提供数据的图像。

2. SvO_2 监护的指征 SvO_2 的监护可早期预测心肺功能不全，通常能在患者血流动力学出现明显变化之前报警。因而可在组织氧合受损之前，采取适当的措施以满足组织的氧供应或降低组织的耗氧量，如补充血容量、调整血管活性药物的剂量、使用镇静剂等。

SvO_2 监护为创伤性检查，并不适用所有危重症患者，使用前应权衡其利弊关系。以下几种类型的患者可试用 SvO_2 监护：

（1）严重肺功能受损的患者，需要高水平的通气支持[如呼气末正压（PEEP）＞1.0kPa（$10cmH_2O$），FiO_2＞0.6]，或使用的通式模式影响组织的氧供应，如压力控制合并吸呼相反比例通气（PC-IRV）。

（2）严重的心功能受损的患者，如血流动力学不稳定的患者，同时使用多种血管活性药物或正性药物，或患者需大量扩充血容量。

（3）多器官功能障碍综合征（MODS）患者。

（4）全身炎性反应综合征（SIRS）患者伴有脓毒症或疑有脓毒症。

3. SvO_2 的临床意义

（1）SvO_2 正常：心肺功能正常输送适当的氧饱和度血流至各种组织。正常 SaO_2 为95%～100%，正常的 SvO_2 为75%，表明25%的氧为组织所利用，而75%的血红蛋白回到右心时，仍然为氧所饱和，如果患者活动量增大、发热时，仍然有一定的氧储备。心和脑耗氧量较大，这些器官的 SvO_2 相当低、氧储备也相当少，目前技术尚不能测定特定器官的 SvO_2，只能测定混合静脉血的 SvO_2。SvO_2＞65%表明有适当的氧储备，50%～65%为氧储备有限，35%～50%为氧储备不足。

（2）SvO_2 降低：SvO_2 的降低表明氧的需要量超过了氧的供应量。当 SvO_2＜60%时，需鉴别其原因是心脏功能不全或因呼吸功能不全所致。如同时应用脉搏氧饱和度计，如 SpO_2 正常，则能排除组织氧输送的肺部因素；如 SpO_2 降低，则可能与肺部病变加重或呼吸机系统的问题有关，如潮气量降低，PEEP 应用不佳、FiO_2 调节不当等；如已排除氧输送不当的呼吸系统因素，则需估计心脏功能，测定心排出量（CO）。如 CO 降低，则需估计 CO 的组成部分——心率和每搏输出量，尤其是前负荷、后负荷和收缩力。SvO_2 的降低需及时纠正，否则机体会应用无氧代谢的途径，致使生成大量的乳酸，造成代谢性酸中毒和组织缺血。

临床上应努力降低组织的氧需要量，做到氧的供、需平衡。故应及时处理增加氧需要量的各种因素,如发热、烦躁不安、疼痛和抽搐,这些因素均可增加代谢率。

(3)SvO_2 的增加:$SvO_2 > 80\%$,表明氧供应量增加,组织的氧需要量下降,或者组织不能利用氧。氧供应量的增加,常伴 SpO_2、PaO_2、CO 或血红蛋白的增加。组织对氧的需要量降低见于代谢率降低,如体温降低、麻醉、使用过量的镇静剂和睡眠。然而临床上最常见的 SvO_2 增加的原因是组织不能利用氧。

氧利用的下降,使血红蛋白对氧的亲和力增加。所致氧解离曲线左移,也可见于血管扩张状态(如脓毒症等),使血流在毛细血管水平分布不均。脓毒症的晚期,组织水平的毒性效应常导致氧利用的下降,因而使 SvO_2 增加。

4. 经皮 PO_2 电极法测定 这是近年来发展起来的新技术。经皮 PO_2 电极可较为正确地评估动脉 PO_2,尤其是新生儿和麻醉状态下的成人尤为可靠。基于 Gerlack(1951 年)的观察,即人体表面有定量的氧从皮肤逸出,血液中的氧经毛细血管到达皮下组织,再弥散到皮肤表面,通过测量电极和微处理器,可以直接显示经皮氧分压($TCPO_2$)测定。当患者的微循环状态良好时,经皮测定值与血气分析相关良好,但如心脏指数 $< 2L/(min \cdot m^2)$ 时,外周微循环灌注不良,$TCPO_2$ 可低于 PaO_2 的 1/2,此时"皮气"不能反映血气。为了增加测量局部的血流量,使毛细血管动脉化并加速氧向皮肤表面弥散,所用的经皮测量电极内含有加热装置,将皮肤温度加热到 44℃,这样可简单、快速、无创、连续监测局部的氧。经皮氧分压($TCPO_2$)测定的临床意义如下:

(1)在末梢微循环良好的情况下,$TCPO_2$ 反映了 PaO_2 的动态变化,通常 PaO_2 稍高于 TCO_2。婴儿的 $TCPO_2$ 和 PaO_2 之差、$TCPCO_2$ 和 $PaCO_2$ 之差比成年人要小。所以此法尤其适用于新生儿和婴儿的呼吸监护。通常当 $PaO_2 < 8kPa$(60mmHg)时,经皮氧分压测定较为准确。影响皮肤性质的因素如年龄、种族、皮肤厚度、水肿或使用血管扩张剂等均可影响测定的准确性。影响 $TCPO_2$ 的因素还有皮肤的部位和皮肤的护理情况。较佳的测定部位有胸壁、腹侧部和臀部。一般不选用四肢作测定部位,因为这类电极对皮肤血流相当敏感,血管收缩的可得到错误的数值。$TCPO_2$ 和 PaO_2 之间关系大致为

$$PaO_2(mmHg) = TCPO_2/0.9$$

(2)$TCPO_2$ 在某种程度上反映了血流对组织的供氧能力,即组织的氧释放能力,与 PaO_2 相关,也与微循环灌注有关。判断 $TCPO_2$ 变化时,应同时测 PaO_2,当组织灌注正常时,PaO_2 和 $TCPO_2$ 变化一致,$TCPO_2$ 的降低表明有低氧血症存在;如果 PaO_2 基本正常而 $TCPO_2$ 降低,则表明组织血流灌注不足,如心力衰竭或微循环灌注功能障碍。在休克早期,皮肤血液供应最先减少,以满足重要脏器的血流灌注。$TCPO_2$ 的变化则为休克或心力衰竭的早期征象。

影响 $TCPO_2$ 的因素有皮肤的部位和皮肤的护理情况。较佳的测定部位有胸壁、腹侧部和臀部。一般不选用四肢作测定部位,因为这类电极对皮肤血流相当敏感,血管收缩时可得到错误的数值。

5. 脉搏氧饱和度仪(pulse oximetry) 为一种连续、无创伤性测定动脉血氧饱和度(SaO_2)的仪器,利用脉搏氧饱和度计的 SaO_2,其符号为 SpO_2。

(1)测定原理:测定 SpO_2 时通常将探头放在手指、鼻梁、耳垂或其他部位,探头能

探查动脉血管床的搏动。探头发射出两种波长的光，红色光和红外线。光穿过身体的某一部位，由另一侧的光敏感受器（PD）接受。PD 利用光谱原理测定所吸收的穿越身体的光量。红色光由还原血红蛋白所吸收，而氧合血红蛋白（HbO$_2$）吸收红外光。通过脉搏氧饱和度仪的微电脑分析，可显示饱和血红蛋白占总血红蛋白的比例，即 SpO$_2$=HbO$_2$/（Hb+HbO$_2$），脉搏氧饱和度仪能区别动脉血和静脉血。因为搏动的动脉血管床在收缩时扩张，血容量增加，故光吸收量也增加，而由静脉血、皮肤和软组织等的光吸收量是恒定的，可作为一种基础值。故脉搏氧饱和度仪只测定搏动的动脉血氧饱和度。

（2）SpO$_2$ 的影响因素　以下几种因素可影响 SpO$_2$ 测定的准确性，这些因素主要干扰了仪器的两种光波或其光谱分析仪，无功能的血红蛋白存在，主要是碳氧血红蛋白（COHb）和正铁血红蛋白，可分别引起 SpO$_2$ 值不准确，不能代表总的血氧饱和度。此外某些染料可影响光的传输、吸收或分析，如亚甲蓝（methylene blue）等。个别患者，如果皮肤色素沉着明显，可使 SpO$_2$ 的读数稍偏低。指甲上的染料能造成 SpO$_2$ 数值的下降，假指甲也会使氧脉搏计的准确性大受影响。

临床上各种显著降低血管搏动的因素均可降低仪器的分析能力，包括低血容量、低血压（平均动脉血压低于 50mmHg）、注射高剂量的血管收缩药物、动脉血管受压等。

（3）脉搏氧饱和度仪的优缺点：脉搏氧饱和度仪为无创性和无痛的检查仪器。不需校正，使用简便。能瞬时和连续显示 SpO$_2$，与动脉血气分析同时使用可有效地监护低氧血症患者。

应用脉搏氧饱和度仪时，必须充分认识 SpO$_2$ 与 PaO$_2$ 在氧解离曲线上的关系，SpO$_2$ 和 PaO$_2$ 并非直线相关。SpO$_2$ 为 90% 时，PaO$_2$ 大约为 60mmHg，尤其需提及，此时体温、pH、PaCO$_2$ 和红细胞 2,3-DPG 的水平应为正常。这些因素的变化均可使氧对血红蛋白的亲和力发生变化。

在重症加强护理病房（ICU），脉搏氧饱和度仪可在支气管镜检查、吸引、氧疗和机械通气时，测定患者的氧饱和度。但是在机械通气撤机时，脉搏氧饱和度仪用处不大，因为它不能反映通气水平的变化。脉搏氧饱和度仪也能用于监测与睡眠有关的疾病，如阻塞性睡眠呼吸暂停综合征等，也能用于外科手术时的监护。

有时脉搏氧饱和度仪会误将静脉血认为动脉血，这样可造成 SpO$_2$ 的下降。这与感受器的放置位置有关，感受器应该很舒适地与患者手指相接触，不能太紧，以保证血流通畅。

6. 心排血量　正确测定危重症患者的心排血量尤为重要。创伤性测定方法有 Fick 方程和热稀释法。目前有三种无创伤性技术可用于心排血量的测定，即多普勒速度计结合升主动脉超声法显像、胸部电生物阻抗（TEB）和部分 CO$_2$ 重复呼吸技术。

同时测定动脉和混合静脉血的血液气体，收集呼出的气体以计算 VO$_2$（氧耗量），应用 Fick 方程式，可使用计算机获得心排血量。由于流量测定技术和呼出气体测定的发展，这项技术目前也应用较为普遍了。

现常用测定心排血量的方法为热稀释法，经位于右心房的肺动脉导管近端孔，一次性注射已知温度的生理盐水后，位于导管末端的温度仪可探测到离开右心室血液温度的改变，记录到的信号呈对数衰减，可通过下列 Stewart-Hamilton 方程式，应用计算机获得心排血量：

$$心排血量=K \times (T_B-T_i)/A$$

式中，A 为温度曲线以下的区域，K 为计算常数，T_B、T_i 分别为血液和注射液体的温度。心排血量与曲线下的区域成反比。应用冰生理盐水作一次性注射可增加信号与噪声的比例。但是，临床试验表明如使用室温生理盐水注射，测定数值的正确性仍很高。

心排血量随机械通气的周期而变化，一般应该在呼气末测定，并记录连续测定 3 次的数值，取其平均值。注射生理盐水时应注意速度，一般注射时间为 3～5s，并取决于所注射的液体量。

目前，热稀释法是在危重症患者中测定心排血量时最为常用的技术，但是这项技术有明显的缺点。该技术为创伤性检查，且价格较高，需要插入肺动脉导管，所获得的数据是间断性的。创伤性测定心排血量存在某些问题：①存在感染的危险。②患者与医务人员之间可能传播某种传染病（如肝炎和 AIDS）。③连续取血样使患者丢失大量血液。④血栓形成。故现在趋向于应用无创伤性监护。

胸部电生物阻抗技术，通过测定胸腔内血流的电阻抗变化（通常与动脉形状和血流速度改变有关），从阻抗波形可测定估计的每搏容量，从而计算心排血量。但是这项技术在心律不齐、室间隔缺损、脓毒血症及部分高血压等患者中使用效果较差。

部分 CO_2 重复呼吸技术，其原理是肺内 Fick 方程式对 CO_2 的平衡：

$$心排血量 = VCO_2/(CvCO_2 - CaCO_2)$$

$CvCO_2$ 和 $CaCO_2$ 需要获得动脉和混合静脉血的标本。另外一种方法是应用呼气末（潮气末）PCO_2 作为估计的 $PaCO_2$，部分重复呼吸 30s 后可得到混合静脉血 PCO_2。全过程为自动计算，每隔数分钟可得到估计的心排血量。动物实验表明，该技术与热稀释法的相关系数为 0.91，但其临床实用价值尚待研究。

多普勒超声法为目前最有前途的无创伤性心排血量测定技术。以后可能用多普勒技术或其他技术进行无创伤性肺动脉压力和心排血量测定，取代传统的肺动脉导管技术。

7. 胃张力计

（1）胃张力计（gastric tonometry）的应用原理：在低氧血症时，通过水解无氧产生的 ATP，使细胞内 H^+ 浓度增加，且常常伴有组织内 CO_2 生成的增加。在 ICU 中现在可应用胃张力计来有效地监测组织中 PCO_2 的增加。胃张力计是一项相对无创伤性技术，通过一个充满液体的囊与胃（肠）黏膜之间的 CO_2 平衡，随后测定胃（肠）黏膜的 PCO_2。当氧代谢率由细胞呼吸商所决定时，组织正常产生 CO_2。而在低氧血症时，由于无氧代谢的缘故，CO_2 产生过多，大量 H^+ 在细胞质内累积，并被组织中的碳酸氢盐所缓冲，故胃张力计可用来监测细胞中的能量平衡，在细胞性低氧血症时组织中 CO_2 的增加。

胃肠道黏膜有一个重要特性，即在氧合状态良好的情况下不易发生创伤。这一现象部分与胃肠道黏膜的逆向微循环有关，此种特点下氧可以从小动脉直接弥散到邻近的小静脉。毛细血管的弥散分流的结果使小肠绒毛顶端的 PO_2 低于绒毛基底部的 PO_2。逆向血管系统是肾脏和内脏微循环的特征。这种系统有利于吸收溶质，但在低氧血症时则处于不利的地位。故有人称胃肠道和肾脏为"警惕的前哨器官"，因为在休克心排血量降低或在脓毒血症时，所释放出潜在的血管活性物质可使这些器官在早期出现功能损伤的表现。

胃张力计可直接测定胃肠黏膜的 pH，其原理为：①CO_2 可在组织中自由弥散。②胃肠道腔内液体的 PCO_2 与其黏膜的 PCO_2 相平衡。③动脉血中的碳酸氢盐浓度$[HCO_3^-]$等于肠道黏膜的碳酸氢盐浓度。应用 Henderson-Hasselbalch 方程式可以计算出黏膜内的 pH（pHi）：

$$pHi=6.1+log（HCO_3^-/\alpha\ tonometer\ PCO_2）$$

式中，α 代表 CO_2 在血浆中的溶解度（$\alpha=0.03$）。

胃黏膜 pHi 降低和危重症患者较高的病死率之间存在一定的关系。有人测定过 ICU 患者的胃液 pHi，发现患者住院时的 pHi 如果＜7.32，则短期病死率为 37%（即在住院后 72h 内死亡）。而 pHi＞7.32 时短期病死率为 0。如将 pHi 的临床价值与乳酸浓度、TO_2 和 VO_2 相比，胃黏膜 pHi 有较高的灵敏度和可靠性。

（2）胃张力计监测的临床意义

1）判断危重症患者的预后：在感染性休克的治疗中，组织氧利用的效果是影响患者预后的主要因素。pHi 的监测可反映胃肠道组织的灌注情况。而反映心血管功能整体变化的常用指标：血压、心排血量等对判断组织灌注来说，不如 pHi 敏感。此外，多器官功能衰竭的患者，胃黏膜 pHi 和混合静脉血 pH 都比较低。所以，在预计脓毒血症患者的预后时，氧合指标中以 pHi 和动脉血乳酸最有价值，明显优于血流动力学监测或其他氧合指标。

在危重症患者中测定 pHi，早期发现 pH 的改变，有助于指导对危重症患者的抢救和治疗。如在心脏术后采取容量扩张的方法使 pHi 维持在高于 7.32 的水平，则胃黏膜低灌注率的发生率（即 pH＜7.32）仅为 7%，而对照组可高达 56%。此外，在心肺复苏时应用 pHi 作为指标，可以预防内脏缺血并减少系统性缺氧。治疗中如维持适当的组织灌注和氧利用，可明显提高心肺复苏的成功率，降低多器官功能障碍的发生率。所以在心肺复苏后 24h 内监测胃黏膜 pHi，能提高关于未来脏器功能不全或衰减进展趋势的重要信息。

2）早期发现微循环障碍：心力衰竭或低血容量可造成胃肠道微循环障碍，导致组织灌注不足、缺氧，因而产生胃肠道黏膜局部高碳酸血症、细胞内代谢性酸中毒和黏膜局部缺血，严重时造成黏膜损伤，其损伤程度与组织酸中毒的持续时间相关。长时间的胃肠道黏膜缺血可发生细菌移位，导致全身性感染、感染性休克及其他各种并发症，如 ARDS、肾衰竭和 MODS 等。所以，判断胃肠道 pHi 是否适当，能协助临床医生对病情进行早期判断和及时干预。

3）指导治疗：应用胃张力计监测 pHi 可以作为危重症患者液体管理和正性肌力药物应用的一项指标。在机械通气的患者中可作为撤机的一项指标。

总之，胃张力计局部监测与其他有创和无创监测方法对比研究表明：pHi 的下降，通常为严重疾病的最早迹象，而其余整体监测指标的变化，一般在数小时到数天以后才会出现。

8. 血液乳酸浓度　正常人中，血液乳酸水平为 0.5～2.2mmol/L；乳酸水平的增加为组织氧合不良的有力证据。当氧供应量不足时，不能维持适当的氧化磷酸化，组织将增加糖原的酵解来维持一定的 ATP 水平，此时组织内乳酸的水平将增加。体内某些细胞和组织，如红细胞、肾脏髓质和眼内的部分组织，常规依赖于糖原酵解来获得能量。但这些组织的总乳酸生成量相当少，大约 40g/d。正常情况下，骨骼肌、脑、肠道和皮肤也产生少量的乳酸，在剧烈运动时，肌肉可产生大量乳酸，通过三羧酸循环或作为糖原异生的底物，乳酸可进一步氧化。这两个过程均需一定量的氧。在氧供应量不充分的情况下，则糖原酵解增加，此时乳酸会在组织中积累。

除缺氧外，其余几项原因也可以导致乳酸水平的增加。糖原酵解的速度超过三羧酸循环中丙酮酸利用能力时，乳酸水平也增加：如碱中毒，过量应用胰岛素或儿茶酚胺释放过多，以及乙酰辅酶 A 水平降低（见于饥饿和糖尿病）等。脓毒血症时，代谢阻断了底物进入三羧酸循环，导致了丙酮酸的积累并使乳酸生成增多。最后，某些药物和化学物质，如乙醇、甲醇、水杨酸盐和盐酸苯乙双胍（一种口服降血糖药物，已不再应用）等，可通过干扰糖异生而使乳酸水平增加。

肝脏能清除血液循环中的大部分乳酸，实际上肝脏清除乳酸的能力比周围组织生成乳酸的能力高数倍。因而，肝脏功能的任何损害都可以给血液中乳酸水平造成很大影响。此外，某一器官中生成的乳酸可为其他器官作为底物利用。总之，除了氧合作用不良可影响乳酸水平外，其他多种因素也参与乳酸水平的调节。

对于一个血流动力学基本稳定的患者，如果有动脉血乳酸的增加，则可以认为是疾病严重性的一个指标，同时提示预后不良。这些患者中血液乳酸水平的增加，与其疾病的严重程度相关，也意味着在某特异的组织中存在着细胞功能不全。

（周　晖）

参 考 文 献

蔡柏蔷，李龙芸. 2011. 协和呼吸病学. 北京：中国协和医科大学出版社.

邓伟吾. 2004. 实用临床呼吸病学. 北京：中国协和医科大学出版社.

金咸瑽，张珍祥，王迪浔. 2007. 实用呼吸系统病理生理学. 武汉：华中科技大学出版社.

穆魁津，林友华. 1992. 肺功能测定原理与临床应用. 北京：北京医科大学、中国协和医科大学联合出版社.

Fishman AP，Elias JA，Fishman JA，et al. Fishman's pulmonary diseases and disorders. New York：McGraw-Hill.

Levitzky M G. 2003. Pulmonary physiology. New York：McGraw-Hill.

第四章

儿童动脉血气分析

血气分析是指测定血液中氧分压、二氧化碳分压、血氧饱和度，以及血液酸碱度、碳酸氢盐、阴离子间隙等参数，通过分析判定而了解肺的通气与换气功能、呼吸衰竭类型与严重程度，以及各种类型的酸碱失衡状态。动脉血气分析是唯一可靠的诊断低氧血症和判断其严重程度的指标，也是唯一可靠的判断和衡量人体酸碱平衡状况的指标，对儿童危急重症的救治具有重要的意义。

一、动脉血气分析的目的

1. 准确反映机体的呼吸功能和代谢情况。
2. 诊断呼吸衰竭、酸碱平衡紊乱的类型及程度。
3. 指导氧疗和机械通气。

二、动脉血气分析的适应证

1. 各种原因引起的呼吸功能不全。
2. 急慢性呼吸衰竭。
3. 危重症患者需严密观察和纠正氧合状态及酸碱失调。
4. 机械通气患者。

三、动脉血气分析的禁忌证

1. 危急状态下为抢救治疗无绝对禁忌证。
2. 相对禁忌证：①有出血倾向者。②穿刺部位皮肤有感染者。③动脉炎和血栓形成者。

四、反应体液酸碱状态的主要指标

（一）酸碱度

酸碱度（pH）的定义是氢离子浓度的负对数。正常血液的 pH 为 7.35～7.45，平均为 7.40。pH 的变化反映了酸碱平衡紊乱的性质及严重程度。血液 pH<7.35，为酸血症。血液 pH>7.45，为碱血症。当血液 pH<6.8 或>7.8 时，机体的生命活动可能停止。

血液 pH 是人体重要的内环境之一。机体的组织、细胞必须处于具有适宜酸碱度的体液环境中，才能进行正常的生命活动。

温度对 pH 有较大影响。体温升高，机体代谢旺盛，酸性产物增加，可使 pH 下降。所以，应根据体温变化校正所测得的 pH，其校正公式为校正 pH=测定 pH+0.0147×（37℃−患者体温）。

血液 pH 的变化不能区分引起酸碱平衡紊乱的原因是呼吸性还是代谢性。pH 在正常范围内可表示酸碱平衡正常，亦可表示代偿性酸碱平衡紊乱或酸碱中毒相互抵消的混合型酸碱平衡紊乱。

（二）动脉血二氧化碳分压

动脉血浆中物理溶解的二氧化碳（CO_2）分子所产生的压力称为动脉血二氧化碳分压（$PaCO_2$）。$PaCO_2$ 是判断呼吸性酸碱失衡的重要指标。由于 CO_2 分子很容易通过肺泡−毛细血管屏障（比氧气弥散能力大 20 倍），故可认为肺泡内 $PaCO_2$ 等于动脉血二氧化碳分压，这种血液内和肺泡内的压力平衡关系可直接反映肺泡通气功能。因此，$PaCO_2$ 是反映肺泡通气的最佳指标，不受弥散的影响。$PaCO_2$ 正常值为 35～45mmHg，平均为 40mmHg。$PaCO_2$ >45mmHg 表示通气不足，有 CO_2 潴留，可以是原发性呼吸性酸中毒，也可以是继发性呼吸性酸中毒，这是为了代偿代谢性碱中毒引起的改变。$PaCO_2$ <35mmHg，表示通气过度，可以是原发性呼吸性碱中毒，也可以是为了代偿代谢性酸中毒而引起的继发性改变。

（三）总二氧化碳量

总二氧化碳量（TCO_2）反映化学结合二氧化碳量和物理溶解的二氧化碳量。TCO_2 正常值=24+ 1.2=25.2mmol/L。血液中 CO_2 含量和 $PaCO_2$ 成函数关系，这就是 CO_2 解离曲线。在生理范围内，CO_2 解离曲线基本上呈直线，含量的多少与其分压的大小成正比。CO_2 解离曲线呈直线具有重要的生理意义。根据 Haldane 效应，当氧合血红蛋白在组织脱氧时，CO_2 解离曲线右移，CO_2 与 Hb 亲和力增强，有利于血液自组织内摄取 CO_2；当脱氧血红蛋白在肺内氧合时，CO_2 解离曲线左移，CO_2 与 Hb 亲和力减弱，有利于 CO_2 自血液中释放。

（四）真实碳酸氢盐与标准碳酸氢盐

真实碳酸氢盐（AB）是指隔绝空气的血标本，在实际条件下所测的直接从血浆测得的 HCO_3^- 含量。AB 受代谢和呼吸因素的影响。AB 的正常值为 22～28mmol。

标准碳酸氢盐（SB）是指隔绝空气的血标本，在温度为 37℃、SaO_2 为 100%、PCO_2 为 40mmHg 的标准条件下测得的 HCO_3^- 含量。SB 不受呼吸因素的影响，基本反映体内 HCO_3^- 储备量的多少，为代表酸碱是否失衡的重要指标之一。SB 的正常值为 22～27mmol/L，平均值为 24mmol/L。

AB=SB=正常提示酸碱平衡正常；AB>SB 提示呼吸性酸中毒；AB<SB 提示呼吸性碱中毒；AB=SB>27mmol/L 提示代谢性碱中毒；AB=SB<22mmol/L 提示代谢性酸中毒。

（五）剩余碱

剩余碱（BE）是指在温度 37℃、PCO_2 40mmHg、SaO_2 100%的标准条件下，将 1L 全血用酸或碱滴定至 pH=7.4 时所需要的酸量或碱量（mmol/L）。BE 正常值为 -3～+3mmol/L。血液偏碱为正值，偏酸为负值，>+3mmol/L 为代谢性碱中毒，<-3mmol/L 为代谢性酸中毒。BE 值不受呼吸因素影响，只反映代谢改变，与 SB 的意义大致相同，但因反映总的缓冲碱变化，因此较 SB 更全面。BE 可分为 BEb 和 BEecf 两种。BEb 指全血的 BE，即实际测得的 BE，反映全血的剩余碱。BEecf 指组织间液的剩余碱，又称为标准剩余碱（SBE），是经过纠正的 BE。因组织间液是机体细胞所处的内环境，而且血液 Hb 发生变化时对 BEecf 的影响小，因而使用 BEecf 更理想。

（六）二氧化碳结合力

将静脉血在室温与含 5.5%CO_2 的空气（或正常人肺泡气）平衡，然后测定血浆的 CO_2 含量，再减去物理溶解的 CO_2 即得出二氧化碳结合力（CO_2CP）。CO_2CP 正常值为 24～27mmol/L。血浆 CO_2CP 可反映血浆中 $NaHCO_3$ 的含量，同时受呼吸和代谢因素的影响。CO_2CP 增高可能为代谢性碱中毒或呼吸性酸中毒的代偿反应；CO_2CP 降低可能为代谢性酸中毒或呼吸性碱中毒的代偿反应。

（七）阴离子间隙

阴离子间隙（AG）是指血浆中未测定的阴离子与未测定的阳离子浓度间的差值。该值可通过血浆中已测定的阳离子与已测定的阴离子之间的浓度差来表示。其公式表示为 $AG=(K^++Na^+)-(Cl^-+HCO_3^-)$。因细胞外液中 K^+ 相对 Na^+ 少，且 K^+ 变化较少，因此 K^+ 可以忽略。以上公式可简化为 $AG=Na^+-(Cl^-+HCO_3^-)$。在正常状态下，血浆中 AG=140-（104+24）=12mmol/L。AG 的正常范围为 8～16mmol/L。AG 实际上是反映血浆中固定酸含量的指标，当 $H_2PO_4^-$、SO_4^{2-} 及丙酮酸根、乳酸根等有机酸阴离子增加时，AG 增大。因而，AG 可以帮助区分代谢性酸中毒的类型和诊断混合型酸碱平衡紊乱。AG 最有诊断意义之处在于决定是否有代谢性酸中毒。无论 pH 是正常还是高于正常，只要 AG>16mmol/L 就可以诊断为代谢性酸中毒。

AG 在临床实际应用中，必须注意以下 4 点。

（1）计算 AG 时，必须强调同步测定动脉血气和电解质。

（2）排除实验误差所致的假性 AG 升高：因为 AG 是依据 Na^+、Cl^- 和 HCO_3^- 三项参数计算所得，因此任何一项参数测定误差均可引起 AG 假性升高。

（3）需结合临床判断：一旦 $\Delta HCO_3^-\downarrow\neq\Delta AG\uparrow$、$\Delta HCO_3^-\downarrow\neq\Delta Cl^-\uparrow$ 或 $\Delta HCO_3^-\uparrow\neq\Delta Cl^-\downarrow$，均应考虑混合性酸碱失衡的可能。如混合性代酸时，$\Delta HCO_3^-\downarrow=\Delta AG\uparrow+\Delta Cl^-\uparrow$。

（4）在某些代谢紊乱性疾病，应测定 $H_2PO_4^-$、SO_4^{2-} 及其他有机酸如乳酸、丙酮酸来推算。

（八）潜在 HCO_3^-

潜在 HCO_3^-（PB）是 20 世纪 80 年代提出的一个新概念，是指排除并存高 AG 代谢性酸中毒对 HCO_3^- 掩盖作用之后的 HCO_3^-，用公式表示为潜在 HCO_3^-=实测 HCO_3^-+ΔAG。其意义可揭示代谢性碱中毒+高 AG 代谢性酸中毒和三重酸碱失衡中的代谢性碱中毒存在。若忽视计算 AG、潜在 HCO_3^-，常可延误混合型酸碱失衡中的代谢性碱中毒的判断。要理解上述意义，必须牢记：

高 Cl^- 性代酸：Δ HCO_3^-↓=ΔCl$^-$↑，AG 不变。

高 AG 代酸：Δ HCO_3^-↓=ΔAG↑，Cl^- 不变。

代碱和呼酸时 HCO_3^- 代偿升高，符合：Δ HCO_3^-↑=ΔCl$^-$↓，AG 不变。

呼碱时Δ HCO_3^- 代偿下降，符合：ΔHCO$_3^-$↓=ΔCl$^-$↑，AG 不变。

▶▶▶ 五、反映血液氧合状态的指标

（一）动脉血氧分压

动脉血氧分压（PaO_2）表示动脉血浆中物理溶解的氧分子所产生的张力。PaO_2 的高低主要取决于吸入气体的氧分压和外呼吸的功能状态。健康人在海平面大气压下呼吸时正常值为 10.7～13.3kPa（80～100mmHg），PaO_2 是决定血氧饱和度的重要因素，反映血氧合状态较敏感，是判断缺氧和低氧血症的客观指标。

（二）动脉血氧饱和度

动脉血氧饱和度（SaO_2）为动脉血中血红蛋白实际结合的氧量与所能结合的最大氧量之比。SaO_2 的多少与血氧分压和血红蛋白氧解离曲线有直接关系。SaO_2 的正常值为 95%～98%。

（三）动脉血氧含量

动脉血氧含量（CaO_2）是指 100ml 动脉血内实际结合的氧量，包括物理溶解的和与血红蛋白结合的氧量。CaO_2 主要取决于血氧分压和血氧容量，正常值为 15～23ml/dl，均值为 19ml/dl。CaO_2 能真实地反映动脉血液中氧的含量，是较可靠的诊断缺氧和低氧血症的客观指标。

（四）半饱和氧分压

半饱和氧分压（P_{50}）是指在温度 37℃、pH=7.4、PCO_2=40mmHg 条件下，SaO_2 为 50% 时的 PaO_2。它反映血液转运氧的能力和血红蛋白与氧的亲和力，即反映血红蛋白氧解离曲线的移动。正常人的 P_{50} 为 26.6mmHg。P_{50} 增加表明氧解离曲线右移，血红蛋白与氧的亲和力下降，有利于 O_2 的释放和组织摄取。P_{50} 降低表明氧解离曲线左移，血红蛋白与氧亲和力加强，氧不易释放。pH 降低，体温升高，PCO_2 和红细胞 2，3-DPG 增加时，P_{50} 增高。反之，P_{50} 减少。

（五）肺泡-动脉氧分压差

肺泡-动脉氧分压差$[P(A-a)O_2]$是肺泡内氧分压与动脉血氧分压的差值。由 PIO_2（吸入气氧分压）、$PaCO_2$、PaO_2 和 R（呼吸商）计算得出，是判断换气功能的重要指标。假定在海平面正常大气压、正常的呼吸商条件下，简化肺泡气体公式为 PaO_2=0.21×713–$PaCO_2$×1.25mmHg。$P(A-a)O_2$= PAO_2–PaO_2，正常值为 5～25mmHg，计算公式为（年龄/4+4）mmHg。用肺泡气体公式可以区别肺通气不足、分流或弥散异常引起的低氧血症。当通气不足时，$P(A-a)O_2$ 正常，而分流或弥散功能障碍时 $P(A-a)O_2$ 增加。一般超过 4.0kPa（30mmHg）为异常，超过 6.7kPa（50mmHg）则考虑有肺换气功能障碍。临床上常用 $P(A-a)O_2$ 作为诊断急性呼吸窘迫综合征（ARDS）的重要指标，因为肺泡气内氧分压和动脉血内氧分压差值越大，说明肺泡病变越严重，氧弥散能力受到的影响也越大。

（六）氧合指数

氧合指数(OI)是指动脉血氧分压与吸入气氧浓度的比值(PaO_2/FiO_2)，正常值为 400～500mmHg。OI 反映氧在肺内氧合和机体的缺氧状态，是临床判定各种原因所致肺损伤的重要参考指标。当 OI<300mmHg，提示肺损伤。若 OI<200mmHg 提示 ARDS。

（七）低氧血症的诊断标准

主要根据 PaO_2 和 SaO_2 来判断。一般来讲，PaO_2<60mmHg 时，才会使 SaO_2 显著减少，引起组织缺氧，方可诊断为低氧血症。

（1）轻度低氧血症：50mmHg≤PaO_2<60mmHg，80%≤SaO_2<90%。

（2）中度低氧血症：40mmHg≤PaO_2<50mmHg，60%≤SaO_2<80%。

（3）重度低氧血症：PaO_2<40mmHg，SaO_2<60%。

▶▶▶ 六、小儿血液气体的正常值

小儿血液气体的正常值，2 岁以上者可以认为与成人标准相同，但 2 岁以下与成人相比有以下特点。

（1）小儿由于肾脏保碱排 H^+ 的功能发育不全，所以表现为相对性代谢性酸中毒，pH、HCO_3^-、剩余碱（BE）都相对较低。

（2）小儿呼吸相对比成人较快，可表现为过度通气，其 PCO_2 值相对较低。

（3）新生儿由于肺内液体尚未完全排尽，部分肺泡还未完全充气，因此 SaO_2 偏低。

临床应根据年龄考虑上述特点，随着年龄增长，肺、肾逐渐发育成熟，小儿血气正常值逐渐接近成人水平。小儿血液气体的正常值如表 4-1 所示。

表 4-1　小儿血液气体的正常值

项目	新生儿	<2 岁	2 岁至成人	成人
pH	7.30～7.40	7.30～7.40	7.35～7.45	7.35～7.45

续表

项目	新生儿	<2 岁	2 岁至成人	成人
PaCO$_2$（mmHg）	30～35	30～35	35～45	35～45
SB（mmol/L）	20～22	20～22	22～24	22～24
BE（mmol/L）	-6～2	-6～2	-4～2	-4～2
PaO$_2$（mmHg）	60～90	80～100	80～100	80～100
SaO$_2$（%）	90.0～96.5	95.0～97.7	95.0～97.7	95.0～97.7

七、动脉血气分析标本采集的基本要求

（1）合理的采血部位（桡动脉、肱动脉、股动脉）。

（2）严格隔绝空气，在海平面大气压、安静状态下，采集肝素抗凝血。

（3）标本采集后立即送检，若血标本不能及时送检，应将其保存在 4℃环境中，但不得超过 2h。

（4）吸氧者若病情许可应停止吸氧 30min 后再采血送检，否则应标记给氧浓度与流量。

八、影响动脉血气分析检验结果的因素

（1）误抽静脉血。

（2）送检时间长。

（3）标本密闭差，空气进入标本内。

（4）抽血时用力抽拉或回抽导致标本溶血。

（5）标本抗凝不充分。

（6）标本混有抗凝剂过多（超过 1∶20）。

（7）未准确书写体温、吸氧浓度和血红蛋白。

（8）患者紧张引起呼吸急促、血管收缩。

九、动脉血气分析测定的质量控制

动脉血气分析是指包括对患者动脉血 PaO$_2$、PaCO$_2$、pH、BE、HCO$_3^-$等指标的分析过程。真实、可靠的实验结果对重症、急症患者的治疗和监护尤其重要。但在整个动脉血气分析中会受到诸多因素的影响，如对其中任何影响因素不够熟悉，将导致医生对病情判断和处理的失误，常见影响因素如下。

（一）患儿因素

患儿的精神状态、情绪、治疗状态等可影响测定结果。穿刺前医护人员应耐心解释，让患儿处于安静、呼吸稳定的状态，如需吸氧必须注明氧浓度。

（二）标本采集过程中的质量控制

1. 采血器材的影响 用塑料注射器采集标本，其测定结果可靠性不稳定。可导致

PaO_2 及 pH 增高，$PaCO_2$ 降低。可采用预设型动脉血气针（如 BD 血气采血器等），避免混入空气。

2. 抗凝剂的影响　肝素溶液对血气测定的主要影响是稀释。影响最大的指标是 $PaCO_2$ 和 HCO_3^-。此外，肝素本身偏酸，也会影响 pH 测定。在不影响抗凝的基础上，肝素浓度越低越好，一般使用 100U/ml 的肝素溶液，抗凝效果良好，且可以最大限度地减少测定值的误差。

3. 采血过程的质量控制

（1）抽血部位的影响：理论上，全身任何动脉均可。儿童常选择桡动脉和股动脉。要注意同一患者最好固定取血部位，以便实验数据的比对。

（2）抽血方法的影响：抽血方法不当，如直接抽取动脉血液，会由于负压吸引导致血中的 O_2 和 CO_2 溢出，导致检测结果 PO_2 和 PCO_2 降低。刺入动脉后，要借助血压自动将针芯推动，不能直接抽取。

（3）血液质量的影响

1）动静脉混合：混入静脉血的动脉血气分析会出现 PO_2 明显下降，而 PCO_2 变化不明显。

2）气泡：混入气泡会使 PO_2 升高，pH 升高，PCO_2 下降。采血前，应检查注射器空气是否排净，如有气泡立即排除。

3）采集完血液后，立即上下温和混匀血液约 1min，使血液和抗凝剂充分混合。

4）标本运送：动脉血抽取后应立即送检，一般放置时间不超过 20min。若检测不能马上进行，超过 30min，应将标本存放在 0～4℃冰箱内，此条件下允许时间不超过 2h，否则对检验结果也会有影响。

（三）分析中的质量控制

1. 需保证仪器处于最佳状态，日常维护、保养、定标、质量控制工作完成后进行测试。

2. 上机需再次混匀标本，将注射器顶端无效腔中凝集的血挤出 1～2 滴，以弃去无效腔中肉眼不见的微血栓。

3. 根据仪器控制好上样量，过多血量容易堵塞管路，造成检测误差。

（四）测定后的质量控制

1. 仪器维护　测定完一个标本后，要及时擦拭仪器进样孔多余的残留血液。定期进行相关维护，并做好记录，防止仪器操作过程中出现仪器故障。

2. 检测结果分析　动脉血气结果出来后，检验人员应观察检测结果的各项指标，是否符合临床。在解释血气分析结果时应想到测定误差的可能性，尤其是测定指标与临床情况和无创性血气监测不相符时，要及时查对原因，以保证测定指标的准确无误。

（李德渊）

参 考 文 献

江载芳. 2010. 实用小儿呼吸病学. 北京: 人民卫生出版社.

Breen PH. 2001. Arterial blood gas and pH analysis. Clinical approach and interpretation, Anesthesiol Clin North America, 19（4）: 885-906.

Kraut JA, Madias NE. 2007. Serum anion gap: its uses and limitations in clinical medicine. Clin J Am Soc Nephrol, 2（1）: 162-l74.

Rastegar A. 2007. Use of the DeltaAG/DeltaHCO$_3^-$ ratio in the diagnosis of mixed acid-base disorders. J Am Soc Nephrol, 18（9）: 2429-2431.

Reddy P, Mooradian AD. 2009. Clinical utility of anion gap in deciphering acid-base disorders. Int J Clin Pract, 63（10）: 1516-1525.

Redly RF, Anderson R J. 1998. Interpreting the anion gap. Crit Care Med, 26（11）: 1771-1772.

第五章

酸碱平衡紊乱

人体内所有代谢活动都需要在适宜的酸碱度下进行。正常情况下，机体经常会摄入酸性或碱性食物，在代谢过程中也会不断产生酸性或碱性物质，但机体通过一系列的调节作用，使体液的酸碱度总是保持在一个相对稳定的范围内，即 pH 为 7.35～7.45。机体这种自动维持体内酸碱相对稳定的过程，称为酸碱平衡。

▶▶▶ 一、酸碱平衡

（一）酸碱理论

人类对于酸碱的认识经历了漫长的时间。最初人们将有酸味的物质称为酸，有涩味的物质称为碱。直到 1923 年 J.N.Bronsted 和 Lowry 提出酸碱质子理论，对应的酸碱定义是凡是能给出质子的物质都是酸，凡是能接受质子的物质都是碱，扩大了酸的范围。只要能够释放出质子的物质，不论是否在水溶液中，不论是离子还是电中性分子，它们都是酸，如 NH_4^+、HCO_3^-、HS^-、HPO_4^{2-}。也扩大了碱的范围，如 NH_3、Na_2CO_3、Cl^-、Br^-、HSO_4^-、SO_4^{2-}等物质都能接受质子，都是碱。

（二）酸碱平衡的调节

人体体液酸碱度相对恒定是维持内环境稳定的重要组成部分之一，机体主要是通过血液缓冲系统、肺和肾脏对酸碱平衡实现调节作用，从而减轻酸碱负荷对 pH 的影响，使血中的 pH 维持在正常范围。

1. 血液缓冲系统　包括碳酸氢盐缓冲系统、非碳酸氢盐缓冲系统两大类。

（1）血浆碳酸氢盐缓冲系统是血液中最重要的缓冲系统，缓冲能力最强，在细胞外液中含量最高，总含量占血液缓冲量的 1/2 以上。HCO_3^-与 H_2CO_3 的比值决定着 pH，正常为 20：1，此时 pH 为 7.40。缓冲机制是接受 H^+或者释放 H^+。

（2）非碳酸氢盐缓冲系统

1）血红蛋白缓冲对：在缓冲挥发性酸方面承担不容忽视的作用。

2）血浆蛋白缓冲对。

3）磷酸盐缓冲对：$HPO_4^{2-}/H_2PO_4^-$主要在细胞内发挥作用，特别是肾小管上皮细胞中。

4）氧合血红蛋白缓冲系统。

2. 呼吸系统　肺对酸碱平衡的调节作用是由呼吸中枢整合中枢化学感受器和外周化学感受器传入的刺激信号，通过改变呼吸频率和呼吸动度的方式来改变肺泡通气量，从而控制挥发酸释放出的 CO_2 排出量，使血浆中的[HCO_3^-]/[H_2CO_3]的值维持在 20∶1 的水平，从而实现其调节体内酸碱平衡的作用。当体内酸增多时，血中 H^+ 增高，肺泡过渡性代偿通气，CO_2 的排出增加；当体内碱增多时，血中 H^+ 降低，呼吸变浅变慢，CO_2 的排出减少。肺脏代偿的特点是反应速度快，当机体出现酸碱平衡紊乱时，肺脏的代偿在数分钟之内即可发生，但其代偿调节作用不持久。

3. 肾脏系统　肾脏对酸碱平衡的调节作用主要是通过泌 H^+、保碱，调节血浆 HCO_3^-，维持 pH 在正常范围。包括：①近曲和远曲小管通过 H^+-Na^+ 交换机制，排出 H^+。②尿液酸化。③远曲小管泌氨，NH_4^+ 生成，即 $NH_3+H^+=NH_4^+$。④促进近曲小管对 HCO_3^- 的重吸收（保碱）。

与肺脏相比，肾脏代偿的特点是起效缓慢而完全，在酸碱紊乱数小时后开始，3～7 天逐步代偿完全。

4. 组织细胞的作用　当机体发生酸碱平衡紊乱时，K^+、Na^+、H^+ 在细胞内外之间的交换也发挥一定的作用。酸中毒时离子交换可分为两种情况：①细胞外液的 2 个 Na^+ 和 1 个 H^+ 进入细胞内，同时 3 个 K^+ 自细胞内到细胞外。②细胞外液的 3 个 H^+ 进入细胞内，同时 2 个 Na^+ 和 1 个 K^+ 自细胞内到细胞外。

碱中毒时，细胞内液的 3 个 H^+ 自细胞内到细胞外，同时 2 个 Na^+ 和 1 个 K^+ 转入细胞内。

上述 4 个方面的调节因素共同维持体内的酸碱平衡，但调节的时间和程度有区别。血液缓冲系统调节迅速但不持久；肺调节的速度快，效能大，30min 即可达高峰，但仅对 CO_2 有调节作用；细胞内液缓冲作用虽较强，但要 3～4h 才发挥作用；肾脏调节速度较慢，12～24h 才发挥作用，但作用持久。

▶▶▶ 二、酸碱失衡的判断

单纯的酸碱失衡有四种类型：呼吸性酸中毒（呼酸）、呼吸性碱中毒（呼碱）、代谢性酸中毒（代酸）、代谢性碱中毒（代碱）。当发生代谢性酸碱失衡后，机体自身的调节机制会使另一呼吸性因素发生继发性改变，来代偿部分原发酸碱失衡。反之亦然，当发生呼吸性酸碱失衡后，机体会通过代谢性因素调节代偿酸碱失衡。

酸碱平衡的判断（六步法）：

第一步：观察 pH 和变化方向。

pH 正常值为 7.35～7.45，若 pH 向＞7.45 的方向变化则确定原发为碱中毒。若 pH 向＜7.35 的方向变化，则确定原发为酸中毒。

第二步：在原发呼吸障碍时，pH 和 $PaCO_2$ 改变方向相反；在原发代谢障碍时，pH 和 $PaCO_2$ 改变方向相同。通过比较 HCO_3^- 和 $PaCO_2$ 两者的变化方向、与 pH 变化方向的异同，确定酸碱平衡的原发因素是呼吸因素还是代谢因素。

1. HCO_3^- 的降低（升高）是趋向酸化（碱化），$PaCO_2$ 的升高（降低）是趋向酸化（碱化）。如果两者检测值呈同向变化（一方为酸化，另一方为碱化），为一种酸碱失衡。再观察两者各自趋向酸化或碱化的方向与 pH 趋向酸化或碱化的方向是同向还是反向，确定原发因素。例如，pH<7.4，HCO_3^-和$PaCO_2$同向降低，HCO_3^-降低为趋向酸化，与pH降低（变酸）的变化同向，提示原发为代酸。而$PaCO_2$降低为趋向碱化，与pH降低（变酸）的变化方向相反，属于继发性呼吸代偿。

2. 如果HCO_3^-和$PaCO_2$检测值一方异常，另一方正常（当升不升，当降不降），提示继发性呼吸代偿发生障碍；或两者呈反方向变化，都是主要酸碱失衡。

（1）pH<7.4，提示酸中毒，HCO_3^-降低或$PaCO_2$升高分别为代酸或呼酸。若HCO_3^-降低，$PaCO_2$正常或增高提示代酸和呼酸；或$PaCO_2$升高，HCO_3^-正常或降低，为代酸和呼酸。

（2）pH>7.4，提示碱中毒，HCO_3^-升高或$PaCO_2$降低分别为代碱或呼碱。若HCO_3^-升高，$PaCO_2$正常或降低提示代碱和呼碱；或$PaCO_2$降低，HCO_3^-正常或升高，为代碱和呼碱。

（3）pH=7.4，而HCO_3^-和$PaCO_2$异常，提示混合性酸碱失衡，其酸化作用大致相当于碱化作用。

第三步：判断单纯型或混合型酸碱失衡。

将$PaCO_2$或HCO_3^-代入相关代偿预计公式，计算单纯型酸碱失衡的预计代偿范围值（表5-1），再将患者的$PaCO_2$（或HCO_3^-）与之比较，判断是单纯型酸碱失衡还是混合型酸碱失衡（表5-2）。如果原发为急性或慢性呼酸或呼碱时，可计算pH的代偿预计值，确定是否有三重酸碱失衡（表5-3）。

表5-1　单纯型酸碱失衡的代偿预计值计算公式

酸碱失衡类型（原发）	预计代偿应达范围	代偿限值
代酸	$PaCO_2=1.5\times HCO_3^-+8\pm2$	10mmHg
代碱	$PaCO_2=40+（0.4\sim0.9）\times\Delta HCO_3^-\uparrow$	55mmHg
呼酸（急性）	$HCO_3^-=24+（0.025\sim0.175）\times\Delta PaCO_2\uparrow$	32mmol/L
（慢性）	$HCO_3^-=24+（0.25\sim0.55）\times\Delta PaCO_2\uparrow$	45mmol/L
呼碱（急性）	$HCO_3^-=24-（0.2\sim0.25）\times\Delta PaCO_2\downarrow$	18mmol/L
（慢性）	$HCO_3^-=24-（0.4\sim0.5）\times\Delta PaCO_2\downarrow$	12mmol/L

表5-2　判断单纯型或二联酸碱失衡

主要酸碱失衡	$PaCO_2$	诊断	主要酸碱失衡	HCO_3^-	诊断
代酸或代碱	在预计代偿范围	单纯型	呼酸或呼碱	在预计代偿范围	单纯型
	>预计代偿范围	合并呼酸		<预计代偿范围	合并代酸
	<预计代偿范围	合并呼碱		>预计代偿范围	合并代碱

表5-3　原发性呼酸或呼碱时pH代偿预计公式

原发酸碱失衡类型	$PaCO_2$	pH
呼酸（急性）	↑10mmHg	↓0.08
（慢性）	↑10mmHg	↓0.027
呼碱（急性）	↓10mmHg	↑0.08
（慢性）	↓10mmHg	↑0.027

第四步：如果存在代谢性酸中毒，计算阴离子间隙（AG），判断酸中毒性质。

AG 是指血浆中未测定的阴离子与未测定的阳离子浓度间的差值。该值可通过血浆中已测定的阳离子与已测定的阴离子之间的浓度差来表示。其公式可简化为 $AG=Na^+-(Cl^-+HCO_3^-)$。AG 的正常值为 8～16mmol/L。AG 实际上是反映血浆中固定酸含量的指标，当 $H_2PO_4^-$、SO_4^{2-} 和有机酸阴离子增加时，AG 增大。因而，AG 可帮助区分代谢性酸中毒的类型和诊断混合型酸碱平衡紊乱。AG 增高（＞16mmol/L）为 AG 增高型代谢型酸中毒；AG 正常为 AG 正常型代谢型酸中毒，由于此型患者 HCO_3^- 丧失的同时伴 Cl^- 增高，故又称为高氯型代谢性酸中毒。血浆白蛋白可影响 AG 值，计算低白蛋白血症患者 AG 值时应根据白蛋白浓度进行修正，其公式为 AG 修正值=AG+0.25×（白蛋白参考值–白蛋白测定值）。

第五步：如果 AG 升高，评价 AG 升高与 HCO_3^- 降低的关系。

单纯 AG 升高代谢性酸中毒时，HCO_3^- 降低的值（ΔHCO_3^-）与 AG 增加的值（ΔAG）相等。如果 $\Delta HCO_3^- \neq \Delta AG$ 则应考虑混合型酸碱失衡。此时，可通过计算潜在 HCO_3^- 揭示高 AG 代谢性酸中毒或三重酸碱失衡中代谢性碱中毒的存在。潜在 HCO_3^- 的概念：由于增高的 AG 可消耗一部分 HCO_3^-，由 ΔAG 与实测 HCO_3^- 之和可得出潜在 HCO_3^- 值。用公式表示为：潜在 HCO_3^-=实测 HCO_3^-+ΔAG。用潜在 HCO_3^- 替代实测 HCO_3^- 与预计代偿公式计算所得的预计 HCO_3^- 相比较，若潜在 HCO_3^-＞预计 HCO_3^- 的上限即可判断并发代谢性碱中毒存在。

第六步：三重酸碱失衡（triad acid-base disarrange，TABD）。

TABD 是指患者同时存在三种原发酸碱失衡，即一种呼吸性酸碱失衡+代谢性碱中毒+高 AG 代谢性酸中毒。由于同一患者不可能同时存在呼吸性酸中毒或呼吸性碱中毒，因此，将 TABD 分为呼吸性酸中毒型 TABD，即呼酸+代酸+代碱，以及呼吸性碱中毒型 TABD，即呼碱+代酸+代碱。

具体判断方法：①根据病史及 $PaCO_2$ 变化，决定原发是呼吸性酸中毒还是呼吸性碱中毒。②计算 AG 值是否增高，决定是否有 AG 增高型代谢性酸中毒，因为 TABD 时 AG 值应＞16mmol/L。③计算潜在 HCO_3^- 值，即潜在 HCO_3^-=实测 HCO_3^-+ΔAG。④根据呼吸性酸中毒或碱中毒的代偿公式，计算预测 HCO_3^- 的最大值。⑤根据潜在 HCO_3^- 值是否大于此最大值，以明确是否合并有代谢性碱中毒。

在判断 TABD 的时需注意：①同时存在呼吸性碱中毒和代谢性酸中毒时，要判断何种失衡在先，因两者的代偿机制不同，选用代偿公式也不同，否则可能得出不同的结论。②呼吸性酸中毒或呼吸性碱中毒时，必须区别是慢性发作还是慢性病程中急性发作，因后者需选用急性代偿公式。

酸碱失衡的判断不能孤立地单凭一张血气报告单作诊断，必须密切结合患者的实际情况、临床表现、其他实验室辅助检查（尤其是电解质等）进行综合动态分析，才能得出准确的结论，用以指导临床工作。

▶▶▶ 三、酸碱失衡类型及纠正

如果体内酸和碱超负荷、严重不足或调节功能发生障碍，导致体液酸碱度稳定性破坏，引起酸碱平衡发生紊乱，简称酸碱失衡。

（一）代谢性酸中毒

代谢性酸中毒（metabolic acidosis）临床上发生率最高，是指体内固定酸产生过多或 HCO_3^- 丢失过多，引起血浆 HCO_3^- 原发性减少，血 pH 下降到 7.35 以下。特征为 HCO_3^- 原发性减少，导致 pH 下降，BE 呈负值。根据引起代谢性酸中毒的原因分为 AG 增高型和 AG 正常型代谢性酸中毒。

1. 病因

（1）AG 增高型代谢性酸中毒：其特点是血中固定酸增加，AG 增加，血浆 HCO_3^- 浓度减少，血氯含量正常。

1）酮症酸中毒：是由于血液中酮体增加引起的代谢性酸中毒。儿科常见于糖尿病酮症酸中毒、饥饿性酮症酸中毒、糖原贮积病、先天性氨基酸代谢异常等。

2）乳酸酸中毒：是因为血液中乳酸含量增加引起的代谢性酸中毒。各种原因引起的组织低灌注或缺氧时，如休克、心力衰竭、缺氧、严重贫血、肺水肿等，糖酵解增加，导致乳酸增加。先天性碳水化合物代谢异常或丙酮酸盐代谢异常也是儿科乳酸酸中毒的病因。

3）外源性毒物：可见于水杨酸过量、乙二醇中毒、甲醇中毒、副醛中毒等。

4）急性和慢性肾衰竭晚期：肾小球滤过率降低，机体在代谢过程中产生的 $H_2PO_4^-$ 和 SO_4^{2-} 等不能充分由尿中排出，使血中固定酸增加。

（2）AG 正常型代谢性酸中毒：其特点是 AG 正常，血浆 HCO_3^- 浓度减少，血氯含量增加。

1）胃肠道丢失碳酸氢盐：腹泻病是儿科最常见的原因，此外小肠及胆道瘘、输尿管和乙状结肠吻合术后均可引起 $NaHCO_3$ 的大量丢失。

2）肾脏丢失碳酸氢盐：见于肾小管酸中毒，其特点是远端肾小管不能分泌过多的 H^+（Ⅰ型）或近端肾小管重吸收 HCO_3^- 障碍（Ⅱ型）。此外，也可见于碳酸酐酶缺乏或应用碳酸酐酶抑制剂（乙酰唑胺）。肾脏丢失碳酸氢盐是由于 HCO_3^- 解离反应延迟，阻滞了 HCO_3^- 的重吸收。

3）含氯酸性药物摄入过多：长期大量服用氯化铵或盐酸精氨酸等含氯酸性药物；或大量输入生理盐水除可造成 HCO_3^- 稀释外，亦可因生理盐水中 Cl^- 浓度高于血浆，引起 AG 正常型代谢性酸中毒。

2. 动脉血气及电解质变化特点

（1）pH＜7.35，HCO_3^- 原发性下降。

（2）$PaCO_2$ 代偿性下降，且符合 $PaCO_2 = 1.5 \times HCO_3^- + 8 \pm 2$。

（3）PaO_2 常正常。

（4）血 K^+ 升高或正常；血 Na^+ 下降或正常；高氯性代谢性酸中毒（代酸）时 Cl^- 升高；AG 增高型代酸时 Cl^- 正常。

（5）AG 高氯性代酸时 AG 正常；AG 增高型代酸时 AG 增高。

3. 治疗原则

（1）积极治疗原发病，去除病因。

（2）对 AG 增高型代谢性酸中毒，以改善微循环、改善机体的氧合状态、保持呼吸道通畅为主。

（3）正常 AG 型代谢性酸中毒，治疗的重点是减少 HCO_3^- 的丢失和补碱。此型碱性药物的使用一般主张 pH<7.3 时即可补碱，具体补碱方法如下。

1）在无化验条件或病情较重化验结果尚未报告时，可按 5%碳酸氢钠每次 3～5ml/kg 给予，稀释 3.5 倍为含钠等张液，病情危重或需严格限制水入量时，可减少稀释倍数，必要时 2～4h 后重复使用。

2）已知血气分析，可按剩余碱值计算，5%碳酸氢钠（mmol 数）=（BE–3）×0.3×体重（kg）。5%碳酸氢钠 1ml=0.6mmol。

3）机体有代偿和调节能力，首次补碱可给计算量的 1/2，随时调整剂量，避免补碱过量。

4）碳酸氢钠在体内发挥作用，有赖于二氧化碳经肺排出，若通气功能障碍则碳酸氢钠难以发挥治疗作用，并可因二氧化碳潴留，加重酸中毒。

（4）严重酸中毒，当 pH<7.2 时，可致小动脉扩张，心肌收缩无力，导致循环衰竭。此时，无论何种病因，均可适量应用碱性液，使 pH 达到 7.2～7.3。

（二）代谢性碱中毒

代谢性碱中毒(metabolic alkalosis)是指细胞外液碱增多或 H^+ 丢失而引起的血浆 HCO_3^- 增多为特征的酸碱平衡紊乱。根据对生理盐水的疗效分为生理盐水治疗有效型代谢性碱中毒和生理盐水治疗无效型代谢性碱中毒。

1. 病因

（1）生理盐水治疗有效型代谢性碱中毒

1）胃肠道丢失 H^+ 过多：幽门梗阻、高位肠梗阻等引起的剧烈呕吐或胃肠引流等导致大量含 HCl 的胃液丢失等。

2）低氯性碱中毒：噻嗪类和袢利尿剂抑制髓袢升支对 Cl^- 和 Na^+ 的重吸收，造成 Cl^- 的大量排出及 H^+ 和 K^+ 的丢失，HCO_3^- 重吸收增加，引起低氯性碱中毒。

（2）生理盐水治疗无效型代谢性碱中毒

1）盐皮质激素分泌过多：内源性如醛固酮增多症、库欣综合征；外源性如激素应用、Batter 综合征等均可导致 H^+ 和 K^+ 的丢失，引起严重的代谢性碱中毒。

2）严重钾缺乏：H^+ 向细胞内转移，肾小管中 Na^+-H^+ 交换增加，在 Na^+ 重吸收的同时，大量 H^+ 排出。

3）碱摄入过多：医源性常见。如纠正代谢性酸中毒、心肺复苏、重症感染性休克等危重症抢救时，过多应用碳酸氢钠，大量输入柠檬酸钠抗凝血等。

2. 动脉血气及电解质变化特点

（1）pH>7.35，HCO_3^- 原发性增高。

（2）$PaCO_2$ 代偿性增高，且符合 $PaCO_2=40+（0.4～0.9）×\Delta HCO_3^-$。

（3）PaO_2 一般正常。

（4）血 K^+ 降低，血 Cl^- 降低。

3. 治疗原则

（1）积极治疗原发病，代谢性碱中毒除先天性肥厚性幽门狭窄和一些内分泌系统疾病外，大多数是医源性因素所致。一旦发生碱中毒，首先应去除医源性因素，如停用碳酸氢钠、利尿剂等。低钾、低氯所致者，及时纠正低钠血症和低氯血症。

（2）生理盐水治疗有效型碱中毒主要是补充 0.9%氯化钠，盐水抗拒型如严重低钾血症，此时用盐水治疗无效，静脉补钾，按每日 1～3mmol/kg 计算，浓度不超过 0.3%。

（3）其他药物如盐酸精氨酸，10%盐酸精氨酸 100ml 含 H^+ 47.5mmol/L；碳酸酐酶抑制剂，如乙酰唑胺，可抑制肾小管对 HCO_3^- 的重吸收，减轻碱中毒。

（三）呼吸性酸中毒

呼吸性酸中毒（respiratory acidosis）是一种是由急性或慢性的肺泡通气不足所致的酸碱平衡紊乱，通常特征：$PaCO_2$ 升高（＞45mmHg）和 pH 下降（pH＜7.35）。

1. 病因（CO_2 排出障碍）

（1）呼吸道阻塞：儿科常见的疾病如异物吸入、喉头水肿、会厌炎、分泌物阻塞、溺水、吸入综合征等所致的通气障碍。

（2）急慢性肺疾病：如哮喘、毛细支气管炎、肺炎、肺水肿、肺不张、间质性肺疾病、支气管肺发育不良、肺纤维化等疾病，致肺顺应性降低，肺有效面积减少，导致通气障碍。

（3）胸腔与胸廓病变：如胸腔积液、气胸、胸部手术或外伤、胸廓畸形等因肺与胸廓运动受限，导致通气障碍。

（4）神经肌肉病变：如古兰-巴雷综合征、脊髓灰质炎、肌无力危象等所致的呼吸肌麻痹；脑干、脊髓损伤或肿瘤、镇静剂、麻醉药过量等所致的呼吸中枢受抑制。

2. 动脉血气及电解质变化特点

（1）pH＜7.35，$PaCO_2$ 增高。

（2）HCO_3^- 代偿性增高，急性呼吸性酸中毒预计 HCO_3^-=24+（0.025～0.175）×$\Delta PaCO_2$；慢性呼吸性酸中毒预计 HCO_3^-=24+（0.25～0.55）×$\Delta PaCO_2$。

（3）PaO_2 降低。

（4）血 K^+ 增高或正常，血 Na^+ 降低或正常，血 Cl^- 降低。

3. 治疗原则

（1）积极治疗原发病。

（2）清理呼吸道、及时吸痰、保持呼吸道通畅、解除支气管痉挛。

（3）呼吸性酸中毒常同时并存低氧血症，应给予氧疗，尽快将 PaO_2 升至 60mmHg 以上。

（4）严重呼吸性酸中毒，一般治疗无效，可考虑行气管插管，人工呼吸机辅助呼吸。使用机械通气治疗时，通气量不宜过大，$PaCO_2$ 不宜下降过快，防止 CO_2 排出后碱中毒。根据动脉血气结果随时调整呼吸机参数，确保在 PaO_2＞60mmHg 的前提下，$PaCO_2$ 缓慢下降。随着 $PaCO_2$ 下降，pH 随之趋于正常，只要在有效的机械通气情况下，原则上可不补碱性药物。

（四）呼吸性碱中毒

呼吸性碱中毒（respiratory alkalosis）通常是由肺泡过度通气导致酸碱平衡紊乱，因为这会造成 $PaCO_2$ 下降（低碳酸血症）和 pH 升高。呼吸性碱中毒也可以是急性或慢性。急性呼吸性碱中毒时，$PaCO_2$ 水平低于正常值低限（<35mmHg 或 4.7kPa），血清 pH>7.45。在慢性呼吸性碱中毒的情况下，$PaCO_2$ 水平也低于正常值低限（<35mmHg 或 4.7kPa），但血清 pH 正常或接近正常。

1. 病因

（1）低氧血症：肺炎、哮喘、肺水肿等所致的急性缺氧；严重贫血、高海拔居住、发绀型先天性心脏病等所致的慢性缺氧。上述疾病因低氧血症作用于周围化学感受器，引起换气增强。

（2）中枢神经系统疾病：如脑炎、脑膜炎、脑外伤、脑血管意外等，由于延髓呼吸中枢受刺激，产生通气过度。

（3）过度机械通气。

（4）精神因素：如癔症、精神过度紧张、过度兴奋、极度哭闹等导致呼吸中枢兴奋，换气增强。

（5）其他：如高热、甲状腺功能亢进、剧烈运动、水杨酸中毒等均可引起通气过度。

2. 动脉血气及电解质变化特点

（1）pH>7.45，$PaCO_2$ 原发性降低。

（2）HCO_3^- 代偿性降低，急性呼吸性碱中毒预计 $HCO_3^- = 24 - (0.2 \sim 0.25) \times \Delta PaCO_2$；慢性呼吸性碱中毒预计 $HCO_3^- = 24 - (0.4 \sim 0.5) \times \Delta PaCO_2$。

（3）PaO_2 降低。

（4）血 K^+ 降低或正常，血 Na^+ 降低或正常，血 Cl^- 增高。

3. 治疗原则　积极治疗原发病，轻症患者，原发病解除后，可自行恢复。重者应减少通气，保留 CO_2，因使用人工通气所致的呼吸性碱中毒，应调整每分通气量或增加无效腔。

（五）代谢性酸中毒合并呼吸性酸中毒

1. 病因　代酸时，血中 HCO_3^- 减少，$PaCO_2$ 代偿性降低。若因肺功能不良，$PaCO_2$ 不能降低到预计代偿范围。或呼吸性酸中毒（呼酸）时，血中 $PaCO_2$ 升高，HCO_3^- 代偿性增加。若 HCO_3^- 增加达不到预期代偿范围，即发生代酸并呼酸。多见于重症肺炎、呼吸窘迫综合征、严重肺水肿伴呼吸衰竭。在二氧化碳潴留的基础上，由于严重的低氧血症、重症感染合并休克或微循环衰竭，使机体处于乏氧代谢障碍，引起 AG 增高型代谢性酸中毒。病重时，进食量少或不能进食，可致酮症酸中毒。心肺复苏后，心脏停搏所致的严重代酸同时伴有呼吸停止，若不能及时维持有效通气，可合并呼酸。

2. 动脉血气及电解质变化特点

（1）pH 降低，HCO_3^- 降低。

（2）$PaCO_2$ 增高。

（3）AB＞SB。

（4）PaO_2 降低。

（5）血 K^+ 增高。

（6）AG 正常型代酸，血 Cl^- 增高；AG 增高型代酸，血 Cl^- 降低。

3. 治疗原则

（1）积极治疗。

（2）保持呼吸道通畅，必要时给予气管插管，机械辅助通气，使 pH 维持在正常范围。

（3）AG 增高型代酸，以纠正低氧、控制感染、改善微循环为主。肺部氧合改善，代酸亦可减轻或完全纠正，仅少数需要补碱。应在保证良好通气的前提下给予碱性药物纠正酸中毒。若 pH 显著降低，pH＜7.2，应立即给予碱性药物提高 pH，减轻酸血症对机体的危害。

（六）代谢性碱中毒合并呼吸性碱中毒

1. 病因　代谢性碱中毒（代碱）时，血中 HCO_3^- 增加，$PaCO_2$ 代偿性升高，若 $PaCO_2$ 升高未达到其预计代偿范围；或呼碱时，血中 $PaCO_2$ 降低，HCO_3^- 代偿性降低，若 HCO_3^- 降低达不到预期代偿范围，即发生代碱并呼碱。常见原因：肝衰竭、严重创伤、败血症、人工呼吸机治疗等。

2. 动脉血气及电解质变化特点

（1）pH 明显增高。

（2）HCO_3^- 增高、正常或降低均可，但多见于增高或正常。

（3）$PaCO_2$ 降低、正常或增高均可，但多见于降低或正常。

（4）血 K^+ 降低，血 Na^+ 降低或正常，血 Cl^- 降低或正常。

（5）PaO_2 常降低。

3. 治疗原则　积极治疗原发病，减少通气，合理使用人工呼吸机，注意补钾，pH 明显升高时应用酸性药物使 pH 下降，酌情补钙。

（七）代谢性酸中毒合并呼吸性碱中毒

1. 病因　代谢性酸中毒（代酸）时，血中 HCO_3^- 减少，$PaCO_2$ 代偿性降低。若 $PaCO_2$ 的降低超过其预计代偿范围。或呼吸性碱中毒（呼碱）时，血中 $PaCO_2$ 降低，HCO_3^- 代偿性减少。若 HCO_3^- 减少超过其预期代偿范围，即发生代酸并呼碱。多见于感染性休克、多器官功能衰竭等患儿。由于缺氧、微循环障碍发生 AG 增高型代酸，而这类患儿往往通气功能较好，原发病使呼吸中枢受刺激，产生通气过度，特别是应用呼吸机时更易发生通气过度，导致呼碱发生。

2. 动脉血气及电解质变化特点

（1）pH 增高、降低或正常均可，主要取决于代酸与呼碱的相对严重程度。

（2）HCO_3^- 降低，$PaCO_2$ 降低。

（3）以代酸为主的失衡：pH 降低或正常，HCO_3^- 降低，$PaCO_2$ 降低，且符合 $PaCO_2$＜

$1.5 \times HCO_3^- + 8 \pm 2$。

（4）以呼碱为主的失衡：pH 增高，$PaCO_2$ 降低，HCO_3^- 降低。急性呼吸性碱中毒 $HCO_3^- <$ $24 - (0.2 \sim 0.25) \times \Delta PaCO_2$；慢性呼碱 $HCO_3^- < 24 - (0.4 \sim 0.5) \times \Delta PaCO_2$。

3. 治疗原则　积极治疗原发病，此类患儿代谢性酸中毒以 AG 增高型代谢性酸中毒（代酸）为主，治疗以纠正低氧、控制感染、改善微循环为主。因机械通气不当所致的呼碱，需及时调整每分通气量，减少通气。

（八）呼吸性酸中毒合并代谢性碱中毒

1. 病因　呼酸时，血中 $PaCO_2$ 升高，HCO_3^- 代偿性升高。若 HCO_3^- 升高超过其预期代偿范围。或代碱时，血中 HCO_3^- 增加，$PaCO_2$ 代偿性升高。若 $PaCO_2$ 的升高超过其预计代偿范围，即发生呼吸性酸中毒并代谢性碱中毒。多见于急、慢性肺部疾病伴二氧化碳潴留者，因频繁使用利尿剂或不适当地应用肾上腺皮质激素，引起低钾、低氯，并发代谢性碱中毒。心肺复苏时未建立有效通气情况下，补碱过量也可发生呼吸性酸中毒并代谢性碱中毒。

2. 动脉血气及电解质变化特点

（1）pH 下降、正常或增高均可，多见于下降或正常。

（2）$PaCO_2$ 原发性增高。

（3）HCO_3^- 增高，且符合急性呼吸性酸中毒实测 $HCO_3^- > 24 + (0.025 \sim 0.175) \times \Delta PaCO_2$；慢性呼吸性酸中毒实测 $HCO_3^- > 24 + (0.25 \sim 0.55) \times \Delta PaCO_2$。若 $HCO_3^- > 45mmol/L$，不论 pH 正常与否，均可诊断慢性呼酸合并代碱。

（4）PaO_2 降低。

（5）血 K^+ 降低或正常，血 Na^+ 降低或正常，血 Cl^- 降低。

3. 治疗原则

（1）原发病治疗。

（2）改善通气，因合并代谢性碱中毒，机械通气时 $PaCO_2$ 不应下降过快，以维持 pH 在正常范围为依据。

（3）去除导致代谢性碱中毒的医源性因素。

（九）代谢性酸中毒合并代谢性碱中毒

1. 病因　根据 AG 值的变化，将代谢性酸中毒合并代谢性碱中毒分为两大类：AG 增高型代谢性酸中毒合并代谢性碱中毒和 AG 正常型高 Cl^- 性代谢性酸中毒合并代谢性碱中毒。多见于急性胃肠炎、尿毒症及糖尿病患儿剧烈呕吐同时伴腹泻。

高 AG 型代谢性酸中毒合并代谢性碱中毒时，计算 AG 值和潜在 HCO_3^- 对诊断该型酸碱失衡有重要意义，潜在 $HCO_3^- =$ 实测 $HCO_3^- + \Delta AG >$ 正常 HCO_3^-。AG 值增高提示代谢性酸中毒，HCO_3^- 可显示正常，但因增高的 AG 可消耗体内一部分 HCO_3^-，消耗的 HCO_3^- 应等于增高的 AG，即 $\Delta HCO_3^- = \Delta AG$，因此，实测 $HCO_3^- + \Delta AG >$ 正常 HCO_3^- 则提示代谢性碱中毒（Δ 为变化值）。

AG 正常型代谢性酸中毒合并代谢性碱中毒多见于急性胃肠炎患儿频繁呕吐和腹泻并

存时。呕吐可引起低 K^+、低 Cl^- 性代谢性碱中毒。重度腹泻则导致大量肠液丢失，因肠液中含有较高浓度的 HCO_3^-，较低浓度的 Cl^- 浓度，造成 HCO_3^- 的丢失大于 Cl^- 的丢失，发生高 Cl^- 性代谢性酸中毒。

2. 动脉血气及电解质变化特点

（1）pH 基本正常，也可升高或降低。

（2）$PaCO_2$ 正常。

（3）AG 值增高，HCO_3^- 正常，实测 $HCO_3^- + \Delta AG >$ 正常 HCO_3^-。

3. 治疗原则

（1）积极治疗原发病。

（2）AG 增高明显者以保护肾功能，维持足够循环血量使尿量增加，以期减低 AG。

（3）去除代谢性碱中毒医源性因素。

（4）以低钾、低氯、代谢性碱中毒为主要矛盾时，可给予氯化钾，或补充精氨酸等治疗。

（十）三重酸碱失衡

三重酸碱失衡（TABD）有三重原发失衡并存于同一患儿，其核心是在代谢性酸中毒和代谢性碱中毒同时存在的情况下，合并呼吸性酸中毒或呼吸性碱中毒。TABD 常见于多脏器损害、多因素作用的患儿，往往是原发病致呼吸性酸中毒或呼吸性碱中毒，而疾病的继发性损害或医源性因素又诱发代谢性酸中毒或代谢性碱中毒。

1. 病因

（1）呼吸性酸中毒型 TABD：多见于重症肺炎、呼吸衰竭、心肺复苏后，在二氧化碳潴留的基础上，不适当地应用利尿剂及呕吐、进食差等造成低钾、低氯性碱中毒。加之存在严重的低氧血症、微循环障碍及肾功能损害则导致 AG 增高型代谢性酸中毒。

（2）呼吸性碱中毒型 TABD：多见于多器官功能衰竭、感染性休克、重症感染、肾功能损害、严重创伤等疾病。其血气演变过程复杂，并非单一形式。可由于严重代谢性酸中毒，在通过呼吸性碱中毒代偿的基础上又给予过量补碱所致；或者原发呼碱的基础上，由于反复呕吐、胃肠引流、低钾血症、错误补碱等所致代谢性碱中毒，同时因休克及肾功能损害导致 AG 增高型代谢性酸中毒，最后均导致呼吸性碱中毒型 TABD。

2. 动脉血气及电解质变化特点

（1）呼吸性酸中毒型 TABD

1）pH 下降、正常均可，少见升高，取决于三种失衡的相对严重程度。

2）$PaCO_2$ 升高。

3）HCO_3^- 升高或正常。

4）AG 升高，$\Delta AG \neq \Delta HCO_3^-$。

5）潜在 $HCO_3^- =$ 实测 $HCO_3^- + \Delta AG > HCO_3^-$ 预计代偿范围的上限值。

6）血 K^+ 正常或升高；血 Na^+ 正常或降低；血 Cl^- 正常或降低。

7）PaO_2 下降，常低于 60mmHg（8.0kPa）。

（2）呼吸性碱中毒型 TABD

1）pH 升高、正常均可，多见升高，少见下降，取决于三种失衡的相对严重程度。

2）$PaCO_2$ 下降。

3）HCO_3^- 下降或正常。

4）AG 升高，$\Delta AG \neq \Delta HCO_3^-$。

5）潜在 HCO_3^-＝实测 HCO_3^-＋ΔAG＞HCO_3^- 预计代偿范围的上限值。

6）血 K^+ 正常或降低；血 Na^+ 正常或降低；血 Cl^- 升高、正常或降低均可。

7）PaO_2 下降，常低于 60mmHg（8.0kPa）。

（3）治疗原则

1）积极治疗原发病，保护各重要脏器功能。

2）抓住酸碱失衡的主要矛盾，慎重纠正。

3）TABD 时多呈 AG 增高型代谢性酸中毒，单纯补碱效果往往欠佳，应以纠正低氧、控制感染、改善微循环、减少乳酸血症为主。

4）代谢性酸中毒以 HCO_3^- 丢失为主，可根据血气分析结果酌情给予 5%碳酸氢钠。按剩余碱值计算，5%碳酸氢钠（mmol 数）＝（BE–3）×0.3×体重（kg）。5%碳酸氢钠 1ml=0.6mmol。先给 1/2 量，然后酌情再补充。

5）代谢性碱中毒，因低血钾所致的代碱，应给予补钾；血钾正常的低氯性代碱可给予精氨酸治疗。

（王慧卿　　陈大鹏）

参 考 文 献

隋振宇. 2017. 血气分析检验对酸碱平衡失调诊断的临床意义. 临床医药文献杂志，4（22）．

Adrogué HJ, Madias NE. 2010. Secondary responses to altered acid-base status: the rules of engagement. J Am Soc Nephrol, 21: 920.

Arbus GS, Herbert LA, Levesque P R, et al. 1969. Characterization and clinical application of the "significance band" for acute respiratory alkalosis. N Engl J Med, 280: 117.

Cengiz M, Ulker P, Meiselman HJ, et al. 2009. Influence of tourniquet application on venous blood sampling for serum chemistry, hematological parameters, leukocyte activation and erythrocyte mechanical properties. Clin Chem Lab Med, 47: 769.

Fall P J. 2000. A stepwise approach to acid-base disorders. Practical patient evaluation for metabolic acidosis and other conditions. Postgrad Med, 107（3）: 249-250.

Malatesha G, Singh NK, Bharija A, et al. 2007. Comparison of arterial and venous pH, bicarbonate, PCO₂ and PO₂ in initial emergency department assessment. Emerg Med J, 24: 569.

Rose BD, Post TW. 2001. Clinical physiology of acid-base and electrolyte disorders. 5th ed. New York: McGraw-Hill.

Wang J P. 2005. Clinical study of acid-base disturbance of newborn with respiratory failure before and after mechanical ventilation. Journal of Tropical Medicine.

Wolfsdorf JI. 2014. The international society of pediatric and adolescent diabetes guidelines for management of diabetic ketoacidosis: do the guidelines need to be modified. Pediatr Diabetes, 15: 277.

第六章

儿 童 氧 疗

氧气是维持人体生命活动必需的物质，但人体的氧储备极少。代谢所需的氧全靠肺不断从空气中摄取，并借助循环输送往全身组织、器官。缺氧可导致机体代谢异常、生理紊乱，严重者会出现重要脏器损害和功能障碍，甚至细胞死亡、危及生命。

氧气疗法（oxygen therapy），简称氧疗，是用以纠正低氧血症及组织细胞缺氧的一种治疗方法。氧气是一种药物，也需要掌握其应用方法、剂量、疗程、不良反应。正确的氧疗是许多重症疾病，尤其呼吸系统疾病的重要治疗措施，可以为其他治疗赢得时间；不适宜的氧疗则会造成危害甚至出现氧中毒；合理的呼吸道护理，保持呼吸道通畅，才能保证氧疗得以实施。

氧疗的原理是通过增加吸入氧浓度（FiO_2），提高肺泡氧分压（P_AO_2），使肺泡毛细血管膜两侧氧分压差加大、促进氧的弥散，从而提高动脉血氧分压（PaO_2）和氧饱和度（SaO_2），增加向组织供氧的能力，改善乃至纠正组织缺氧。

应该知道，组织供氧量涉及三个系统：呼吸系统、心血管系统和血液系统。呼吸系统决定动脉氧分压；心血管系统决定心排血量和血流的分布；血液系统决定血红蛋白浓度（Hgb）和血红蛋白与氧的亲和力。任何一个系统发生异常均可使组织供氧量下降、造成组织缺氧，单靠氧疗并不能解决所有的缺氧问题。

▶▶▶ 一、氧疗指征

凡有低氧血症及组织缺氧者，均为氧疗指征。确切的指征应依据血气分析，但也要结合临床情况综合分析。

（一）血气分析

1. 轻度缺氧　吸入空气时，$PaO_2 > 8.0 \sim 9.33kPa$（$60 \sim 70mmHg$），氧饱和度常在 85%～90%，通常不需要给氧。但此时已接近氧离曲线陡峭部分，PaO_2 轻微下降即可导致氧含量明显减少，需要密切观察病情变化。

2. 中度缺氧　PaO_2 在 $5.33 \sim 8.0kPa$（$40 \sim 60mmHg$），氧饱和度常在 75%～85%，提示已处于失代偿，宜尽早给予吸氧。

3. 重度缺氧　$PaO_2 < 5.33kPa$（$40mmHg$），氧饱和度常小于 75%。此时常伴有 $PaCO_2$ 增高，多提示肺部严重病变或合并严重通气不足，对机体有严重威胁，为吸氧的绝对指征，必要时可考虑用呼吸器。

注意：正常新生儿 PaO_2 可在 8kPa（60mmHg）以下，只有低于 6.67kPa（50mmHg）

时才需给氧。

（二）临床表现

1. 发绀 严重发绀时 PaO_2 大都有明显下降，此为明确的给氧指征。但就其原因而言，发绀是毛细血管内还原血红蛋白异常增高所致，即还原血红蛋白＞5g%时可出现发绀。发绀可分为周围性发绀和中央性发绀。在评估患者的供氧状态时，区分开两者尤为重要。周围性发绀发生于静脉血中还原血红蛋白过多和组织从循环血液中摄取过多氧时，系组织灌注不良所致。中央性发绀发生于动脉血中血红蛋白饱合度降低时。在正常氧合的毛细血管中，还原血红蛋白量约为 2.5g%，此时血氧饱合度约为 75%，PaO_2 为 40mmHg。因此当发生中央性发绀时，PaO_2 水平低于 40mmHg。但因发绀受末梢循环状态、血红蛋白含量和皮肤颜色等因素影响，发绀与低氧血症的程度并不完全一致。例如，患者血红蛋白浓度＞150g/L 时，即使动脉血氧饱和度达 90%，也可出现发绀。因此轻、中度发绀应结合临床酌情用氧。

2. 呼吸状态改变 呼吸过慢、过速、呼吸困难及频繁呼吸暂停等，对判断给氧有重要参考价值。

3. 心动过速和（或）血压升高。

4. 烦躁不安，严重者意识障碍。

发绀和呼吸困难都是给氧的重要临床指征，但两者的严重程度与需氧多少并非完全一致。心跳快和烦躁不安是早期缺氧的重要表现，除外其他原因后可作为给氧的指征。

有心血管功能不全和贫血者，宜及早给氧，以减少心血管负荷。

（三）实验室检查

1. 乳酸盐＞5mmol/L（正常 0.6～1.8mmol/L）。

2. 乳酸/丙酮酸＞9～15。

3. AG＞25～45mmol/L。

以上指标高度提示缺氧，可作为给氧指征。

▶▶ 二、氧疗适应证

不同疾病类型引起的低氧血症，其氧疗效果是不一样的，如表 6-1 所示。

表 6-1 缺氧类型对氧疗的反应

低氧血症类型	病因	对氧疗的反应
低氧性缺氧	吸入氧浓度不足	缺氧改善迅速
	肺换气障碍[1]	缺氧改善迅速
	肺通气障碍[2]	应在改善通气基础上给氧
	通气/血流值失调	有效但有时欠佳
	动-静脉分流	取决于分流量大小

续表

低氧血症类型	病因	对氧疗的反应
贫血性缺氧	贫血	急性贫血时有效
	一氧化碳中毒	高压氧反应好
组织中毒性缺氧	氰化物中毒	效果极微
淤血性缺氧	休克、心力衰竭	有效

注：1）肺换气障碍，主要病变为肺弥散障碍，早期只有缺氧而无 CO_2 潴留，即 $PaCO_2 \leqslant 4.7 \sim 6.0kPa$，可通过提高吸入 O_2 浓度来纠正缺氧，而且不会引起氧疗后 CO_2 进一步升高，氧疗效果好。可见于：①上呼吸道梗阻性疾病，如气道异物、急性会厌炎、喉炎等；②肺泡和肺间质疾病，如肺炎、肺结核、肺水肿等；③肺血管疾病，如肺栓塞、肺动静脉瘘等；④ARDS。

2）肺通气障碍，主要由于肺泡通气量减少，不仅有缺氧，而且有 CO_2 潴留，$PaCO_2 > 4.7 \sim 6.0kPa$。治疗必须在改善通气功能以排出 CO_2 的前提下给予低浓度氧。若单纯吸入高浓度氧反而导致 CO_2 进一步潴留。因为这类患儿平时 PaO_2 较低，呼吸中枢主要通过缺氧来刺激。单纯吸入高浓度氧，PaO_2 提高后肺通气量反而减少，使 $PaCO_2$ 进一步升高。这类疾病包括：①气道阻塞性疾病，如哮喘等；②中枢神经系统病，如安眠药中毒等；③周围神经及呼吸肌疾病，如多发性神经炎等；④通气限制性疾病，如胸廓畸形等。

三、呼吸道护理的措施

正确合理的呼吸道护理，保持呼吸道通畅，是氧疗得以实施的保证。

（一）呼吸道分泌物的清除

鼻腔、口咽部直至下气道的分泌物均应清除，以减少气道阻塞所导致的通气障碍。具体措施包括：

1. 对吸入气体进行湿化 理想的室内空气相对湿度为 60%～65%。空气过于干燥时可引起呼吸道分泌物干燥、黏膜炎症、分泌物阻塞和气道黏膜纤毛功能受损。湿化不足可引起纤毛上皮变性、肺功能降低、PS 减少、肺顺应性降低，最终导致 PaO_2 降低和 $PaCO_2$ 增高。吸入气体的温度过低常同时伴湿度降低——室温在 10℃时，空气含水量仅为 37℃时的 1/4，即当机体吸入 10℃的空气时，其呼出气的含水量是吸入气的 4 倍，气道水分的丢失大大增加，使痰液变得干稠。常用湿化方式有：

（1）加温湿化：利用湿化器的电热板，将蒸馏水加热、蒸发，通过调节湿化器的温度使吸入气温度（如头罩内温度）处于中性环境温度的范围，含有相对湿度 60%以上，或接近饱和湿度。

（2）雾化吸入：除提供呼吸道水分外，尚可作为局部给药的递送方法，有喷射式雾化和超声雾化两种。前者简便易行，可持续使用；后者雾滴细小，能深入小气道，湿化效果好，但使用时间过长可致吸入水分过多和水中毒。

2. 胸部物理治疗 包括翻身、拍击胸背、吸痰等。

翻身适用于所有接受呼吸治疗的患儿，其目的是预防或清除肺内分泌物的堆积及改善受压部位肺的扩张。其方法是应用拍击器自外周向肺门反复拍击，使胸部产生适当的震动为度，拍击的速度为 100～120 次/分。一般要求每 2h 1 次，对机械通气者尤需严格执行。拍击胸背系通过胸壁的震动，使小气道的分泌物松动易于进入较大的气道，这对有效的吸痰、防止肺不张、促进肺循环、改善肺功能有重要作用。拍击胸背适用于肺炎、肺膨胀不全、气管插管拔出后、人工通气患儿使用呼吸机 48~72h 后、慢性肺疾病及麻醉后恢复阶段的患儿，但对出生体重在 1000g 以下的新生儿及心力衰竭、颅内出血等不能耐受者，以及呼吸窘迫综合征早期未并发炎症和无痰者不宜进行。

湿化、雾化及物理治疗的目的在于能有效吸痰，保持气道通畅。一般吸痰只能吸出鼻咽及口咽部的分泌物，对下气道的分泌物可在喉镜或气管插管下吸引。气管内吸痰应先以复苏器给予纯氧吸入以提高血氧分压，并滴入生理盐水 1.5~1ml 后再抽吸。应当强调气管插管吸痰时必须严格遵循无菌操作，防止继发感染。RDS 早期不宜吸痰，因患者早期的肺功能残气量靠呼气末正压（PEEP）维持，如频繁吸痰、脱开呼吸机会使 PEEP 丧失。可能加重肺萎缩。

（二）气管插管

为保持呼吸道通畅，并实施机械通气，常采用气管插管的方法。气管插管可经口或经鼻插入。经鼻插入的优点为易于固定，口腔清洁易于保持，插管可留置较长时间；缺点是经鼻插管操作难度大，易造成鼻腔压迫损伤、鼻咽部感染及将感染带入下呼吸道。经口插管可在喉镜下直视操作，方法简便，在需紧急通气时便于争取时间；但插管固定后位置易于移动是其缺点。插管的长度视患儿年龄及体重的不同而不同，一般应插入至声门下 1~2cm（即声门至气管隆凸的中点）。

管插好后，常应用皮囊通气观察胸部起伏，检查有无漏气；听诊检查两肺呼吸音是否相等、是否误入食管等。如左胸呼吸音低于右胸，说明管端过深、进入右支气管，此时应将导管徐徐往后拉，直至听诊检查呼吸音两侧相等为止。如位置过高，则导管易于脱出而影响效果。有条件者应床旁摄胸片以观察管端的位置。正确的位置是管端处于第 2、3 胸椎之间的水平。

小儿气管狭窄而短小，很容易发生堵管、脱管或导管过深造成一侧肺不张等并发症，应当注意经常检查。应当指出，对大多数儿科危重患者，可在气管插管前应用皮囊面罩以100%氧进行手控通气，以改善氧合、降低 $PaCO_2$ 及减少可能发生的心搏骤停。如气管插管不能在 30s 内完成，心率下降，应暂停插管，并用皮囊面罩加压通气 2~3min，待心率恢复时再行插管。当病情好转，不需要进行机械通气或 CPAP 治疗时，应按程序拔出气管插管（详见机械通气部分），一般不应该在带有气管插管的状态下进行面罩、头罩或氧气导管直接插入气管插管吸氧，因为在插管而无机械通气或 CPAP 状态下，患儿声门不能关闭，肺生理性的呼气末正压难以维持，同时呼吸道感染的机会也会增加。

▶▶▶ 四、给氧方式

（一）非控制性氧疗

1. 鼻导管给氧法　有三种。

（1）导管置一侧鼻前庭，此法最常用。应用前先清洗患儿鼻孔，将鼻导管插入鼻孔内约 1cm 即可，这样较为舒服，易为患儿接受。

（2）鼻导管深插至鼻咽部（鼻尖至耳垂的距离），即导管前端稍涂润滑油（或液状石蜡），插至软腭水平，以在口腔内见到管端为宜。但此法改善缺氧的效果并不好，反而由于氧气直达咽部，减少了鼻腔的加温作用，易使咽部黏膜干燥，对患儿刺激很大，导管易被分泌物阻塞，且有可能使大量氧气进入胃内，造成不良后果，现已少用。

（3）双孔鼻管法：由两个较短的输氧小管伸入鼻孔 0.5～1cm，并用胶布将其固定在唇上。此法对鼻黏膜无刺激，管腔也不易被痰痂堵塞，患儿易于接受。

鼻导管吸氧（表 6-2）时，氧气未经加温、湿化不足、易刺激局部黏膜，因此必须控制氧流量、注意鼻导管的位置。儿科鼻导管吸氧的氧流量：新生儿为 0.3～0.5L/min，婴幼儿为 0.5～1L/min，年长儿及成人为 1～3L/min。随意加大氧流量不能改善氧疗效果，干冷的氧气反而使气道刺激增加、鼻腔内分泌物干燥以致阻塞。吸入氧浓度理论计算公式：$FiO_2=21+（4×氧流量）$，实际上 FiO_2 还受潮气量和呼吸频率等因素影响，一般来说，患儿通气量越大、FiO_2 越低。在儿童使用时变化较大，常较实际值低，且年龄越小、相差越大。一般认为可达 25%～30%，适用于中度缺氧的患者。优点是简便经济、易固定、不影响护理与进食，易为小儿接受；不论患者有无 CO_2 潴留，均可用。缺点是 FiO_2 不稳定、受患儿呼吸的影响；导管口阻塞、鼻腔阻塞或张口呼吸时氧供减少、影响给氧效果。每 12～24h 需更换导管 1 次。

表 6-2　不同给氧方式的特点

方式	氧流量（L/min）	氧浓度（%）	用法	优点	缺点
鼻导管	0.3～0.5（新生儿）1～3（学龄儿）	吸氧浓度=21+4×氧流量	以橡胶或乳胶导管置鼻前庭	简便，易耐受。适于轻、中度低氧血症；适于慢性病患者长期使用	对重症供氧不够，鼻腔疼痛，导管口阻塞、张口呼吸时氧供减少
面罩					
简易开放式	6～8	40～60	置于口鼻前略加固定	较鼻导管舒适，适于较重低氧血症	易滑落，婴儿及年龄较小儿童难于耐受，压迫性坏死
部分重吸收	6～12	35～65	同上	同上	
非重吸收	10～12	60～95	置于口鼻前固定	面罩双侧单向开放活瓣，避免呼出气重吸收	
Venturi 面罩	高流量	不同空气比例混合下获不同 FiO_2		由于流量高不引起 CO_2 潴留	饮食、吐痰不方便
头罩	0.5～10	21～100（通过调节氧流量调节罩内氧浓度）	将患者头部置于罩内	较上述方法舒适	过热致窒息、脱水；过冷致氧耗增加；流量不足（<5L/min）时可有 CO_2 潴留；高流量可引起氧气分层现象
经湿化高流量鼻导管通气（HHFNC）	1～10（年长儿可以更高）	21～100	双短鼻塞导管置鼻前庭，接专用装置	舒适、易耐受、能较精确调节 FiO_2，并提供一定气道正压，可能减少气管插管的需要	产生的气道压力不能直接监测与调节，可能会导致气压不足或过大，引起肺损伤
鼻塞气道持续正压通气（NCPAP）		根据需要调节	双鼻塞置于鼻前庭，接专用CPAP装置	能精确调节 FiO_2	无上法舒适
氧帐给氧	3～5	45	将患儿置于氧帐内		氧耗量大，护理观察不方便

2. 开放式面罩（或称口罩）　即简单面罩，给氧法氧流量 5～6L/min 时，FiO₂ 达 30%～45%；7～8L/min 时，FiO₂ 可达 40%～60%。优点是方便；双侧鼻腔及口腔可同时吸氧，用口呼吸时亦可用；属高浓度供氧，可保证准确的吸入氧浓度，供氧效果好，不易受呼吸类型的影响。但需要注意：

（1）氧流量一定要大，当氧流量＜5L/min 时，有明显的重复呼吸产生，造成 CO_2 潴留，不宜用于 Ⅱ 型呼吸衰竭。

（2）面罩绝对不能密闭。

（3）面罩不易维持在正确的位置，因此吸氧浓度变化大，需要密切监测。缺点是面罩无效腔大，不利于口腔护理；要注意保持面罩与口鼻的正确位置，即面罩一定要贴近口鼻，加以固定而不密闭，不可离面部太远，但又应防止面部皮肤特别是鼻脊部压伤。吃奶进食时可换成鼻导管法，以免供氧中断加重病情。

过去有开放式面罩常与雾化吸入相结合的尝试，即"雾化给氧"。雾化可以使氧气得到合理的湿化，防止呼吸道分泌物干燥，同时还可与雾化给药结合使用。但目前该设备的零部件易损坏，尚无理想产品，限制了其推广使用。

3. 头罩给氧法　用于婴幼儿或不合作的患儿，是采用有机玻璃或塑料制成的容积约 10L 的圆形或方形给氧装置，通常氧流量需 0.5～10L/min。使用时自颈部上方将患儿头部罩入罩内，勿触及下颌及面部，注意防止擦伤患儿皮肤。罩顶设有氧气通入插孔及多个气孔，可控制进入空气量以调节氧浓度，并可保持适当的湿度，注意：

（1）输入气体应加温并湿化，使头罩内的温度在患儿的中性温度范围内，否则冷气流吹向婴儿的头面部可导致寒冷反应。

（2）氧气如直接吹在患儿脸上会影响舒适。

（3）流量要足，流量不足 5L/min，可致 CO_2 在头罩内积聚。

（4）流量过大，如超过 12L/min，因气流过快，可导致患儿头部温度过低，甚至低体温。

4. 氧帐给氧法　该装置复杂。需维持适宜的 O_2 和 CO_2 浓度，并控制帐内温度和湿度，将患儿全身或上半身置于帐内。由于氧耗大、观察和护理均不方便，现已少用。

（二）控制性氧疗

1. Venturi 面罩　为一特殊设计的供氧面罩（图 6-1）。利用氧射流产生的负压从侧孔带入一定量空气，以稀释氧气达到所要求的 FiO₂。氧流量 4～6L/min 时，FiO₂ 为 24%～28%；8～10L/min 时，FiO₂ 为 35%～40%；10～12L/min 时，FiO₂ 可达 50% 左右。由于气流量大，

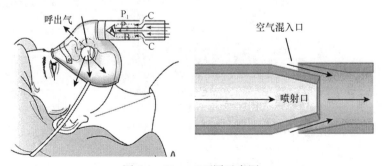

图 6-1　Venturi 面罩示意图

面罩放置位置不需很严格，面部不断有冷空气吹拂，患儿会感到舒服。缺点是饮食、吐痰不方便。

2. 经湿化高流量鼻导管通气（humidified high flow nasal cannula，HHFNC） 此通气装置包括鼻导管吸氧系统（加温湿化器，封闭式呼吸管路，双短鼻塞导管）和空氧混合器。能够提供较准确的不同氧浓度的气体，而且氧浓度不受患者呼吸模式的影响；提供的高速气流可大大超过患者吸气时的峰值流速，冲洗鼻咽部解剖无效腔并提供一定气道正压；可根据患者的需要调整气体的温度和湿度，是一种新型的无创呼吸支持模式，易于操作、护理，患儿对其耐受性好，具有广泛的临床应用价值。

3. 呼吸机控制性氧疗 现在先进的呼吸机均装备有空–氧混合器，可将 FiO_2 准确地调至 21%～100%。利用鼻塞或气管插管持续呼吸道正压（CPAP）等通气方式达到氧疗目的。

▶▶▶ 五、吸入氧浓度及动脉血氧水平的检测

（一）吸入氧浓度

吸入氧浓度（FiO_2）一般用氧浓度分析仪进行监测，且以连续监测为佳，并作记录。

（二）动脉血氧水平监测

动脉血氧水平监测在病情较重的患儿可每 4h 1 次，对极重的患儿测定时间视病情而定。对使用辅助呼吸的患儿，一般在调节呼吸机参数后 15～20min 内测定 1 次，以判断调整是否恰当。病情稳定者。可每 6h 或更长时间测定一次。PaO_2 只反映采血时的血氧水平，不能连续观察。所以如无动脉（脐动脉或桡动脉）插管放置，则必须多次穿刺，使患儿受到过多的疼痛刺激，也可致其失血过多。动脉化毛细血管法血气分析虽方便于临床工作，但其方法难以标准化，所测定的血氧值变异较大，不能作为调整氧疗法的依据。

经皮氧分压测定（$TcPO_2$）是相对无创的血氧监测方法。正常情况下，皮肤代谢所需的氧由皮肤血流自动调节，皮肤表面的 PO_2 为零。$TcPO_2$ 的原理是放置于皮肤的电极将皮肤加温到 42～44℃，使其充血、局部灌流增加，使氧能扩散过皮肤；$TcPO_2$ 仪电极中含有与血液测氧相同的装置。在皮肤温度 42～44℃时，测定的 $TcPO_2$ 值相似于动脉血的 PaO_2。在 PaO_2 50～100mmHg 时，$TcPO_2$ 与 PaO_2 相关性良好，故可用于临床动态观察。但 $TcPO_2$ 的缺点是：①当皮肤灌流差，如休克、低温时，$TcPO_2$ 下降，与 PaO_2 相关性差；②技术操作复杂，费时、要求高，每 3～4h 要更换测定部位，以防局部烫伤；③需定时测定 PaO_2，以了解 $TcPO_2$ 的准确性。

经皮血氧饱和度（transcutaneous oxygen saturation，$TcSO_2/SaO_2$）能反映血液的氧合状态及氧含量水平，可用经皮脉搏血氧饱和度仪进行测定。根据血红蛋白与氧合血红蛋白对光的吸收特性不同，用可以穿透血液的红光（660nm）与红外光（940nm）分别照射，并以光敏二极管对照射后的光信号（取只有搏动的毛细血管床信号）处理得出 SaO_2 的数值。将传感器置于肢体末端（指、趾）、鼻尖或耳垂皮肤进行测定。当 SaO_2 在 70%～100%测

定时，所测出每次脉搏的血氧饱和度（SaO_2）与血气分析仪测定出的 PaO_2 密切相关。但由于氧离曲线呈 S 形，在曲线平坦部，当 PaO_2 大幅度增加时 SaO_2 变化很小。脉搏血氧饱和度仪对高氧血症测定不敏感，当 $SaO_2 > 95\%$时，PaO_2 常较难预测，可以超过 100mmHg（图 6-2）。

血氧饱和度（SaO_2）监测范围：为防止高氧对视网膜和肺的损害，将新生儿 SaO_2 保持在 85%～95%较为妥当；对于<28 周的早产儿，可保持在 85%～92%；其他年龄组的患儿可保持在 90%～95%。脉搏血氧饱和度仪的优点是无创、准确，当体内氧合改变时，仪器于数秒内即可显示，且操作简便，不需要校正，易于掌握，能连续监测动脉血氧水平。SaO_2 与 PaO_2 的关系可由氧离曲线查出（图 6-2）。当患儿血管床搏动显著减小时，如低体温、血压过低、大剂量血管收缩药应用时，会影响血氧饱和度仪的准确性；当胎儿血红蛋白>50%时，由于其对氧亲和力较大，仪器显示的 SaO_2 值常大于95%，这在新生儿，尤其是早产儿时，需特别注意这一点。

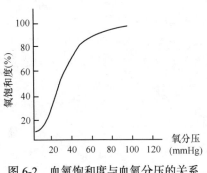

图 6-2　血氧饱和度与血氧分压的关系

▶▶▶ 六、氧疗方法的选择

氧疗应根据患儿病情的轻重缓急，选用不同的氧疗方法。原则是尽量以较低的氧浓度、较简便的方法来取得较满意的结果。

首先了解患儿的情况，即患儿的年龄、意识状态、呼吸节律、呼吸频率、缺氧程度；其次具体观察患儿鼻腔的情况，有无鼻中隔偏曲或鼻痂阻塞；再评估患儿合作程度，选择恰当的氧疗方法。

（一）低浓度氧疗

吸氧浓度低于 37%，可用于有 PaO_2 降低伴有 CO_2 潴留的患儿。若 24h 内吸氧时间在15～18h 或以上，可称为低浓度持续氧疗。用鼻导管、鼻塞及面罩均可。正常人通常吸入空气中的 O_2 浓度为 21%。在 PaO_2 降低伴有 CO_2 潴留的患儿，采用低浓度吸氧，吸入O_2 浓度为 24%～25%，30min～2h 后复查 PaO_2 和 $PaCO_2$。如 PaO_2 仍处于中等以下低氧血症水平，$PaCO_2$ 升高不超过 0.67～1.33kPa（5～10mmHg），就可以将吸氧浓度提高到28%～30%，但不应超过 35%或 37%。若 $PaCO_2$ 升高>1.33kPa（10mmHg）则应维持原来的氧浓度，且不中断吸氧。当吸氧后 PaO_2 升高到 8.0kPa 以上，$PaCO_2$ 值不大于 2.67kPa时，即达基本要求。

（二）中浓度氧疗

吸入氧浓度在 40%～50%，适用于中重度低氧血症不伴有 CO_2 潴留的患儿。可通过鼻塞、鼻导管及面罩给氧。

（三）高浓度氧疗

吸入氧浓度 50%～100%，适用于重度缺氧、一氧化碳中毒及心肺复苏等。因为脑细胞对缺氧十分敏感，$PaO_2 < 3.3kPa$ 时，即丧失功能；严重缺氧超过数分钟，可产生不可逆的损伤。可通过氧帐、活瓣面罩或机械通气及高压氧舱等方法给氧。

注意：FiO_2 过高可致氧中毒，时间不宜过长，吸纯氧不超过 6h，吸 80%氧不超过 12h，吸 60%氧不超过 24h。使 PaO_2 维持在 7.3～8.0kPa，SaO_2 在 85%～95%即可。这样即纠正缺氧又不消除缺氧对呼吸中枢的兴奋作用。在使用皮质激素、发热或维生素 E 缺乏时，会加速氧中毒的发生，因此尤其需要注意。

▶▶▶ 七、氧疗效果判断

给氧浓度视患者需要而定。氧疗的最低要求是使 PaO_2 达到供给组织足够氧的水平，一般保持在 6.67～9.33kPa（50～70mmHg）。如 PaO_2 高于 12～13.3kPa（90～100mmHg），则为血氧过高，对新生儿，尤其早产儿，有导致支气管肺发育不良和早产儿视网膜病的可能。若 PaO_2 高于 26.7kPa（200mmHg），在各年龄阶段均易发生氧中毒。

由于重症缺氧的患者均有 CO_2 潴留，此时呼吸中枢对二氧化碳敏感性低，缺氧为刺激呼吸的主要因素。故应予以控制性给氧。原则是使 PaO_2 逐渐达到 8kPa 以上，$PaCO_2$ 逐渐降至 6.67kPa 以下。$PaCO_2$ 增高较二氧化碳潴留症状早出现 1～2h，因此在此血气监测具有非常重要的意义。无血气监测时可行持续低流量（<1.5L/min）观察给氧后症状变化，若意识障碍、呼吸困难、发绀等症状改善，心率逐渐下降，可继续给氧；若心率下降、意识障碍加重，出现呼吸抑制，表示有二氧化碳潴留，应减少吸氧浓度或予以机械通气。氧疗有效时给氧数分钟心率即可减少 10 次/分以上，呼吸困难及发绀减轻，PaO_2 有提高。

▶▶▶ 八、氧疗并发症及预防

一般低流量吸氧（$FiO_2 < 40\%$）无明显危害和并发症，氧疗并发症多见于长时间高浓度吸氧者。

（一）并发症

1. 抑制呼吸中枢，加重二氧化碳潴留 Ⅱ型呼吸衰竭的患儿，二氧化碳轻度升高可刺激呼吸中枢，但二氧化碳过高对神经中枢反而有抑制作用，使其兴奋性降低，此时维持自主呼吸主要依赖低氧对外周化学感受器的刺激。吸入高浓度氧，PaO_2 迅速升高，解除了对呼吸的刺激作用，通气降低，二氧化碳潴留更为加重，使呼吸中枢更受抑制甚至呼吸停止。

2. 氧中毒 长时间吸入高浓度氧可造成氧中毒肺损害。尤其是新生儿和早产儿更严重，但有个体差异。

儿童氧中毒肺损害的早期主要损伤肺毛细血管，表现为充血、渗出及毛细血管退行性变；以后出现肺泡壁增厚、间质炎细胞浸润、肺泡内水肿、透明膜形成和肺不张等。其临床表现与急性肺损伤相似，表现为呼吸困难、呼吸急促、胸闷咳嗽等。对接受氧疗的患儿用氧过程中发绀或呼吸困难不见好转、反而继续恶化，采用机械通气的缺氧性呼吸衰竭患儿提高氧浓度、不能改善动脉氧合水平时，应警惕有氧中毒的肺损伤可能。

新生儿肺氧中毒主要表现为支气管肺发育不良（bronchopulmonary dysplasia，BPD）。BPD 是指任何氧依赖（＞21%）超过 28 天的新生儿。如果胎龄＜32 周，则根据校正胎龄 36 周或出院时，所需 FiO_2 分为①轻度，未用氧；②中度，FiO_2＜30%；③重度，$FiO_2 \geq 30\%$ 或需机械通气。如果胎龄≥32 周，根据出生后 28～56 天或出院时所需 FiO_2 分为上述轻度、中度、重度。避免发生 BPD 的吸入氧浓度安全水平尚未确定。新生儿尤其是早产儿肺发育未臻成熟，肺泡易受高氧和机械通气压力的损伤，其发生率与胎龄、出生体重成反比，与 FiO_2、呼吸机压力及其使用时间成正比。但可降低已有肺部疾病患者的危险性。高浓度氧在体内产生大量高活性的超氧、过氧化氢及自由基等毒性产物，这些活性氧代谢产物作为炎性介质能干扰细胞代谢、抑制蛋白酶和 DNA 合成，造成广泛细胞和组织损伤；高浓度氧还可引起肺水肿、炎症、纤维蛋白沉积及肺泡表面活性物质（pulmonary surfactant，PS）活性降低等非特异性改变。而早产儿对氧化应激易感，即使吸入低浓度氧也可引起严重氧化应激反应，产生肺损伤。机械通气时高气道压或高潮气量可引起肺泡过度扩张，毛细血管内皮细胞、肺泡上皮细胞及基膜破裂等机械损伤，导致液体渗漏至肺泡腔，触发炎症反应和促炎因子释放，气管支气管树结构破坏及 PS 灭活，致使肺细支气管上皮损伤及大部分终末肺泡萎陷。早产儿由于本身肺间质和肺泡结构不成熟，肺的弹力纤维和结缔组织发育不全，气道顺应性高，峰压过高时易造成肺泡破裂、气体进入肺间质，导致肺间质气肿，因此更易发生 BPD。其病变包括肺不张、肺泡和间质水肿、渗出、肺气肿、支气管黏膜广泛坏死和修复、纤维素沉着致肺泡膜增厚、纤维增生。BPD 可导致肺顺应性降低，潮气量和功能残气量减少，无效腔增加；气道阻力和呼吸功增加；通气/血流（V/Q）值失调，气体交换面积减少。进而发生低氧血症、二氧化碳潴留；肺血管床减少、肺血管重构、肺动脉高压。临床表现为慢性呼吸衰竭，长期（1 个月以上）对氧和呼吸机的依赖。一旦发生，病程迁延，死亡率高。

氧中毒还可损害中枢神经系统，引起患儿抽搐或癫痫样发作。

3. 眼晶体后纤维增生症（retrolental fibroplasia，RLF）　又称为早产视网膜病（retinopathy of prematurity，ROP）。

该病仅见于新生儿，主要是早产儿，其发生率与胎龄成反比；与氧疗时间和 FiO_2 成正比；动脉血压分压波动越大，其发生率越高、程度越重。一般来说，早产儿体重≤1000g，吸入氧浓度应为 20%～40%。早产儿 PaO_2＞13.3kPa（100mmHg）时，RLF 发生危险明显增高；＜10.7kPa（80mmHg）时发生率明显减少。一般以 PaO_2 维持在 8.0～9.33kPa（60～70mmHg）为宜。因不成熟的视网膜血管对高氧极为敏感，易受损伤，初期为血管收缩、扭曲及血浆外渗，引起视网膜缺氧、血管生长因子产生；后期有新生血管形成伴有纤维组织增殖，导致瘢痕形成，重者纤维血管膜在晶状体后方形成晶状体后纤维膜，膜收缩将周边部视网膜拉向眼球中心，引起牵引性视网膜脱离、视网膜结构破坏，最终可导致眼球萎缩、失明。80%受累者可自发消退，瘢痕很小或查不出，发生眼盲者约 5%。

4. 脱氮性肺不张（denitrogenationabsorptional atelectasis，DAA）　氮是一种惰性气体，

在体内不参与化学反应，可自由分布在所有体液中。因此，在稳定状态下，肺泡气、血液及细胞内液的氮分压（PN_2）几乎相等，故肺泡内的氮很少吸收，它对维持肺泡容积起一定作用。当吸入纯氧后，体内绝大部分氮将于30min内排除。当氧被吸收后肺泡萎缩，而产生肺不张。

5. 呼吸道分泌物黏稠 长期给氧或氧流量过大而温湿化不足，可导致气道黏膜干燥，纤毛功能减弱，甚至分泌物潴留。

（二）预防

为预防氧疗的不良反应及并发症，临床上应正确掌握氧疗的指征，监测FiO_2，在血气监测下以最低的FiO_2（尽量使用50%以下的氧浓度）使PaO_2维持在8～13.3kPa（60～100mmHg），最多不超过21.3kPa（160mmHg）。新生儿宜维持在8～10.6kPa（60～80mmHg），早产儿在6.67～9.33kPa（50～70mmHg）即可，一旦病情好转，及时适当降低FiO_2，以至停用。吸氧患者发生低氧血症时，要查明发生原因，合理给氧，不可盲目提高吸氧浓度。高浓度氧必要时可以应用，持续时间不宜超过24h；并应尽量减少动脉血氧的波动。但当缺氧作为主要矛盾威胁生命时，不应过多考虑氧中毒而使患者得不到应有的氧供应。

九、氧疗注意事项

1. 原发病的分析及处理。给氧只是对症治疗，应查找导致低氧血症的病因进行及时恰当地处理。如肺水肿予以强心、利尿剂。

2. 保持气道通畅，改善通气功能。给氧时必须保持呼吸道通畅，如咯痰无力时，及时清理呼吸道分泌物；解除支气管痉挛；防止交叉感染。

3. 改善心血管功能，提高心排血量，对纠正缺氧十分重要。

4. 解决给氧过程中的技术细节。给氧过程须经常检查氧气流量及管道情况、面罩位置、头罩内的温度及湿度。

5. 临床运用各种氧疗法均应加强湿化、减轻呼吸道黏膜的刺激和干燥，否则痰液黏稠度增加。湿化瓶中水量以1/2为宜，以防氧气泡过大将水冲入输氧管内。若为肺水肿患儿可加消泡沫剂或使用35%的乙醇。

十、停止氧疗的指征

当$FiO_2 \leqslant 40\%$时，若$PaO_2 > 8.0kPa$（60mmHg），$SaO_2 > 85\%$，$PaCO_2 < 6.7kPa$（50mmHg），可先停止吸氧，呼吸空气30min，如PaO_2仍大于7.3kPa（55mmHg），则可停止吸氧。

（乔莉娜）

参 考 文 献

Graham H，Tosif S，Gray A，et al. 2017. Providing oxygen to children in hospitals：a realist review. Bull World Health Organ，95（4）：288-302.

Rojas MX，Granados Rugeles C，Charry-Anzola LP. 2014. Oxygen therapy for lower respiratory tract infections in children between 3 months and 15 years of age. Cochrane Database Syst Rev，（12）：CD005975.

Thomson L，Paton J. 2014. Oxygen toxicity. Paediatr Respir Rev，15（2）：120-123.

第七章

儿童呼吸系统药理特点

个体发育影响着药物在儿童体内的处置和作用。在儿童生长发育过程中，药物的主要代谢与消除器官、药物靶点（如酶、转运体和通道）及体内环境均发生变化，因而影响药物在体内的药代动力学与药效学，从而影响药物的安全性、有效性。

▶▶▶ 一、个体发育与呼吸系统药理

在儿童生长发育过程中，随着年龄的增长，儿童的身高、体重、体表面积均在逐步增长，药物的主要代谢与消除器官（如肝、肾）、药物靶点（如酶、转运体和通道）及体内环境也发生变化，从而影响药物的代谢、排泄及其安全性、有效性。

（一）药物吸收

药物吸收指药物从给药部位吸收进入血液循环的过程。除血管内给药不涉及药物吸收过程外，血管外给药（如消化道给药，皮下或肌内注射给药，皮肤、黏膜和呼吸道给药）均涉及药物吸收过程。上述给药途径在儿童中均有应用。经口服给药时，胃肠道内药物的吸收受胃酸分泌、胃排空时间、肠道动力、肠道长度、胆盐形成、吸收部位有效吸收面积及微生物菌群的影响。上述因素在新生儿中均减少，在疾病状态的儿童中可能降低或升高。刚出生新生儿的胃酸 pH 呈中性，出生后 48h pH 降至 1～3，随后 24h（出生后 72h）恢复至中性，之后持续缓慢降低，约 2 岁时达成人水平；新生儿期（0～28 天）胃酸分泌较成人低，直至近 3 个月时达成人水平。新生儿期胃酸分泌的减少可增加酸不稳定性药物的生物利用度（如青霉素类）而降低弱酸性药物的生物利用度（如苯巴比妥）。新生儿胃排空较慢且不规则，至 6～8 个月时达到成人水平。这种胃肠活动的减少可延迟药物吸收，使血浆药物峰浓度降低，但并不改变大部分药物的吸收。3 个月内婴儿因胃排空和肠道运动的减弱，可延长肠吸收药物的起效时间。此外，婴儿期胆盐形成的减少可降低亲脂性药物的生物利用度（如地西泮）。

而对于肌内注射或皮下注射给药的药物，药物的理化性质、儿童肌肉群及病理状态的差异可能导致注射部位吸收的差异。新生儿骨骼肌血流和收缩能力较低，导致其肌内注射给药的吸收率下降，但新生儿骨骼肌内丰富的毛细血管网又将上述因素对吸收率的影响抵消。新生儿和婴儿由于角质层较薄及体表面积与体重比值较大，其经皮吸收可增强。皮肤破损也将增加药物的吸收。

与其他给药途径相比，肺部给药药物的吸收（如 β 受体激动剂、肺表面活性物质、糖皮质激素类）受生理参数的影响较小，而受肺部结构、通气能力、给药装置、给药人员的

影响较大。

（二）药物分布

药物分布指吸收后的药物随血液循环到达各组织器官的过程。影响药物分布的因素为药物血浆蛋白结合率、机体成分构成（如细胞外液、脂肪组织含量）、药物的理化特性、药物转运体、心排血量、局部血流等。血清白蛋白、α_1 酸性糖蛋白和总蛋白浓度在新生儿出生时和出生后早期较低，1 岁时接近成人水平。低血浆蛋白使药物与血浆蛋白结合率降低，如异丙嗪在脐带血中的血浆蛋白结合率为 69.8%，在成人中为 82.7%。对于蛋白结合率高的药物，可能造成较大的血浆游离药物浓度差异，如脐带血中游离异丙嗪的浓度比成人血中的约高 2 倍。新生儿体内蛋白结合率的降低也与其体内血浆蛋白与药物亲和力较低、与胆红素和脂肪酸的竞争性结合相关。而游离药物浓度的升高可引起其与受体结合的增加，从而导致药理作用的增强与不良反应发生率的升高。在治疗药物监测中，通常测定药物的总浓度，即与蛋白结合药物和游离药物的总和。由于儿童体内游离药物比例相对增高，因此儿童血药浓度监测结果的意义可能与成人不同。

机体的组成成分，特别是水和脂肪含量也影响着体内药物的分布。而机体组成成分的变化呈高度的年龄相关性。儿童体液/体重值较成人高，新生儿体内体液/体重值为 80%，而成人体内此值为 55%~60%；细胞外液比例也较高，新生儿的细胞外液约为体重的 45%，成人细胞外液为体重的 20%。新生儿水溶性药物在中央室的表观分布容积（VD）大于成人，但周围室的表观分布容积与年龄无关。因此，主要受体液/体重值和细胞外液值变化的影响，水溶性药物用于儿童（特别是新生儿）时，其单位体重剂量高于成人。随着年龄增长，单位体重剂量随含水量降低而减少。此外，新生儿和婴儿（<3 个月）的脂肪比例较成人略低，为体重的 10%~15%；而靶向脂溶性药物的表观分布容积受年龄的影响不明显。

药物的分布同样与其自身结构相关，如甲泼尼龙与泼尼松相比，前者在肺部的浓度和持续时间均增加，因此肺部抗炎治疗中前者疗效强于后者。此外，药物的分布也与患儿特殊生理特征相关。如肥胖患儿使用分布于高血流灌注组织（而非脂肪组织）的药物时（如氨基糖苷类抗生素和茶碱），其剂量的计算应基于理想体重而非实际体重。

药物转运体如多药耐药基因/P 糖蛋白（P-gp）等，通过影响药物跨膜能力、药物渗透能力或分泌至靶点的能力进而影响药物分布。

（三）药物代谢

药物代谢也称生物转化，是药物在体内发生化学结构改变的过程。大多数药物在体内会经历化学修饰或代谢过程，该过程决定了药物的疗效与毒性持续时间。肝脏、肾脏、肺和皮肤均可参与药物代谢，其中肝脏是最重要的药物代谢器官。在肝脏的药物代谢，分为Ⅰ相反应和Ⅱ相反应，前者主要通过氧化、还原和水解等过程，修饰药物结构使其极性增加；后者主要为结合反应，将Ⅰ相反应的代谢产物与内源性小分子如葡糖醛酸、硫酸和某些氨基酸结合，使药物失活且极性进一步增加，利于排出至体外。细胞色素 CYP450 酶

（cytochrome P450）系统是肝脏系统和小肠中重要的药物代谢酶系统。CYP450 主要参与药物的 I 相反应（氧化、还原、水解）和 II 相反应（羟基化和结合反应）。CYP450 酶系共有 12 个基因家族，约有 70 种酶，绝大部分药物经 CYP1、CYP2、CYP3 家族代谢，其中 3 个家族成员为 CYP1A2、CYP2C 和 CYP3A4，参与了超过 50% 的药物代谢，具体来说，与药物代谢密切相关的 CYP 为 CYP1A2、CYP2C9、CYP2C19、CYP2D6、CYP2E1、CYP3A4。常用呼吸系统药物，如糖皮质激素经 CYP3A4 代谢，长效 β 受体激动剂经 CYP2A6、CYP2C9、CYP2D6 代谢，孟鲁司特钠经 CYP2C9、CYP3A4 代谢，茶碱经 CYP1A2、CYP2E1、CYP3A3 代谢。儿童体内代谢酶的发展分为以下三种，一种为胚胎时期表达，1～2 岁时表达沉默或低表达；第二种为胚胎时期连续表达，出生后酶表达量升高至恒定水平；第三种为妊娠晚期才开始表达，出生后 1～2 年表达量快速增长。由于肝药酶尚未成熟，新生儿期药物的一相代谢活性减弱，出生后 6 个月内逐渐增强，1 岁时对部分药物的代谢超过成人，青春期又逐渐减弱并在青春期末期达成人水平。CYP1A2 代表性底物为咖啡因和茶碱，出生时 CYP1A2 活性低，随后 6 个月活性达成人水平，其活性受药物、食物、吸烟等诱导，最高可至成人活性的 100 倍。CYP2C9 和 CYP2C19 均是多态性酶，其中 CYP2C9 出生后表达量低，之后 1 年内表达迅速增加，从出生 6 个月的 5mg/（kg·d）增至 8～10mg/（kg·d）；CYP2C19 主要底物为苯二氮䓬类和质子泵抑制剂（PPI），出生后 1 年内活性增加。婴儿期由于 CYP2C19 活性低，地西泮半衰期为 50～90h，出生后 1 年内半衰期缩短至 40h。CYP2D6 也是一种多态性酶，在胎儿体内浓度低，出生后约 2 周可测出 CYP2D6，出生后 52 周 CYP2D6 达成人水平。CYP2E1 则主要涉及氧化代谢，其活性受吸烟、肥胖、2 型糖尿病等多种因素的诱导。CYP2E1 在中期妊娠的胎儿体内可以被检测出，在晚期妊娠胎儿体内和婴儿早期快速增长。中期妊娠胎儿体内的 CYP2E1 浓度为 0.35pmol/mg，晚期妊娠胎儿为 6.7pmol/mg；出生后 CYP2E1 浓度快速升高，从新生儿期的 8.8pmol/mg 升高至出生后 30～90 天的 23.8pmol/mg，当出生 90 天后 CYP2E1 浓度迅速达到成人水平 41.4pmol/mg。约 50% 的药物经 CYP3A 亚族代谢，在胎儿和婴儿体内，CYP3A4 活性低且表达量增长缓慢；CYP3A7 作为胎儿和婴儿体内最重要的代谢酶，其代谢的底物与 CYP3A4 底物大量重叠，在出生前表达量非常高且活性几乎与成人相同，出生 6 个月以内 CYP3A7 表达量高于 CYP3A4。除代谢酶活性差异外，儿童与成人对部分药物的代谢途径也有差异。如出生时新生儿体内葡萄糖醛酸苷酶结合活性低（3 岁时达成人水平），而硫酸盐在母体和出生时活性较高并随年龄增长而下降。因此部分药物在成人体内通过葡萄糖醛酸苷酶代谢而新生儿和婴儿主要通过硫酸盐结合作用代谢。如成人体内对乙酰氨基酚的代谢产物以葡萄糖醛酸苷结合物为主，而新生儿以硫酸盐为主。此外，药物的代谢同样受肝血流量和肝药酶活性的影响。疾病状态，如急性肝炎、胆汁淤积和肺源性心脏病等，可能影响肝血流和肝酶活性，从而影响药物的代谢速率。因此，对于合并有上述疾病的呼吸系统疾病患儿，其治疗应注意调整用药剂量。如肺纤维化儿童由于肝葡萄糖醛酸基和胆汁分泌的增加，对泼尼松的代谢增强。药物除上述的在肝脏代谢外，部分药物可在其他组织代谢，如呼吸系统药物糖皮质激素是在全身组织中代谢的。

（四）药物排泄

药物的排泄指药物及其代谢产物经排泄器官排出至体外的过程。排泄与消除是两个不同的概念，消除是机体内原形药物不可逆地消失的过程，包括代谢和排泄的总和。排泄途径有肾、胆汁、乳汁、呼吸、皮肤、汗腺等。药物排泄主要经肾脏，其排泄速率与药物的脂溶性及分子大小有关。肾脏对药物的排泄包括肾小球滤过、肾小管分泌和肾小管重吸收，该过程受血浆药物浓度、药物蛋白结合率、尿量、尿液 pH 及肾血流量等因素影响。肾血流量在出生时较低（12ml/min），1 岁时达到成人水平（140ml/min）。肾小球滤过率（glomerular filtration rate，GFR）在出生时为 2～4ml/min，出生后 2～3 天达 8～20ml/min，3～5 个月时达成人水平（120ml/min）。新生儿与婴儿药物排泄过程延迟，因此药物剂量应相应减少。然而，出生后 8～12 个月时，不仅药物的经肾排泄速率与大年龄儿童相当甚至超过成人，这主要与幼龄儿童肾脏大小与体表面积比值较成人高有关；同时，由于肾血流量的增加，肾小球滤过率也达成人水平。如氨基糖苷类药物用于呼吸系统感染时，为使其达有效血药浓度，儿童用药剂量比成人高 1.5～2 倍。又如茶碱在新生儿体内清除率减低[早产儿为 20ml/（min·kg）]，其用药剂量为 4mg/（kg·d），但在儿童体内清除率较成人高 40%[儿童 100ml/（min·kg），成人 70ml/（min·kg）]，因此儿童的单位体重剂量需比成人更高。肾小管分泌功能和重吸收功能在出生时均不成熟，前者在出生后 1 年达成人水平，后者在出生后 7 个月达成人水平。

除排泄速率与年龄相关外，排泄途径也可能随年龄而变化。如早产儿体内 50%以上的药物不经代谢由原型经肾排泄，而这一比例在成人仅 10%。

▶▶ 二、呼吸系统相关的受体药理学、时辰药理学、遗传药理学

（一）受体药理学

作为药物效应及其作用机制的研究焦点，受体药理学研究在近一个多世纪以来取得较大进展，其学说的应用不仅限于药理学，还扩展至内分泌、免疫学和分子生物学等领域。受体是指能与细胞外专一信号分子（配体）结合，介导细胞信号转导进而产生生物学效应的一类蛋白质。按蛋白质分子结构、信号转导过程、细胞反应，将受体分为以下 4 类：①离子通道偶联受体；②G 蛋白偶联受体；③激酶偶联受体；④基因转导型受体。按受体所在位置，将其分为细胞表面受体和细胞内受体，上述①②③为细胞表面受体，④为细胞内受体。与呼吸系统疾病相关的受体位点主要包括 β-肾上腺素受体（G 蛋白偶联受体，细胞表面受体）和糖皮质激素受体（基因转导型受体，细胞内受体）。细胞表面受体由多次折叠、反复穿过细胞表面的多肽链组成，由于这种受体蛋白在其 C 端（位于细胞内）有鸟嘌呤核苷酸蛋白（guanine nucleotide regulatory protein，G 蛋白）结合域，因此被称为 G 蛋白偶联受体。人类 β-肾上腺素受体的基因位于 5 号染色体。β-肾上腺受体家族至少由三类亚型组成，β_1、β_2 和 β_3，分别首先在心脏、气道平滑肌和脂肪组织中被发现。激动不同亚型的 β 受体将产生不同的药理效应。激动 β_2 受体引起呼吸道平滑肌松弛，是肾上腺素受体

激动剂治疗呼吸系统疾病（如哮喘）的作用机制。激动 β_2 受体引起腺苷酸环化酶激活，可使细胞内环磷腺苷（cAMP）含量升高引起蛋白激酶 A（PKA）活化，抑制肌质球蛋白磷酸化作用，使细胞内钙离子浓度降低，并最终使气道平滑肌松弛。尽管曾一度认为 β_1 受体仅存在于心脏，而 β_2 受体仅存在于呼吸系统，但放射性配体-结合实验显示：每类受体亚型既存在于心脏也存在于呼吸系统，且比例均等。由于 β 受体存在耐受现象，长期使用短效 β 受体激动剂将导致患者对药物产生耐受，药效降低。其原因在于持续暴露于 β_2 受体激动剂使细胞表面受体密度减少。同时，由于反复的受体激动导致丝氨酸和苏氨酸在丝氨酸–苏氨酸蛋白激酶作用下发生磷酸化反应，这种作用联合 β-抑制蛋白酶和 cAMP 蛋白激酶的作用，引起受体核内体化（internalization of the receptor into endosomes）。核内体化的受体可被及时回收利用，成为细胞表面成分，而使受体下调，该过程也被称为受体脱敏。伴随脱敏，β_2-肾上腺素受体基因的转录降低（由于 mRNA 的不稳定）。此外，其他因素如炎性介质磷脂酶 A_2、血小板活化因子、白三烯 B_4 等也会影响 β-肾上腺素受体的表达和功能。与 β-肾上腺素受体激动剂不同，糖皮质激素和甲状腺激素有上调 β-肾上腺素受体作用。糖皮质激素能降低 β 受体的激动阈值并能加强受体激动剂的支气管扩张作用。研究显示，使用糖皮质激素后，肺部 β-肾上腺素受体的数量增加了 2~3 倍。这可能与细胞内转录及受体特异性 mRNA 比例增加有关。糖皮质激素也可增加脱敏细胞对 β-肾上腺素激动剂的敏感性。

　　糖皮质激素受体是典型的细胞内受体，受体存在于细胞质和细胞核。由于糖皮质激素为亲脂性分子，较易扩散入细胞质。游离的糖皮质激素与受体结合，使受体发生磷酸化反应，随后受体结合 2 个来自热休克蛋白家族的分子量为 90kDa 的蛋白质（heat shock protein，Hsp90），该复合物仍可与糖皮质激素结合。结合 Hsp90 后的受体对糖皮质激素具有高亲和力。在热休克蛋白分解出的激素作用下，受体的构象发生改变，出现 2 分子受体–激素复合物的二聚体。当转运至细胞核内时，糖皮质受体激素复合物开始发挥生物效应。目前，已知糖皮质激素在抗炎作用中有两个典型过程。其一为"反式激活"，即糖皮质受体激素复合物与 DNA 上特殊位点——糖皮质激素反应元素（glucocorticoid response elements，GREs）结合，上调或下调基因的表达，由此抑制细胞炎性因子和炎性介质的表达。其二是糖皮质激素能抑制转录因子的功能，如抑制 AP-1 和抑制 NF-κB，此路径更为重要，且糖皮质激素主要通过该途径发挥其抗炎作用。

（二）时辰药理学

　　时辰药理学主要研究机体的生物节律对药物的影响。由于与药物转运相关的多数生理功能如心排血量、肝肾血流量、各种体液的分泌速度、pH、胃肠运动和代谢酶活性都有昼夜节律，故药物的药动学参数和药效学参数均可能受到机体活动节律的影响。受机体节律性影响最明显的药动学过程是药物的代谢。如 CYP450 酶系统、氧化反应及葡糖醛酸糖苷酶结合反应的活性在清晨最高，而硫酸化和谷胱甘肽结合反应的活性在休息时最高。药物排泄亦受机体节律性的影响，如由于尿的 pH 呈昼夜节律性变化，水杨酸、阿司匹林等依赖尿的 pH 排泄的药物，其排泄也具有昼夜节律性。多项研究显示药物的疗效（药效学）

呈昼夜节律性。如因胆固醇的合成受机体节律性影响，夜间合成增加，降脂药 HMG-CoA 还原酶抑制剂在晚间给药，降低胆固醇作用最强。时辰药理学即是通过掌握给药时机使药物的疗效发挥至最大而不良反应降低至最小。如哮喘患儿夜间肺功能降低，因此傍晚给予一剂茶碱以预防夜间肺功能的恶化；而对夜间发作型哮喘，下午 3 点左右给予一剂糖皮质激素较晚 8 点或早 8 点的给药方式更有效。

（三）遗传药理学

遗传多态性通常分为四类：基因多态性所致的药动学、药效学、特异质反应和疾病发病机制的多态性。药动学多态性主要指基因多态性对药物代谢酶和药物转运体的影响。遗传多态性对药物代谢酶 CYP 家族中 1A、2A6、2C9、2C19、2D6 和 2E1 影响显著，因而也引起药物代谢的个体化差异。如茶碱通过肝脏中 CYP1A2 和 CYP2E1 代谢，受肝药酶基因多态性的影响，CYP1A2 的 3113A/A 基因型个体酶活性降低，茶碱在其体内代谢缓慢。遗传多态性对药物转运体 P 糖蛋白（P-gp）、有机阴离子转运体（OAT）和有机转运阳离子（OCT）均有影响，对 P 糖蛋白和有机阴离子转运体的影响显著。如在急性淋巴细胞性白血病患儿中，用阿霉素、长春新碱等化疗后，TT3435 型患儿和 CT3435 型患儿，比 CC3435 型患儿中枢神经系统复发的危险性大大降低。因阿霉素和长春新碱等是 P 糖蛋白的底物，但 TT3435 或 CT3435 型患儿血脑屏障上 P 糖蛋白表达水平低，外排药物的能力下降，促使阿霉素和长春新碱药物能顺利通过血脑屏障，进而获得较好的治疗效果。但呼吸系统中，两类常见疾病哮喘和慢性阻塞性肺疾病（chronic obstructive pulmonary disease，COPD）的给药方式以吸入剂为主，因此 I 相反应和肠转运系统的多态性对该类药物的影响较小。

基因多态性对药效学的影响主要体现为受体的基因多态性。目前受体基因多态性最常见的有 β 受体、血管紧张素 II 1 型受体（angiotensin II type 1 receptor，AT1）和血小板 P2Y12 受体。如高血压患者若携带有 Ser49Gly 或 Ser389Gly 多态性突变的 $β_1$ 受体，美托洛尔的疗效存在基因剂量效应；血小板 P2Y12 受体存在基因 C34T 和 G52T 的多态性，研究发现 C34T 突变个体在服用氯吡格雷的过程中，脑血管事件发生率增高。

遗传多态性对特异质反应的影响体现药物在不同患儿中呈现的药物不良反应可能不同。如由于基因多态性，经二相代谢酶芳基胺-N-乙酰转移酶 2（NAT2）代谢的抗结核药异烟肼可造成患儿发生周围神经病变。

▶▶▶ 三、呼吸系统药物的给药途径

（一）吸入给药

对于呼吸系统疾病，吸入给药途径通常优于全身给药途径。前者可使药物直接作用于靶点，且不经过口服给药的吸收过程，因此用药剂量更小、起效更快且可降低或避免全身性不良反应。但对于婴儿和小年龄儿童，由于肺及气道小，气道流量和传导性均降低，通过吸入给药较成人更困难。

药物的脂溶性和分子量大小是影响其在肺部吸收的主要因素。水溶性药物主要通过细

胞旁路吸收，故吸收较脂溶性药物慢。药物分子量大小不仅影响药物吸收速率，还影响药物到达的部位。小分子药物吸收快，大分子药物吸收慢；而药物在气道的沉积主要基于重力沉降、惯性嵌入和布朗运动等物理机制。直径＞10μm 的粒子沉积在上呼吸道中很快被咳嗽、吞咽和纤毛运动清除；直径＞5μm 的粒子作用于咽部和大气道壁，直径为 5～3μm 的粒子由于重力沉降作用主要沉积在小气道，而直径为 3～2μm 的粒子到达肺泡，更小粒径颗粒（＜1μm）容易通过呼气排出，在气道难以沉积。因此，吸入剂药物颗粒的直径范围通常在 1～5μm。吸入的药物最好能溶解于呼吸道的分泌液中，否则成为异物，刺激呼吸道。吸入的药物首先必须能溶于无毒的给药载体。脂质体可作为脂溶性药物载体（如糖皮质激素和环孢素），到达肺部。目前，制成干粉吸入剂剂型的呼吸系统药物也较多如都保类（Turbuhaler，AstraZeneca LP）等，其共同特点是均有呼吸驱动装置。但由于该种剂型给药时需要患者有一定的协调能力，因此不适合于小年龄儿童。

（二）口服给药

尽管对小年龄儿童口服给药较吸入给药更加常见和方便，但由于口服制剂首先需经胃肠道吸收，而胃、小肠和大肠的生理结构及生理作用不同使其在药物吸收等方面所起的作用也不同，故口服药物的生物利用度存在差异。这种差异一定程度限制了药物的应用，如肾上腺素因其在胃肠道黏膜及肝脏代谢迅速失活而无口服剂型。其次，口服给药的药物也易受其他药物或食物的影响而发生相互作用。如茶碱生物利用度易受食物和胃肠功能的影响；改变胃肠运动的药物与其他药物同时服用时，因加速（或减慢）胃肠运动可使药物在胃肠道加快（或减慢）通过，结果使吸收减少（或增加）；故发现药物吸收发生改变时须考虑上述因素的影响。

（三）肠外给药

儿童常用的肠外给药途径包括皮下、肌内注射与静脉给药，要求药物为水溶性或以混悬剂形式存在。静脉给药的优势在于其生物利用度为100%且起效快。肠外给药的缺点是不良反应发生迅速、给药不方便、费用相对较高且患者有不舒适感。但某些情况下肠外给药是唯一途径，如严重肺部感染时。其他一些局部给药途径，如舌下、经皮给药，在儿科呼吸系统疾病治疗中较少使用。

▶▶▶ 四、常用的呼吸系统药物药理

（一）β受体激动剂

早在 2000 年前，传统医学已开始使用麻黄类植物治疗呼吸系统疾病，其有效成分麻黄碱和伪麻黄碱具有拟交感作用。而如今广泛用于呼吸系统的 β_2 受体激动剂，也经历了不断改良化合物活性结构及增加对药理靶点特异性的过程。20 世纪初期拟交感药物肾上腺素首次以皮下注射方式用于医疗；19 世纪 40 年代，选择性激动 β 受体的肾上腺素类药物异丙肾上腺素问世；19 世纪 60 年代，针对 β 受体亚型（β_2 受体）的激动剂沙丁胺醇和特布

他林问世；其后又出现了长效制剂沙美特罗和福莫特罗。β_2 受体激动剂的化学结构与内源性儿茶酚胺肾上腺素和去甲肾上腺素相似，其基本化学结构是 β-苯乙胺（β-phenylethy-lamine）。肾上腺素、去甲肾上腺素、异丙肾上腺素和多巴胺等在苯环上有两个邻位羟基，被称为儿茶酚胺类（cate-cholamine，CA），不具有该类结构的如麻黄碱、沙丁胺醇等称为非儿茶酚胺类。儿茶酚类药物苯环上 3,4-羟基易被儿茶酚-氧位-甲基转移酶（catechol-O-methyltransferase，COMT）和硫酸激酶灭活，因而作用时间短、不能口服。若增大苯环上酚羟基间的立体间距，则药物不易被 COMT 所灭活，可延长药物作用时间，如特布他林、非诺特若等，其作用时间为 4～6h。但仍可为硫酸激酶灭活，使生物利用率降低。若以水杨醇环取代儿茶酚环，则药物不易被 COMT 与硫酸激酶所灭活，作用时间延长，如沙丁胺醇。而间羟酚环上以氯原子取代两个间位羟基，并在 4 位增加氨基，也可使药物不易被 COMT 和硫酸激酶所灭活，如盐酸克仑特罗，口服时作用可维持 6～8h。间羟酚环上以 $(CH_3)_2NCOO$ 取代两个间位羟基，则提高药物在首次水解代谢时的稳定性，达到延长母体药物作用持续时间的目的，如特布他林的前体药物班布特罗，其作用时间可持续 24h。另一种延长作用时间的方式是加长氨基侧链，以增强分子非极性，如福莫特若、沙美特罗的作用时间≥12h。

β_2 受体激动剂主要作用于 β_2-肾上腺素受体，激活气道平滑肌细胞膜上腺苷酸环化酶，催化细胞内 ATP 转变为环磷腺苷（cyclic adenosine monophosphate，cAMP），气道平滑肌细胞内 cAMP 含量的提高，激活 cAMP 依赖蛋白激酶（PKA），通过降低游离钙离子浓度、肌球蛋白轻链激酶（MCLK）失活和钾通道开放等途径使肌细胞膜电位稳定，支气管平滑肌松弛，气道扩张；同时 β_2 受体激动剂可使肥大细胞和嗜碱性粒细胞的 cAMP 水平提高，稳定细胞膜，抑制其组胺、LTC4、LTD4、PGD2 等过敏介质的释放，降低血管通透性，减轻支气管痉挛和呼吸道黏膜充血水肿，这些效应有利于缓解或消除哮喘。

（二）抗胆碱药

抗胆碱药物最早源于曼陀罗属植物的抗胆碱成分。在古代，人们便用该类植物的烟雾治疗哮喘。然而抗胆碱药低受体选择性所致的全身性作用限制了该类药物的使用，直至药物化学家研发出了高极性的抗胆碱药——异丙托溴铵。异丙托溴铵季铵盐所带正电荷阻止了吸入后的跨膜扩散，使全身效应降低。同时，该药不进入中枢神经系统，减少了其中枢抗胆碱作用。

乙酰胆碱与肺神经肌肉毒蕈碱受体结合，使环磷鸟苷（cyclic guanosine monophosphate，cGMP）水平升高，最终导致支气管平滑肌收缩。而抗胆碱类药物通过拮抗该过程，发挥药理作用。用于呼吸系统疾病治疗时，通常采用吸入给药，使药物局限于肺部，以减轻不良反应。因此，吸入性异丙托溴铵的支气管扩张作用与其血清浓度无关，而与气道中药物浓度相关。

由于毒蕈碱受体（M 受体）拮抗剂对支气管的扩张作用较 β 受体激动剂作用弱，因此该类药物在哮喘的支气管扩张中属二线药物，而对于严重的急性哮喘发作可作为添加治疗。呼吸道内迷走神经支配的 M 受体分为三个亚型：①主要位于副交感神经节及肺泡壁

内的 M_1 受体，对平滑肌收缩张力的影响较小。②位于神经节后纤维末梢的 M_2 受体，主要通过抑制末梢释放递质乙酰胆碱而起负反馈调节作用。③位于呼吸道平滑肌、气管黏膜下腺体及血管内皮细胞的 M_3 受体，兴奋时可直接收缩平滑肌，使呼吸道口径缩小。现有的两个 M 受体拮抗剂药物吸入制剂为短效制剂异丙托溴铵和长效制剂噻托溴铵，两者吸入给药后，均可在支气管形成局部高浓度，并拮抗毒蕈碱受体 M_1、M_2 及 M_3 亚型。与异丙托溴铵相比，噻托溴铵从 M_1 和 M_3 受体上解离的速度较慢，因此可持续大于 24h。异丙托溴铵与噻托溴铵对 M_2 受体的亲和力均较低，是该类药物的优势，因为 M_2 受体是神经节后胆碱能受体，通过负反馈调节可抑制乙酰胆碱的释放。

（三）糖皮质激素

糖皮质激素为脂溶性分子，可跨过细胞膜双分子层。如前所述，糖皮质激素受体（glucocorticoid receptor，GR）为细胞内受体，分 α（GRα）和 β（GRβ）两种亚型，其中 α 受体为活性受体。β 受体不与糖皮质激素结合，其作用尚不清楚。糖皮质激素的受体存在于肺部各类型细胞中，内皮细胞和上皮细胞中的密度最大。这些结构性细胞是炎性介质产生的重要来源，也是吸入性糖皮质激素的主要作用靶点。

未予糖皮质激素时，GRα 与胞质内热休克蛋白（HSP）形成复合体，防止前者对 DNA 产生作用。当糖皮质激素进入细胞后与复合体结合，使 HSP 与 GRα 分离，并形成糖皮质激素–受体复合物进入细胞核，与特异 DNA 位点——GREs 结合，启动抗炎因子的合成。糖皮质激素同时也通过抑制组蛋白乙酰转移酶（histone acetyl transferase，HAT），抑制 HAT 介导的炎性因子的基因转录。此外，糖皮质激素尚可通过增加 β_2 受体表达、降低炎性基因 mRNA 稳定性、增加抗炎因子转录（大剂量时），起到抗炎、扩张支气管作用。具体来说，糖皮质激素通过以下几种机制发挥平喘作用：①抑制参与炎性反应的 T 淋巴细胞、B 淋巴细胞、巨噬细胞、嗜酸性细胞的活性和数量，减轻炎症反应。②干扰花生四烯酸代谢，抑制前列腺素（PG）、白三烯（LT）、血小板活化因子（PAF）等的生成，继而抑制多种细胞因子如肿瘤坏死因子 α（TNF-α）、白细胞介素-1（IL-1）、干扰素等的生成。③稳定肥大细胞溶酶体膜，减少细胞黏附分子、趋化因子等炎性介质的合成与释放。④增加细胞 cAMP 的含量，增强机体对儿茶酚胺的反应性，减少血管渗出及通透性，减轻气道黏膜水肿，抑制炎症所致的黏液分泌和黏稠化。

（四）白三烯受体拮抗剂

白三烯（LTs）可分为二羟羧酸类，如白三烯 B4（LTB4）和半胱氨酰白三烯（cys-LT），如半胱氨酰白三烯 C4（LTC4）、半胱氨酰白三烯 D4（LTD4）和半胱氨酰白三烯 E4（LTE4）。其中，由花生四烯酸经 5-脂氧酶途径代谢产生的 cys-LT 对气道的作用最受关注也最为重要。当致敏的人体肺组织受抗原攻击时，多种炎性细胞（巨噬细胞、肥大细胞、嗜酸性粒细胞）所释放的白三烯对支气管平滑肌的收缩作用较组胺、血小板活化因子强约 1000 倍，而且作用时间持久、还刺激黏液分泌、增加血管通透性和促进黏膜水肿形成。抗白三烯类药物有白三烯受体拮抗剂（如扎鲁司特、孟鲁司特等）和白三烯合成抑制剂（如齐留通）

两类，前者竞争性抑制 LTs 与受体的结合，阻断 LTs 的作用，进而阻断气道对 LTs 的反应；后者抑制花生四烯酸经 5-脂氧酶途径合成 LTs。LTB4 通过与白细胞上 G 蛋白偶联受体 BLT 的结合发挥生理作用。配体–受体结合反应诱导白细胞与血管内皮的黏附，并迁移至小间隙。G 蛋白偶联受体有两类：CysLT1 和 CysLT2。现有临床应用的白三烯受体拮抗剂均作用于 CysLT1 受体。该受体主要存在于气道平滑肌和嗜曙红细胞，而 CysLT1 受体的分布特征使该类药物可全身给药，而安全性较好。目前上市的药物均为口服制剂，患者对该类药物的临床反应差异较大，目前尚无指标可预测患者的临床疗效，通常凭临床经验。

尽管作为单药治疗时，吸入性糖皮质激素的疗效优于白三烯受体拮抗剂，但某些由中性粒细胞介导的炎性介质不受糖皮质激素的抑制。因此，两类药物不同的作用机制为联合用药提供了理论基础。此外，白三烯受体拮抗剂对某些哮喘亚型有特殊作用。如对运动型哮喘，白三烯受体阻滞剂疗效较好，特别是对未予 β_2 受体拮抗剂预防的患儿。同样，白三烯受体拮抗剂对阿司匹林哮喘也有很好的疗效。

（五）肥大细胞膜稳定剂（色酮类）

色甘酸于 1965 年首次在英国合成，用于抗过敏性哮喘的治疗。1993 年，多克罗被合成，这类药物统称为色酮类药物，均具有色酮环结构。由于其能抑制肥大细胞脱颗粒，该类药物也被称为肥大细胞稳定剂。作用机制：①该类药物作用于氯离子通道，从而抑制钙离子内流及随后的细胞脱颗粒。②阻断肥大细胞介导的早期哮喘反应（EAR）、抑制嗜酸性粒细胞和巨噬细胞介导的迟发型哮喘反应（LAR），长期应用可降低气道的高反应性。③抑制呼吸道感觉神经末梢和呼吸道神经源性炎症，抑制缓激肽、冷空气、运动等引起的支气管痉挛。由于本类药物本无固定的抗组胺作用或支气管扩张剂作用，因此需规律定时服用或在接触致敏原前服用。通常需在运动前 10～60min 服用。

（六）茶碱类

茶碱类药物属甲基黄嘌呤类的衍生物，其结构与咖啡因类似。临床应用的茶碱类药物主要有以下几种：①茶碱与不同盐或碱基（如乙二胺、胆碱、甘氨酸钠）形成的复盐，有氨茶碱、胆茶碱等，复盐使其水溶性明显增强。②以不同基团取代所得的衍生物，如二羟丙茶碱、羟丙茶碱等。茶碱及其与乙二胺的复盐氨茶碱的使用起源于 20 世纪中期。尽管价格便宜，但茶碱的安全性问题限制了其后的应用。该类药物为平滑肌松弛药，其作用机制比较复杂，过去认为是通过抑制磷酸二酯酶，降低 cAMP 降解使得细胞内钙离子浓度降低所致。近来实验认为，其支气管扩张作用的可能机制：①有部分是由于刺激内源性肾上腺素与去甲肾上腺素释放的结果。②拮抗腺苷对呼吸道平滑肌的收缩作用。③增强膈肌和肋间肌的收缩力，改善呼吸机疲劳。茶碱对于哮喘患者，除具有扩张支气管作用外，还有抗炎作用和支气管保护作用。茶碱类药物的主要不良反应为神经系统症状、恶心、头痛及厌食。血药浓度高于 $20\mu g/ml$ 时，发生心律失常和抽搐的风险增加。茶碱类药物与其他药物的相互作用也常见。

（七）肺表面活性物质

肺表面活性物质由 85%～90% 的脂质和 10% 的蛋白质组成。脂质通常为磷脂（90%）和中性脂质（10%），如三酰甘油和胆固醇。大部分磷脂为卵磷脂以不饱和二棕榈酰卵磷脂（desaturated dipalmitoyl phosphatidylcholine，DPPC）形式存在，是发挥降低表面张力作用的主要成分。DPPC 中亲脂成分朝向肺泡的空气-水界面，而亲水成分棕榈酸朝向空气界面。目前已知的肺表面活性物质中的蛋白质成分为表面蛋白（surfactant protein，SP）-A、SP-B、SP-C 和 SP-D。SP 蛋白分为疏水性表面蛋白（SP-B 和 SP-C）和亲水性蛋白（SP-A 和 SP-D）。SP-B 和 SP-C 可降低肺表面张力，而 SP-A 和 SP-D 则介导肺表面活性物质的宿主防御功能。肺表面活性物质的作用：①阻止呼气时肺泡塌陷，支持吸气时肺泡扩张。②通过平衡静水压力阻止肺水肿。③维持小气道结构。④增强呼吸系统黏膜纤毛的功能。⑤促进小粒子（<6μm）向上皮表层液体内的转运。⑥表面磷脂可抑制淋巴细胞的细胞毒性，抑制活化巨噬细胞释放细胞因子（TNF、IL-1、IL-6）、SP-A 和 SP-D 可调控肺泡巨噬细胞的吞噬作用。生理状态下，肺表面活性物质可由肺泡Ⅱ型细胞合成，其脂质和疏水蛋白（SP-B 和 SP-C）储存于板层小体中，经胞吐作用分泌至肺泡后，形成单层脂质膜覆盖于肺泡表面。亲水性蛋白 SP-A 和 SP-D 也储存于板层小体中。尽管肺表面活性物质的主要合成部位在肺部，SP 蛋白 mRNA 同样存在于非肺组织中，如气管、脑、睾丸、唾液腺、泪腺、心脏、肾、胰腺和女性泌尿生殖道，但其生理作用目前尚不清楚。肺泡Ⅱ型细胞合成的四种 SP 蛋白和脂质，在板层小体中合成双亲分子。随着相应的刺激（如出生或深呼吸），板层小体将其分泌至肺泡表面上皮细胞的液态层，发挥生理作用。除在肺泡Ⅱ型细胞合成外，SP-A、SP-B 和 SP-D 也可在气道细胞（Clara 细胞和黏膜下层细胞）合成。目前尚不清楚由气道细胞与肺泡细胞合成的 SP 作用是否有差异。但由于气道细胞合成的 SP 不与脂质成分结合，至少说明该类 SP 可能不参与降低表面张力的过程。近期研究显示，SP-A 和 SP-D 蛋白有调节免疫细胞功能的作用。通过聚集或黏附病原菌、聚集和激活中性粒细胞与巨噬细胞，诱导吞噬作用，以抵抗肺部病原菌。SP-A 和 SP-D 也同时参与凋亡和坏死细胞的清除。

1980 年日本学者首先报道采用牛肺提取的肺表面活性物质（pulmonary surfactant，PS）用于新生儿呼吸窘迫综合征的治疗。目前已成为诊断明确的新生儿呼吸窘迫综合征首选治疗药物。

▶▶▶ 五、呼吸系统药物的相互作用

药物相互作用是指合并用药时，一种药物受到另一种药物或化学物质的影响而发生疗效改变或产生不良反应的现象。药物相互作用的机制包括药动学和药效学两方面。一方面，当一种药物影响另一种药物的吸收、分布、代谢或消除，改变其血浆药物浓度，进一步影响作用靶点的药物浓度时，则出现药动学相互作用。另一方面，当一种药物影响另一种药物的作用靶点、改变药物输送机制或改变电解质平衡时，就会引发药效学相互作用，包括药效学的相加作用、药效学的协同作用或药效学的拮抗作用。

（一）药物相互作用对药动学的影响

1. 相互作用对药物吸收的影响　药物吸收的相互作用可能会引起药物吸收速率或吸收程度的改变。但当药物吸收总量不受影响时，药物间相互作用引起的药物吸收速率改变，对临床药物治疗方案无显著影响。然而，对于需起效迅速的药物，如镇痛药，吸收速率的降低可引起药理作用发挥延迟，从而影响临床疗效。通常，药物吸收度的改变大于20%时可认为有临床意义。

药物相互作用影响药物吸收主要体现在改变胃肠道能动性、改变胃肠道 pH、影响药物的吸附与配位、食物的影响、肠道菌群改变和影响药物转运体。小肠是大多数药物的基本吸收部位，能够改变胃肠道蠕动性的药物，可通过改变药物转运入小肠的速率而影响药物吸收。如呼吸系统疾病患者合并消化系统疾病时，服用促胃动力药可增加合并用药药物通过胃肠道的速率，在提高部分药物吸收速率的同时，改变药物的吸收度；抗胆碱药丙胺太林可减弱胃肠道运动，减慢胃排空，使对乙酰氨基酚在小肠的吸收减慢，甲氧氯普胺（灭吐灵）则通过加速胃的排空，使对乙酰氨基酚的吸收加快。某些药物的吸收还受到药物溶解度的影响，胃肠道 pH 对药物的解离度有重要影响，如吡咯类抗真菌药（伊曲康唑、酮康唑），需在酸性环境下才能被充分吸收，当联用质子泵抑制剂及 H_2 受体拮抗剂可明显降低此类药物的吸收度及血药浓度。水杨酸类药物如阿司匹林在酸性环境中的吸收较好，若同服碳酸氢钠可增加阿司匹林的解离度，使其胃部吸收降低。

此外，一种药物被另一种药物吸附，形成配合物，会干扰活性药物的透膜吸收而使其失去治疗作用。如药用炭可能吸附与其同服的药物，使后者失去治疗作用。药物在胃肠道与某些含有金属离子的药物形成难溶解的配合物，也会影响药物的吸收，如喹诺酮类抗菌药物与镁、铝、钙离子及含铁物质联用时，其吸收受到明显抑制。服用氢氧化铝片剂 2h 内服用环丙沙星，可使后者吸收度降低 50%～75%。一般性食物不直接与药物发生直接作用，而是通过干扰胃肠道能动性去影响药物的吸收。液体食物比固体食物更能加速胃排空活动，脂肪类食物则可降低胃排空速率。多种药物的吸收受食物的影响，如螺内酯与普通早餐食物同服，其吸收量明显高于空腹服药。肠道菌群的改变，对药物的吸收也有显著影响。如正常情况下，地高辛在肠道内被细菌灭活，但当地高辛与红霉素或四环素同服时，由于细菌被抗生素杀灭，地高辛代谢受阻，生物利用度大为提高，在儿童中易出现中毒倾向。

2. 相互作用对药物分布的影响　药物相互作用对药物分布的影响主要通过两个方面，一是竞争蛋白结合部位，二是改变组织的血流量。理论上，蛋白结合率高于 90% 的药物能将其他与蛋白结合的药物从结合位点置换下来，提高药物分布。但临床中很少有因药物与蛋白结合中断而引起的相互作用。对于大部分药物，与高蛋白结合率药物联合使用时，其游离药物增加，但同时游离药物的清除率也增加，其血药浓度基本保持不变。但对于分布容积小、治疗指数窄、半衰期长的药物，短暂游离药物浓度升高也可能有临床意义。一些作用于心血管系统的药物通过改变组织的血流量，影响药物的分布。如去甲肾上腺素减少肝脏的血流量，减少了利多卡因在肝脏的分布及代谢，增加了利多卡因的血药浓度。

3. 相互作用对药物代谢的影响　大部分药物主要通过 CYP 酶系统催化而代谢，因此，CYP 酶的活性高低直接影响到许多药物的代谢。药物对 CYP 酶的诱导或抑制是导致药物代谢环节相互作用的主要原因。常见的 CYP 酶诱导剂有苯巴比妥、苯妥英、卡马西平、利福平和螺内酯等；CYP 酶抑制剂有西咪替丁、异烟肼、红霉素、氯霉素、甲硝唑等。CYP2D6 的作用底物可待因受氟西汀的抑制及利福平的诱导，右美沙芬受氟哌啶醇的抑制；CYP1A2 的底物茶碱受利托那韦的诱导，咖啡因受西咪替丁的抑制；CYP3A4 底物泼尼松龙受伏立康唑的抑制；红霉素受酮康唑的抑制。药物经由对 CYP 酶的抑制或诱导产生的药物相互作用，典型例子是茶碱。茶碱与大环内酯类抗生素（如红霉素）联用时剂量应减少约 50%，作为肝药酶抑制剂，红霉素会升高茶碱血药浓度引起心律失常、抽搐甚至死亡。而茶碱的治疗窗又较窄，因此需要进行血药浓度监测。

4. 相互作用对药物排泄的影响　大多数药物经肾脏排泄，这一过程中药物相互作用对那些在体内代谢很少、以原形排出的药物影响较大。药物相互作用对药物排泄的影响主要在肾小管分泌和肾小管重吸收两个方面。目前，参与肾小管分泌药物的载体以酸性药物载体和碱性药物载体最为常见。当两种酸性药物（或两种碱性药物）合用时，可相互竞争载体，使其中一种肾小管分泌明显减少，并有可能增加其疗效或毒性。如丙磺舒与青霉素两者均为酸性药，合用时产生药物相互作用，丙磺舒竞争性占据酸性载体，阻碍青霉素经肾小管分泌，因而提高青霉素的血浆浓度、延长青霉素的排泄使其发挥更持久的效果。此外大多数药物为有机弱电解质，在肾小管滤液中同时存在非解离型和解离型，非解离型脂溶性较大，易被肾小管重吸收；反之解离型脂溶性小，不易透过肾小管上皮而难以被重吸收。解离型/非解离型比例取决于药物本身酸碱性和尿液的 pH。因此，在酸性尿时有更多的酸性药物（如水杨酸盐、磺胺类）被重吸收至血液，从而延长、加强药物的活性；碱性药物在酸性尿时则与上述情况相反。

5. 药物转运蛋白的相互作用　许多药物转运蛋白在不同程度上参与了药物相互作用，改变了药物的吸收、分布、代谢和消除，从而影响药物处置过程。P 糖蛋白是重要的药物转运载体，存在于肾小管顶端表面、肠和胎盘上皮细胞、肝细胞表面、血脑毛细管网空腔及淋巴细胞表面等。肝脏的 P 糖蛋白可直接将药物排泄到胆汁；消化道的 P 糖蛋白可将药物排泄到肠腔；而肾脏内 P 糖蛋白将药物排泄到肾小管。此外，P 糖蛋白的排出作用能限制药物进入脑和淋巴细胞。而部分药物可改变 P 糖蛋白的这种作用，如地塞米松、红霉素、吗啡及葡萄柚汁等是 P 糖蛋白诱导剂，增加 P 糖蛋白对药物的泵出作用，而伊曲康唑、环孢素 A 和一些蛋白酶抑制剂对 P 糖蛋白起抑制作用。

（二）药物相互作用对药效学的影响

1. 药物的协同作用　指药理效应相同或相似的药物联合使用，其效果大于每种药物单用的效果之和。药物协同作用不仅指治疗效果的协同，还包括毒副作用的协同，临床应通过药物协同作用提高药物治疗的效果，避免毒副作用的协同。最常见的协同作用类型是对同一系统、器官、细胞或酶的作用。如哌替啶的镇静作用可以消除患者术前紧张，减少麻醉剂量，若此药与氯丙嗪和异丙嗪组成冬眠合剂，尤其是当静脉注射速度稍快时，可能发生严重的呼吸和循环抑制，应注意药物协同作用的影响。

2. 药物的相加作用　药物的相加作用和协同作用都属于药物的同化作用，区别在于相加作用的效果等于两种药物单用效果之和，两者合用即未增加药效也未使药效降低。

3. 药物的拮抗作用　药物的拮抗作用指两种及以上的药物联合使用时，总体药效小于两药单用之和。药物的拮抗作用主要为药理性拮抗如阿托品拮抗乙酰胆碱与受体结合等。在联合用药中，药物出现拮抗作用有的与治疗目的无关，属不良反应或毒性范畴，而有的则是临床所需要的。人为的拮抗作用多用于药物过量或中毒时的解救，如使用碘解磷定可拮抗有机磷药物，使胆碱酯酶游离出来恢复活性，实现有机磷药物中毒的解救。

（张伶俐　石　晶　曾力楠）

参 考 文 献

李德爱. 2015. 儿科治疗药物的安全应用. 北京：人民卫生出版社.

李俊. 2013. 临床药理学. 5 版. 北京：人民卫生出版社.

王丽. 2002. 儿科药理学与药物治疗学. 北京：人民卫生出版社.

王丽. 2015. 儿科临床药理学. 北京：人民卫生出版社.

魏敏杰. 2014. 临床药理学. 2 版. 北京：人民卫生出版社.

魏伟译. 2008. 临床药理学原理. 2 版. 北京：科学出版社.

Altman RB. 2012. Principles of Pharmacogenetics and Pharmacogenomics. London：Cambridge University Press.

Bridgetle L. Jones. Pharmacokinetics in Children. Merck manual. Last updated may 2018. Available at：https：//www.merck manuals. com/professional/pediatrics/principles-of-drug-treatment-in-children/pharmacokinetics-in-children.

Devendra G，Spragg RG. 2002. Lung surfactant in subacute pulmonary disease. Respir Res，3：19.

Kearns GL，Abdel-Rahman SM，Alander SW，et al. 2003. Developmental pharmacology-drug disposition，action，and therapy in infants and children. N Engl J Med，349（12）：1157-1167.

Michelle A. Clark，Richard Rinkel，Rose A Rey. 2013. Pharmacology. 5th Ed. 北京：北京大学医学出版社.

Page CP，Barnes PJ. 2004. Pharmacology and Therapeutics of Asthma and COPD. Berlin：Springer-Verlag.

Seyberth HW，Rane A，Schwab M. 2011. Pediatric. ClinicalPharmacology. Berlin：Springer-Verlag.

Taussig LM，Landa LI. 2008. Pediatric Respiratory Medicine. 2rd ed. Mosby，Inc.

Tzortzaki EG，Vlachaki E，Siafakas MN. 2007. Pulmonary Surfactant. Pneumon，20：365-371.

第二篇
机械通气

第八章

机械通气的基本理论

机械通气（mechanical ventilation，MV）是指在临床上利用机械辅助通气的方式，达到维持、改善和纠正患儿由于多种病因导致的急、慢性呼吸衰竭的一种治疗措施。呼吸机是一种能代替、控制或改变人的正常生理呼吸，增加肺通气量，改善呼吸功能，减轻呼吸功消耗的通气装置。伴随生物技术及电子技术的发展，呼吸机的性能更加细化，通气模式更加完善和智能化。机械通气为患儿的疾病治疗争取时间，在急救、危急重症和术后支持的临床工作领域发挥了非常重要的作用，是危急重症医学里程碑式的生命支持技术。本章将重点介绍呼吸机的基本结构、工作原理、分类、特殊功能及呼吸机的特点。

▶▶▶ 一、机械通气的发展历史

机械通气的探索早在 1543 年开始"萌芽"，比利时外科医生 Vesalius 惊奇地发现，活体解剖过程中出现气胸创伤，动物的心脏即将停止跳动时，用芦苇插进气管，向气管内吹气就可以维持肺的扩张，心跳可以恢复。后来他对猪进行气管切开并置入气管导管，正式通过外界的正压能使动物萎缩的肺复张。1667 年英国科学家 Hooke 成功地采用气管插管风箱技术对犬进行了机械通气。但是这些机械通气的雏形研究仅仅用于动物实验。

1926 年美国工程师 Alfred Drinker 制造出第一台体外负压箱式呼吸机，并成功救治了一名脊髓灰质炎合并呼吸衰竭的 8 岁女孩。Drinker 把患儿放入一个特制的密封舱内，只有头部和颈部暴露在空气中，连接颈部和腔室的是可调整的塑胶环，舱的足底部有个电动马达，马达利用皮带驱动转轮，通过连动装置连接到密闭舱上面可以移动的隔膜板，使隔膜板固定的上下移动。隔膜板上下移动抽走腔室内的气体，可以使胸腔进行有规律的扩张。当时美国医学会杂志报道这一创举，并把这样的呼吸机称为"铁肺"。铁肺的研制成功和临床应用是机械通气史的里程碑。然而，在临床实践中医务人员总结发现接受铁肺治疗的患者气道管理困难，躯体封闭在铁箱子里，护理和贴身治疗有困难，而且铁肺的治愈率低，呼吸衰竭患者病死率高达 80%。此后，在麻醉科医生参与下，开始将气管切开后应用压缩气囊间歇正压通气技术应用于脊髓灰质炎患者，使患者病死率显著下降。1942 年美国工程师 Bennett 发明一种采用按需阀的供氧装置，供高空飞行使用。在此基础上，他于 1948 年研制成功第一台间歇正压呼吸机 TV-2P，以治疗急、慢性呼吸衰竭。1951 年瑞典 Engstrom Medical 公司生产出第一台定容呼吸机 Engstrom100 取代了当时的"铁肺"，救治了大量的由流行性小儿麻痹引起的呼吸衰竭患者。1967 年呼气末正压通气开始应用于急性呼吸窘迫综合征的治疗；1981 年开发出压力支持通气模式。当今科技发展日新月异，计算机技术的应用使呼吸机的性能日臻完善。

二、呼吸机的基本结构、原理及功能

（一）呼吸机的基本结构

呼吸机主要由电子控制组件、气路及外置部分组成。电子组件由电路板、各种芯片和人工界面显示屏组成。通过电子组件这个重要的环节，接收到各种呼吸机预设参数并从各传感器反馈信息，控制气路–周期性的送气，从而使患者完成通气的过程。气路部分是由高压气源、进气系统、吸气系统、呼气系统、安全系统、检测系统、氧气监测系统及雾化器系统等组成。呼吸机外置部分包括温湿化器、呼吸管路、空气压缩机和吊臂等。

1. 电子控制组件　中央控制主板是整个电路的核心部分，它通过电路总线对马达控制板、氧浓度监测板、操作面板、流量传感器、压力传感器、电磁阀、雾化及各种报警装置等实施通信和控制。人工控制界面是连接呼吸机和临床医护人员的纽带，随着科学技术的发展，人工控制界面智能化程度和人性化程度日益提高，很多呼吸机控制界面具备触摸式屏幕、智能化监测及多组件输出方式。

2. 气路组件　气路是呼吸机各种通气模式和功能的基本执行部件，核心部分有气体混合器、送气阀和呼气阀，主要由两大支路——吸气支路和呼气支路共同组成。吸气支路包括高压气源、通气流量控制组件（流量阀）、气体混合器、氧浓度传感器、吸气流量传感器、压力传感器及安全阀等；呼气支路的主要部件有压力传感器、呼气阀和呼气流量传感器等。

（1）气源：包括空气和氧气供应装置，与气体混合器组成呼吸机的供气部分，为患者提供氧浓度为21%～100%的空氧混合气体。呼吸机供气压力为0.2～0.6MPa，一般要求在0.5MPa左右，压力过高或过低时，呼吸机会报警甚至不能正常工作。呼吸机供气气流一般在60～100L/min，也有部分呼吸机要求流量较低，如新生儿专用呼吸机，这类呼吸机在做校正时气流要求较高。大部分呼吸机在吸气支路中有一个细菌过滤器，起到对空气及氧气中细菌的过滤作用。

1）氧气源：可采用中心供氧或钢瓶供氧两种方式供给。中心供氧将氧气气源集中，通过中心管道将高压氧气减压稳定后，输送至病房的密封插座以供使用。在具有重症监护病房、麻醉病房、手术室及急诊抢救室的医院一般都具备中心供氧及压力检测能力。医院的氧气终端通常安装在墙上，分明式和暗式两种。病房及指定位置需要安装监测流量和压力的安全装置及阀门，以备漏气时采取相关措施及防范危险。

在使用钢瓶供氧时，可根据需要选择不同数量的钢瓶。控制装置里的气源切换装置及减压稳压装置将氧气输出至氧气插座，只需将呼吸机氧气接头插入即可。

2）空气源：呼吸机的空气动力源来自中心供气或医用空气压缩机。空气压缩机按照结构原理可分为活塞式压缩机、隔膜式压缩机及涡轮式压缩机。医用空气压缩机需具备精确的稳压及稳流系统，以满足在不同情况下对流量的不同要求。压缩后的空气必须干燥、清洁及无油，空气压缩机应尽量减低噪声，在压力输出过大时能主动停机，压力不足时具有声光报警功能。医用空气压缩机供气量为55～64L/min，最大输出连续气流每1.5s 120L，工作压力 50psi（$3.4kg/cm^2$），露点下降 2.8～5.6℃，噪声小于 60dB（1m 之内），并有低压报警（30PSI 或 $2.04\ kg/cm^2$）、高温报警（70℃）及断电报警。滤过器可消除 90%以上的污染。使用时应注意每天清洗进气口的海绵及排除贮水器的积水。并观察计时器工作，一般满 2000～3000h 应检修一次。部分呼吸机如 Sensor Medics 3100A 高频呼吸机中，空气源除了压缩源外，还具有冷却电线圈的流量要求，防止线圈过热停止工作造成使用危险。

（2）气体混合器：是呼吸机中控制氧气及空气比例的重要组件，调控范围在 21%～100%，按原理可分为浮标式空氧混合器、机械式空氧混合器及电子控制式混合器。浮标式空氧混合器由两个独立的空气及氧气流量调节浮标计组成，两种气体混合后输出氧浓度可由厂家提供的附表中读出。浮标式空氧混合器的特点是价格低、结构简单；缺点是精度较差，氧浓度不能直接读出，并且没有报警装置。机械式空氧混合器一般是独立于呼吸机外的气动部件或者一体式安装在呼吸机主机上，由空氧混合室、弹簧片及调节旋钮构成。它通过调节旋钮推动弹簧片位置改变混合室内空间及进入气量来改变氧气浓度，当空氧混合室内压力超过一定限度时簧片会发出哨音报警。电子控制式混合器采用电子控制技术，将空气和氧气比例的控制信号转换为电磁杆的位移量，以此控制高压伺服阀的开合，从而实现空气和氧气按照一定比例混合输送。

（3）通气流量控制组件（流量阀）：主要作用是控制通气流量，配合实现控制吸气时间及呼吸频率，并在一定程度上通过设置控制流量的大小来实现波形的改变。不同的呼吸机使用的流量阀各不相同，主要有活塞控制、比例电磁阀控制、涡轮控制及高速步进调节阀控制等形式。

（4）流量传感器：是呼吸机的重要部件之一，它的作用是监测供气流速，并反馈给电子控制部分控制呼吸机的精确通气。流量传感器不仅可以获得气流速度，还可以通过时间积分计算通气量，结合其他数据完成呼吸力学的监测。根据工作原理，流量传感器可分为测压式、热丝式及超声波等流量传感器。

1）测压式流量传感器：包括压力感应式流量传感器和压差式流量传感器。压力感应式流量传感器是在气路内安装薄金属片或金属丝，在气流通过时，金属网或金属丝发生变形，通过测量金属丝或金属网的电桥变化来计算测量流速。这种流量传感器工艺复杂，可反复使用，监测精度较高。

压差式流量传感器是通过直接测量管路内上下两端的压力变化来测算出气体的流速。此类传感器结构简单，价格便宜，但痰液及积水对管路影响较大，易出现信号衰减。小年龄组患儿潮气量及流速低，患儿本身压差信号弱，压差式流量传感器无法准确监测通气量，因而儿童呼吸机中一般不采用压差式流量传感器。

2）热丝式流量传感器和热膜式流量传感器：两者原理类似，应用较为广泛，其工作原理是依靠热平衡及惠斯通电桥为基础进行监测。当被测气体流过热丝或热膜时，由于气体带走热丝或热膜一部分热量，热丝温度下降引起电阻变化，气体流速信号即转变为电信号，经适当的信号变换和处理后测量出气体流量的大小。此类传感器可反复使用，精确性较高，缺点是易损害，易受痰液分泌物等影响。在临床应用中的高端儿童呼吸机大多采用的是热丝式流量传感器。

3）超声波流量传感器：工作原理是超声波在流动的气体中传播时传播速度与气流速

度有关，通过超声波的这种物理性质可以计算出气体流速。超声波流量传感器包括发射器和接收器。超声波发射器是利用压电材料的逆压电效应，当对压电材料通以超声电信号时，它将电能转换为超声波能量，并将其发射到被测流体中。超声波接收器是利用压电材料的压电效应，当超声信号作用在该材料上时，它会产生电信号输出。目前在呼吸机中使用的超声流量传感器主要有时差法和多普勒法传感器。时差法原理是超声波在流体中的传播速度与在静止媒介中传播的速度不同，其变化值与媒介流速有关，通过测量流动气体中超声传播速度的变化来测定流速和流量。多普勒法是通过电子振荡器驱动发射晶体产生约150kHz 的超声波，这种超声波横跨被检测气流的管道，由接受晶体拾取信号，内装支柱在检测区域产生旋转涡流，超声波被旋转涡流调制与每毫升气流成比例，调制范围一般在80Hz～2.5kHz，接受晶体接收信号后由电路处理放大、检波，转换为流量信号。

　　超声波流量传感器的优势在于敏感性佳，不影响管路内气体的运动，缺点是价格昂贵。

　　（5）呼气阀：是正压通气的重要保障，主要作用是在吸气时封闭呼气管路，保障气体输送；在呼气阀打开时，可维持 PEEP/CPAP 的作用，它是保障吸呼气转换的基础。根据工作原理分为气囊活瓣气控式、电磁机械控制式、气流封闭限制式和主动电磁阀式等。新生儿呼吸机中应用较多的是气流封闭限制式呼气阀，吸气时呼气阀驱动释放反方向气流达到封闭回路的目的，保证尽可能少的使呼出气重复吸入。

　　（6）氧浓度传感器：氧浓度传感器也称为氧电池，它是监测吸入环路中的氧气浓度与设置氧浓度是否一致的装置。氧浓度传感器的原理是气体通过传感器内部的电解液，电解液中阴阳极发生氧化及还原反应，产生电流值，通过电流值转换可监测气体中的氧浓度。氧电池的使用寿命一般在 1～2 年，高温高氧可缩短电池使用寿命。

　　（7）安全阀：是呼吸机的安全装置，可以保证气路内压力的均衡，避免气压伤害患者。电子系统检测反馈压力环路内压力，当压力大于设置压力时，安全阀自动放气，同时打开自主呼吸管道，保证气道压力恒定。

　　3. 呼吸机外置组件　　呼吸机的外置组件包括呼吸回路、湿化器、雾化器、空气压缩机、车架及吊臂等。

　　（1）呼吸回路：是呼吸机与患者人工气道间输送气体的装置设备。主要包括吸入端过滤器（部分呼吸机内置）、吸气管路、Y 形接头、呼气管路、积水杯和呼出端过滤器（部分内置）。呼吸回路的作用是将已经温湿化的具有特定流速的气体提供给患者，同时将患者呼出的气体排出。这个过程需要环路的密闭性、柔韧性及重复使用性。不同厂家生产的回路在材料及规格上略有不同，管路的无效腔量会影响患儿尤其是新生儿和婴幼儿的潮气量，不同患者使用的回路直径也有所不同，新生儿环路直径为 8～10mm，婴幼儿为 15mm，成人为 22mm。

　　（2）湿化器：在生理状态下，人体吸入气体经口、鼻、咽等上气道的温湿化后进入下呼吸道，气管隆凸上的气体温度为 37℃，水蒸气充分饱和，在这种状态下呼吸道的黏液纤毛运转系统才能正常工作，呼出气中大部分的水分被气体带走。患者在接受气管插管及气管切开等人工气道机械通气时，患儿呼吸道不能对吸入气体进行加温加湿，否则，气道会出现脱水、干燥，增加气道堵塞的风险。湿化器是呼吸机外置设备中的重要组成部件，患者需要持续的合适温度的水蒸气来温湿化气体来满足气道的要求，一般湿化为温度为 32～

35℃。早期使用的普通湿化器靠调节档位控制温度，只能给罐体加热不能给环路加热，易出现冷凝水，不能达到满意的温湿化效果。近年来新的呼吸机湿化器均为伺服型湿化器，具有两个系统分别控制罐体输出气体温度及呼吸回路中的温度，从而解决了湿化不足及积水等问题。

（3）雾化器：部分呼吸机具备雾化功能，呼吸机用雾化器的工作原理主要是靠射流及超声振荡使液体变成小颗粒进入下气道，能起湿化作用的雾化颗粒直径在 3～6μm，雾化时将雾化器接入环路内部（常为吸气侧），开启驱动即可完成雾化。射流雾化与超声雾化的区别在于超声雾化不需要外加气流，并且不会影响总通气量，对于儿科患者比较适合，缺点是在雾化的同时药物可能沉积在呼吸机内部，如阀门、传感器及端口，影响设备正常工作，因而国外一般不推荐做环路内雾化。如有特殊需要可取下传感器等精密仪器。

4. 呼吸机附加功能

（1）氧浓度调节功能：氧浓度的大小一般由氧传感器，也就是"氧电池"测定。氧浓度监测及调节对新生儿呼吸机治疗尤为重要，新生儿应避免长时间高浓度吸氧，临床上使用呼吸机治疗时应定期检查氧电池情况，及时更换氧电池。

（2）报警装置系统：报警系统是防止呼吸机意外发生的第一道防线，通常包括气道压力报警、每分通气量（或潮气量）报警、吸入氧浓度报警、窒息报警及气源报警等几项功能。呼吸机报警采用声光报警方式，报警分为三种等级：红色为一级报警，需及时处理，否则后果严重；黄色为第二级报警，不需紧急处理，但必须及时解决；绿色为第三级报警，提醒医务人员及时观察，排除隐患发生。

报警上下限可自行设置也可人为设定，设置气道压力报警时可设定报警上限高于峰压 5～10cmH$_2$O，报警下限低于峰压 2～3cmH$_2$O；每分通气量设置的报警范围不能过宽，通常将上、下限设在实际每分通气量的±25%左右。

（3）记录监测系统：目前大多数呼吸机是智能高端机型，都具有与计算机连接的端口，可对患者接受机械通气时的各项参数资料、波形及肺功能数据进行实时记录，还可进行趋势分析及回顾，对相关资料进行储存以备分析及统计。

（二）呼吸机的原理

1. 呼吸机的基本原理　人的正常通气过程：吸气时，呼吸肌肌肉收缩，胸廓扩张，胸腔形成负压，肺泡膨胀，从外界大气中吸入空气；呼气时，呼吸肌肌肉松弛，肺泡弹性回缩，肺内压力增加，向外界呼出气体。所以由于肺泡的膨胀和回缩与外界大气之间的压力差是人体通气的动力，呼吸机就是模拟这一原理利用机械的外力给予压力差，从而实现强制人工通气功能。通俗地讲，就是用机械外力帮助患者进行呼气吸气的动作。强制的机械通气分为负压和正压两种类型，早期的呼吸机多为负压呼吸器，而现代呼吸机则是利用高于大气压的压力对肺部进行通气，属于正压呼吸机。呼吸机工作流程如图 8-1 所示。

（1）常规呼吸机的基本原理：正压通气式呼吸机是通过人工气道在连接呼吸机的情况下使呼吸道开放，周期性送换气，从而达到胸廓和肺泡的周期性扩张及回缩，完成气体交换。这种呼吸机的优点是能直接给予正压通气，但是正压通气方式违反自然生理状态，可能会导致肺损伤及循环障碍。

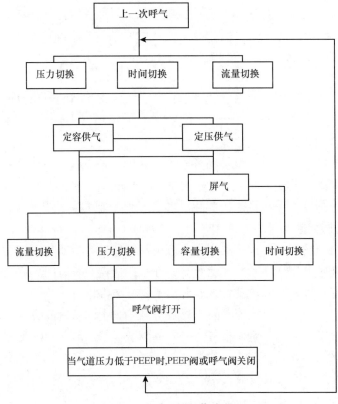

图 8-1 呼吸机工作流程

负压通气式呼吸机是由筒状或壳状外壳围绕胸廓或除头部以外的整个身躯，容器内形成负压，带动完成胸廓及肺泡的被动扩张及回缩过程，达到类似自然呼吸的模式。此类机器就是俗称的"铁肺"，优点是呼吸过程自然，但此类呼吸机耗能高、体积大，不易于临床操作，不能达到理想的气道开放状态，所以目前很少使用。

（2）无创呼吸机的基本原理：无创呼吸机是一种为呼吸功能不全的患者提供经口、鼻面罩呼吸支持治疗的装置，主要用于治疗呼吸功能障碍、改善通气、缓解呼吸肌疲劳，有利于呼吸和循环功能的恢复。成年人较常用的无创通气模式为双水平正压通气（bilevel positive airway pressure，BiPAP），它是一种对有自主呼吸但呼吸不足的患者最常用的模式，具有流量同步触发和漏气补偿功能。双水平正压通气提供两个正压辅助通气，一个是高的吸气压（inspiratory positive airway pressure，IPAP），作为压力支持通气，减少呼吸做功和耗氧量；一个是低的呼气压（expiratory positive airway pressure，EPAP），相当于PEEP 的作用，对抗内源性呼气末正压，增加功能残气量，防止肺萎缩，改善气体分布，增加肺泡通气量。BiPAP 有两种工作方式及原理，即自主呼吸通气模式（S 模式，相当于PSV+PEEP）和后备控制通气模式（T 模式，相当于 PCV+PEEP）。S 模式下采用远端流量传感器的流量触发系统，提供的吸气压力和呼气压力的转换是由患者呼吸气流控制的，可通过调整吸气触发灵敏度和呼气触发灵敏度达到较好的同步。在 T 模式下，系统自动检测每一次呼吸的周期，并将时间转换为频率，与设定的备用频率相比较，当检测频率低于设定值时，呼吸机按设定的备用频率自动提供一次 IPAP/EPAP 交互进行的呼吸。目前的无创呼吸机均采用同步技术，包括吸气触发同步、吸气过程同步及吸呼气转换同步，以达到最好的同期效果。

新生儿疾病中常使用的无创呼吸机为经鼻持续气道正压通气（nose continous positive airway pressure，nCPAP）呼吸机，nCPAP 的基本原理是呼吸机为整个呼吸周期提供恒定压力，而整个通气过程由自主呼吸完成，其实质是以零压为基线的自主呼吸基线上移，基本作用相当于 PEEP，主要作用是维持气道开放、防止肺泡萎陷、改善氧合和防止大气道阻塞。nCPAP 主要用于轻中度低氧血症患者的呼吸支持治疗。nCPAP 与 BiPAP 相比，不能提供吸气辅助作用，但同样可以改善缺氧症状。

无创呼吸机具有许多优点，包括操作简单、使用方便、疗效确切；避免有创通气时气管插管或气管切开引起的继发性细菌感染和各种并发症；减少患者的痛苦，无须使用镇静剂；患者可正常吞咽及进食，不影响说话和咳痰；保留了上气道加温、湿化和过滤功能；可以使用不同的通气模式，间歇使用，容易脱机；与有创通气相比，可明显降低医疗费用。

（3）高频呼吸机的基本原理：高频通气（high frequency ventilation，HFV）是应用小于解剖无效腔的潮气量，高通气频率（≥正常频率 4 倍）实现有效气体交换的机械通气方式。HFV 气体交换的可能机制是通过气体对流完成相邻肺泡单元的直接换气；Pendalluft 效应，由于气道的不对称性造成的不对称的气体流动，有助于肺部气体的循环和交换；引起气体混合的大气道的湍流；Taylor 弥散效应；不经气道的肺泡间的旁路通气。

HFV 的特点为小潮气量、低气道压、低胸内压和呼吸末加压呼吸效应，不使肺泡反复启闭，不产生剪切力，使肺泡在持续扩张保持有效通换气，减少气压伤，对回心血流干扰小，有益于降低颅内压，且不与患者的自主呼吸发生冲突。高频通气 20 世纪 70 年代后期用于临床，儿科主要用于新生儿呼吸衰竭的治疗，在小儿呼吸窘迫综合征、重症肺炎、呼吸衰竭及哮喘等疾病也有应用。

高频通气分为高频正压通气（high frequency positive pressure ventilation，HFPPV）、高频喷射通气（high frequency jet ventilation，HFJV）、高频振荡通气（high frequency cscil-lation ventilation，HFOV）和高频气流阻断（high frequency flow interruption，HFFI）四种，较常用的为高频振荡通气。此技术的原理是通过高频活塞泵或振荡隔膜运动以 500～3000 次/分的频率将少量气体（20%～80%解剖无效腔量）送入和抽出气道，以满足肺气体交换的需要。HFOV 吸气和呼气都是主动过程，减少了动态过度充气的发生，可以加速气体运动，完成机体氧供。呼气是主动过程，因而可通过设置呼气时间避免气道内气体潴留。

2. 呼吸机的驱动　不同呼吸机的驱动力产生方式不同，驱动的气体直接送入肺内完成通气称为直接驱动，多数呼吸机在来自高压气源后需要减压处理才能正常供气。驱动装置产生的气流不直接进入肺内，而是作用于风箱或皮囊，再使气体进入肺内，这样的过程称为间接驱动。呼吸机驱动作用主要依靠压力驱动和流速驱动，压力驱动包括恒压驱动、非恒压驱动、增压驱动和减压驱动；流速驱动包括恒流驱动、非恒流驱动及减流驱动。呼吸机驱动力产生的装置包括重力风箱、减压阀、吹风机、喷射器、线性驱动活塞、非线性驱动活塞及负压弹簧风箱等。

（1）压力驱动

1）恒压驱动：驱动压在整个吸气期间保持恒定，当驱动压和肺泡压达到平衡时停止气流，吸气期气体的流速是变化的，初期快、后期慢，吸入气量与吸气时间和驱动压成正比，与气道阻力成反比。

2）非恒压驱动：吸气时间由驱动轮转速决定，吸入气量取决于并行阻力所调大小和胸肺顺应性，当并行阻力小于气道阻力时，驱动气流从并行口排出不进入肺内。

3）增压驱动：吸气期出现吸气压力逐渐增加，达到高峰后形成吸气平台。吸气流速为非恒流，吸气时间由驱动轮的转速决定，驱动轮转速越快，吸气时间越短。

4）减压驱动：吸气时吸气开关打开，充盈开关关闭，弹簧使驱动风箱下降，驱动气流进入肺内。吸气时间由吸气开关决定，与增压驱动相反，吸气期驱动压逐渐下降，驱动气流速度也减慢，吸入气量由吸气时间内的弹簧驱动风箱的位移幅度决定。

（2）流速驱动

1）恒流驱动：整个吸气期间驱动气流速度恒定，吸气时间由控制开关决定，吸气期间气道压力随肺顺应性不同而变化，吸入气量由流速时间乘积决定。恒流驱动呼吸机必须安装压力监测装置防止压力过高导致肺泡破裂。

2）非恒流驱动：驱动气流由非线性驱动活塞产生，尽管驱动轮转速恒定，但活塞运动速度不均匀，所产生气流也不恒定。吸气时间和吸入气量分别由驱动轮转速和活塞移动的距离决定，压力高低取决于胸肺顺应性。

3）减流驱动：驱动过程与减压驱动相似，在吸气过程中弹簧的驱动逐渐减弱，流速控制阀不变，驱动流速减慢。吸入气量由流速及吸气时间决定，可因相反顺应性改变而改变。

3. 机械通气各时相　呼吸机在正压通气中一个周期包括 4 个时相：第一时相是吸气开始的触发，第二时相是吸气相全过程，第三时相吸气向呼气转换，第四时相是呼气相全过程。在通气过程中 4 个时相紧密相关才能组成完整的通气过程。

（1）吸气开始时相

1）时间触发（time triggering）：正压通气时，患儿没有自主呼吸，通气可被定时器（呼吸器启动的通气）所触发，是按照预设的时间要求完成触发的，呼吸机按照预定的吸气时间、呼气时间及呼吸频率进行气体输送。

2）患者触发（patient triggering）：由患者自主呼吸导致环路内压力及流速下降变化被感受器感知后，触发呼吸机按照预设的参数进行通气。呼吸机触发感受器通常位于近端及吸呼入端附近，感知回路内压力及流量变化。在高端呼吸机中触发的灵敏度是评判呼吸机优劣的重要指标。在 SIMV 模式中，触发窗时段内患儿出现自主吸气动作被呼吸机感知，就可以启动呼吸机按照预设的参数进行正压通气，在触发窗以外、两次正压通气之间的时段，呼吸机送气阀门开放，允许患者通过呼吸机的呼吸回路进行自主呼吸。

触发灵敏度（trigger sensitivity）是指呼吸机感知患者自主吸气动作的能力，标识越灵敏就越容易感知患者的吸气动作，患者的呼吸做功就越小。但是过于灵敏也会发生错误触发。呼吸机通气治疗时理想的触发是尽可能地减少呼吸肌做功，并且避免错误触发。触发延迟时间（trigger delay time）是指呼吸机从感知患者自主吸气，到开始给患者送气的时间，延迟时间是呼吸机的固有特性，延迟时间越小表示呼吸机性能越好。评价呼吸机同步功能的主要指标包括触发灵敏度及触发延迟时间，要求触发灵敏度要高，触发延迟时间要短。

目前临床常用呼吸机触发的工作原理为流量触发、压力触发及膈肌电位触发。流量触发的基本原理是根据环路内输出气流量是否与流量传感器的气流量一致来判断触发。当患者吸气时呼吸机环路内部分气体被患者吸入，流量减少，达到预设触发值时触发呼吸机送气。流量传感器较为敏感，适用于新生儿及婴幼儿呼吸机，一般反应时间为 25～50ms。在日常工作中因应注意触发预设值的设置，防止积水，注意气道密闭性减少漏气可能（使用带 CUFF 的气管插管或更换较大的气管导管）。压力触发的基本原理是通过压力传感器感知患者自主吸气时气道环路内压力的变化触发呼吸机送气。压力传感器的反应时间一般为 40～100ms，在使用此类触发呼吸机时应注意阈值的调整以减少不触发的出现。膈肌电位触发模式是近年来才应用于临床的新型触发模式，即神经电活动辅助通气模式，它属于生物电检测模式，临床上通常采用膈肌电位触发模式。膈肌是最重要的吸气肌，吸气用功占呼吸肌的 60%～80%，膈肌肌电能很好地反映呼吸中枢的吸气和呼气时间及呼吸努力程度，膈肌电信号可通过多导食管电极获得。膈肌电位触发模式的工作原理是将电极放置在患者食管内，并设置呼吸机肌电信号触发值。患者有吸气需求时，呼吸中枢兴奋使膈肌产生肌电信号，该信号被呼吸机通过多导食管电极获得，当肌电信号不低于所设置的触发灵敏度值时，呼吸机即被触发给患者送气。该方法的反应速度极快，与自主呼吸能够很好同步，是未来触发的方向。

（2）吸气相：呼吸机的主要任务就是将气体输送至患者肺内，完成这一步的主要时相是吸气相，此时患者气道内的压力、容量和流速均会发生明显的改变，呼吸机送气过程中可以保持压力恒定或容量恒定，但两者不能同时满足。

在定压通气时，由于限定了最大的气道压力（吸气峰压），吸气相起始时压力差最大，流速也最快。随着肺泡内气体的增加，肺泡内压逐渐升高，肺内外压力差减低，输入的气流逐渐减少，在一定的吸气时间内，呼吸环路内的压力与肺泡的压力差可能会为零，气流停止输入，完成吸气过程，这时出现的呼吸波形可能为递减波形。当容量恒定时，气体流量是恒定的，可以提前预设流量，吸气开始流量输入直到预设的容量后停止送气，完成吸气过程。不论是在定压还是在定容的吸气过程中，压力、流量及容量与时间均存在一定关系，从而衍生出了各种波形，不同的流速、压力会出现不同的波形改变，如方波、递减波、正弦波及递增波等。

（3）吸气向呼气转换：在吸气达到一定目标值时，呼吸机结束送气，呼气阀开放，患儿肺泡内的气体通过呼吸道及呼吸环路排出，这个从吸气向呼气转换的过程称为切换。切换的目标值可以是压力，也可以是容量或流量等，切换方式随呼吸机类型而有所不同，部分呼吸机具有多种切换及控制的能力。

1）压力切换：是以压力为目标值，在呼吸机工作中呼吸道内压力逐渐上升到预设压力时，立即停止吸气，转向呼气。以压力切换方式完成吸气的呼吸机称为定压式呼吸机。因为吸气时间、气体流量及吸入气量均受预设压力、气道阻力及相反顺应性的影响，所以潮气量是一个变量。压力切换通气能较好地控制压力，流速也较符合生理流速，肺泡扩张在早期即可充盈。

2）容量切换：容量切换通气也称容量控制通气，定容模式。呼吸机向患者送气，达到预设容量后停止送气并转入呼气。在容量切换中，容量是恒定的，当气道阻力及顺应性发生变化时，潮气量会发生相应改变。容量控制采用恒定气流，肺泡完全扩张可能出现在中后期。

对于新生儿及婴幼儿这些特殊的患者人群，在传统意义上不适用定容通气，原因是这类患儿潮气量小，回路的无效腔及可压缩容积大，易产生环路内消耗。另外，新生儿气管导管通常没有套囊，可能会出现漏气影响通气效果。但近年来一些研究显示容量控制通气可能对某些新生儿疾病恢复具有重要作用。

3）时间切换：呼吸机供气气流随设定时间的变化而变化，在达到预设的吸气时间后，呼吸机停止送气，转向呼气，这种切换方式称为时间切换。时间切换保证吸气时间恒定，吸气期的气道压力、流速及吸入气量可能因肺部顺应性改变而变化。

4）流速切换：是通过安装在呼吸机内部的流速感受阀进行监测，供气气流在吸气开始时流速最快，之后逐渐减慢，当流速减慢至预设目标值时，供气阀门关闭，吸气停止并转向呼气。流速切换能保证切换的流速恒定，肺内压、吸入气量及吸气时间均为变量，压力支持模式就是常见的一种流量切换模式。

5）双重切换：目前临床上使用的呼吸机为了转换的灵敏及便捷，不单独使用单一控制转换模式，而是使用双重控制即压力-容量切换，来保障吸呼气的及时切换。

双重控制的工作原理基于反馈控制理论，它是以压力切换方式工作，持续监测气流及肺顺应性等参数，实时反馈回呼吸机的微机处理系统，不足气量以容量切换方式补充，或在一定范围内自动调节吸气压力来达到预设潮气量。双重控制可以在每次呼吸中或也可以对多次呼吸进行双重控制。它结合了压力及容量各自的切换控制特点，可以改善人机协调，防止肺泡压力及潮气量过大。

（4）呼气相：是依靠肺泡及胸廓的弹性回缩被动完成，呼吸机呼气期的功能是允许吸入的气体排出，呼气压力与肺内压成正比，与气道阻力成反比。根据呼气末肺内压力的高低可分为呼气末正压、零压和负压。呼气末正压是在呼气末控制呼吸机气道内保持高于大气压的正压；呼气末零压是在呼气末呼气活瓣打开，呼气末肺内的压力与大气压相等；呼气末负压是在呼气口安置喷射气流装置，主动排出气流，使呼气端保持负压，部分呼吸机上使用该装置主动抽出呼出气体，促进二氧化碳的排出。

（5）呼气向吸气的转换方式：呼吸机从吸气向呼气转换可分为三种方式：自主切换、时间切换和人工切换。

1）自主切换：患者自主呼吸对呼吸机呼气发生反馈，触发呼吸机进行转换称为自主切换。自主切换的常见触发方式有压力、流速及时间等。切换控制工作原理为气体控制、气流体逻辑控制、电气控制、压力传感器控制、光电控制、热敏电阻控制、流速感应器控制、流量感应器控制等。

2）时间切换：当呼气达到预设的时间后，呼吸机打开呼气阀，进入吸气期，称为时间切换。时间切换常用于自主呼吸的安全保障，即在预定的呼气时间结束，若患者无自主呼吸不能触发呼吸机，呼吸机以时间切换进入吸气。其切换机制为气体控制、流体逻辑控制、电机械控制及电子控制。

3）人工切换：现代呼吸机都安装人工切换开关，供操作者随时触发呼吸机送气，在呼吸机界面上可见人工吸气装置。

（三）呼吸机的功能

呼吸机的功能见表 8-1。

表 8-1　呼吸机的功能

基本功能	次级功能	附属功能
1. 产生呼吸驱动力	1. 压力安全阀	1. 报警
2. 调节吸气时间、吸入气量及流速	2. 调节吸入氧浓度	2. 监测
3. 完成吸气向呼气转换	3. 加温、加湿	3. 记录
4. 呼气时间、气流和压力的多项调节		
5. 完成呼气向吸气的转换		

三、呼吸机的分类

根据呼吸机结构和功能特点的不同，呼吸机主要有以下几类。

（一）按动力分类

根据呼吸机动力来源可以分为电动呼吸机和气动呼吸机。由于呼吸机的动力和调控可有不同的组合方式，现代呼吸机多通过复杂的电子技术调节发挥作用，故又称电控电动呼吸机和电控气动呼吸机。由压缩空气提供正压，而以电路控制的呼吸机，称为电控气动呼吸机，这是目前多数呼吸机采用的工作方式；若正压由电控活塞泵或空气压缩机提供，称为电控电动呼吸机。也有一类呼吸机的动力和机械控制均由压缩空气完成，称为气控气动呼吸机。

（二）按吸气开始方式分类

根据呼吸机吸气开始的方式，可以分为同步呼吸机（辅助通气）和非同步呼吸机（控制通气），同步呼吸机设有同步装置，一旦患儿出现自主呼吸要求，呼吸机即可感应这种要求，经微电脑处理器处理后主机开始按设置的通气参数供气，于是出现一次由患儿触发的强制通气，与患儿自主呼吸需要相一致，不出现人机对抗，既满足了患儿对通气的要求，又大大减少了患儿呼吸做功的能量消耗。而非同步呼吸机没有同步装置，呼吸机按设置的通气参数向患儿提供强制性通气，容易出现人机对抗的情况。

（三）按吸气与呼气切换方式分类

1. 定压型　预先设定输出气体的峰压值，呼吸机送气时内压力逐渐升高，当压力达到预定值时送气停止，而转为呼气。

2. 定容型　预先设定输出气体的潮气量，当呼吸机将预定的气量送入肺内后送气停止，并转为呼气。其特点为潮气量较恒定，压力随之而变，呼吸频率与吸气时间/呼气时间值可控制。由于新生儿的潮气量较小，通气回路漏气和呼吸管道压缩容量大，新生儿气管插管不戴套囊造成漏气等原因，一般认为新生儿不宜使用定容型呼吸机。

3. 定流型　吸气在达到预定的流量时停止，如用于压力支持通气时，吸气在吸气流量降到峰值的 1/2 或 1/4 时停止。

4. 定时型　预先设定吸气与呼气时间，在预定的时间内将气体送入肺内后转为呼气。用微电脑控制的呼吸机大都以定时型作为基本的通气方式，但同时结合定压、定容或定流方式进行工作。

5. 定时限压型　此类呼吸机的切换方式为时间切换，同时又具备限压的功能。所谓限压即压力控制，是指在吸气过程中气道内压力达到一定限度即不再升高，但吸气继续进行，在预定的时限内维持预定的压力水平，有利于气体在肺泡内均匀分布，直到吸气在预定的时限结束时压力降低。

（四）按使用对象分类

1. 新生儿婴儿呼吸机　主要适用对象为从早产儿到 4 岁左右或体重不超过 15kg 的儿童。由于新生儿和婴儿呼吸器官十分柔嫩，气管插管使用不带气囊的导管；插管周围存在泄漏，使用容量控制型通气时不能保证潮气量，呼气时 PEEP 不能建立；使用持续流量，压力限制，时间切换通气方式可以维持 PEEP；同时可以减少生理无效腔，稀释呼出气体，提高通气效率。新生儿及婴儿呼吸机一般不具有呼气流量监护，使用时要特别注意患者胸廓变化情况。

2. 儿童呼吸机　主要适用对象为 10～30kg 体重的患儿。VT 较成人呼吸机小，同步响应时间较短，呼吸机内部顺应性较小，通气管道较细。

3. 成人呼吸机　主要适用对象为体重 30kg 以上的患者。

▶▶▶ 四、新生儿及婴幼儿专用呼吸机的性能要求

（一）新生儿及婴幼儿呼吸机的性能特点

新生儿及婴幼儿的呼吸生理与成人有很大差异，其特点是小潮气量、快呼吸、慢流速及大无效腔等，在顺应性、肺容量及不显性失水方面也有很大差别。新生儿及婴幼儿呼吸机的性能有以下特点。

（1）能提供多种通气模式。

（2）持续恒流供气系统，灵敏触发装置。

（3）呼吸机管路无效腔小，顺应性低、压缩系数小于 0.3ml/cmH$_2$O。

（4）潮气量变动范围足够大，最小新生儿 5～200ml 内可精确控制。

（5）呼吸频率范围 2～150 次/分。

（6）吸气时间调整范围精确 0.2～1.5s，可调精度在 0.05s 级，甚至 0.01s 级。

（7）具有良好的空氧混合装置及监测能力。

（8）PEEP 装置可调范围 0～15cmH$_2$O。

（9）良好的温湿化功能。

（10）良好的压力及流速感器。

（11）具有灵敏的报警装置，可对多种参数进行及时报警，包括潮气量、气道压、电源及气源等。

（12）具有良好的肺力学监测功能并可记录于电脑中。

新生儿呼吸机大多为定时、限压、持续气流型呼吸机，儿童呼吸机在性能要求上虽然没有新生儿呼吸机严格，但是较成人呼吸机仍有很大差别。

（二）新生儿及婴幼儿呼吸机的选用

1. 呼吸机的性能适合儿童的呼吸生理要求，具有适合的潮气量、压力、流量及时间参数。

2. 根据疾病种类选择　不同疾病需要的呼吸机支持方式有所不同，在疾病不同阶段也有不同选择，如呼吸支持方式可根据患儿病情选择辅助或控制模式，在特定情况下还可以选择具有无创功能的呼吸机。

3. 通气模式多样化　疾病在不断变化，患儿在接受呼吸机治疗时，需不断调整呼吸支持的方式，对呼吸机所能提供的呼吸支持能力及呼吸支持力度具有一定要求，以满足患儿需要，在选择呼吸机的时候应尽可能选用多参数，多模式的呼吸机机型。

4. 适合性选择　一般的呼吸机中只有常用通气模式和功能，高端机型可能具有特殊的模式及性能，但只有适合的呼吸机才是最好的，不是说呼吸机配置越高价钱越贵，越能体现呼吸机的功能，各医院应根据不同的情况选择适合的机型使用。

▶▶▶ 五、机械通气的术语及基本参数

（一）基线压

与呼气末压相对应，是呼气相最低的压力水平，一般肺泡吸气和呼气末压均等于大气压，在机械通气时，如果 PEEP 大于 0，基线则大于大气压，呼气相时压力逐渐降低，最低压力在呼气相最后出现。

（二）吸气峰压

吸气峰压（peak inspiratory pressure，PIP）是指一个呼吸周期内气道压力的最大值。在定压呼吸机中 PIP 是恒定值，增加 PIP 可增加平均气道压，扩张塌陷的肺泡，改善通气血流比，增加氧和。在定容通气时，PIP是变量，气道压力随气道阻力的变化而变化，气体流速越大，达到峰压的时间就越短，气道压力上升的时间也就越短。PIP 主要影响潮气量和二氧化碳的清除。一般认为 $PIP>30cmH_2O$ 会引起压力伤和容量伤，导致气漏和肺损伤，过度的肺膨胀会降低肺灌注和心排血量，影响氧的传递，降低氧分压。

（三）平均呼吸道压

平均呼吸道压（mean airway pressure，MAP）是一个呼吸周期中施加于气道和肺的平

均压力，为压力时间曲线下的面积，受 PIP、PEEP、TI、TE 和流量的影响。通常机械通气的 MAP 为 5～10cmH₂O，在肺实变时，呼吸道阻力增加，随着 PIP 和 PEEP 的提高，MAP 可能达 15～20cmH₂O。当 MAP>10cmH₂O 时气漏的风险增加，因而当 MAP>12cmH₂O 时可采用 HFOV，减轻气漏风险。MAP 计算公式为 $MAP=K\times(PIP)\times TI/(TI+TE)+PEEP\times TE/(TI+TE)$，式中 K 为常数，随不同波形而变。

（四）潮气量

目前的呼吸机都可直接读出潮气量，新生儿的潮气量一般为 4～6ml/kg，不宜超过 8ml/kg。儿童潮气量为 6～8ml/kg。潮气量下降时，可适当增加 PIP，但同时要除外气体潴留所致的内源性 PEEP 增加，若气体潴留存在，应延长 TE 或下调 PEEP。

（五）呼气末气道正压

呼气末时气道内压力大于大气压称为呼吸末气道正压（positive end expiratory pressure，PEEP）。适宜的 PEEP 能够维持功能残气量，防止肺泡萎陷，改善通气/血流值。如果 PEEP 较高时可导致肺过度膨胀，肺顺应性下降，呼气末时气道内压力大于大气压称为呼吸末气道正压。适宜的 PEEP 能够维持功能残气量，防止肺泡萎陷，改善通气/血流值。如果 PEEP 较高时可导致肺过度膨胀，肺顺应性下降，回心血量降低，氧传递障碍，同时增加气漏的风险。若 PIP 固定，高 PEEP 时 PIP 减去 PEEP 所得到的压力差（ΔP）下降，潮气量降低，并且肺过度膨胀可刺激肺内化学感受器，延长呼气时间，使总的气体交换下降。理论上，最适 PEEP 是容量压力环下拐点对应压力加 1cmH₂O，此方法在临床上操作及监测较为困难。一般来说适宜的中低 PEEP 为 3～6cmH₂O，中等水平范围为 4～7cmH₂O，高水平 PEEP 则为 8～15cmH₂O。PEEP 的测量在近气管插管处，通常把它等同于肺泡内压，实际上肺泡内除了外源性 PEEP，即呼吸机给予的 PEEP 外，还存在内源性 PEEP，又称为自动 PEEP，多见于气体潴留，如 TE 过短，呼吸道阻力过高，亦见于主动呼气患者。实际 PEEP 是内源性 PEEP 和外源性 PEEP 的相加，若忽略内源性 PEEP，易引起肺过度膨胀。拔管前 PEEP 一般设置为 2cmH₂O，新生儿不推荐使用较高的 PEEP，以防止血流动力学改变。

（六）吸气时间和呼气时间

呼吸机设置的吸气时间（inspiratory time，TI）和呼气时间（expiratory time，TE）至少是时间常数的 3～5 倍以保证足够的潮气量和呼出量，无论正常呼吸或常频机械通气，主动吸气和被动呼气导致呼气阻力大于吸气阻力，则呼气时间常数长于吸气时间常数，所以 TI 短于 TE。新生儿 TI 一般设置为 0.3～0.5s。

（七）流速

新生儿适宜的呼吸机流速为 3 倍每分通气量，即 6～10L/min，该流量可达到设定的 PIP 值。流量增高不能提高气体交换量，但可以快速达到预设的 PIP 值，缩短吸气时间，间接提高平均呼吸道压，增加氧合。

（八）呼吸频率

呼吸频率是每分钟机械通气的次数，新生儿一般为 25～35 次/分，婴儿为 20～30 次/分，儿童为 16～35 次/分。每分通气量=潮气量×频率，在潮气量固定时，频率是每分通气量的决定因素，与二氧化碳清除成正比；当频率超过某一临界值时，TE 缩短，引起气体潴留进而产生内源性 PEEP，潮气量下降，频率和每分通气量成反比。此临界值与呼吸的时间常数（time constant, TC）密切相关，TC 指的是肺泡呼出或吸入 63%潮气量所需要的时间，3 倍 TC 可以呼出或吸入 95%的潮气量，即临床所需的最短 TE/TI，因而通常 TE/TI 是 TC 的 3～5 倍。TC =肺顺应性×呼吸道阻力。健康新生儿的肺顺应性为 0.005 L/cmH$_2$O，呼吸道阻力为 30cmH$_2$O/（L·s），一个 TC 为 0.15s，因而健康新生儿至少需要 0.45s 的 TE 才能呼出 95%的潮气量。不同疾病呼吸频率的设置不同，如呼吸窘迫综合征，肺顺应性下降，TC 缩短，呼吸频率可设置为＞60 次/分；而在阻塞性肺部疾病如支气管肺发育不良时，气道阻力增加，TC 增高，需降低呼吸频率。

（九）吸入氧浓度

呼吸机提供的氧气所占气体体积的百分数，即吸入氧浓度（fraction of inspired oxygen, FiO$_2$）。选择具体氧浓度的目标是使临床可接受的 PaO$_2$ 维持在 60～100mmHg。机械通气开始时，可选择较高的吸入氧浓度，防止低氧血症，机械通气过程中应根据 PaO$_2$ 测定结果来调节吸氧浓度。长期吸入高浓度氧对肺和早产儿视网膜具有毒性作用，因此机械通气治疗不宜长时间吸入高浓度氧气。新生儿适宜的吸入氧浓度应设置为使 PaO$_2$ 维持于 60～90mmHg，婴幼儿维持在 98mmHg（最高限值）。通常 100%吸氧浓度不要超过 30min，80%不要超过 2h，吸入氧浓度低于 40%称为低浓度吸氧，临床应用较为安全。一般情况下无呼吸系统病变患儿吸氧浓度设置＜40%，呼吸系统病变的患儿吸氧浓度设置 40%～80%。在进行吸痰等操作时可以给予短时间吸入纯氧减少危险操作的发生可能。

（十）同步触发灵敏度

触发灵敏度个体差异大，呼吸机的触发灵敏度包括流量触发灵敏度和压力触发灵敏度，流量触发灵敏度是能够触发呼吸机强制通气或自主呼吸患者吸气流速值。流量触发灵敏度是启动机械通气的快慢开关。人在呼气末的瞬间呼吸道的流速是 0，当开始吸气时，呼吸道的气流速度开始变快，当呼吸机感知气流速度达到设定的流速值时，就启动一次强制通气或者自主呼吸。

压力触发灵敏度是根据呼吸道压力变化启动机械或者自发通气过程。流量触发比压力触发更灵敏，与上机患者的同步性更好。目前呼吸机多同时具备两种触发方式，压力触发则作为流量触发的后备方法。

一般压力触发灵敏度预设值为 1cmH$_2$O，流量触发灵敏度预设值为 1L/min。干扰触发灵敏度的因素包括内源性 PEEP 及湿化器位于患者和传感器之间。当患者自主呼吸强却不能触发呼吸机，或呼吸暂停键不停地报警，应除外触发灵敏度设置过高或存在内源性PEEP。

（王慧卿　母得志）

参 考 文 献

孙波. 2000. 新生儿呼吸治疗技术的发展. 中华儿科杂志，38（10）：652-654.

喻文亮，钱素云，陶建平. 2012. 小儿机械通气. 上海：上海科学技术出版社.

朱蕾. 2010. 机械通气. 3 版. 上海：上海科学技术出版社.

Cullen AB，Cooke PH，Driska SP，et al. 2006. The impact of mechanical ventilation on immature airway smooth muscle：functional, structural, histological, and molecular correlates. Biol Neonate，90：17.

Gattinoni L，Quintel M. 2008. New insights in mechanical ventilation. Medizinische Klinik - Intensivmedizin und Notfallmedizin，113：1-1.

Greenough A，Rossor TE，Sundaresan A，et al. 2016. Synchronized mechanical ventilation for respiratory support in newborn infants. Cochrane Database Syst Rev，9：CD000456.

Klingenberg C，Wheeler KI，McCallion N，et al. 2017. Volume-targeted versus pressure-limited ventilation in neonates. Cochrane Database Syst Rev，10：CD003666.

Lista G，Castoldi F，Fontana P，et al. 2006. Lung inflammation in preterm infants with respiratory distress syndrome：effects of ventilation with different tidal volumes. Pediatr Pulmonol，41：357.

Rittayamai N，Brochard L. 2015. Recent advances in mechanical ventilation in patients with acute respiratory distress syndrome. European Respiratory Review An Official Journal of the European Respiratory Society，24（135）：132-140.

Yoder BA，Siler-Khodr T，Winter VT，et al. 2000. High-frequency oscillatory ventilation：effects on lung function, mechanics, and airway cytokines in the immature baboon model for neonatal chronic lung disease. Am J Respir Crit Care Med，162：1867.

第九章

儿童保护性通气策略

20 世纪初，随着正压通气在临床上的逐渐应用，危重患者的病死率显著降低。然而机械通气对肺组织造成的二次损伤，即通常所说的呼吸机相关性肺损伤（ventilation-associated lung injury，VALI），也越来越多地被人们所关注。在新生儿期，VALI 是支气管肺发育不良（bronchopulmonary dysplasia，BPD）发生发展中的重要因素。BPD 是一种慢性肺疾病，表现为对氧疗或者呼吸支持的需求，BPD 患儿即使在出院后也非常容易发生肺部的反复感染。而在危重患儿的机械通气中，VALI 也是延长其待机时间、住院时间的一个重要影响因素。

在过去几十年里，医务人员为了减少新生儿 BPD 的发生，尝试和发展了许多不同的通气策略。期间人们曾一度认为高频通气模式可能是肺保护性通气策略的一种方式，但最近几年的 RCT 研究显示，相比于常规的机械通气，高频通气并没有降低早产儿的死亡率和 BPD 的发生。也有大量研究试图在传统的常规机械通气中，采用不同的通气模式，以寻求更"温和"的通气模式。

▶▶▶ 一、呼吸机相关性肺损伤与肺保护

呼吸机相关性肺损伤与肺保护的发生机制如下所述。

VALI 是指机械通气对健康肺组织的损伤，或使原有已经病变的肺组织情况进一步恶化；是机械通气引起的跨肺压和切变力频繁变化导致的直接机械性损伤，继发炎性物质浸润等引起的生物学损伤，以及氧自由基导致的氧中毒共同作用的结果。过去认为肺泡或胸膜破裂损伤导致的气胸或单纯肺泡破裂损伤导致的肺大疱及肺间质气肿、纵隔气肿是 VALI 的主要表现。随着人们对机械通气和 VALI 认识的深入，现在认为，机械通气激活炎症反应引起肺泡上皮细胞和支气管毛细血管损伤（表现为弥漫性或广泛性的肺损伤），以及因机械通气造成的氧自由基损伤均属于 VALI 范畴。

在健康肺组织，各部分肺泡相互紧密连接，肺泡之间有肺泡孔相通，因此各肺泡之间压力容易平衡，肺泡破裂损伤的风险较少。而健康儿童的肺实质和胸膜结构完整，平静呼吸时跨肺压波动较小，也极少发生肺泡和胸膜的破裂损伤。但是在疾病状态下，肺泡和胸膜的完整性可能会受到破坏，病变肺泡和健康肺泡的时间常数发生改变，压力无法像正常情况下那样很快达到平衡状态，两者之间产生压差，一旦有突然的肺泡压力或周围间质压力的改变，即可能发生肺组织的损伤。

常规机械通气时，肺损伤的出现常伴有气道压力增高，故称为气压伤。但有学者在健

康动物模型上采用高压高容量通气即常规机械通气、低压高容量通气即负压通气、高压低容量通气即限制胸腹部运动来进行比较研究。发现高容量通气组均出现高通透性肺水肿，而低容量组却未发生肺损伤。这与气道压力的高低关系不大，因此又主张将气压伤称为容量伤。而在临床进行常规机械通气时，肺容量和气道压力的变化有一定相关性，即肺损伤的发生与压力容量皆有关系，因此又有人提出了气压–容量伤的概念。

1. 压力容积与 VALI　典型的压力容积曲线（图9-1）可以分为两点三段。当肺容积在功能残气量以下时，肺泡处于部分开放、部分陷闭的状态。低位拐点（lower inflection point，LIP）为大部分肺泡开始复张的点，表示肺泡从陷闭状态转为肺泡开放的起始转折点。曲线在 LIP 之后由低位平坦段进入陡直段，意味着肺泡进入开放状态，随着压力的升高，潮气量随之增加，压力和容积基本呈线性关系。随着压力进一步升高，肺容积接近肺总量，但带来的肺容积的改变已经十分有限，曲线出现高位平坦段，陡直段和高位

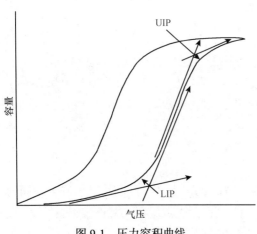

图9-1　压力容积曲线

平坦段的交点称为高位拐点（upper inflection point，UIP）。UIP 意味着在此点，肺泡已被完全充盈，此时若呼吸机再向肺泡施加压力，有发生过度充气的可能，甚至可能发生气压伤和气胸。

　　LIP 和 UIP 是肺损伤发生机会大小的转折点。在低位平坦段，肺容积较小，肺内压力较低，但仍容易发生 VALI，其主要原因在于此时的切变力非常大。在陡直段，肺泡压力与肺容积的变化呈线性关系，肺损伤发生的机会最低。若此时患者由自主呼吸触发呼吸机送气，患者胸腔负压增大，使得肺泡内压相同时，肺容积变化更为显著，此阶段发生的肺损伤用容量伤描述更为合适。在高位平坦段，肺容量的轻度增加即导致压力的迅速升高，此时肺泡处于过度充气状态，容易发生气压伤。

　　压力容量环（P-V 环）的动态监测可以提供非常丰富的信息，在临床上可以指导医生进行更为合理的呼吸机参数调整，利用 P-V 环指导实施肺保护性通气策略是临床上常用的手段。如前所述，在 P-V 环的低位平坦段，肺组织容易因切变力发生肺损伤，而高位平坦段则容易因压力过高发生肺损伤。因此，在机械通气时应该避免 P-V 环上 LIP 和 UIP 的出现，而将潮气量限定在 P-V 环中部，使整个正压通气的过程在 LIP 和 UIP 之间进行。此时 P-V 环的吸气曲线和呼气曲线基本呈现直线形态（图9-2）。机械通气时若 P-V 环出现 UIP 和高位平坦段，提示压力过高，此时应当调低吸气压力或潮气量，适当降低 PEEP；若 P-V 环出现 LIP 和低位平坦段，则提示大量的肺泡处于陷闭的状态，此时应适当调高 PEEP。

　　2. 切变力与 VALI　切变力是一个物理学上的概念，用以描述曲线运动的物体的非匀速运动情况。肺泡的扩张与回缩即是一种曲线运动。肺泡扩张时受跨肺压和切变力两个力

的作用，这两个力相互垂直（图 9-3）。切变力的大小与平台压和肺顺应性无关，由吸、呼气流流速的加速度决定。在平台压恒定的情况下，加快肺泡扩张或回缩的因素，如方形流量波和浅快呼吸都可以导致高切变力。

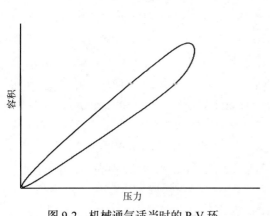

图 9-2　机械通气适当时的 P-V 环

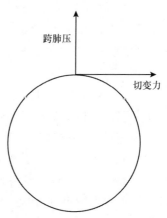

图 9-3　跨肺压和切变力示意图

在肺组织的不均匀性病变中，如儿童急性呼吸窘迫综合征（ARDS），健康或病变较轻的区域与病变较重的区域，因其时间常数不同，交界处可产生较高的切变力。而 ARDS 的患者呼吸频率较快，可导致部分肺泡扩张而部分肺泡陷闭，进一步增加了不同肺组织的切变力。有实验证实，两个相邻但顺应性显著不同的肺单位，一个容积是另一个容积的 10 倍，在使用 $30cmH_2O$ 的压力进行正压通气时，跨肺压大约为 $35cmH_2O$ 的情况下，两个肺单位之间产生的切变力可高达 $140cmH_2O$。

3. 氧中毒与 VALI　常见于高浓度氧疗中，是氧自由基作用所致，主要造成弥漫性的肺泡毛细血管膜损伤。

▶▶ 二、容许性高碳酸血症

二氧化碳（carbon dioxide，CO_2）是有氧呼吸产生的产物，在健康状态下，人体能够将 CO_2 控制在正常范围之内。在临床工作中，包括但不仅限于败血症、胎粪吸入综合征、重症肺炎等，严重的酸中毒均提示预后较差，因此对于高碳酸血症的处理，过去的做法常常是提高呼吸机参数或使用更"高级"的通气模式如高频振荡通气（HFOV），使动脉血二氧化碳分压（$PaCO_2$）恢复正常值，甚至低于实际低碳酸血症。但随着研究的深入，这种方法已经受到很大质疑。过高的潮气量和压力对肺组织产生的直接损伤即 VALI 已得到广泛关注。

容许性高碳酸血症（permissive hypercapnia，PHC）则是以实施小潮气量通气为手段，在一定限度内允许将 $PaCO_2$ 维持在比生理状态下更高的水平。PHC 是一种肺保护性通气策略。在临床上，对于机械通气中的危重儿童和新生儿，PHC 更多地被应用于败血症、ARDS 和慢性肺疾病的急性发作期。

（一）PHC 的肺保护作用

在过去的临床实践中，对于使用机械通气的患儿，总是设置较高的呼吸机参数以避免患者出现高碳酸血症，这带来的后果便是健康肺泡的过度充气、肺间质气肿，甚至于全身性的气体栓塞等严重并发症，而且还有可能带来长期并发症，如支气管肺发育不良（BPD）、神经发育迟缓，严重影响患儿预后。随着人们对机械通气的深入了解，以及对人体呼吸系统生理学、病理学的深层研究，PHC 作为一种通气策略开始在临床上应用。

PHC 最早是在 1984 年由 Darioli 和 Perret 等首次应用于接受机械通气的严重哮喘成人患者，显著降低了病死率。而在仅仅 1 年之后，Wung 等就已经开始尝试在新生儿呼吸衰竭的救治中使用 PHC 策略，其结果是显著降低了新生儿肺损伤的发生率。随后，Kamper 等陆续开展了一项关于 PHC 的多中心前瞻性研究。该研究对入住 NICU 病房并接受呼吸支持治疗的胎龄小于 28 周的超低出生体重儿（extremely low birth weight infants，ELBWI）（即出生体重＜1000g 者）采取了 PHC 的治疗策略，结果显示 PHC 能显著降低慢性肺疾病（chronic lung disease，CLD）的发生率。近年来，PHC 也开始被应用于新生儿持续性肺动脉高压（persistent pulmonary hypertension of the new born，PPHN）和先天性膈疝的治疗中。研究显示，采用 PHC 治疗策略显著降低了患儿气压伤的发生率，其存活率得到大幅提高。

急性肺损伤动物模型的研究显示，与高通气组比较，低通气组肺间质水肿情况和心脏负荷显著减轻，提示高碳酸血症可能改善急性肺出血的情况。而国内有研究通过测量实施 PHC 策略通气的急性肺损伤模型动物的肺部力学状况、血气及肺泡灌洗液中的蛋白质成分，发现各指标均明显优于对照组。另一项动物实验研究显示，实施 PHC 策略的低通气组氧合情况明显优于常规通气组；PHC 组的炎症因子渗出也更少、乳酸水平更低。

此外，Feihl 等的研究提示在一定范围内提高 $PaCO_2$ 可以避免肺组织的缺血再灌注损伤。在过去，传统的机械通气策略常常导致或轻或重的 VALI，从而延长呼吸支持时间和住院时间。在极低出生体重儿（very low birth weight infants，VLBWI）（即出生体重＜1500g但≥1000g 者）和 ELBWI 中，VALI 发生的比例为 13%～35%，而实施 PHC 通气策略可以减少 VALI 的发生，从而降低 BPD 的发生率。大量的研究已经表明 PHC 可以避免和改善肺组织的损伤。目前，PHC 已成为危重患儿与新生儿呼吸支持治疗中的重要手段。

（二）PHC 与神经系统疾病

PHC 可以减少 VALI 和避免呼吸机相关性脑损伤（ventilation-induced brain injury，VIBI）。Okamoto 等的研究显示，低氧血症和急性高碳酸血症（$PaCO_2$ 68mmHg）可以减少30%的脑耗氧量，而由一氧化氮合成酶（NOS）诱导合成的一氧化氮在扩张脑血流、促使脑血流重分布中扮演重要角色。

$PaCO_2$ 的快速变化对脑血流的影响极大。在中度高碳酸血症时，$PaCO_2$ 分压增高1mmHg 将会使脑血流量在短短 5～15min 就增加 6%。有研究人员测量了 43 个机械通气的VLBWI 出生后 1 周的平均脑血流流速（mean cerebral blood flow velocity，mCBFv）、$PaCO_2$及平均动脉压，发现当 $PaCO_2$＞45mmHg 时，mCBFv 随 $PaCO_2$ 升高而增加，这意味着在脑血流自动调控机制失效时发生脑损伤的机会将会变得更大。

在美国，经调查统计发现有 36%的神经外科医生和 50%的急诊内科医生常规给严重颅脑损伤的机械通气患者采用高通气策略，但更多的研究证实 PHC 通气策略是一种更为科学有效的治疗方式，因为 PHC 可以在不影响患者气体交换及患者可耐受的情况下，避免因过高的压力而带来肺的气压伤，以及减少正压通气对循环的影响。

在早产儿中，在机械通气时允许轻中度的高碳酸血症，可以起到保护神经的作用。但值得注意的是，不应过度追求 PHC 而使潮气量过小或使用过小的 PEEP，从而影响患儿的氧合情况。另外，在临床中实施 PHC 的通气策略时也应密切监测 $PaCO_2$ 测值，防止 $PaCO_2$ 过高而引起的相关并发症，如新生儿的脑室内出血（intraventricular hemorrhage，IVH）。

（三）PHC 的范围

CO_2 是细胞代谢的最终产物，必须及时排出体外，以维持内环境的平衡状态。动脉血中的 CO_2 反映出人体内 CO_2 产生和排除之间的平衡。健康儿童的 $PaCO_2$ 维持在 $35\sim$ 45mmHg（$4.7\sim6.0$kPa），一般将高碳酸血症定义为 $PaCO_2$ 超过 45mmHg（6.0kPa）。

PHC 的实施关键在于采用小潮气量和较低的压力进行机械通气。儿童可将潮气量维持在 $4\sim8$ml/kg 的水平，而新生儿可将潮气量保持在更低的水平，一般可维持在 $4\sim6$ml/kg。一般不建议采用更小的潮气量目标，小于 4ml/kg 的潮气量可能会引起肺不张，以及因通气不足造成的低氧血症和 CO_2 的严重潴留。在实施 PHC 时应缓慢降低潮气量，以避免 $PaCO_2$ 的过快上升；一般 $PaCO_2$ 的上升速度应控制在不超过 10mmHg/h。

实施 PHC 时 $PaCO_2$ 能达到的最终高限范围，在成人可维持在 $80\sim100$mmHg。但 $PaCO_2$ 在什么范围对儿童和新生儿可能产生不利影响仍存在较大争议，目前在儿童和新生儿实施 PHC 的高限范围尚无统一标准。基于目前的研究结果，一般认为对儿童和新生儿实施 PHC 时，将 $PaCO_2$ 维持在不超过 $60\sim65$mmHg，并且 pH 不低于 $7.20\sim7.25$ 是可以接受的，同时应维持动脉氧饱和度不低于 90%。

目前，PHC 作为肺保护性通气策略的一种方法，虽然在一定程度上提高了机械通气患儿的生存率，但仍需更多的实验研究来确定实施 PHC 通气策略时最为合适的 $PaCO_2$ 范围。

▶▶▶ 三、容量目标通气与肺保护

（一）容量目标通气的发展

随着新生儿重症监护领域各项技术的日臻成熟，新生儿呼吸系统不良预后越来越受到重视。特别是以 BPD 为代表的呼吸系统并发症，可造成患儿依赖呼吸支持的时间延长、住院总时间延长，也增加了家庭氧疗的需求。而这部分患儿由于其肺组织结构的异常，在出生后早期可能因反复呼吸系统感染而再入院。其神经系统的不良预后使脑瘫等疾病的风险也高于无 BPD 患儿。长期随访也显示其易发生喘息性疾病，且其肺功能各指标即使到青春期以后也均较同龄足月儿差。

大量研究均证实了 BPD 的发生发展和机械通气密切相关。侵入性机械通气时间越长，BPD 的发生风险越高。除 PHC 策略外，也有研究开始关注更优化的通气模式，以避免机械通气过程中对肺组织的过度牵拉，以及肺不张和切变力对肺的损伤，进而减少早产儿

BPD 的发生，改善患儿的远期预后。因此在新生儿中使用更符合肺保护性通气策略的通气模式显得尤为重要，而容量目标通气（volume-targeted ventilation，VTV）方式相比于传统的压力控制通气可能是一种更为"温和"的通气方式。

VTV 是一种潮气量较为恒定的通气模式，这种以容量为目标的通气方式早已应用在儿童和成人的重症患者。但过去由于技术原因，呼吸机无法对较小的容量进行精确的监测，限制了这一通气方式在新生儿中的应用。随着制造技术的发展进步，现代呼吸机对容量的监测更为精准，许多新生儿专用呼吸机已将流量传感器设计为近端传感器（即将流量传感器安置在气管导管与呼吸机回路之间，传统的设计方式是将流量传感器置于呼吸机内部），这种设计避免了呼吸机对容量变化进行测定时受到呼吸机回路顺应性带来的影响，同时许多现代呼吸机也已经标配 VTV 的通气模式，这使得 VTV 这一通气模式应用于新生儿变成现实。

以往在儿童和新生儿的机械通气模式选择中，通常将同步间歇指令通气（压力控制）作为首选的通气模式。这种定压型通气模式的优点是以控制吸气压为目标，人机同步性较好，容易控制气道压力，有利于气体交换。但是，在这种通气模式下，潮气量大小受胸肺力学变化的影响，难以保证每次通气时的潮气量。当气道阻力降低时，潮气量增加，容易发生容量伤；当气道阻力增高时，潮气量降低，可能造成潮气量不足。相较于传统的压力控制通气，VTV 可控制每一次通气时的潮气量，因此 VTV 模式通气时的潮气量基本维持恒定。近来的系统评价也显示，相对于压力控制模式，VTV 通气模式的早产儿病死率、BPD 的发生率及神经系统不良预后结局等均有下降。

（二）VTV 的实施

VTV 是一种基于目标潮气量，在压力控制水平下调节压力限制、时间切换的一种通气方式，智能化程度较高。VTV 在不同品牌的呼吸机中名称有所不同，如在 Marquette 公司的 Servo 系列呼吸机中称为压力调节容量控制通气（pressure regulated volume control ventilation，PRVC），见图 9-4，而在 Drager Babylog VN500 呼吸机和 Auctronic Fabian 呼吸机中则称为容量保证通气（volume guarantee，VG）。

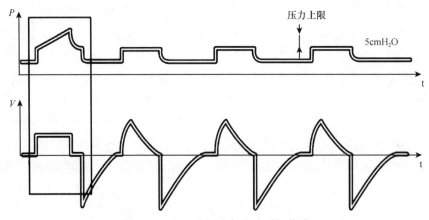

图 9-4　PRVC 的压力与流速时间曲线

　　VTV 模式下需要设置的参数和 SIMV 模式的参数大致相同，不同之处在于 VTV 模式下不需要设置吸气压力，但需要设置潮气量和最高压力上限（也称最大吸气压）。VTV 模式下呼吸机的每一次送气实际上仍是压力控制通气，呼吸机采用尽可能小的压力获得目标潮气量，从而减少高压损伤的机会，有利于不同时间常数的肺泡扩张。

　　不同品牌呼吸机开始呼吸序列时的第一次呼吸略有不同。在 Servo 系列呼吸机上，呼吸序列时的第一次呼吸是容量控制通气下的尝试性呼吸，暂停时间设置为吸气时间的 10%。将此次呼吸的暂停期中所测得的压力用作下一次呼吸的压力值。而在 Auctronic Fabian 等呼吸机上，呼吸序列时的第一次呼吸便是压力控制通气下的尝试性呼吸，一般以 $10cmH_2O$ 为吸气压力。然后测量在该吸气压力下的气道顺应性、气道阻力和时间常数，并依此自动计算该压力下获得的潮气量，并将此潮气量与目标潮气量做比对，根据比较结果计算下一次通气要达到目标潮气量所需要的吸气压力。之后进行的第二次通气便以上述计算值 75% 的吸气压力进行通气。通过这样的反复通气与计算，一般 4～5 次通气即可使实际潮气量达到预设的目标潮气量。之后的通气中，呼吸机反复将监测到的实际潮气量与预设的目标潮气量进行对比，然后通过修正吸气压力，以保证实际潮气量与目标潮气量尽可能相等或相近。为避免吸气压力的过大波动，呼吸机会限制每两次通气之间的压力差不超过 2～$3cmH_2O$，此压力差值在不同呼吸机上略有不同。

　　此外，VTV 还要求设置一个最高压力上限，此压力上限一般设置为患者通气稳定后吸气峰压之上 $5cmH_2O$。设置得过低可能使实际潮气量不能达到预设的目标潮气量；而设置得过高，则在患儿情况发生恶化时呼吸机无法发出报警提醒医护人员，不能起到对患儿的保护作用。

　　VTV 模式具有压力控制和容量控制的双重优点，同时又避免了它们的缺点。首先，确保了目标潮气量等参数的满足。其次，呼吸机能够自动连续测定胸肺顺应性和压力容积的关系，并自动计算反馈以调节下一次通气时的吸气压力，使用尽可能低的吸气压力，特别是在患儿胸肺顺应性得到迅速改善时（如使用了外源性的肺表面活性物质），降低了因过度通气发生容量伤和低碳酸血症的机会，进而减少发生 VALI 及新生儿脑室周围白质软化（periventricular leukomalacia，PVL）的机会。最后，VTV 在吸气流速波形上采用了减速波形，气道阻塞时涡流减少，压力消耗减少，维持同等潮气量所需压力较低。

（杨晓燕　陈　娟）

参 考 文 献

常立文，李文斌. 2016. 新生儿机械通气治疗允许性高碳酸血症. 中国实用儿科杂志，31（2）：106-109.

Fuchs H, Rossmann N, Schmid M B, et al. 2017. Permissive hypercapnia for severe acute respiratory distress syndrome in immunocompromised children: a single center experience. PLoS One, 12（6）: e0179974.

Hummler H D, Banke K, Wolfson M R, et al. 2016. The Effects of Lung Protective Ventilation or Hypercapnic Acidosis on Gas Exchange and Lung Injury in Surfactant Deficient Rabbits. PLoS One, 11（2）: e0147807.

Jankov R P, Tanswell A K. 2008. Hypercapnia and the neonate. Acta Paediatrica, 97（11）: 1502-1509.

Klingenberg C, Wheeler K I, Mccallion N, et al. 2017. Volume-targeted versus pressure-limited ventilation in neonates. Cochrane Database Syst Rev, 10（1）.

Lozano S M, Newnam K M. 2016. Modalities of mechanical ventilation: volume-targeted versus pressure-limited. Advances in Neonatal Care. Cfficial Journal of the National Association of Neonatal Nurses, 11（1）: 23.

Thome UH, Ambalavanan N. 2009. Permissive hypercapnia to decrease lung injury in ventilated preterm neonates. Seminars in Fetal and Neonatal Medicine, 14 (1): 21-27.

Van KA. 2011. Lung-protective ventilation in neonatology. Neonatology, 99 (4): 338-341.

van Kaam AH, Rimensberger PC. 2007. Lung-protective ventilation strategies in neonatology: what do we know--what do we need to know? Critical Care Medicine, 35 (3): 925.

Walsh BK, Smallwood CD, Rettig JS, et al. 2016. Categorization in mechanically ventilated pediatric subjects: a proposed method to improve quality. Respiratory care, 61 (9): 1168.

Zhou W, Liu W. 2008. Hypercapnia and hypocapnia in neonates. World Journal of Pediatrics, 4 (3): 192-196.

第十章

儿童呼吸机临床应用及参数调节步骤

▶▶ 一、通气模式

一旦确定某位患者需进行机械通气，应做出多种临床决策，包括选择机械通气模式。机械通气模式是指吸气性支持的方式。模式的选择通常在临床医生熟悉呼吸机原理的程度和了解不同参数设置的特点，以及呼吸生理和病理生理的基础上，结合临床实践经验，将某些呼吸机参数设置加以组合，从而形成的一些特定的通气方式，以达到相应的治疗目的，这些特定的通气方式即称为通气模式。通气模式的不断完善是近 20 年来机械通气的主要进展之一，由于通气模式的概念不断更新，种类越来越多，加之同一种通气模式在不同的呼吸机中由不同的实施原理来实现，因此，有必要明确通气模式的概念，充分认识不同通气模式的特点及其意义。目前，呼吸机的通气模式主要有以下 10 种。

（一）间歇正压通气

间歇正压通气（intermittent positive pressure ventilation，IPPV）模式是指吸气相为正压、呼吸相压力降为零的通气模式。IPPV 模式下，呼吸机只在吸气相产生压力，呼气相压力下降（图 10-1）。IPPV 模式是临床应用最早、最普遍、最基本的通气模式，很多模式均是在 IPPV 基础上，通过改变对压力-容量-时间调节机制和组合而设计、产生的，充分认识和理解 IPPV 工作原理，有助于理解所有通气模式和功能。

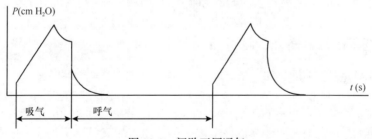

图 10-1　间歇正压通气

工作原理　应用 IPPV 时，呼吸机在吸气相产生正压，将气体压入肺内；随吸气动作进行，压力上升至一定水平或吸入的容量达到一定水平，呼吸机即停止供气；此时伴随患者胸廓和肺被动性地回弹或萎陷的同时，呼气阀被打开，肺内气体排出，故而产生呼气。呼吸机如此周而复始地工作，产生或辅助患者的呼吸动作，改善呼吸功能。IPPV 模式中，呼吸机只在吸气相工作，产生供气；呼气相主要靠患者本身胸廓和肺的被动性的萎陷产生，呼吸机的工作只是将呼气阀打开，允许肺内气体被排出。各种类型的呼吸机均有 IPPV 通气方式，但随吸/呼气相切换方式不同，可以分为定压型或定容型 IPPV。定压型 IPPV 实质是 PCV，定容型 IPPV 实质是 VCV。

（二）间歇正负压通气

间歇正负压通气（intermittent positive negative pressure ventilation，IPNPV）是一种吸气相正压、呼气相转为负压的通气方式。因其是间歇性的正、负压，故被称为 IPNPV。

工作原理　应用 IPNPV 时，呼吸机在吸气相产生正压，将气体压入肺内，随吸气动作进行，压力上升至一定水平或吸入的容量达到一定水平，呼吸机即停止供气；伴随患者胸廓和肺被动性地回弹或萎陷的同时，呼吸机不但将呼气阀打开，还同时产生负压，帮助患者的呼气动作，促使肺内气体排出，故而产生呼气（图 10-2）。呼吸机周而复始地工作，产生或辅助患者的呼吸动作，改善患者的呼吸功能。IPNPV 与 IPPV 主要的区别在于，应用 IPNPV 时，呼吸机不但在吸气相产生或辅助通气，在呼气相也产生或辅助通气，即呼、吸气相均工作。

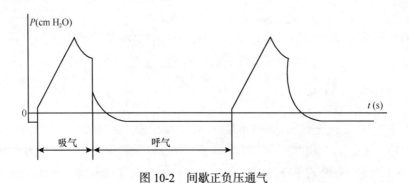

图 10-2　间歇正负压通气

IPNPV 通气方式在临床应用并不普遍，起初有呼吸机配备此装置。虽然呼气相负压有助于静脉回流，可以减轻气道正压对心脏和呼吸的影响，但由于肺的生理特点是易于萎陷，在没有负压存在的情况下，都会因疾病导致肺泡萎陷或不张，应用呼气负压后，更容易引起气道和肺泡萎陷，故该模式已经几乎不存在了。

（三）持续正压气道通气

持续正压气道通气（continuous positive airway pressure，CPAP）指在有自主呼吸的条件下，整个呼吸周期内均人为地施以一定水平的正压，故又可称为自主呼吸基础上的全周期正压通气（图 10-3）。

1. 工作原理　CPAP 通气方式下，呼吸机通过一定的吸气压力，在吸气相产生持续的正压气流；呼气相时，呼气的活瓣系统对呼出气也给予一定的阻力，以使呼吸气相的气道压均高于大气压。患者可以通过按需活瓣或伺服系统，借助持续的正压气流（正压气流＞吸气气流）系统，进行任意的自主呼吸。呼吸机内通常装有灵敏的气道压监测和调节系统，以随时调整正压气流的流量，维持气道压基本恒定在预设的 CPAP 水平。CPAP 模式下潮气量（VT）不保证；同样压力水平的 CPAP 条件下，VT 受肺、胸力学特征影响，气道阻力低、肺顺应性好的患者，得到的 VT 高；气道阻力高、肺顺应性差的患者，得到的 VT 低。

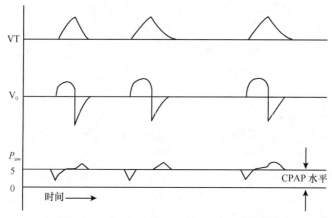

图 10-3　CPAP 的流速、压力、容量波形

2. 工作特点　CPAP 是一种独立的辅助通气模式，由于吸气时呼吸机提供恒定的持续正压气流大于吸气气流，使吸气省力，呼吸做功减少，患者可以借助 CPAP 模式，改善肺功能状态，接受呼吸机治疗。CPAP 模式下，与患者的连接方式较为灵活，经人工气道或面罩均可。CPAP 通气模式对患者自主呼吸规则与否的要求较高，肺功能障碍明显的患者，很难适应 CPAP；CPAP 适用于有自主呼吸的患者，而中枢性呼吸功能障碍患者，自主呼吸驱动力明显减弱、不规则或者完全消失，不适合用 CPAP；CPAP 模式下，由于 VT 不保证，对自主呼吸的效率要求较高；许多患严重肺功能障碍的患者，由于气道阻力高、肺顺应性差，同样压力水平 CPAP 模式下，VT 不保证，同样不适合应用 CPAP。虽然 CPAP 能增加 FRC、防止气道闭合和肺泡萎陷，但是因 CPAP 仅仅是一种自主呼吸的通气方式，呼吸机并不提供恒定的 VT 和吸气流量，故远远满足不了严重肺功能障碍所致换气功能障碍患者的需要。

3. 临床应用　CPAP 模式临床应用的方式有很多，可以作为独立的通气模式应用，也可以与其他模式和动能联合应用。

（1）作为独立的辅助通气模式，多用于呼吸功能明显改善或准备脱机的患者，借助该模式，能便于观察患者自主呼吸的情况，如吸气压力、VT 及 MV 等，必要时还可做有关的肺功能测定，并以这些指标作为能否脱机或拔管的指标。

（2）CPAP+PSV：设置的 PSV 水平多在 CPAP 水平之上，PSV 需要患者触发，称为辅助自主呼吸模式。临床应用比较普遍，主要用以撤机前的准备和过渡。也可以用于自主呼吸尚规则而易于合拍的 ARDS 及支气管哮喘的患者。

（3）对机体的影响：CPAP 对人体的影响与所有正压通气相同，主要是对循环的干扰，如回心血量减少、心排血量下降、血压下降及心脏负荷增加等。其次，还可能造成对肺组织的气压伤。

（四）间歇指令通气/同步间歇指令通气

间歇指令通气（intermittent mandatory ventilation，IMV）最早是在 1973 年开始用于脱机患者的过渡，它是 20 世纪 70 年代以来撤离呼吸机过程中应用的一种新方式，这种模式能将指令通气与自主呼吸很好结合，指令通气依据患者是否有自主呼吸而分为 CMV 与 AMV，自主呼吸时，全部由患者自己控制，即指呼吸机在每分钟内，按事先设置的呼吸参数（频率、流量、容量、吸/呼等），给予指令性呼吸。在此期间，患者可以有自主呼吸，但自主呼吸的频率、流量、容量、吸/呼等，均不受呼吸机影响，而由患者的自主呼吸控制和调节。同步间歇指令通气（synchronized intermittent mandatory ventilation，SIMV）是在 IMV 基础上进一步改进，即具有同步装置，即便是指令通气，也可以与患者的自主触发同步。IMV/SIMV 通气模式条件下，呼吸机供气也可以不需要患者自主呼吸触发。

1. 工作原理

（1）IMV/SIMV：按每分钟内操作者在呼吸机上设置的呼吸参数，如频率、流量、潮气量、吸/呼等，给予患者指令性呼吸，唯一的不同点是 IMV 没有同步装置，指令通气不由患者自主呼吸触发；SIMV 设有同步装置，即使是有呼吸机提供的指令性通气，也可由患者自主呼吸触发，故可达到同步呼吸的目的。IMV/SIMV 的实质还是 IPPV，工作原理的主要优点是能将 IPPV 与患者的自主呼吸很好地结合和协调，能在保证有效通气量的前提下，避免通气不足或通气过度。

（2）定压（P）和定容性（V）IMV/SIMV：早期设计和制造的呼吸机，无同步装置，且几乎均是定容性（V-IMV），IMV 是指令性呼吸，其间隙中夹杂着自主呼吸，以后设计和制造的呼吸机，几乎均具备同步装置，故被称为 SIMV。早期生产的 IMV/SIMV，几乎均是定容性（V-IMV/SIMV），工作特点与 VCV 相同；近年来很多呼吸机又增设出定压（P）性（P-IMV/SIMV），特点与 PCV 模式相同。V-IMV 与 P-IMV 曲线特点基本与 VCV 和 PCV 相同。唯一的不同点是指令性呼吸间隙中，夹杂有自主呼吸（图 10-4）。V-SIMV 与 P-SIMV 曲线特点基本与 V-IMV 与 P-IMV 相同，唯一的不同点是指令性呼吸的吸气起始压为负压（图 10-5）。

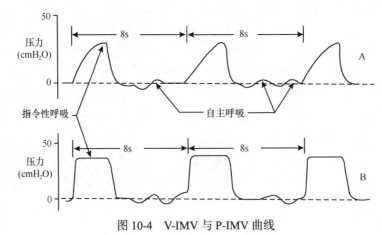

图 10-4　V-IMV 与 P-IMV 曲线

A，V-IMV；B，P-IMV；曲线特点基本与 VCV 和 PCV 相同，唯一不同点是指令性呼吸间隙中夹杂有自主呼吸

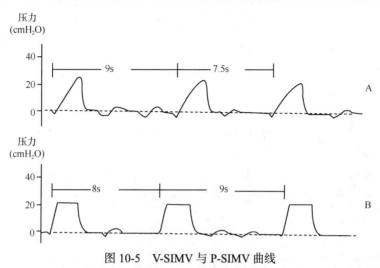

图 10-5　V-SIMV 与 P-SIMV 曲线

A，V-SIMV；B，P-SIMV；V-SIMV 与 P-SIMV 曲线特点基本与 V-IMV 与 P-IMV 相同。唯一不同点是指令性呼吸的吸气起始压为负压

2. 工作特点　　由于在应用 IMV/SIMV 时，患者在脱机过程中可以发挥自身调节呼吸的能力，故可在一定程度上避免过度通气和通气不足，减少呼吸性碱中毒和呼吸性酸中毒的发生率。同时，比起 IPPV，IMV/SIMV 能减少呼吸机对循环和肺组织的不利影响。撤离呼吸机时，IMV/SIMV 较过去间断停用呼吸机的方法更合乎生理要求，也更加安全。因为呼吸形式的突然改变，主观上会增加患者的心理障碍，引起过多或不必要的担忧和顾虑，造成患者呼吸加深、加快，氧耗量增加，尤其是对有脱机困难的患者。IMV/SIMV 能在逐渐降低呼吸机控制和辅助呼吸频率的过程中，增加患者自主呼吸的能力，有助于锻炼患者的自主呼吸，维持呼吸机的功能，减少呼吸肌发生失用性萎缩的可能，达到逐渐撤离呼吸机，使从机械通气到自主呼吸过渡更自然、更符合生理要求，且更安全。而且，患者在 IMV/SIMV 状态下，进行间歇性自主呼吸时，同样可以通过呼吸机得到气道内气体的加温和湿化，并能得到适当的 FiO_2。

3. 临床应用

（1）脱机训练与过渡：虽然并非所有脱机患者均需要通过 IMV/SIMV 阶段过渡，但对脱机困难的患者，经过一定时间或阶段地过渡，能更有助于提高脱机成功率。通常采用的方法是将 IMV/SIMV 指令 RR 由正常（16 次/分）逐渐减少，直至 5～8 次/分，通常在低 RR 的 IMV/SIMV 条件下，患者仍能维持较好的氧合和呼吸状态，即可考虑脱机。该阶段或周期长短，主要取决于脱机的难易程度，脱机困难的患者，可持续数天或数周；脱机容易的情况，数分钟或数小时即可完成。

（2）常规通气：临床上，将 IMV/SIMV 作为常规通气模式应用十分普遍，目的是锻炼患者的自主呼吸。由于 IMV/SIMV 与常规 IPPV 还是有所不同，即自主呼吸期间，呼吸机辅助程度很好。当呼吸不平稳或不正常，应及时调整。

4. 注意事项　　低 RR 的 IMV/SIMV 不易应用时间过长，通常加用 PSV，以避免或加重呼吸肌肉疲劳；IMV/SIMV+PSV+PEEP：PSV 水平通常是在 PEEP 水平之上；病情变化或不稳定时，要警惕发生通气不足，可将 MV 报警下限调至能维持患者生命的最低水平，以便及早发现，及时处理；IMV/SIMV 使用过程中，由于自主呼吸得到的呼吸机支持小，低水平 IMV/SIMV 支持过程中要警惕发生通气不足和缺氧。当发现自主 RR 增快时，要及时增加 IMV/SIMV 支持 RR，必要时及时切换回 IPPV 模式。

（五）压力支持通气

压力支持通气（pressure support ventilation，PSV）是自 20 世纪 80 年代以来很受关注的通气模式。它是一种辅助通气方式，即在自主呼吸的前提下，每次吸气都接受一定水平的压力支持，以辅助和增强患者的吸气能力，增加患者的吸气幅度和吸入气量。需要强调的是，PSV 既可以作为独立的一种通气模式在临床应用，也可以作为一种通气功能并与其他的通气模式同时使用。

1. 工作原理　PSV 的压力多呈方波型。应用 PSV 时，需设定吸气压力或称支持压力，这种支持压力是可以自行设置和任意调节的。吸气压力随患者的吸气动作开始，并随吸气流量减少到一定程度或患者有呼气努力而结束。它与 IPPV 有类似之处，但支持的压力恒定，受吸气流量的反馈调节。应用此种通气功能时，事先只需设定吸气压力和触发灵敏度，患者可独立控制吸气、呼气时间，并与支持压力共同调节吸气流量和VT。预置支持压力和辅助通气的不同之处，是当流量降到高峰流量的 25% 以下时或患者有呼气努力时，即出现呼吸切换，其呼吸频率可以减慢，VT 和吸气时间均可随意，而辅助通气的 VT 和吸气时间均是恒定的。PSV 是类似带有同步装置的 PCV 型辅助呼吸，但吸气相压力恒定，吸气到呼气切换方式不尽相同。PSV 与单独应用 IMV/SIMV 通气模式的不同之处是，患者的自主性呼吸也能得到压力支持，支持的水平通常在 PEEP 水平之上（图 10-6）。

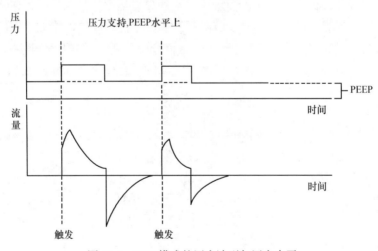

图 10-6　PSV 模式的压力波型与压力水平

2. 临床应用　PSV 适用于自主呼吸能力不足，但神经调节无明显异常的患者。应用 PSV 时，机体可在一定水平的压力支持下，克服疾病造成的呼吸道阻力增加和肺顺应性下降，得到较充足的 VT。此外，还可根据机体代谢的需要，自行调节 RR。随着病情的恢复，压力支持水平可逐渐降低，以至完全撤除。应用方式包括：

（1）IMV/SIMV+PSV：主要用于脱机前的准备，较单独应用 IMV/SIMV 来说可以减少自主呼吸时的呼吸做功和氧耗量。

（2）单独应用 PSV：此时除吸气压力受所设置的压力控制外，患者的呼吸频率、VT、吸/呼（I/E）值、吸气流量等，完全靠患者自己调节。PSV 模式的优点是患者能控制自己的通气类型，可以使自主呼吸更接近生理状态；缺点是对自主呼吸的要求较高，呼吸功能不稳定或不正常的患者，不宜单独使用 PSV，尤其当患者气道阻力增加或顺应性下降，单靠 PSV 不足以达到满意的 VT 时。应用 PSV 时，可先从较高水平开始，以后随病情好转逐渐降低；最高压力以≤30cmH$_2$O 为妥，视呼气 VT 而定，一般以能达到满意 VT 的最低压力支持水平为 PSV 设置值。接受有创机械通气治疗的患者，当 PSV 降低至≤5～8cmH$_2$O 水平时，倘若患者能维持较理想的呼吸状态，通常意味着患者可以撤离呼吸机了，因为 5～8cmH$_2$O 的 PSV 水平，只能够用于克服呼吸机管路或人工气道建立所需要的额外呼吸功。

（3）PSV+PEEP：相当于双水平正压通气（bilevel positive airway pressure，BiPAP），但患者得到的实际 PSV 水平，通常是在 PEEP 水平之上。

（4）P-IMV/SIMV+PSV 和 V-IMV/SIMV+PSV：在一定程度上扩大了 SIMV+PSV 通气模式的应用范围和适应证。

3. 注意事项

（1）PSV 作为一种独立的辅助通气方式在临床单独应用时，合理确定预设支持压力水平较困难，这时患者的 VT 随吸气压力上升变化而变，MV 也由于 VT 和患者的自主 RR 而定。倘若患者的呼吸状况不稳定，如呼吸中枢、呼吸肌或肺功能不全等所致的自主 RR 过快、吸气力量和时间不够，则可能发生有效肺泡通气不足；如 RR 过快、吸气力量过大或时间过长，又可能发生过度通气。所以，临床很少单独应用 PSV 通气模式，较多的还是与 IMV/SIMV 或 MMV 等联合应用，这样可以增加 PSV 通气模式应用的安全系数，也可弥补其他某些通气模式单独应用的不足。能够以 PSV 作为独立通气模式进行通气时，通常意味着患者的呼吸衰竭已经得到相当程度的减轻或缓解，当低水平（≤5～8cmH$_2$O）PSV 能够维持满意氧合，大多意味着患者已经符合脱机要求，可以考虑撤离呼吸机了。

（2）PSV 通常需要自主呼吸触发，有呼吸驱动障碍或自主呼吸随时可能停止的患者，应该避免用该模式。目前多数呼吸机设有窒息通气（apnea ventilation）功能，当患者自主呼吸停止超过预设时间（20s）时，呼吸机可以自动转换为辅助或控制通气，以防止上述情况发生。

（六）指令分钟通气

指令分钟通气（mandatory minute ventilation, MMV）的通气方式最早由 Hewlet 于 1977 年首先介绍，产生、设计和发明 MMV 的主要目的是试图解决采用 IMV/SIMV 在脱机过程中可能遇到的困难。MMV 可根据患者需要，自动根据 MV 控制和调节指令通气的频率。当 MV 达到预先设定的通气量时，仍依靠患者的自主呼吸，但当自主呼吸所产生的 MV 低于预定值时，机器可自动提高指令通气频率补足 MV。

1. 工作原理　具有 MMV 模式的呼吸机内，有微电脑持续监控患者的 MV。当操作者根据一定的指标，如年龄、性别、身高、体重、体表面积或动脉血气分析的结果等，预设好一定水平的 MV，如单位时间内自主呼吸的通气量已达到或超过预设的 MV 水平，呼吸机则不作指令通气，而只提供一个持续的正压，供患者自主呼吸时用；如单位时间内自主呼吸的 MV 低于预设的 MV 水平，无须操作者调节呼吸机，呼吸机就会自动通过增加指令通气方式，增加 MV，使其达到预设的 MV 水平。因此，采用 MMV 通气模式时，无论患者的自主呼吸变化如何，均能使患者得到足够的 MV。换句话说，在应用 MMV 通气模式时，任何情况下不干扰患者的自主呼吸，就能保证患者的 MV 不低于设定值。

2. 临床应用　　MMV 模式是较先进的通气模式，其优点不但类似于 IMV/SIMV，还降低了呼吸性碱中毒的发生率、减少了正压通气对循环和肺组织的影响，有助于充分发挥患者的自主呼吸能力，锻炼和维持患者呼吸肌功能，且较 IMV/SIMV 更易从机械通气过渡到自主呼吸，对呼吸不稳定和通气量不恒定的患者，用 MMV 通气方式做脱机前的准备或从机械通气的形式过渡到自主呼吸，可能较 IMV/SIMV 更安全，尤其对那些有自主呼吸抑制的患者更有特殊的价值。因为 MMV 模式可以在不妨碍和影响自主呼吸的前提下，使患者逐渐由机械通气的形式过渡到自主呼吸。所以，MMV 应该是较先进，且十分有前景的通气模式。但是，如果由于某种因素导致患者呼吸频率快而浅时，虽然预定 MV 值已经达到，呼吸机不再提供辅助通气，但患者的实际有效肺泡通气量可能并未达到，此时就不适合应用 MMV 模式。为保证 MMV 通气模式条件不出现有效肺泡通气量不足的唯一方法，是限定呼吸频率，否则就不能应用 MMV 模式。因此，MMV 模式不适宜用于呼吸频率过快的患者。

（七）容量支持通气

容量支持通气（volume support ventilation，VSV）是一种辅助通气模式，与 MMV 类似，但调节机制不同。VSV 模式下，呼吸机的每一次供气均由患者自主呼吸触发，当实际 VT 或 MV 低于或高于设置的 VT 或 MV 时，呼吸机可通过自动反馈信息，使 VT 和 MV 增加或降低，以达到实际通气量不变或恒定的目的。采用 VSV 时，RR 和 I/E 均由患者自己调节。

1. 工作原理　　应用 VSV 通气模式时，患者实际 VT 或 MV 通过流量传感器送入机器的微电脑系统，该系统再通过提高或降低吸气压力和调节流速的方式，自动控制和调节，使 VT 和 MV 达到预设值。也就是说，应用 VSV 通气模式时，呼吸机只是在患者需要帮助时才起作用，主要工作相是在吸气相；倘若患者的自主呼吸或本身的 VT 和 MV 已达到预设值，呼吸机可以不参与调整。VSV 具体调节和控制机制是在预设好所需的 VT 和 MV 前提下，当患者自主呼吸触发呼吸机供气时，呼吸机通常首先应用 $5cmH_2O$ 的吸气压力产生吸气，并将第 1 次的 VS 通气作为试验性通气。借助呼吸机固有的监测装置，测得患者 P-V 间的关系，并根据测得的数据自动计算出下一次通气所需要的吸气压力。如果所设定的压力不足以供给预设 VT 和 MV，呼吸机会自动增加吸气压力，直到达到满意的容量水平；如果所设定的压力过高，所供给 VT 和 MV 超过了预设 VT 和 MV，呼吸机又会自动地降低吸气压力，直至实际 VT 和 MV 恢复到预设的水平。通常只需要 3 次呼吸，呼吸机就能调试好达到预设 VT 和 MV 所需的吸气压力。当由于某种因素使呼吸机与患者脱离，再次连接呼吸机时，呼吸机会自动重复上述测试，调整和控制吸气压力，以求迅速达到满意 VT 和 MV 水平。同样，倘若患者的病情和肺功能状况发生改变，呼吸机可以根据监测的 P-V 间关系变化，重新调整和控制吸气的压力。一般在呼吸机所能调节的压力范围内，最高的吸气压力均低于所设置压力限制水平下 $5cmH_2O$。这就控制了最高的吸气压力，可在一定程度上预防吸气压力过高所致的气压伤。VSV 通气模式下，如果每一次呼吸均有患者的自主呼吸触发，患者也可以不要任何支持进行呼吸，并能达到预设的 VT 和 MV 水平，呼吸机将会允许患者进行真正的自主呼吸，通气本身将只是起到监测患者实际 VT 和 MV 的作用。为防止意外，该通气模式下还设有一定的防范装置。当呼吸间隔超过预设的呼吸暂停时间（apnea limit），呼吸机将自动转换为另一种呼吸模式（PRVC），以维持相对正常的机械通气。从该种呼吸模式的调节机制上分析，它不是单一的定压、定容、定时呼吸机，而使兼压力、容量、时间相互调节、制约，最终达到容量恒定的混合型通气模式（图 10-7）。

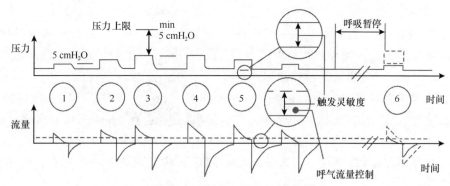

图 10-7　容量支持通气工作原理

2. 临床应用　该通气方式的实际临床意义与 MMV 通气方式类似。

（1）与 VCV 相仿，因为容量恒定，即使患者气道阻力增高或顺应性下降，VT 和 MV 也可以保持不变。

（2）在自主呼吸为主的情况下，既可以避免呼吸性碱中毒（通气过度），也可以防止呼吸性酸中毒（通气不足）。

（3）有利于充分发挥患者的自主呼吸能力，减少呼吸机依赖发生率。

（4）同样适用于脱机前的准备。在此种模式下，如果患者每次呼吸均不需要容量支持时，即意味着患者可以完全依靠自主呼吸，可以脱机了，采用该模式，可以进一步减少呼吸机撤离的盲目性，增加脱机的安全系数。

（5）VSV 通气模式与 PSV 通气模式比较，其优点是能自动根据患者肺部动力学参数改变，如气道阻力和肺、胸的顺应性，调整能达预设 VT 和 MV 所需的最低吸气压力；能以最可能低的压力或压力支持，达到最合适的通气量，即可将呼吸机造成气压伤的可能性，降低到最低限度；能将自主呼吸的能力和机械通气的作用很好地结合和协调，既能充分发挥自主呼吸的能力，又能保障足够和安全的通气，这些均是 PSV 通气模式所不及的。

3. 注意事项

（1）气道压上限设置：应用 VSV 通气模式时，气道压上限值的设置不能过低，否则有可能因机器所能调节的最高吸气压力均低于设置压力限制水平 $5cmH_2O$，而导致实际 VT 低于预设 VT，造成通气不足。

（2）呼吸机协调：VSV 通气模式时，每次呼吸均有赖于患者自主呼吸触发，倘若呼吸机与自主呼吸协调不好，可能会因呼吸机监测误差增加，每一次数据不一致而引起吸气压力水平的多变，并使患者感到不适。故应用该通气模式时，多要求患者的自主呼吸相对规则，呼吸机与自主呼吸易于协调；另外，要求操作者对触发灵敏度的设置合理。如遇到呼吸机与自主呼吸协调不好时，应及时采取措施协调呼吸机；否则，就应该立即改变通气模式。

（八）压力/容量双控模式

随着呼吸机生产工艺的迅速发展改进，多功能型呼吸机已经逐渐替代了以往单纯 PC 型或 VC 型呼吸机，但呼吸机还存在 PCV 或 VCV 之分。由于 PCV 或 VCV 模式各有利弊，压力/容量双控模式的发明与产生，正是为了克服它们的弊，集中它们的利为一体。因此，双控模式的出现，使呼吸机的使用达到了更加高度智能化的水平。

1. 压力调节容量控制（pressure regulated volume control，PRVC）   是 Servo300 型机械通气机独具的通气模式，与 VSV 相比，有相同之处，也有不同之处。相同之处是两种通气模式均受压力和容量的双重调节；不同之处是 PRVC 既可以用于控制性呼吸，也可以用于辅助性呼吸。PRVC 模式下，患者的呼吸可以不由患者的自主呼吸触发，而是机器按操作者设置的参数工作，患者的呼吸频率、I/E、压力及容量（VT 和 MV）等，均可以预先设置。

PRVC 的工作原理（图 10-8）与 VSV 基本相同，第 1 次通气也是试验性通气，吸气压力仍为 $5cmH_2O$，在吸气过程中，呼吸机的微电脑系统测算出胸/肺的顺应性，并计算出下一次通气要达到预定 VT 所需的吸气压力；第 2 次通气实际吸气压力为上述测试值的 75%，同时再次测定以后依次的顺应性，并再计算出下一次通气要达到预定 VT 所需的吸气压力；第 3 次通气仍为上述测试值的 75%，之后依次类推。通常也是在三次通气之后，才能达到预定的 VT。以后的每一次通气，呼吸机均能自动监测患者的 P-V 关系，并据此调节下一次的吸气压力水平，以使实际 VT 与预设 VT 相符；倘若实际 VT 超过预设 VT 的 50% 时，呼吸机将停止吸气转为呼气。PRVC 时，吸气压力可以在 PEEP 水平和设置的压力报警上限水平下 $5cmH_2O$ 范围内自动调整，一般相邻两次通气间的吸气压差 $<3cmH_2O$。若管道脱落被重新接好后，呼吸机能自动开启上述的试验性通气过程，经过几次呼吸后，即可达到脱机前的水平。PRVC 通气模式最大的优势是借助呼吸机连续监测患者的肺、胸 P-V 变化，自动调节吸气压力，既能保证 VT 和 MV 的恒定，还能把所需吸气压力降低至最低水平。除了可以节省大量人力外，还能客观调整压力/容量参数，这些均是以往的通气模式所不具备的。

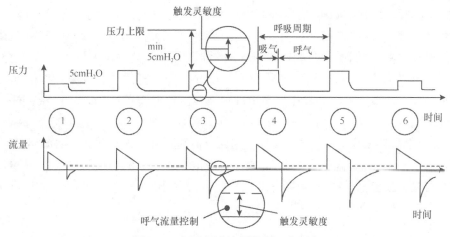

图 10-8　压力调节容量控制工作原理

PRVC 模式的优点与 VSV 基本相同，可以说 VSV 具备的优点，PRVC 也均具备。如能在确保预置 VT 等参数的基础上，通过自动连续监测胸廓/肺顺应性和 P-V，反馈调节下一次通气的吸气压力，以将气道压力控制在最低水平，不但能确保恒定的 VT，还能减少气压伤。此外，PRVC 较 VSV 更有利于的是，因其还能应用于无自主呼吸和能力的患者，且每次呼吸不一定要患者自主呼吸触发，应用范围更广。

2. 容量保证压力支持（volume assured pressure support，VAPS）**模式**　VAPS 模式与 PRVC 模式相比，目标一致，但调节机制不同。VAPS 模式又被称为压力扩增（pressure augmentation，PA）模式，它是将容量辅助通气（VAV）与 PSV 很好地结合，呼吸机以容量切换为基础，以 PSV 模式或功能作为容量保证的主要途径，即呼吸机将预设的 VT 输送给患者后即转为呼气，能避免 PSV 中 VT 不保证的缺点。当患者无自主呼吸、PSV 模式或功能无法实施时，即转换为 VCV 模式。因此，VAPS 模式通常只需要一次呼吸周期就能达到预定的容量目标，而 PRVC 模式则可能需要三次呼吸周期才能达到预定的容量目标，这是两者的主要区别。

（九）双水平正压通气

双水平正压通气（BiPAP）模式产生于 20 世纪 80 年代末，是对单向 CPAP 模式的扩展，即双向正压通气，早期被用于呼吸机撤离，其优点未被充分认识之前，曾经被认为仅仅是一种撤机模式。由于其能将自主呼吸很好地保留，并与呼吸机很好地配合，被认为是对自主呼吸最好的扩展。随着 BiPAP 广泛应用，其优点被充分认识，到 20 世纪 90 年代初，已经被认为是治疗中、重度 ARDS 严重缺氧的新模式。

BiPAP 是通过调节高压、低压两个压力水平及其持续时间，以及触发灵敏度等通气参数来决定通气的模式。其工作特点是存在高压和低压两个不同水平，在从高压向低压转移时产生呼气，两个压力水平的维持时间可以任意调整，且患者的两个压力水平都可进行自主呼吸，故可以看成是压力控制通气和自主呼吸相结合的通气形式，BiPAP 在患者不同的自主呼吸情况下，可以有多种通气模式。在持续自主呼吸时，若 BiPAP 的高压和低压一致，即为 CPAP；若 BiPAP 的高压和低压均为零，则为自主呼吸。在自主呼吸不恒定时，自主呼吸可随意和间断出现在高压和低压两个压力水平上，以达到自主呼吸与控制通气并存，增加通气量，提高人-机协调性。但保证自主呼吸与控制通气并存的基础是特殊的按需阀和通气阀的双重触发机制（既可以按呼吸机的预设要求转换，也可以由患者自主呼吸触发）。在存在间断自主呼吸时，若通气频率较慢，自主呼吸在低压水平出现，则为 PC-SIMV；若呼气时间较短，自主呼吸在高压水平出现则类似压力释放通气（airway pressure release ventilation，APRV）。在无自主呼吸时，则为压力控制通气。

BiPAP 的优点在于允许自主呼吸和控制通气同时存在，避免了人-机协调性不良的缺点，气道压力稳定可减少肺损伤，而且对循环系统影响小，减少 V/Q 值失调。真正的 BiPAP 是多种通气模式的模糊总和，是"万能"通气模式，可用于从急性期到恢复期不同病情患者的呼吸支持，恢复期应用可使患者更容易撤机。

（十）反比通气

一般情况下，无论是正常或是疾病状态，吸气时间均少于呼气时间，I/E 多在 1：1.5～1：2，这可能与吸气是主动性、呼气时被动性有关。除非是用力呼气，否则，吸气是肺与气道均会主动性扩张，使气道阻力减少，气流速度增快；而呼气时，气体排出主要依靠肺泡的弹性回缩、胸廓吸气肌松弛而产生，呼气时气道均有不同程度地缩小，气道阻力是增加的，这是呼气流速受限的主要原因。用力呼气则不然，气体排出除了依靠肺泡的弹性回缩力、胸廓吸气肌松弛外，呼气肌主动收缩，加强原有的呼气动作，驱使呼气。反比通气（IRV）时，吸气时间延长，且对于呼气时间，I/E 可在 1.1：1～1.7：1 之间。

在 IRV 时吸气时间延长，在较低吸气峰压时能保持较高的平均气道压，可使部分病变较重的塌陷肺泡或小气道扩张，并进一步使肺泡周围的液体向间质扩散，从而改善气体分布和氧合过程，不会导致气道压力的升高和肺组织过渡通气。吸气时间延长使呼气时间缩短，在一定程度上将导致呼气不足和内生性 PEEP，也有助于改善氧合。IRV 时由于必须抑制自主呼吸，常需较低的吸气流速和较慢的呼吸频率，避免切变力的产生。IRV 主要用于 ARDS 等严重低氧血症患儿。

▶▶▶ 二、机械通气的应用指征与禁忌证

（一）机械通气指征

机械通气只是一种脏器功能的支持手段，其临床价值在于为诊治导致呼吸衰竭的原发病争取时间，对原发病本身并无治疗作用。对与导致呼吸衰竭不可治疗的原发病或终末期患者，即使接受机械通气治疗，其预后也很差，加之，机械通气本身具有相当的不良反应和需要支付高昂的医疗费用，故在应用机械通气之前应充分考虑患者的基础疾病、治疗效果、预后和撤机的可能性。呼吸机的具体应用指征有如下几条：

（1）任何原因引起的呼吸停止或减弱（＜10 次/分）。

（2）严重呼吸困难伴有低氧血症（PaO_2＜60mmHg），在吸入氧浓度（FiO_2）为 0.6 时，动脉血氧分压 PaO_2＜50mmHg 或经皮血氧饱和度（$TcSO_2$）＜85%，CPAP 治疗无效，有紫绀型心脏病除外。

（3）反复发作的呼吸暂停。特别如早产儿反复发作的呼吸暂停，经触觉刺激及氨茶碱等药物治疗效果不佳，患儿出现心动过缓或发绀，应及时给予机械通气。

（4）确诊为呼吸窘迫综合征（RDS）。

（5）当由于肺部感染时呼吸道分泌物明显增多时，由于患者又无足够的力量将分泌物排出，即使尚未发展至严重低氧血症水平，也应及早建立人工气道，保证气道充分湿化和吸引，预防低氧血症，切不可等因呼吸道分泌物排出不畅，肺部感染加重至相当程度，才考虑应用呼吸机治疗。

（6）胸部手术或可疑有肺不张致严重低氧血症患者，应及时应用呼吸机治疗。即使是对低氧血症原因不明的患者，在分析原因的同时，只要能排除气胸，均是应用呼吸机治疗的指征，切不可犹豫，以免延误时机。

（二）机械通气的禁忌证

一般来说，呼吸机没有绝对的禁忌证，因为任何情况下，对危重患者的抢救和治疗，均强调要权衡利弊。基本除了未经引流的气胸和肺大疱以外，其余均是相对禁忌证。

1. 低血容量性休克未补足之前　应尽量避免使用呼吸机治疗，以免正压通气对循环系统的影响加重原有的低血容量性休克。但是，在血容量未补足前，低血容量休克已造成患者呼吸功能障碍，以至于低氧血症即将或已经严重危及生命时，即使呼吸机治疗有可能加重原有的休克，也应毫不犹豫的应用，同时补充血容量。

2. 严重肺大疱和未经引流的气胸　尤其是张力性气胸，在未建立胸腔闭式引流是应用呼吸机的绝对禁忌证。这也是呼吸机治疗的唯一绝对禁忌证。这两种情况下应用呼吸机，一般只会让原有的病情加重。肺大疱患者，会因为呼吸机使大疱破裂，造成医源性气胸，导致严重缺氧；未经引流的气胸，会因为呼吸机使尚未闭合的破口无法闭合，正在闭合或已经闭合的破口也可能因呼吸机的正压使破口重新破裂，加重气胸，使肺组织受压更加明显，不及时处理，可能造成医源性张力性气胸。

3. 大咯血时在气道未畅通之前　也是机械通气的禁忌证。此时应全力保持气道通畅，使血液和血块顺利排出，否则正压通气只会加重血块的堵塞，或是使血液或血块进入更小的肺单位。

▶▶▶ 三、呼吸机连接方式

接受呼吸机治疗前的患者，面临的首要问题是呼吸机的连接方式，方式选择是否合理，直接影响呼吸机的临床疗效。了解和掌握各种连接方式的利弊，有利于合理地选择。

（一）连接方式的类型

呼吸机连接方式的类型很多，各种方式各有利弊，难易程度不等。了解各种连接方式的类型和利弊，有助于在呼吸机临床治疗过程中的灵活掌握与合理应用。

1. 接口或口含管　是一种含在口中、能与呼吸机连接的人工气道，应用这种方法时需要鼻夹，以避免呼吸机所供给气体从鼻腔外溢。该连接方式主要用于神志清醒、能配合的患者，配合不好时容易因体位变动和吞咽动作滑出，并容易引起胃肠道胀气，加重呼吸功能不全，影响临床疗效，国内应用不多。

2. 双鼻连接器　还有一种连接器，一端能插入双侧鼻腔，另一端与呼吸机连接，同样适合神志清醒及配合良好的患者，甚至可以用于长期接受呼吸治疗的患者。

3. 口鼻面罩　是将大小适中的面罩扣于患者的口鼻部，将口鼻完全遮盖，然后再通过面罩与呼吸机连接，主要用于无创呼吸机的治疗。面罩的固定可以用人工的方法，单手或双手将面罩固定在患者的口鼻部，也可以借助四头带将面罩固定。口鼻面罩较口含管舒适，容易掌握，对患者无损伤且安全，适用于需反复接受呼吸机治疗的患者，如 COPD 等。不利因素是手法固定费力；四头带固定太松时，密闭不好容易漏气；太紧时，患者会感到不舒适而难以接受。此外，患者配合不好或不协调时，容易引起胃肠胀气。依靠面罩做人工气道连接呼吸机时，呼吸机疗效很大程度上取决于气道密闭的程度和患者配合的情况。偶尔用于配合不好、昏迷或神志不完全清醒的患者时，应让助手按压住上腹部，预防胃肠道胀气。口鼻面罩连接呼吸机，持续时间不宜过长，除上述不利因素外，还不利于口腔护理、气道湿化和吸引等。

4. 鼻罩　较口鼻面罩小，只能遮盖鼻部。固定方法与口鼻面罩相同，可以徒手或用多头带。其优点是口腔没有被遮盖，患者能够进餐、饮水、讲话，并便于咳嗽、排痰与进行口腔护理；缺点是要求患者配合程度高，呼吸机供气或吸气时，需要患者紧闭双唇，否则会因漏气而影响呼吸机疗效。

5. 喉罩　是介于面罩和气管插管之间的新型维持气道畅的人工气道。主要适合于常规气管插管困难或紧急心肺复苏时的人工气道建立。喉罩置放于患者的咽喉部，几乎可以将喉部完全遮盖，其周边有用于密封的气囊，可以根据需要，充入适量气体，密封气道。该法属于无创，较口含管、面罩、鼻罩等不容易引起胃肠胀气，患者易于耐受；缺点是不利于气道的湿化和吸引，不适合用于分泌物多、胃肠道压力高的患者。目前此法在临床应用的时间较短，尚难对其利弊做出全面评价。

6. 气管插管　分经口与经鼻气管插管两种，两种途径各有利弊。经口插管，应用普遍，易于掌握，但不如经鼻插管容易耐受和易于固定；经鼻插管容易固定、维持时间相对长，一般可维持 1 周以上，气道护理适当时，可维持的时间更长，甚至可长达半年以上。缺点是经口插管一般要求控制在 72h 以内，由于口腔护理困难，医院获得性感染发生率高；经鼻插管所用导管通常较经口插管长而细，无效腔大，分泌物吸引有一定困难；另外，经鼻插管较经口插管难度大，初学者不容易掌握。

7. 气管切开造口置管　是临床医生最愿意接受的方式，由于其无效腔小、导管容易固定、气道湿化和分泌物吸引便利、患者耐受程度好、可以长期耐受。但从患者的角度来考虑，可能弊大于利，由于其损伤大、并发症多（感染、出血、压迫坏死）、留有瘢痕等。该法不适用于需要反复建立人工气道的患者。

（二）连接方式的选择

连接呼吸机的方式各有利弊，合理选择时需要考虑的因素很多，是应用呼吸机的主要环节。一般可从以下六方面权衡利弊、综合分析。

1. 病情缓急程度 对病情紧急、容不得耽误的患者，易采用最快、最简便易行且又有效的方法，一般选择经口气管插管。如时间更紧迫，缺氧已严重到可能立即导致患者死亡的程度，可先考虑应用面罩进行充分供氧，待缺氧缓解后，再考虑建立能维持较长时间的人工气道法。如果患者病情并非十分紧急，可再结合其他方面因素进行综合分析，选择最佳的人工气道。

2. 应用呼吸机治疗的时间 估计只需暂时（数小时）应用呼吸机的患者，可考虑经口气管插管、喉罩、面罩、口含管等。估计应用时间较长，72h 内的仍可考虑经口气管插管；72h 以上的最好直接选择能保留相对长一些时间的人工气道法，如经鼻气管插管或气管切开造口置管术，除非患者存在不能耐受这两种人工气道的因素，再考虑其他方法。对应用呼吸机时间无法估计的患者，可先选择效果肯定而又安全、容易耐受、损伤小的方法，如先选择经口或经鼻气管插管法，之后视病情发展，再酌情改气管切开造口置管术。

3. 是否需要反复应用呼吸机治疗 某些慢性疾病，有反复应用呼吸机治疗和建立人工气道可能的患者，不适合应用气管切开造口置管术等损伤大的方式，即使估计呼吸机应用的时间可能会超过 1 周，也应尽量避免，除非确实因病情需要，如分泌物太多或其他类型人工气道无法实施时，再考虑其他方法。

4. 气道分泌物多寡 对于气道分泌物多的患者，为便于气道的湿化和充分吸引，可以不考虑面罩和喉罩等，直接选择气管插管或切开。

5. 意识状况 意识状况好、能配合的患者，倘若估计应用呼吸机的时间短，呼吸道分泌物也不多时，可考虑应用口含管、面罩或喉罩等，这样可不必担心会造成胃肠道胀气；如果患者意识状况不好，不能较好配合时，即使可以应用口含管、面罩或喉罩，也应尽量避免，以免引起胃肠道胀气，而影响患者的呼吸功能。

6. 气道梗阻部位 因呼吸道梗阻在接受呼吸机治疗时，所建立的人工气道必须得超过梗阻水平。倘若梗阻的部位在喉部，就只能选择越过喉部的气管插管和切开法，而口含管、面罩或喉罩等均可能无济于事；倘若梗阻部位在喉部以下水平，即使选择气管插管和切开，所置的导管也必须得超过梗阻水平。

连接呼吸机的人工气道的最佳标准是，既能保证呼吸机合理应用，又能最大限度地减轻患者痛苦，减少损伤和并发症。要做到此点，有时并不容易，需根据患者病情变化权衡利弊，综合分析。

四、呼吸机参数设置和调节

（一）参数设置

呼吸机参数的设定应坚持"3N2L"原则，3N 即正常频率、正常 VT、正常 I/E 值；2L 即低压力、低氧浓度，同时需维持动脉氧分压（PaO_2）在 60～90mmHg。机械通气参数的设定主要包括氧浓度（FiO_2）、容量参数、压力参数、时间参数及湿化器温度的设定。

1. FiO_2 的设定 机械通气时，FiO_2 的设定一般取决于 PaO_2 的目标水平、呼气末正压（PEEP）水平、平均气道压力（MAP）水平与患者的血流动力学状态。由于吸入高浓度氧可引起中毒性肺损伤，因此，机械通气治疗时应尽可能使 FiO_2 降低，一般要求 FiO_2 < 50%～

60%。若达不到上述目标，可加用 PEEP、增加 MAP，应用镇静剂或肌松剂等，在适当 PEEP 与 MAP 的前提下使 SaO_2 > 88% ～ 90%，同时保持最低的 FiO_2。应注意，在应用机械通气治疗时，除了应考虑到高氧的肺损伤作用外，高气道压力及高肺泡压力同样可以引起肺损伤。

2. 容量参数的设定

（1）吸气流速：当选用容量控制通气时，需设定最大吸气流速和呼吸机送气方式（气流波形），有的呼吸机有吸气流速调节按钮，有的呼吸机并无此旋钮，吸气流速需经计算得出，吸气流速（L/min）=60（s）×VT（L）/TI（s），通过调节吸气时间来改变流速。吸气流速可影响：①气体在肺内的分布；②CO_2 排出量；③无效腔与潮气量比值及静–动脉分流占血流量比值（$\dot{Q}s/\dot{Q}t$），因此影响 PaO_2；④吸气峰压、TI。

在使用压力控制通气时，操作者多无法控制和调节吸气流速，而最大吸气流速则由呼吸机内部设置。但有几种新型呼吸机配有压力上升或压力斜率调节装置，以通过控制压力来控制通气初期的过快流速。

吸气流速的设定一般应 > 60L/min，慢性阻塞性肺疾病（COPD）和重症哮喘患者吸气流速设定应更高（80～100L/min），通过提高吸气流速，而使吸气时间缩短，呼气时间延长，时间比（I/E）应达 1：（4～6）。多数呼吸机能提供几种送气方式如方形波、减速波、加速波和正弦波送气，以方形波和减速波常用。

（2）潮气量（tidal volume，VT）：在容量控制通气模式下，VT 选择的目标是保持足够的通气及患者的舒适性。VT 一般选择为 5～15ml/kg，常用 8～12ml/kg。VT 的设定需结合呼吸系统的顺应性及阻力、呼吸机管道的可压缩容积、氧合状态、通气功能和发生气压伤的危险性进行综合考虑。机械通气应用不当可引起气压伤等呼吸机相关性损伤，为避免气压伤的发生，一般要求气道平台压 ≤ 35～40cmH_2O。在压力控制通气模式下，VT 的设定主要由预设的压力水平、吸气时间、呼吸系统的顺应性及阻力决定。一般情况下，VT 水平 ≤ 8～12ml/kg。

（3）每分通气量（minute ventilation，MV）：MV 与 VT 的临床价值相同，较单用 VT 更全面，设置时只需考虑其中一个参数。依据呼吸机类型不同，并非所有呼吸机均需设置 VT 和 MV。多数呼吸机只有其中一项，如单有 VT 或 MV 设置。当只有 MV 设置，而没有 VT 设置时，MV 等于 VT 与呼吸频率的乘积。

3. 压力参数的设定

（1）吸气峰压（PIP）：可以通过观察胸廓起伏幅度来判断，正常为 10～20cmH_2O，轻度病变者为 20～25cmH_2O，中度病变者为 25～30cmH_2O，严重病变者 > 30cmH_2O。

（2）吸气末正压（PEEP）：应用 PEEP 的主要目的是使萎陷的肺泡复张、增加氧合、减轻肺水肿，但 PEEP 同时可加重心脏负荷，减少回心血量和心排血量，引起肺气压伤，应尽量避免使用。理论上，PEEP 水平的设置应选择最佳 PEEP，即获得最大输送氧的 PEEP 水平。最初可将 PEEP 设定在 3～5cmH_2O，根据血气分析结果及血氧饱和度水平适当增加 3～5cmH_2O，直至获得较满意的血氧饱和度。

（3）平均气道压（MAP）：代表整个呼吸周期中影响肺的平均压力，可间接反映平均肺泡压力，MAP 由呼吸机参数如吸气流速、吸气峰压、I/E 和 PEEP 所决定。MAP 一般为

5～10cmH$_2$O，为减少气压伤的危险，MAP 应尽可能低。

（4）同步触发灵敏度：目前，呼吸机吸气触发机制有压力触发和流量触发两种。由于呼吸机和人工气道可产生附加阻力，因此，为减少患者额外做功，应将触发灵敏度设置在较为敏感的水平上。一般情况下，压力触发常设置为–2.0～–0.5cmH$_2$O，流量触发常设置为 1～5L/min，合适的触发灵敏度设置将明显使患者感到更舒适，促进人机协调。值得注意的是，若触发灵敏度过高，会引起与患者用力无关的误触发；若灵敏度过低，将显著增加患者的吸气负荷，消耗额外呼吸功。

4. 时间参数的设定

（1）通气频率：呼吸机机械通气频率的设定，应结合通气模式、VT 的大小、无效腔率、代谢率、PaCO$_2$目标水平和患者的自主呼吸能力等因素进行综合考虑。成人通常设定为 8～20 次/分，急、慢性限制性通气功能障碍者，应设定较高的机械通气频率（≥20 次/分）。机械通气 15～30min 后，应根据 PaO$_2$、PaCO$_2$ 和 pH 进一步调节机械通气频率。预设的通气频率与触发的频率不要相差太大，否则可导致呼气时间不足和反比通气。因为此时预设的通气频率是备用的通气频率，而实际上通气频率是由患者触发的。

（2）吸呼比（I/E）：是指一次自主呼吸或机械通气时 TI 和 TE 各占呼吸周期中的比例，是重要的呼吸机参数。呼吸机一般只调节吸气时间。TI 有助于吸入气体（氧气）的分布，但时间过长对循环有不利影响；TE 影响二氧化碳排出。I/E 的设定应考虑机械通气对患者血流动力学、氧合状态、自主呼吸水平等因素的影响。

机械通气患者通常设置吸气时间为 0.8～1.2s 或吸呼比为 1：（1.5～2）；限制性肺疾病患者，一般主张采用稍长的吸气时间、较大的 I/E[通常为 1：（1.0～1.5）]，长吸气时间（＞1.5s），通常需应用镇静剂或肌松剂。阻塞性肺疾病患者，宜适当延长呼气时间，减小 I/E，以利于充分呼气和排出二氧化碳，通常采用 I/E 为 1：（2.0～3.0）。但应注意患者的舒适度、心功能状况或血流动力学改变情况。

5. 湿化器温度　当经人工气道（气管插管或气管切开）进行机械通气时，必须进行吸入气体的湿化。常用的湿化器有热湿交换器（HME）或称"人工鼻"和加热湿化器。临床应用 HME 时，需注意使用过程中的相关问题。

（1）HME 的禁忌证

1）患者气道有大量分泌物，且黏稠或为血性。

2）呼出气量少于输送 VT 的 70%（如存在漏气量大的支气管胸膜瘘、气管套囊漏气）。

3）患者体温低于 32℃。

4）自主 VE＞10L/min。

（2）HME 的适应证

1）短期机械通气（≤96h）。

2）运输患者时。

需长期机械通气或应用 HME 有禁忌证的患者，可应用加热湿化器。此时应注意观察患者的气管分泌物，如果仍黏稠结痂，说明湿化不足；如果痰液稀薄，量多，需要频繁吸引，即提示湿化过度。

加热湿化器的温度一般应设置于使输入气体的温度达（33±2）℃，应提供至少30mg/L的水蒸气，湿化量以每日约500ml为宜。湿化器的水量要适当。尤要注意防止水蒸干，因为干热的气体对气道的损害比冷空气更大。

（二）参数调节

合理调节呼吸机各类参数是机械通气治疗的必备条件。否则，非但达不到治疗目的，还会引起各种并发症，严重时可直接导致死亡。呼吸机根据初始参数为患者进行机械通气治疗以后，应严密观察患者病情变化，根据呼吸机监测与报警参数，尤其是定期测定的动脉血气结果及其发展趋势，同时兼顾患者的血流动力学状况来调节呼吸机参数，最终达到治疗的目的。

1. 动脉血气分析指标　是调节呼吸机参数的最可靠依据。通常在应用呼吸机治疗30min后，应常规进行动脉血气分析监测，以此作为是否需要进一步调节呼吸机参数的依据。在动脉血气分析的众多指标中，以PaO_2和$PaCO_2$作为指导呼吸机参数调节的主要指标。

（1）PaO_2：为判断低氧血症是否被纠正的标准。

1）低氧血症已被纠正者：接受呼吸机治疗后，低氧血症已被纠正，即$PaO_2 \geqslant 60mmHg$，说明所设置的参数基本合理。如果FiO_2水平已降至40%～50%，可暂不做调节，待患者的PaO_2稳定一段时间后再做调节，直到降至准备脱机前的水平；如果FiO_2水平较高，则应逐渐降低FiO_2，直到降至相对安全的水平，即FiO_2为40%～50%。

2）低氧血症未被纠正者：接受呼吸机治疗一段时间后，低氧血症仍未得到满意纠正时，可从以下几方面着手调节呼吸机参数。

分析低氧血症的原因调节相应参数：如果低氧血症的原因为$\dot{Q}s/\dot{Q}t$增加，则应首先考虑应用PEEP（除非患者有应用PEEP的禁忌证），逐步提高PEEP水平，直至达到最佳PEEP水平；若为弥散障碍，则应适当提高FiO_2水平；若为通气功能障碍，则可尽可能多地消除呼吸道分泌物、保持呼吸道通畅，并适当增加VT。如果产生低氧血症的原因一时无法确定，也可借助上述方法鉴别低氧血症的可能原因。如应用PEEP可以纠正，预示着$\dot{Q}s/\dot{Q}t$可能是低氧血症的主要原因；如提高FiO_2可以纠正，预示着弥散障碍可能是低氧血症的主要原因；若两种方法均可以纠正，则通过观察哪一种方法最为明显，来分析低氧血症的主要原因。有些情况下，低氧血症是由多种原因造成的，如同时合并$\dot{Q}s/\dot{Q}t$和弥散障碍，这时需分析哪种原因所占比例大，并结合患者的具体情况，选择疗效最好、不良反应最小的纠正低氧血症的治疗方法；实在无法区分辨时，两种纠正低氧血症的方法均可使用。各种纠正低氧血症的方法，如适当增加VT、延长吸气时间、增加吸气平段或吸气屏气的时间、应用PEEP及提高FiO_2等，多种方法进行疗效对比观察后，酌情选择最佳治疗方法。应用呼吸机纠正不同病理生理改变而造成低氧血症的过程复杂，要想全面分析和灵活运用各种有效的治疗方法，只有通过大量的临床实践和长期的经验积累，才可能真正地掌握。

（2）$PaCO_2$：是判断呼吸性酸中毒、呼吸碱中毒的主要指标。呼吸性酸中毒预示通气不足，即高碳酸血症；呼吸性碱中毒预示通气过度，即低碳酸血症。机械通气治疗时，$PaCO_2$

$<35mmHg$ 提示通气过度，$PaCO_2>50mmHg$ 提示通气不足。

1）通气过度时，一般可通过降低 VT 及缩短呼气时间、调节 I/E 等方法进行调节。特殊情况下因病情需要，如某些脑部病变患者，主张使患者保持在轻度的呼吸性碱中毒的状态（$PaCO_2$ 为 25～30mmHg），以减少脑血管扩张引起的脑水肿加重。但不主张 $PaCO_2<25mmHg$，以免因脑血管收缩造成脑缺血；另外，碱中毒严重时，使氧离曲线左移，造成组织缺氧加重。若上述方法仍无法纠正时，应分析是否有其他方面的病理因素存在，如严重缺氧未得到纠正、代谢性酸中毒、中枢性疾病等。假如有这些因素存在的可能，则应采取相应措施予以纠正。对于严重低碳酸血症，只要心功能和血流动力学状况允许，可采用反比通气进行纠正。

2）通气不足时，除了尽可能地保持呼吸道通畅，如去除因导管扭曲和分泌物、痰痂阻塞造成的呼吸道不通畅外，还可通过增加 VT、MV、RR 和延长呼气时间等予以纠正。

2. 心功能和血流动力学状况　在调节呼吸机参数时，应同时兼顾患者的心功能和血流动力学状况。假如已存在不同程度的心功能障碍和血流动力学紊乱，如心力衰竭、血压下降等，应慎用 PEEP、吸气延长、吸气末屏气、反比通气等参数。如果患者的循环功能良好，则可大胆应用对纠正缺氧和二氧化碳潴留有效的各种通气模式和功能。

3. 肺组织气压伤　是呼吸机使用过程中的严重并发症，熟悉和了解容易引起气压伤的通气功能和模式（如 PEEP、PSV 及高 VT 等），对有效应用呼吸机至关重要。若出现肺组织气压伤的易发因素（先天性或后天性肺大疱、肺损伤）时，应尽可能地避免使用容易引起气压伤的通气模式和功能；因病情需要确实无法避免使用这些模式和功能时，应严密观察，以便及时发现和处理。即使对没有肺组织气压伤易发因素的患者，在应用这些模式和功能时，也应严密观察，随时警惕气压伤的发生。

4. 报警参数设置和调节　合理应用和设置呼吸机参数是呼吸机临床应用的重要内容。只有合理地设置和调整这些参数才能充分发挥和保障呼吸机的功能，预防和减少各种并发症的发生。

（1）容量（VT 或 MV）报警：呼吸机容量报警系统的临床意义是预防漏气和脱机。容量监测的种类因呼吸机类型而异，VT、MV 或 VT 与 MV 同时监测。无论监测的容量是 VT 或 MV，一般均以呼出气的 VT 或 MV 为准，当实测 VT 或 MV 低于所设置的报警水平时，呼吸机就可能报警，以利于及时发现和处理。

VT 或 MV 报警水平的设置依患者 VT 或 MV 的设置水平不同而异。一般 VT 或 MV 的高水平设置与所设置的 VT 或 MV 相同，低水平设置以能维持患者生命的最低 VT 或 MV 水平为准。当呼吸机管道或人工气道漏气时，呼出气的 VT 或 MV 必然低于所设置的水平，呼吸机的容量报警系统就会发挥作用而引起医生的注意。同样，当由于某种原因（如体位变动、咳嗽、人为因素等）引起脱机时，VT 或 MV 更低于所设置的水平，呼吸机容量报警系统就会启动，有助于及时发现与处理。

（2）压力（高压、低压）报警：压力报警水平分上限和下限，主要用于对患者气道压（P_{aw}）的监测。当由于某种原因使 P_{aw} 升高，超过压力报警上限水平时，呼吸机高压报警；同样，当由于某种原因使患者 P_{aw} 降低，低于所设置的低压水平时，低压报警装置被启用。呼吸机低压报警装置实际是对患者脱机的又一种保护措施，一般高压报警多提示咳嗽、分泌物堵塞气道、管道扭曲、自主呼吸与机械通气拮抗或不协调等。

高、低压报警参数设置依据患者正常情况下的 P_{aw}。一般情况下，高压上限设定在正常气道最高压（峰压）上 5～10cmH$_2$O 水平；低压下限设定在能保持吸气的最低压力水平。一旦气道压高于或低于这个水平，呼吸机就会报警，提醒医生及时发现并处理这些异常情况。

（3）FiO$_2$ 报警：用于保障 FiO$_2$ 在所需要的水平。倘若实际 FiO$_2$ 高于或低于所设置的报警水平，FiO$_2$ 报警装置就会被启用，告诫人们实际 FiO$_2$ 增高或降低。FiO$_2$ 报警水平的设置根据病情需要决定，一般高于或低于实际设置的 10%～20%即可。

（4）低 PEEP 或 CPAP 水平报警：为保障 PEEP 或 CPAP 的压力能在所要求的水平，有些呼吸机配备了低 PEEP 或 CPAP 水平的报警装置。设置此项参数时，一般以所应用的 PEEP 或 CPAP 水平为准，即假如所设置的 PEEP 或 CPAP 水平为 10cmH$_2$O，报警水平也设置在此水平，一旦低于这个水平，呼吸机便会报警，有利于及时发现和处理。

▶▶▶ 五、呼吸机与自主呼吸的协调

呼吸机与自主呼吸的协调是呼吸机临床应用的重要内容，尤其对自主呼吸增强的患者。某些中枢、神经、肌肉等疾病引起的呼吸衰竭，由于呼吸驱动受到影响，自主呼吸已经减弱或停止，即使呼吸机参数设置不合理，患者也能跟随呼吸机设置产生呼吸动作，这时呼吸机与自主呼吸不协调或拮抗的矛盾不突出。如果自主呼吸过强、过快、过于不规则，即使呼吸机同步装置性能好，也很难与自主呼吸合拍；两者不合拍或不同步时，对人体的危害大，有时甚至可能危及生命。因此，呼吸机协调已经成为一项重要的呼吸机临床应用技术。充分认识呼吸机与自主呼吸不协调对人体的严重危害，及时找出原因，并采取相应措施，使两者协调，是保证机械通气治疗成功的关键。

（一）呼吸机与自主呼吸不协调的影响

呼吸机与自主呼吸不协调，简称呼吸机拮抗，是指呼吸机与自主呼吸不合拍，即当呼吸机供气时，患者可能还在呼气；当呼吸机停止供气时，患者可能还处于吸气状态。呼吸机拮抗会给人体带来极大的危害，主要表现在以下 4 个方面。

1. MV/VT 下降　当患者出现呼吸机拮抗时，虽然患者已经吸气，但呼吸机尚未供气或虽然患者已经呼气，呼吸机仍可能处于正在供气的状态。两者不协调，患者的 MV 和 VT 必然下降，后果是患者呼吸代偿性的加快、加深，结果又可能加重原有的呼吸机拮抗。如此周而复始，构成了促使呼吸机拮抗的恶性循环，使 MV 或 VT 下降的更明显。

2. 呼吸做功增加　呼吸机拮抗时，随 MV 或 VT 的下降和由此而致的呼吸加快、加深，使患者的呼吸做功。另外，为克服呼吸机拮抗所产生的气道阻力增加，患者只能以增加呼吸做功的方式，尽可能保持一定水平的 VT 和 MV。这些结果均能使呼吸做功明显增加。随呼吸做功增加，氧耗量也明显增加，结果是为补偿氧耗量使呼吸加快、加深，而呼吸加快、加深反过来又可增加呼吸做功。如此周而复始，构成促使呼吸做功增加的恶性循环。

3. 低氧血症加重　呼吸机拮抗所产生的 MV 和 VT 下降、呼吸做功增加、氧耗量增加等，均可加重低氧血症。低氧血症加重的结果是为代偿或纠正低氧血症加重所引起的呼吸加快、加深及呼吸做功增加、耗氧量增加等，这些均又可能加重低氧血症。

4. 循环系统负荷增加　机械通气本身的正压通气可能因胸内压增加使循环负荷增加。当患者出现呼吸机与自主呼吸不协调时，这种胸内压增加使循环负荷加重的现象会更加明显。另外，呼吸机拮抗造成的 MV 和 VT 下降、呼吸做功增加、氧耗量增加，均使低氧血症加重；低氧血症加重后，心脏会以加快心率、增加心肌收缩力的方式，代偿低氧血症加重对循环系统功能的影响；此时，除了有低氧血症加重引起的心肌缺氧、缺血外，还会有因心率增加和心脏收缩功能增加引起的心肌氧耗量增加。这些均可进一步增加心脏和循环系统的负担，严重时还可诱发急性左心衰竭，甚至直接导致患者死亡。

（二）呼吸机与自主呼吸不协调的原因

引起呼吸机拮抗的原因有很多，机制各不相同，主要为患者方面因素，其次为呼吸机方面因素。在两方面因素无法分辨的情况下，应首先考虑或排除患者方面因素。

1. 患者方面因素　能引起呼吸机拮抗的患者方面因素很多，具体可归纳为以下 9 个方面。

（1）呼吸机治疗前未采取过渡措施：初次接受呼吸机治疗或已经接受了呼吸机治疗时，因气道湿化和吸引等，需临时停用呼吸机后再次与呼吸机连接，由于自主呼吸频率与呼吸机设置的呼吸频率不一致或者差距很大，一旦与呼吸机相连接时，如未采取一定的过渡措施，如暂时性地提高呼吸机的呼吸频率、以手控的方式或捏皮球的方法进行人工过度通气来抑制自主呼吸、停止呼吸机湿化和吸痰前或吸痰后暂时性提高 FiO_2 至 100%，以便自主呼吸频率能尽快与呼吸机设置的参数相适应等，就很容易出现呼吸机拮抗。

（2）患者自身的生理活动：如白天或晚上、安静状态或紧张状态等，均可能导致呼吸机拮抗的产生。

（3）缺氧未得到充分纠正：缺氧本身就能通过颈动脉体和主动脉体的化学感受器使呼吸加深、加快，当呼吸加深或加快至一定水平，与呼吸机的同步性能无法相适应时，就可能产生明显的呼吸机拮抗。缺氧未得到纠正的原因很多，如各种原因所致的通气不足、弥散障碍、通气/血流值失调等。

（4）急性左心衰：急性左心衰时，肺泡和肺间质水肿引起的弥散障碍能引起严重的低氧血症，这种低氧血症能引起明显的呼吸急促和呼吸困难，具体表现在呼吸频率的加快和幅度的增加，呼吸机很难与其合拍，就可能出现呼吸机拮抗。

（5）中枢性呼吸频率（律）改变：很多中枢系统疾病能直接引起呼吸频率（律）的改变，如癫痫发作或持续状态、抽搐等，具体表现为呼吸节律不规则，如呼吸暂停（屏气）、潮式呼吸、叹气样呼吸等，也可表现为呼吸频率的增快或减慢。当这种由中枢性疾病或因素引起的呼吸频率（律）改变，使呼吸机无法适应时，也会出现呼吸机拮抗。

（6）咳嗽、分泌物堵塞、体位不当：这些因素均可直接或间接地引起呼吸机拮抗。引起呼吸机拮抗的直接因素是咳嗽和体位变化不当，间接因素是咳嗽、分泌物堵塞、体位不当等引起的气道压增加和通气不足使患者发生暂时性缺氧加重、呼吸频率增快。一般情况下，倘若这些是直接引起呼吸机拮抗的因素时，呼吸机拮抗会随这些因素的自动消失而去除，呼吸机拮抗也可能迅速好转；倘若这是引起气道压增加和通气不足等的间接因素导致的呼吸机拮抗，只有当由此引起的缺氧和呼吸频率改变恢复，呼吸机拮抗才可能消失。

（7）精神或心理因素：患者的精神或心理因素，也可能引起呼吸频率（律）改变，如常见的疼痛和精神紧张等，能引起呼吸频率增快和不规则，并由此引起呼吸机拮抗。

（8）代谢性酸中毒：严重的代谢性酸中毒能引起明显的呼吸频率过快、呼吸幅度过深，并由此引起呼吸机拮抗。

（9）高热、抽搐、肌肉痉挛：在这些状况下，机体的代谢率增高、氧耗量增加，患者可能由此而产生过度通气，引起呼吸机拮抗。

2. 呼吸机方面因素

（1）呼吸机的同步性能：是保障呼吸机与自主呼吸同步、协调的重要机制，呼吸机的同步性能随呼吸机类型的不同而异；决定呼吸机同步性能的主要因素是生产的工艺水平和所应用同步装置的类型及其敏感性，有些新型呼吸机应用的流量触发装置较压力触发装置敏感很多。

（2）同步装置触发灵敏度设置：是否合理也影响呼吸机与自主呼吸的协调性。触发灵敏度设置合理，患者的自主呼吸容易触发；反之，则不易触发。此外，当触发装置出现故障或失灵时，也可能因此而出现呼吸机拮抗。

（3）呼吸机管道漏气所致的通气不足：呼吸机管道漏气是应用呼吸机过程中经常出现的情况，虽然依靠呼吸机所固有的报警装置和其他方面的监测手段能及时地发现和处理，一般不至于严重到因通气不足所致呼吸机拮抗。但类似情况在临床上确属难免，尤其是当监测设备不完全或操作者缺乏全面知识的时候或当遇见无法解释的呼吸机拮抗时，要考虑到这种可能的存在。

（4）患者病情变化导致通气量设置不足：虽然这种情况发生率很小，但也有可能。因此，在临床上经常需要根据患者病情的变化，调整通气模式和各项通气参数，使其更符合临床需要。

3. 呼吸机与自主呼吸不协调的一般处理　呼吸机拮抗的处理是呼吸机临床应用的重要技术，熟练掌握该技术直接涉及呼吸机临床应用的疗效和并发症。其一般处理方法具体可分为以下三步进行。

（1）分析判断引起呼吸机拮抗的原因：能引起呼吸机拮抗的原因很多，首先考虑患者方面的因素，如上文所述；其次，当排除患者方面因素后，再考虑呼吸机方面的因素，如呼吸机的同步性能、触发灵敏度的设置水平等。一旦发现患者存在呼吸机拮抗，首先应分析判断原因。先从患者方面因素逐一分析、考虑，然后再寻找呼吸机方面的因素。

（2）去除引起呼吸机拮抗的原因：一旦明确了引起呼吸机拮抗的原因，应立即去除并治疗。

1）缺氧：假如是缺氧造成的呼吸机拮抗，应首先纠正缺氧。引起缺氧的原因很多，在缺氧原因未明确之前，无论是何种原因引起的缺氧，均可采用以下两种最简单的方法纠正缺氧：一是暂时性地提高 FiO_2，一旦缺氧缓解，应立即将 FiO_2 恢复至原来水平；二是应用手控、捏皮球或简易呼吸器的方法，既可以通过进行过度通气的方法控制患者的自主呼吸，也可以通过过度通气、增加通气量的方法纠正缺氧。

假如上述两种方法仍无法纠正缺氧时，则可根据引起缺氧的原因，采取相应措施。假如是气道湿化和吸引造成的暂时性缺氧，并引起呼吸机拮抗，可以在吸引和湿化的前后，临时将 FiO_2 提高，最高时可达 100%，一旦缺氧缓解，呼吸机拮抗消失，再将 FiO_2 恢复至原来水平；如果是支气管痉挛引起的缺氧，在提高 FiO_2、阻断缺氧可能使支气管痉挛加重的同时，还应应用解痉药物（地塞米松、氨茶碱）解除支气管痉挛；假如是呼吸道分泌物阻塞或导管扭曲引起的缺氧，应立即去除分泌物、调整导管位置或更换导管；假如是管道或气囊漏气引起通气量不足和缺氧时，也应采取相应措施，如暂时性增加 VT、提高 FiO_2，然后再寻找漏气的部位，重新连接或更换管道和气囊等；假如是属于肺组织病理生理方面的因素，如通气障碍、弥散障碍、肺内分流等引起的缺氧，可参照呼吸机参数调节，应用相应的通气模式和功能，调整相应的参数。

2）代谢性酸中毒（代酸）：补充碱性药物（如静脉滴注 5%$NaHCO_3$）纠正代酸；另外，纠正缺氧也能协助纠正代酸。

3）急性左心衰：强心、利尿、扩张血管、激素等是纠正心力衰竭的主要途径。另外，可同时提高 FiO_2，因为提高 FiO_2 能纠正弥散障碍引起的缺氧，缺氧又能直接缓解急性左心衰。

4）疼痛或精神因素：应立即采取止痛、镇静等治疗方法，对有精神焦虑的患者，还应给予心理治疗，应着手解除患者的顾虑和心理负担，必要时还可采取暗示疗法。

5）高热、抽搐、肌肉痉挛：应治疗引起高热、抽搐、肌肉痉挛的原发疾病，以物理降温或药物降温、镇静、止痉为主要治疗方法，必要时还可借助人工冬眠的方法予以控制。

6）机器方面因素：如重新设置或调整触发灵敏度和触发水平，改进或改变触发装置；如果属于呼吸机同步性能等方面因素引起的呼吸机拮抗，这不是操作者依靠呼吸机调节能解决的，只能依赖于某些药物的合理应用。

4. 呼吸机与自主呼吸不协调的药物处理

（1）协调呼吸机与自主呼吸最有效的方法为药物处理，但并非所有有呼吸机拮抗的患者都需要应用药物抑制自主呼吸。应用药物协调呼吸机的指征有三个：

1）呼吸机拮抗的原因已明确，但短期内无法去除：为尽快使呼吸机与自主呼吸协调，阻断由呼吸机拮抗造成的恶性循环，有时只能借助药物的作用。如某些由低氧血症引起的自主呼吸增强和呼吸机拮抗，假如低氧血症是由间质性肺炎引起的肺组织弥散障碍，间质性肺炎不可能在短期内得到控制，为避免氧中毒又不可能给患者长时间的高浓度吸氧，但要纠正呼吸机拮抗，就只能借助药物抑制自主呼吸。否则，呼吸机拮抗只能使原有的低氧血症更加明显，继而反过来又使呼吸机拮抗加重，如此，周而复始，形成恶性循环。又如急性左心衰竭引起的呼吸机拮抗，虽然强心、利尿、扩血管、激素等是综合救治的必要措施，但短时间不一定能奏效，此时借助药物迅速抑制自主呼吸很有必要，这会使呼吸机与自主呼吸协调，从而保障患者能依赖呼吸机的作用，阻断因呼吸机拮抗造成的恶性循环。很多情况下，一旦呼吸机与自主呼吸协调良好，患者得到充分的氧供，应用强心、利尿、扩张血管、激素等综合治疗未得到改善的急性左心衰竭有时也能迅速缓解。

2）呼吸机拮抗的原因无法明确：多方位分析和寻找，呼吸机拮抗原因仍无法明确，为迅速阻断呼吸机拮抗对人体产生的不利影响，应毫不犹豫地应用药物，保障呼吸机与自主呼吸的协调，避免呼吸机拮抗引起的呼吸机做功增加、低氧血症加重、氧耗量和循环负担增加等。

3）呼吸机拮抗的原因已明确，但无法去除：呼吸机拮抗的原因明确，但肯定无法去除时，如呼吸机同步性能不佳、患者的肺部病变严重至无法救治的程度等，也只能依靠药物的作用来协调。

所有可用于呼吸机协调的药物，均有不同程度的抑制呼吸的作用。有相当一部分临床医生对这些药物的呼吸抑制作用存在顾虑，担心这些药物应用后，会影响患者自主呼吸的恢复。因此，在需要用药时，犹豫不决，甚至延误时机，危及生命。如原有的缺氧未得到纠正，呼吸机拮抗又加重了原有的缺氧，操作者因顾忌药物对呼吸和循环造成的不利影响，迟迟拖延用药时机，以致缺氧和呼吸机拮抗造成的恶性循环始终未能得到阻断，缺氧渐趋加重而造成死亡。类似情况在临床屡有发生，应引起临床医生的高度重视。笔者的经验是，应用这些药物时，不必担心药物对自主呼吸的抑制，也不必顾虑应用药物后会影响自主呼吸恢复，除非患者已存在呼吸中枢抑制方面的疾病。接受呼吸机治疗的患者，即使有暂时性的呼吸抑制，也不会给患者带来危害，协调呼吸机正是应用这些药物的药理作用，一旦药物作用消失，自主呼吸会自然恢复。合理、不失时机地应用这些药物，大多能获得相当满意的临床疗效。当用药指征掌握不好时，有时可根据实际情况适当放宽指征。

（2）常用药物：临床上，用于协调呼吸机与自主呼吸的药物分为两类，镇静药、镇痛药和肌肉松弛药。

1）镇静药、镇痛药：如地西泮（安定）、哌替啶、芬太尼、乙丙酚等。

A. 地西泮：又名苯甲二氮，临床上常称安定。主要药理作用是选择性抑制大脑边缘系统，对扁桃体和海马起作用，产生良好的镇静作用，可减少恐惧和焦虑，降低自主神经反应；此外，对横纹肌有轻度的松弛作用，对疼痛无镇痛作用，主要适用于高度精神紧张或兴奋不安及各种原因引起的末梢性和中枢性肌肉痉挛，也是较好的抗惊厥药物。一般情况下，地西泮是呼吸机协调的首选药物，静脉注射，儿童或老年可以酌减。有时为控制中枢性癫痫发作或惊厥、抽搐引起的呼吸机拮抗，可采用持续静脉滴注或注射泵维持。地西泮对呼吸中枢有轻度的抑制作用，但对接受呼吸机治疗的患者，此点可不必顾忌，需要顾忌的是地西泮对循环系统的作用，它能扩张血管，使血压下降，尤其对有血容量或有效循环量不足的患者更加明显。因此，应用前后应常规测定血压变化。地西泮主要在肝脏内代谢，分解后75%由尿排出，10%由粪便排出，其余在体内缓慢分解代谢。地西泮协调呼吸机的优点是不成瘾、对循环干扰小、不良反应少，短期内可反复使用；缺点是呼吸抑制作用弱，对由于某些顽固性因素引起的自主呼吸增强作用欠佳。

B. 吗啡：主要作用于中枢神经系统，尤其是大脑、脑干和延髓。对大脑的作用是对皮质的抑制，即意识状态的改变，对脑干起镇痛的作用，对延髓的作用是对呼吸中枢的抑制。

吗啡的镇痛作用较强，机制很多，能通过对皮质联合区的抑制，使患者对疼痛的耐受性增强；通过作用于吗啡受体，提高患者的痛阈；通过抑制边缘系统的某些部位，减少因疼痛引起的交感和副交感神经的反应；通过作用于高级神经系统，改变机体对疼痛反应的形式，如减少和消除疼痛引起的紧张、恐惧和退缩。

吗啡对呼吸的抑制作用也较强，对呼吸中枢有直接抑制作用。小剂量时，可降低呼吸中枢的兴奋性；大剂量时，可导致呼吸停止。具体表现为呼吸减慢和呼吸幅度增加，随呼吸抑制加深，VT 锐减，直至呼吸停止。此外，吗啡还可抑制咳嗽中枢。

临床应用吗啡使呼吸机协调时，多在应用地西泮无效或效果不佳的情况下使用。接受呼吸机治疗的患者应用吗啡，同样可以不顾忌吗啡对呼吸的抑制，而应重视吗啡对循环系统的影响。吗啡对循环系统的影响轻微，但能通过对迷走神经的兴奋和对窦房结、房室结的直接抑制，使心率减慢，引起心动过缓；对周围血管有明显的扩张作用，使血压下降，尤其当有血容量减少的情况下明显。当然，吗啡对循环系统的影响也有有利的方面，如能扩张肺静脉和冠状血管，使右心的后负荷和左心的前负荷降低，冠状血管的血流量增加。正是因为这个因素，对有心功能不全的患者，协调呼吸机的常用药物应首选吗啡。

C. 哌替啶：是人工合成的镇痛药。镇痛的强度是吗啡的 1/10～1/8，有镇痛、催眠、解痉、抗胆碱能作用，使用后可使口腔和呼吸道的分泌物减少，平滑肌松弛，并能对抗气管、肠管、输尿管和动脉的平滑肌，有使血管扩张、血压下降的作用。在体内分解迅速，无蓄积作用，90%在肝内分解，10%从尿中排出，维持时间 2～4h。

哌替啶经皮下或肌内注射时，对呼吸没有明显的抑制作用，但经静脉注射时，常有呼吸抑制，但较吗啡为轻。应用哌替啶协调呼吸机时，多采用静脉注射。同样，也无须顾忌其对呼吸的抑制，只需注意血压下降、恶心、呕吐、久用后成瘾等不良反应。另外，哌替啶有使脑脊液压力升高的作用，有颅内压升高的患者慎用。哌替啶也可与异丙嗪（非那根）、氯丙嗪等合用，作为冬眠合剂持续静脉滴注或间断肌内注射，通过镇静、抗癫痫和抽搐，协调机械通气。

D. 芬太尼：也是人工合成的镇痛药，化学结构与哌替啶相似，但镇痛作用强，是吗啡的 80～188 倍，是目前常用的强效镇痛药。芬太尼的药理性质与吗啡相似，能干扰视丘脑下部对痛刺激的传导，并产生镇痛作用，不同之处是芬太尼对大脑皮质的抑制轻。芬太尼对呼吸中枢的抑制作用明显，但时间较哌替啶短，使用后能降低呼吸中枢对二氧化碳的敏感性，产生呼吸的次数减少、MV 和肺泡通气量降低，而 VT 代偿性增加。对血流动力学无影响或影响很小，可替代大剂量吗啡进行静脉复合麻醉，尤其适用于心血管手术的患者。

芬太尼静脉注射后作用快而强，可立即产生镇痛作用，持续时间短，为 1～1.5h，大部分由肝脏代谢，10%从尿中排出。临床应用芬太尼时，主要应注意严防成瘾；其次，有缩瞳、角膜反射下降、支气管平滑肌痉挛的作用，故有支气管哮喘的患者禁用。有时还可能出现颈、胸、腹肌紧张，可用肌肉松弛剂对抗。

E. 乙丙酚：具有良好的镇静与催眠作用，能使患者处在自然睡眠状态。无止痛作用，对呼吸抑制有作用，能诱发低血压和心肌抑制。完全控制呼吸时，需与肌松药合用。

2）肌肉松弛药：又称肌松药，可直接松弛横纹肌，是临床麻醉的常用药物。

呼吸机治疗过程中，为了协调呼吸机，有时需要借助肌松药的作用。因为有些造成呼吸机拮抗的因素无法去除，如间质性肺炎、弥散性间质性肺纤维化患者的缺氧等，主要是由于弥散障碍，使原发疾病得不到有效控制，缺氧也无法改善；加之肺间质性病变的患者，本身就因肺本体感受器受刺激，容易引起过度通气。所以，这类疾病造成的呼吸机拮抗十分顽固，单凭一些自主呼吸抑制药，不但效果不好，而且容易成瘾。此时，只能借助肌松药的作用。肌松药的种类很多，按作用机制分去极化、非去极化、混合型三类。

A. 去极化松弛药：是指药物与神经肌肉接头后膜的受体结合，通过膜通透性的改变，改变肌肉的静止膜电位，并产生能引起肌纤维束收缩的动作电位。临床常用的代表性药物为琥珀酰胆碱，又称司可林，自 1951 年应用于临床以来，一直是临床常用的去极化肌松药，也是呼吸机协调的常用药物。气管插管时每次 1～2mg/kg，用生理盐水稀释到 10mg/ml，常用剂量以能协调机械通气的最小剂量为准；总入量控制在 0.8～1mg。主要被体内的胆碱酯酶水解，5%～15%由尿排出，不良反应为眼压增高，目前已逐渐被非去极化肌松药替代。

B. 非去极化肌松药：又称竞争性肌松药，与乙酰胆碱竞争位于神经肌肉接头后膜上的受体。非去极化肌松药与受体的暂时性结合不引起膜通透性的改变，因此不改变静止膜电位，从而阻断了正常乙酰胆碱与受体结合所产生的引起肌肉收缩的动作电位。临床应用的非去极化肌松药有很多。

a. 管箭毒：又称右旋管箭毒（D-tubocrarine），是最早（1942 年）应用于临床的非去极化肌松药。常规应用方法是，首次剂量每次 0.2mg/kg，静脉注射后 2min 开始起作用，持续 30～45min，故如需维持肌肉松弛，可于 60min 后需重复注射首剂的 1/2～2/3，连续应用有蓄积作用。该药有竞争性阻滞乙酰胆碱的作用，会使全部横纹肌呈末梢麻痹状态。主要缺点是有大量组胺释放引起和诱发支气管痉挛和血压下降，在体内能被胆碱酯酶破坏而失效，重症肌无力或疑有肌无力患者禁用、慎用或不用，新斯的明是有效的拮抗药，毒扁豆碱也可以对抗。

b. 阿曲库铵（卡肌宁）：1981 年合成，是较新的非去极化肌松药，主要优点是反复给药后作用时间恒定、无蓄积、有肝肾功能不全时不影响该药的代谢，组胺释放作用轻，对循环系统的干扰也小，是较好的呼吸机协调药物。常用量为每次 0.2～0.5mg/kg，静脉注射或每小时 0.075mg/kg 静脉滴注，1.4～2.6min 起效，维持时间 48～58min。

c. 戈拉碘铵（三碘季铵酚）：作用与管箭毒相似，对喉肌和平滑肌松弛良好，无组胺释放作用，不会引起支气管平滑肌痉挛。该药作用快，静脉注射后 2～4min 达顶峰；维持时间短，有效时间为 10～25min。首剂为每次 1mg/kg，有心动过速、重症肌无力、肾功能不全及碘过敏的患者禁用，心脏病的患者慎用，新斯的明、腾喜龙和毒扁豆碱可以拮抗其作用。

d. 泮库溴铵：是目前临床应用较多的类固醇族新型非去极化肌松药，作用基本与管箭毒相同，静脉注射后作用快，仅需数十秒，1min 内起作用，2～4min 达顶峰，维持时间为 20～50min。优点是作用消失快，不抑制心肌，不会使血压下降，也无组胺释放和引起支气管平滑肌痉挛的顾忌。与非去极化肌松药、硫苯妥钠、氟烷、地西泮等有协同作用，新斯的明和其他抗胆碱酯酶药为其拮抗药，肾上腺素和氯化钾也可起对抗作用，禁忌证与管箭毒相同。

e. 维库溴铵（万可松）：肌肉松弛作用与泮库溴铵相似或稍强，主要在肝脏代谢，代谢产物是 3, 17-羟基化合物，其余约 20% 以原形从胆汁排泄，10%～15% 由尿排出。对心血管功能影响小，无心脏迷走神经的阻滞作用，也无组胺释放，对肝肾和其他系统功能无影响。常用剂量为 0.07～0.2mg/kg，起效时间是 2.2～2.6min，作用时间为 34～53min；恢复时间较其他非去极化肌松药均快（8～14min）。与阿曲库铵相似，反复给药，作用时间恒定，无蓄积作用，适合于静脉持续滴注维持。一般单次静脉注射后，追加剂量为首次的 1/5～1/3，也可以每小时 0.075mg/kg 静脉持续滴注维持。该药对眼内压和颅内压均无影响，还可用于重症肌无力。有肝肾功能不全者也可选用此药，只是在有肝功能不全时，该药的作用时间延长 1 倍；新斯的明也是其拮抗药。

C. 混合型肌松药：开始为去极化作用，随后又为非去极化作用。氨酰胆碱属于此类药物，作用缓慢而持久，有蓄积作用，2h 仅从尿中排出 5%，8h 排出 75%。与琥珀酰胆碱有协同作用，呼吸抑制时间长，适用于长时间手术或呼吸抑制的患者。对心血管系统无影响，新斯的明和其他抗胆碱酯酶药不是其可靠的拮抗剂，一般剂量每次 2～4mg，40min 后追加 1～2mg。

注意事项：使用肌松药协调呼吸机，是近年来随呼吸机临床广泛应用而兴起的，单纯协调呼吸机方面的实际临床经验有限。应用肌松药协调呼吸机时，主要应强调以下四点：①维持水、电解质平衡。水与电解质紊乱能影响肌松药的作用，加重或诱发肌松药的不良反应，应用过程中要注意监测与维持。②与镇静药物合用。除非患者已有神志不清的症状，否则应用肌松药前，一定要先给予镇静药（地西泮、达唑仑、异丙酚等）消除意识、减少患者的痛苦。③撤除呼吸机治疗前应先停用肌松药。撤除呼吸机治疗前一定要先停用肌松药，尤其是应用某些长效的肌松药时，并待肌松药的作用充分消除后再撤机。④应用非去极化肌松药的拮抗药（新斯的明）前 5min，可先静脉注射阿托品 1mg，以防严重心动过缓或心搏停止。

▶▶ 六、呼吸机的撤离

呼吸机的撤离简称撤机（weaning of mechanical ventilation, weaning），是指在应用机械通气的过程中，患者的原发疾病得以控制，肺部通气与换气功能得到改善，自主呼吸开始恢复，逐渐撤离呼吸机对患者的呼吸支持，最终使患者完全脱离呼吸机的过程。

呼吸机的主要治疗目标是辅助呼吸衰竭的患儿暂时渡过难关，等患儿的自主呼吸功能恢复时可及时撤机，而不是永远代替患儿的自主呼吸。因为长时间应用呼吸机必然会增加呼吸机相关性肺损伤（ventilator associated lung injury，VALI）的发生率，严重时可以直接危及生命。呼吸机相关性肺炎（ventilation associated pneumonia，VAP）、VALI 及呼吸机依赖等并发症，均与接受呼吸机治疗的时间密切相关，其后果必然是死亡率增加、费用增加、生活质量下降。因此，"及时上机，早撤机"是业内共识，如何恰到好处地撤离呼吸机，最大限度地利用呼吸机渡过严重失代偿性呼吸衰竭的难关，避免呼吸机带来的不便和痛苦，尽可能减少并发症，是十分重要的。下面就呼吸机撤离指征和撤机困难的常见原因、对策进行详述。

（一）撤离指征和标准

掌握好呼吸机的撤离指征和标准是使患者安全、顺利脱离呼吸机的先决条件。

1. 撤离指征　衡量患者是否具备撤离呼吸机的指征，可分析和考虑以下几点：

（1）导致呼吸衰竭的病因好转或去除：倘若导致呼吸衰竭的原发病因尚未解除，即使暂时能脱离呼吸机，原发病因还会使患者出现失代偿性呼吸衰竭，届时还得依靠应用呼吸机。例如，肺部感染引起的呼吸衰竭，应该在肺部感染基本控制的前提下考虑脱机；胸部外伤引起的广泛肺挫伤或连枷胸引起的呼吸衰竭，应该在肺挫伤基本吸收或造成连枷胸的肋骨骨折已经形成骨痂的前提下考虑脱机；急性左心衰引起的低氧血症需要应用呼吸机治疗时，脱机的前提是急性左心衰已被纠正；中枢性疾病（脑外伤、肿瘤、脑卒中等）引起的呼吸衰竭，要考虑中枢性疾病是否已得到缓解；脊柱外伤后骨折或肿瘤压迫引起的呼吸肌麻痹性呼吸衰竭，脱机的前提是这些因素引起的呼吸肌麻痹已经得到恢复；低血钾引起的呼吸肌麻痹性呼吸衰竭，主要考虑引起低血钾的原因是否已经去除和引起呼吸肌麻痹的严重低血钾是否已被纠正或正在纠正之中；等等。

（2）参数测定好转：上机患者的通气和氧合能力均可依靠一定形式的客观数据或指标进行考核。通气参数包括患者的呼吸力量或幅度、VT、VC 或 MV 水平等。例如，可以通过呼吸时胸和腹部抬举幅度、手感人工气道口的气流量、气道湿化和吸引时咳嗽反射能力为判断患者的通气能力提供依据。氧合状况是肺内气体交换的情况，如患儿动脉血气分析的参数。

（3）咳嗽和主动排痰能力：是保持呼吸道畅通的重要因素，主动排痰能力主要取决于咳嗽能力，咳嗽能力受多种因素的影响，应该分别考虑。

1）咳嗽反射：有些中枢性疾病（脑外伤、炎症、肿瘤）可因波及患者的咳嗽中枢而妨碍咳嗽反射的正常存在，使咳嗽反射减弱或消失，主动排痰能力下降。这种情况下，患者的主动排痰能力会受到很大程度的影响。因为一般情况下，即使加强气道的湿化和吸引，也只能保持呼吸道的分泌物不至于过于黏稠而难以被吸引，气道内吸引只能吸出位于隆突水平上下的分泌物，即使有时可借助纤维支气管镜的作用加强吸引，也不可能吸出段或段以下支气管或肺单位的分泌物，主要还是依靠患者主动咳嗽，将其排至隆凸或主支气管水平。倘若某种原因使患者的咳嗽反射减弱，即使反复吸引和刺激，也无法使患者产生较强的咳嗽动作，必然影响下呼吸道分泌物的排出，呼吸道分泌物的有效排除是预防和治疗肺部感染的主要措施，一旦失去主动或被动排除呼吸道分泌物的能力，肺部感染就不可避免，随着肺部感染的加重，呼吸功能很难恢复正常，脱机变得更困难。临床遇见中枢系统疾病导致咳嗽反射减弱、排痰困难、肺部感染反复发作而造成呼吸机无法撤离的病例很多，最后均死于多器官功能障碍。由此可见，咳嗽反射的存在对保持呼吸道通畅和预防呼吸道感染至关重要。

2）神志清醒：是主动咳嗽、排痰和维持气道通畅的重要因素。有意识障碍的患者，即使没有呼吸衰竭，也有建立人工气道的指征。因为对不能主动咳嗽和排痰的患者，只能通过被动吸引来排出呼吸道分泌物、保持呼吸道通畅。对有意识障碍的患者，条件成熟时可以考虑脱机，但对解除人工气道要慎重，以免由于痰液引流不畅而造成感染加重或发生窒息等。

　　3）呼吸肌力量：咳嗽动作的产生，有赖于咳嗽中枢支配下的咳嗽反射；咳嗽的力量是否足以排除气道的分泌物，主要取决于呼吸肌的力量。呼吸肌力量受多种因素影响，如营养状况、体力、肢体活动状况等，营养状况差、体力弱、肢体活动受限的患者呼吸肌力量弱，如果长期卧床或缺少应有的功能锻炼，呼吸肌会发生失用性萎缩，加之营养不良，均可能引起呼吸肌衰弱，致使咳嗽力量不足，排痰能力降低。判断呼吸肌力量可以通过观察手的握力、腿的蹬力、咳嗽反射的强度等进行综合判断。

　　4）气道通畅：咳嗽动作和咳嗽能力依赖于咳嗽反射的存在和咳嗽的力量，但呼吸道是否通畅也是重要的影响因素。在气道不通畅或不完全通畅的情况下，如分泌物堵塞、痰痂或痰栓形成、小支气管痉挛等，即使咳嗽力量充足，也很难保证呼吸道分泌物能被充分排出。

　　2. 撤离标准　当患者初步具备呼吸机撤离指征时，尚需根据临床化验指标，同时参考机械通气撤离的标准进行全面综合分析，以便最后确定是否可以撤离呼吸机。呼吸机撤离的具体标准如下：

　　（1）原发病因已解除：判断原发病因是否解除主要依靠对患者临床症状和体征的观察，其中，生命体征的稳定程度十分重要，如血压、脉搏、呼吸、精神及意识状况等。必要时可结合各种客观检查，如胸部 X 线片、超声波、心电图、CT、MRI、各项血液化验指标等。若通过各方面临床资料分析，认为患者呼吸衰竭的原发病因已除去或基本被控制，则可依次考虑以下因素。

　　（2）通气功能：主要指标是 $VC>10\sim15ml/kg$，$VT>5\sim8ml/kg$，$FEV_1>10ml/kg$，最大吸气压 $>-20cmH_2O$，MV（静态）$<10L$，每分钟最大自主通气量 $>2\times$ 每分钟静息通气量 $\geq20L$。这些指标均需患者主动配合，测试结果在相当程度上受患者对测定方法理解和能否配合的影响，测试结果的客观性小。

　　（3）氧合指标：主要依靠动脉血气分析的指标。在分析这些指标时，应兼顾动脉血气分析时呼吸机的条件，尤以患者通过呼吸机所接受的 FiO_2 和 PEEP 水平为主要。

　　1）$FiO_2<40\%\sim50\%$ 时，患者在 CPAP、低水平 PSV 及 SIMV 指令通气频率降至 $5\sim8$ 次/分条件下，$PEEP<5\sim8cmH_2O$，仍能保持相对正常的 RR（$<20\sim24$ 次/分）和满意的氧合状态（$SaO_2>0.95$，$PaO_2>60mmHg$）。

　　2）FiO_2 100%时，$PaO_2>150\sim200mmHg$。

　　3）$A\text{-}aDO_2>300\sim350mmHg$。

　　4）$\dot{Q}s/\dot{Q}t<15\%$，$SaO_2>85\%$。

　　5）$VD/VT<0.55\sim0.60$。

　　（4）咳嗽和排痰能力：尽管咳嗽和排痰能力对保持气道畅通、预防下呼吸道感染、保障脱机、拔管成功至关重要，但由于缺少客观指标，临床很难掌握。

　　1）咳嗽反射能力：通常只能通过气道吸引时是否有咳嗽动作来判断咳嗽反射是否存在，对于咳嗽能力判断很少有量化指标。有学者应用纸片法来判断患者咳嗽能力，即将白纸片放在距人工气道 $1\sim2cm$ 处，鼓励患者咳嗽，倘若分泌物能被喷在白纸上，说明试验阳性，患者具备咳嗽能力；倘若分泌物不能被喷在白纸片上，说明试验阴性，患者不具备足够的咳嗽能力。该研究结果发现白纸片试验阴性患者拔管失败是阳性患者的 3 倍，说明该方法对判断拔管是否成功具有一定的参考价值。

2）营养状况：判断咳嗽、排痰能力，营养状况是很重要的指标。有相当一部分患者脱机困难与营养状况差、呼吸肌无力有关，可以通过血浆蛋白检测、皮下脂肪厚度测量等，结合其他指标进行综合分析、判断。

3）$P_{0.1}$：主要反映呼吸驱动力，以 $\leqslant 4 \sim 6 cmH_2O$ 可能预测撤机成功，但由于能测定 $P_{0.1}$ 的呼吸机较少，测出的值很难评价，故临床实用性受到极大限制。

（5）浅快呼吸指数（rapid shallow breathing index，RSBi）：呼吸频率与 VT 的比值（f/VT）是反映呼吸驱动与潮气量改变之间的指标，VT 降低的后果是呼吸频率增加，f/VT 也随之增加。该指标测试简便，是目前被普遍公认的最有价值预示撤机能否成功的指标。多数研究提示，f/VT$\leqslant$80 次/（min·L），多预示撤机成功；f/VT$\leqslant$80$\sim$105 次/（min·L），需谨慎撤机；f/VT>105 次/（min·L），表明撤机失败。但也有研究表明，f/VT 值预示撤机失败的准确性受测试时间影响，自主呼吸试验（SBTs）刚开始测定时，以 f/VT$\leqslant$105 次/（min·L）为界限，预计撤机成功为 84%；3h 后测定，以 f/VT$\leqslant$130 次/（min·L）为界限，预计撤机成功率的准确性提高到 92%。

掌握和分析呼吸机撤离的指征，需要灵活、综合评价与判断，切忌生搬硬套，尤其是对某些指标的分析。有些情况下，应用呼吸机而建立的人工气道可能会在一定程度上妨碍患者主动而有效的排痰能力，因为在气道开放的条件下，正常人咳嗽动作的产生使声门关闭，从而造成气道内压急骤增加的现象已不可能存在，这势必妨碍咳嗽的效率。一旦撤离呼吸机，拔出人工气道，正常咳嗽动作完全恢复，有效排痰后能使通气和氧合功能进一步改善，可能出现脱机、拔管后指标较脱机前明显改善和提高的现象。另外，呼吸状态也是脱机成败的重要参考指标。患者脱机后虽然氧合指标满意，但呼吸费力（如呼吸急促或呼吸困难），意味着通气储备已经动用，即使暂时性获得脱机成功，仍需要再次插管和进行呼吸机治疗的概率也会增大；反之，脱机后氧合指标勉强达到或尚未达到，但呼吸平稳、安静，也可在严密观察下试行脱机。

（二）撤离方法

呼吸机撤离的难易程度主要取决于两个因素，一是原有的肺功能状况，原有肺功能不全的患者，容易因呼吸机依赖而出现脱机困难；二是原发病对肺功能的损害程度及是否有肺部并发症影响，如肺部感染和心力衰竭控制不佳，常常是脱机困难的主要原因。

依据脱机的难易程度，呼吸机撤离的方法大致可分为以下两种情况：

1. 直接撤离　主要针对原先肺功能状况良好、没有慢性肺功能不全、因为某种急性疾病或突发因素造成缺氧或呼吸衰竭、需要应用呼吸机治疗的患者。在治疗过程中，如果呼吸功能恢复良好，基本达到撤离呼吸机的指标和具体指标，并且在决定脱机前，就基本具备脱机成功的把握，可采用直接撤离方法。

（1）降低呼吸机条件：如逐步降低 PEEP 和 PSV 水平，直至完全去除；同时也逐渐降低 FiO_2 水平，一般以将 FiO_2 降低至<40%$\sim$50%水平为宜。

（2）撤除呼吸机：当降低呼吸机条件至上述水平后，患者的氧合水平仍能保持在较好的水平（$PaO_2 > 60mmHg$，$SaO_2 > 90\% \sim 95\%$），可考虑撤除呼吸机。

（3）拔出人工气道：倘若撤除呼吸机 30min～2h 后，患者的生命体征稳定，通气和氧合水平符合上述标准，预示脱机已经成功，可以拔出人工气道，并继续严密观察，以防不测。

（4）鼓励咳嗽和排痰：对脱机和拔管后的患者，需要通过多种方法（如雾化吸入、拍背、刺激咽喉部产生咳嗽）加强和鼓励患者主动咳嗽和排痰，以防脱机失败。

2. 分次或间断撤离　主要针对原有慢性心肺功能不全、因某种原发病对肺功能损害严重或者是并发肺部感染等，预计呼吸机撤离困难的患者。呼吸机撤离的指征和具体指标已经基本达到，但无足够把握保证脱机成功，可采用分次或间断撤离呼吸机的方法，可能更加安全有效。

（1）脱机前准备：对脱机困难的患者，要做好患者的思想工作，解除患者的心理负担和顾虑。同时应着手加强营养支持和肺功能锻炼，如加强腹式呼吸、锻炼膈肌运动等，为成功脱离呼吸机做准备。

（2）改变通气模式：对脱机困难或没有足够把握的患者，采用一定的通气模式作为呼吸机撤离的过渡措施是十分必要的。

1）同步间歇指令通气（SIMV）：可以逐渐降低 SIMV 的呼吸次数至 5～8 次/分时，如果患者能维持较满意的通气和氧合，则意味着脱机可能获得成功。

2）压力支持通气（PSV）：开始可逐渐增加 PSV 的压力支持水平，以利于肺、胸廓的充分膨胀，做被动性的肺功能锻炼；之后可逐渐降低 PSV 的压力支持水平，一旦当压力支持水平降至一定水平或完全撤除后，患者仍能维持满意的呼吸功能时，也就意味着脱机的条件已经成熟，可试行脱机。

3）SIMV+PSV：对有呼吸肌衰竭的患者，除加强营养外，被动性的呼吸肌锻炼也很重要。可先采用 PSV 的通气功能，增加肺的膨胀度；然后在逐渐降低 PSV 压力的同时，应用 SIMV 的通气模式；待 PSV 全部撤除后，再逐渐降低 SIMV 的通气支持次数，直至达到可以脱机的呼吸次数（5 次/分）；如果自主呼吸可以达到满意的氧合状况，即可考虑脱机。

4）指令分钟通气（MMV）：既是保障患者合适通气水平的通气模式，也可用于脱机前的过渡。但要注意患者的自主呼吸频率，有时自主呼吸频率增快，通气量不变，但实际肺泡有效通气量却明显下降。因此，有自主呼吸频率趋于增快的患者，不适合应用 MVV 模式。

5）持续气道正压（CPAP）：可以单独应用，也可与 SIMV+PSV 合用。方法与 PSV 基本相同，压力逐渐降低，自主呼吸频率也要兼顾，过快时应寻找原因，并及时更换通气模式。

（3）间断脱机：是指将脱机的时间分开，先是逐小时，即每日分次脱机数小时；之后视情况逐渐增加每日脱机的次数或延长每日脱机的时间；最后还可以改成逐日或白天脱机、夜间上机等，直至完全停用呼吸机。间接脱机主要适用于脱机比较困难、即使应用特殊的通气模式或功能，仍无法脱机的患者；间断脱机需要的时间依脱机难易程度而异，有的仅需数天，有的可能需要数周、数月甚至更长。

（4）人工气道拔出：当通过改变通气模式或间断脱机一段时间后，患者仍能维持满意的通气和氧合状况，即可考虑拔出人工气道。由于病情复杂，有时病情发展或变化难以预料，呼吸机撤离失败的情况也屡有发生，再次应用呼吸机治疗的难易程度主要取决于人工气道的重新建立。对脱机后人工气道尚未拔出，如气管插管和气管切开导管尚保留的患者，再次与机械通气机连接并不困难，困难的是已经拔出人工气道的患者，需要重新建立人工气道（气管插管和气管切开），这样既费时、费力，也会给患者增加痛苦，严重时还会因人工气道的重新建立给患者的生命安全带来威胁。因此，即使对符合标准或要求的患者，撤离呼吸机也分两步进行，第一步是脱机，第二步才是拔出或去除人工气道；对病情发展难以预料的患者，可适当延长拔出人工气道后对患者的观察时间，必要时随时准备再次插管和应用呼吸机治疗。

（5）加强拔管后的气道护理：对脱机困难患者，拔管后气道护理是脱机成败的关键。加强气道护理的目的是促进呼吸道分泌物的排出，保持气道畅通，预防肺部感染。气道护理的方法有很多，如超声雾化吸入，以利痰液稀释，便于排出；捶、拍背震荡或刺激咽喉部产生咳嗽动作，驱使和鼓励患者咳嗽、排痰；应用抗生素和祛痰药，控制感染和稀释痰液，以利减少分泌物的产生和排出。

（6）无创正压通气（noninavasive positive pressure ventilation，NIPPV）序贯治疗：脱机后的患者及时接受 NIPPV 序贯治疗，已经成为临床应用十分普遍的脱机策略。然而，依靠 NIPPV 治疗并非是无选择性的，NIPPV 序贯治疗的对象是无意识障碍、能主动咳嗽排痰、呼吸肌运动与力量足够、分泌物少的患者。此外，影响 NIPPV 疗效的因素有很多，如操作者的临床技能、NIPPV 开始时间的早晚等，如果一定等呼吸衰竭临床症状严重或十分明显时才开始接受 NIPPV 治疗或脱机拔管后常规接受 NIPPV 治疗，均可能会出现意外情况。

3. 脱机困难的原因和处理　脱机困难（又称呼吸机依赖）在临床十分常见，一直是困扰和阻碍呼吸机临床应用和发展的问题。由此产生的相关性肺炎、相关性肺损伤、生活质量下降，费用增加、有限医疗资源浪费、过度医疗等逐渐受到关注。如何降低或减少脱机困难的发生率，已逐渐成为呼吸机治疗过程受到关注的突出矛盾。目前，脱机困难的定义尚不统一，但鉴于真正脱机困难的呼吸机依赖患者不足 10%，当需要考核或评价最佳脱机模式或指标时，应该统一选择呼吸机治疗大于 2 周的患者作为研究对象，这样得出的结论可能才最有说服力和价值。

（1）脱机困难的原因

1）原发病未得到解除：中枢系统疾病（脑外伤、肿瘤、手术、脑卒中等）和神经-肌肉疾病未得缓解、肺部感染导致的分泌物排出不畅或不彻底、呼吸道阻力增加和支气管痉挛等都可能导致脱机困难，其中，中枢性的自主呼吸减弱和神经-肌肉系统疾病（脊柱创伤和压迫）引起的脱机困难较为多见。

2）呼吸肌疲劳和衰弱：长期卧床和缺少应有的功能锻炼，肌肉失用性萎缩；营养不良造成的呼吸肌衰弱；慢性肺功能不全和长期缺氧所致的用力呼吸、呼吸做功增加等，均容易引起呼吸肌疲劳和衰弱，导致脱机困难。

3）肺部感染未得到控制：也是脱机困难的重要原因之一。常见原因是感染严重或耐药菌株的产生，其次是分泌物排出不畅，也有可能是患者因某种原因导致机体抵抗力下降（如长期应用免疫抑制剂），这些因素均可使抗感染治疗效果不佳。

4）心血管疾病：心血管疾病导致的慢性心功能不全也是脱机困难的常见原因。

5）心理障碍：有些患者由于长时间的呼吸机治疗，对疾病过分担忧和存在顾虑，很容易对呼吸机产生心理依赖。尽管心肺功能已符合脱机条件，但由于心理因素的影响，一旦脱离呼吸机后，患者同样会出现类似呼吸功能不全的不适或不安。对这类患者逐步增强脱机信心是脱机成功的重要保障。

（2）脱机困难的处理：脱机困难的处理比较复杂，有时需要相当长时间的临床观察、摸索和调试。大部分患者可能最后均能获得成功，但也有相当一部分患者脱机失败，需要长期的机械通气治疗。呼吸机撤离的成败，除受患者本身因素的影响，也受脱机的时机和方法好坏的影响。因此，为预防脱机失败，应尽早做好以下几方面的工作：

1）尽早进行脱机锻炼：一旦发现患者接受呼吸机治疗＞24h或脱机失败，就应该开始进行脱机训练，如改变通气模式，逐渐降低呼吸机支持频率与压力水平，改善心肺功能与营养状态，加强肢体与肌肉功能锻炼等。即便是长期脱机困难（＞1年或以上）的患者，仍应不间断地进行脱机训练，同时加强生活护理与物理治疗，积极预防各种并发症，维持心肺功能与内环境稳定，随时做好脱机准备。

2）积极寻找和治疗原发病：对脱机困难的患者，首先要积极寻找和分析脱机困难的原因，针对脱机困难的原因采取相应措施。例如，肺部感染严重的患者，应积极抗感染治疗；营养不良的患者，应加强营养支持；呼吸肌疲劳患者，除加强营养支持外，还要同步进行功能锻炼，如尽早采用合适的通气模式，进行肺功能锻炼，鼓励患者床上肢体运动等。

3）提前做好思想准备：对有心理障碍的患者，要提前做好思想准备，不失时机地做好患者的思想工作，建立良好的心理素质，避免因心理因素造成脱机失败。

4）避免长时间地应用呼吸机：对有可能产生呼吸机依赖的患者，应尽可能地避免长时间应用呼吸机。一旦脱机条件成熟，及时采用一定的呼吸模式，这样在向脱机过渡的同时，也加强了对呼吸肌的被动性锻炼，避免因呼吸肌衰弱造成撤机困难。

（王慧卿 陈 娟）

参 考 文 献

俞森洋. 2008. 机械通气临床实践. 北京：人民军医出版社.

朱蕾. 2010. 机械通气. 3版. 上海：上海科学技术出版社.

Acute Respiratory Distress Syndrome Network, Brower RG, Matthay MA, et al. 2000. Ventilation with lower tidal volumes as compared with traditional tidal volumes for acute lung injury and the acute respiratory distress syndrome. The New England Journal of Medicine, 342: 1301.

Al-Saady N, Bennett ED. 1985. Decelerating inspiratory flow waveform improves lung mechanics and gas exchange in patients on intermittent positive-pressure ventilation. Intensive Care Med, 11: 68.

Arold SP, Mora KR, Ingenito EP, et al. 2002. Variable tidal volume ventilation improves lung mechanics and gas exchange in a rodent model of acute lung injury. American Journal of Respiratory & Critical Care Medicine, 165 (3): 366.

de Wit M, Miller KB, Green DA, et al. 2009. Ineffective triggering predicts increased duration of mechanical ventilation. Crit Care Med, 37: 2740.

Helmerhorst HJ, Schultz MJ, van der Voort PH, et al. 2016. Effectiveness and clinical outcomes of a two-step implementation of conservative oxygenation targets in critically Ill patients: a before and after trial. Crit Care Med, 44: 554.

Hill LL，Pearl RG. 2000. Flow triggering，pressure triggering，and autotriggering during mechanical ventilation. Crit Care Med，28：579.

Jones R，Gittens J，Manuel A. 2018. Ventilation Modes for Obese Patients Under Mechanical Ventilation. Berlin：Speringer-Verlag.

Martinez F，Lewis JI，Engelberts D，et al. 2004. Mechanical ventilation effect on surfactant content，function，and lung compliance in the newborn rat. Pediatric Research，56（1）：19-25.

Patroniti N，Bellani G，Saccavino E，et al. 2012. Respiratory pattern during neurally adjusted ventilatory assist in acute respiratory failure patients. Intensive Care Medicine，38（2）：230-239.

Thille AW，Rodriguez P，Cabello B，et al. 2006. Patient-ventilator asynchrony during assisted mechanical ventilation. Intensive Care Med，32：1515.

第十一章

无 创 通 气

本章将着重介绍无创通气（noninvasive ventilation，NIV）在急性呼吸衰竭和呼吸衰竭中的应用，包括获益与风险、适应证与禁忌证、启动的方法、预测无创通气失败（需行气管插管和有创机械通气）的指标，以及使用无创通气的潜在并发症。

无创通气是指在不行气管插管或气管切开的情况下进行的机械通气。无创通气通过接口（如鼻导管、面罩或头罩）提供持续气道正压（continuous positive airway pressure，CPAP）或双水平气道正压（bilevel positive airway support，BiPAP）的机械呼吸支持。自 20 世纪 70 年代，Gregory 等首次进行 CPAP 治疗早产儿呼吸窘迫综合征的临床研究，使得早产儿呼吸窘迫综合征的治愈率大大提高，无创机械通气在临床得到推广。与有创通气相比较，无创通气能够减少患者的呼吸功，改善呼吸的气体交换，同时避免气管插管、镇静、神经肌肉阻滞等风险和并发症。使得近年来无创通气的研究取得很大进展，适应证越来越广泛，疗效得到更多循证医学的支持，并广泛用于危重病患转运过程中、急诊科、重症监护病房（intensive care unit，ICU）。

▶▶▶ 一、无创通气与有创通气的比较

（一）连接方式不同

无创通气是指通过接口（如鼻导管或鼻罩、面罩或头罩等）以非侵入性方式与患者连接，但是由于鼻或面罩、管路与患儿之间无法杜绝漏气，形成的是非密闭回路；有创通气是通过气管插管（或气管切开）使呼吸机通过管路与患儿肺部连接，形成的是密闭回路。

（二）无创通气的特殊受益

（1）减少有创气道管理相关的并发症：包括气管损伤、呼吸机相关肺炎、镇静剂潜在的不良反应等。

（2）保持整个呼吸道通畅（即从上呼吸道至较细小的下呼吸道），从而有利于改善呼气流量和减少阻塞性呼吸暂停。

（3）降低患者的呼吸功。

（4）使肺泡复张，从而增加功能残气量，减少通气–血流灌注异常。

（三）无创通气的风险

无创通气可能延误那些需要气管插管和机械通气治疗的患者。如果有大面积漏气，它无法提供充足的呼气末正压（positive end-expiratory pressure，PEEP）。

二、儿科常见无创通气模式

（一）持续正压气道通气

具体内容参见第十章"儿童呼吸机临床应用及参数调节步骤"。

（二）双水平气道正压通气

双水平气道正压（BiPAP）在呼吸周期中可产生 2 种气道正压水平，分别是在吸气相的气道正压（inspiration positive airway pressure，IPAP）和呼气相的气道正压（expiration positive airway pressure，EPAP）。当患儿吸气时，呼吸机检测到吸气流速，会提供一个更高的吸气压力，帮助患儿克服气道阻力，增加吸入气量，减少患儿呼吸做功，直到检测到流速下降或达到设定的吸气时限。当患儿吸气终止、开始呼气时，呼吸机转而产生一个较低的呼气压力，使得患儿更易呼气，并且防止持续过度通气，增加功能残气量，改善氧合。

BiPAP 适用于需要较高水平呼吸支持的患者，包括使用 CPAP 通气后未见及时改善的患者，可以选择 BiPAP。双水平支持可提供更高气道压力，并可更好地解决低氧血症的问题。此外，增加的吸气相压力支持可进一步降低呼吸功负荷，增加潮气量通气，并且有助于更迅速地处理高碳酸血症。

用于 BiPAP 通气治疗的疾病包括：①下气道疾病（如肺炎或囊性纤维化）伴呼吸功增加和高碳酸血症。②对于标准药物治疗无法缓解的哮喘持续状态患者，或以高碳酸血症为最主要问题的患者，笔者也将 BiPAP 通气整合到治疗方案中。③先前曾使用 BiPAP 治疗成功的患者，如果病情出现反复，应在呼吸功能损害的病程中尽早启动 BiPAP 通气。

三、无创机械通气适应证

目前国内外没有关于该适应证的绝对标准，对大多数无须急诊气管插管、血流动力学稳定的呼吸衰竭患儿，如果确认没有无创通气禁忌证就可开始无创机械通气治疗。开展无创机械通气治疗的常见儿科疾病如下：

1. 气管软化、喉软骨软化和 Pierre Robin 综合征　对于上气道梗阻疾病，无创通气可以对气道发挥支撑作用，缓解呼吸困难。

2. 新生儿呼吸窘迫综合征、早产儿呼吸暂停　使用 CPAP 可以于疾病初期降低上呼吸道的阻力，复张塌陷的肺泡，维持功能残气量，减少耗氧量和肺内分流，减少有创机械通气的使用率，减少相关并发症。尤其在早产儿频发呼吸暂停时有肯定的疗效。

3. 毛细支气管炎、哮喘持续状态　采用辅助供氧和其他常规治疗手段，如支气管扩张剂、抗感染治疗、激素治疗等仍无法缓解的中度至重度呼吸困难。

4. 肺炎　持续呼吸过速，即呼吸频率>该年龄对应的第 75 百分位数、吸入氧分数（fraction of inspired oxygen，FiO_2）要大于 0.5 才能使动脉血氧饱和度（SaO_2）维持在 94% 以上、伴随呼吸性酸中毒，可以优先无创机械通气改善心肺功能。

5. 有创无创"序贯"机械通气　接受气管插管有创机械通气的患儿，在未完成满足拔管和撤机的条件下，提前试验性拔管，改用无创通气，改善患儿呼吸困难的病情，为实现逐渐撤机创造条件。

6. 阻塞性睡眠呼吸暂停（obstructive sleep apnea hypopnea syndrome，OSAHS）　由于上呼吸道的解剖狭窄（扁桃体肿人及腺样体肥大）导致低通气或呼吸暂停，从而引起反复发作的低氧高碳酸血症，可导致心肺和其他重要生命器官并发症。主要治疗方法是行扁桃体和腺样体切除术，部分患者若术后仍有呼吸暂停，可使用 CPAP 治疗以维持气道压力，保持呼吸道畅通，缓解缺氧，改善脑部血供，减少其他重要器官的并发症。

7. 其他疾病　肺水肿、肺不张、肺囊性纤维化病变。

▶▶▶ 四、无创机械通气的禁忌证

临床评估确定需立即行气管插管的情况是无创通气的绝对禁忌证。不宜使用无创通气的具体情况包括：

（1）心肺骤停。

（2）突然出现的意识障碍（如格拉斯哥昏迷评分<8 分或评分急速下降，或者患者处于癫痫持续状态）。

（3）误吸风险高：如气道保护性反射消失或不能清除气道分泌物，可引起误吸。

（4）需要行气道保护措施：如进行性上呼吸道水肿或烧伤、会厌炎时，需要行气道保护措施。

对于以下情况的患者通常也要避免无创通气：①面部撕裂伤、面部骨折；②上消化道出血；③气胸（未放置胸腔引流管前）；④血流动力学不稳定的患儿。

▶▶▶ 五、无创通气的操作

（一）患者的选择

正确选择患者是无创通气成功的关键。在给予无创通气治疗前应评估以下情况：

（1）患儿有无禁忌证。

（2）患儿的依从性，是否可耐受无创通气的方式。

（3）无创通气能否改善、治疗当前呼吸状态。

（二）镇静

理想的镇静剂应能在抗焦虑的同时没有呼吸驱动、气道保护和血流动力学的不良影响。例如，右美托咪定、咪达唑仑在重症治疗中越来越多地用于为无创通气提供镇静。年龄较大的儿童，通常可采用治疗前沟通、安慰和指导开始无创通气，只需使用少量甚至不用镇静剂。

（三）监护

无创通气患儿的监护水平与有创气管插管机械通气支持的患儿一样，均包括 24h 心电监护和脉搏血氧饱和度测定、血压测量及血气分析监测。

（四）人机连接的选择

无创通气常见的选择有鼻罩、鼻塞、面罩，具体选择应满足以下目标：

（1）适合患儿年龄阶段特点，尽可能使患者舒适。

（1）根据患儿的年龄和体型选择大小合适的接口，避免漏气：婴儿、幼儿对于面罩依从性差，建议从鼻接口（鼻导管或者鼻罩）启动；病情较轻的学龄儿童和青少年，首选面罩。

（3）选择不良事件（如皮肤破损或眼损伤）最少的接口，提高患儿舒适度，并且注意在治疗过程中，无论是否有不良事件，都要做好接口部位皮肤保护。

（五）设置参数

无创通气参数的设置应根据不同通气模式、患儿耐受性、疾病病因及程度而变化调节。以下是常规初始设置：

（1）CPAP 的起始压力常设在 4～6cmH$_2$O，一般不超过 10cmH$_2$O；也有报道初始压力可安全设定在 8～10cmH$_2$O 而不引起血流动力学异常。

（2）BiPAP 的初始压力通常设定在 4～5cmH$_2$O（EPAP）和 8～10cmH$_2$O（IPAP），呼吸频率在 20 次/分，在 20min 内逐渐增加到合适水平，最终的 IPAP 压力常为 15～22cmH$_2$O。

（3）根据患儿的血氧饱和度（92%～95%）来调整 FiO$_2$，目标是增加 PEEP（EPAP 或 CPAP），使 FiO$_2$ 维持于 50%以下。

（六）监测工作

完成初始无创通气参数设置，连接人机后，仍需密切观察和评估：

（1）连接界面是否有漏气，需及时地调整和固定鼻塞、鼻罩、面罩。

（2）观察患儿胸廓起伏与呼吸机送气是否协调，人机协调表现在患儿的呼吸动作和呼吸机呼气（吸气）相漏气的声音一致。

（3）呼吸频率和心率变化：如果在开始无创通气的第 1 个小时内，患儿的呼吸频率下降，心率改善，是无创通气有效的表现。

（4）呼吸困难：如果患儿原有呼吸困难的表现，即鼻翼扇动、三凹征、发绀，在使用无创通气后得以改善是治疗有效的表现。

（5）FiO$_2$：有效的无创通气可在 1h 内降低所需的 FiO$_2$，无创通气有效的表现是含氧血红蛋白饱和度维持在 92%～95%，FiO$_2$ 降至 50%以下。如果持续需要较高 FiO$_2$ 供氧，则提示无创通气失败。

（6）血气分析：能够提供调整通气参数的客观数据。在开始无创通气之后高碳酸血症有明显改善，可用来持续监测通气效果。如果血气分析提示高碳酸血症无改善或加重，调整无创正压通气（NIPPV）设置，或改 CPAP 为 BiPAP，或决定行气管插管及机械通气。

六、无创通气的潜在并发症

（一）气压伤

接受无创通气的患者有气压伤、气漏综合征、张力性气胸、纵隔积气、皮下气肿的风险。需要尽量调低参数，力争用最小的气道压来达到治疗的目的，并且始终保持警惕观察。

（二）误吸

使用无创通气时有可能发生误吸。戴全面罩期间发生呕吐的患儿会有误吸风险，而且通气参数值越高，患儿呕吐的风险越大，预防性尝试口胃管或鼻胃管减压也可能增加呕吐的风险。此外，某些无创通气患儿可能需用止吐药（昂丹司琼），其误吸的风险也增加。因此，气道保护性反射受损、分泌物清除困难或昏迷的患儿应避免无创通气。

（三）皮肤破损

使用鼻罩或口鼻罩作为人机接口时，最常见的并发症是面部皮肤刺激、破损和溃疡。有研究发现约 12% 的患者发生鼻梁皮肤破损。选择合适尺寸的面罩、保护皮肤，以及对长时间接受无创通气的患者轮流使用不同接口可以减少并发症的发生。

（四）鼻黏膜损伤

使用鼻罩或鼻导管会引起鼻黏膜损伤，通气未湿化可导致鼻黏膜干燥或鼻出血。所以在无创通气期间应监测鼻导管是否通畅，对于接受无创通气的患儿，应对使用鼻罩或鼻导管内的气体进行湿化、加温。

（五）眼睛刺激或损伤

如果面罩大小不合适，漏出气体吹到眼睛；或面罩边缘不恰当地接触到眼睑，会刺激眼睛甚至出现损伤，如角膜擦伤、角膜溃疡、结膜炎。以上并发症可通过选择合适尺寸的面罩避免。

（六）胃扩张

在无创通气过程中，当吸气相压力超过食管下括约肌压力（正常值为 10mmHg）或患者因哭闹吞咽空气时，可能发生胃胀气和胃扩张。胃扩张可引起呕吐，从而增加面罩无创通气患儿的误吸风险。必要时适度进行镇静，并尽量调低参数值而使用最小的气道正压，有助于预防胃扩张。

对于胃造瘘插管的患儿，应实行瘘管减压。医护团队应避免预防性尝试经口胃管或鼻胃管减压，因为这样会增加呕吐误吸的风险。

（王慧卿　陈大鹏）

参 考 文 献

中华医学会儿科学分会急救学组. 2016. 儿童无创持续气道正压通气临床应用专家共识. 中华儿科杂志，54（9）：649-652.

中华医学会呼吸病学分会呼吸生理与重症监护学组. 2009. 无创正压通气临床应用专家共识. 中华结核和呼吸杂志，32（2）：86-98.

Combret Y，Prieur G，Roux PLE，et al. 2017. Non-invasive ventilation improves respiratory distress in children with acute viral bronchiolitis：a systematic review. Minerva Anestesiologica，83（6）.

Greenough A，Lingam I. 2016. Invasive and non-invasive ventilation for prematurely born infants-current practice in neonatal ventilation. Expert Rev Respir Med，10（2）：185-192.

Martin S，Duke T，Davis P. 2014. Efficacy and safety of bubble CPAP in neonatal care in low and middle income countries：a systematic review. Arch Dis Child Fetal Neonatal Ed，99：F495.

Mowitz ME，Zupancic JA，Millar D，et al. 2017. Prospective economic evaluation alongside the non-invasive ventilation trial. Journal of Perinatology，37（1）.

Muñoz-Bonet JI，Flor-Macián EM，Brines J，et al. 2010 .Predictive factors for the outcome of noninvasive ventilation in pediatric acute respiratory failure. Pediatr Crit Care Med，11：675.

Najaf-Zadeh A，Leclerc F. 2011. Noninvasive positive pressure ventilation for acute respiratory failure in children：a concise review. Ann Intensive Care，1：15.

Osadnik CR，Tee VS，Carson-Chahhoud KV，et al. 2017. Non-invasive ventilation for the management of acute hypercapnic respiratory failure due to exacerbation of chronic obstructive pulmonary disease// The Cochrane Library. John Wiley & Sons，Ltd.

第十二章

高频机械通气

高频通气（high frequency ventilation，HFV）是指使用高于正常 4 倍以上的通气频率，而潮气量（VT）接近甚至小于解剖无效腔的特殊机械通气方式。HFV 是和传统机械通气理念完全不一样的一种通气技术。

传统机械通气采用吸气压以维持通气，而 HFV 主要通过维持一定的气道压力来达到这一目的。HFV 可减弱因压力改变而产生的肺泡扩张和收缩的波动，肺泡不会反复张开和闭合，而是在一定的气道压力下保持持续扩张状态，因此降低了剪切力对肺泡的损伤。一方面，HFV 可在维持有效通气和换气的同时减少肺组织损伤，获得较好的气体弥散、氧合效果；同时，HFV 对回心血量影响相对较小，也不影响患儿的自主呼吸。HFV 主要又分为高频正压通气、高频喷射通气、高频振荡通气和高频气流阻断通气。

▶▶▶ 一、高频正压通气

高频正压通气（high frequency positive pressure ventilation，HFPPV）指用常规正压呼吸机通过调整参数而进行的高频通气，其作用机制与常规正压通气相似。通常将常频呼吸机的呼吸频率设置为 60～150 次/分，在这种高频率下，呼吸机能反射性抑制自主呼吸，减少心脏负担。但由于频率较常规正压通气快，减少了实际能够传送的潮气量，因而减少了肺泡的实际通气量。目前 HFPPV 临床应用相对较少。

▶▶▶ 二、高频喷射通气

（一）特点

高频喷射通气（high frequency jet ventilation，HFJV）是根据高速喷射气流产生的卷吸原理，利用高压源驱动气体，通过高频电磁阀、气流控制阀、压力调节阀和喷嘴直接将快速气流经特殊的多腔气管导管有控制、间断、高速地喷入患儿的气道及肺内，同时将周围空气卷吸带入肺内的一种高频通气方法。根据通气导管放置的位置又分为气管内喷射和气管外喷射。

HFJV 的特点为吸气主动而呼气被动。喷嘴与气道间的连接是开放的，气道压升高时，气体可经此排出体外，因此胸内压和肺内压低，对循环干扰较小。但同时也正因为气路的开放性，气流在喷射时可将周围空气带入，因此，气道内实际的氧浓度比设置的氧浓度要低，而实际的氧浓度受驱动气源、喷射气量和喷射管所在位置的影响。

（二）临床应用

由于 HFJV 温和的特性，临床上最常用于气漏综合征的治疗，也应用于喉镜、纤维支气管镜检查及耳鼻喉、支气管手术时。HFJV 在常规机械通气治疗无效的重症呼吸衰竭、新生儿呼吸窘迫综合征（neonatal respiratory distress syndrome，NRDS）、新生儿持续肺动脉高压（persistent pulmonary hypertension of the newborn，PPHN）的挽救性治疗中，以及在早产儿支气管肺发育不良（bronchopulmonary dysplasia，BPD）的保护作用中都表现出优于常规机械通气之处，其治疗成功率、患儿生存率等方面与其他类型的高频通气如高频振荡通气相当。

HFJV 必须与常规正压呼吸机合用，由常规正压呼吸机提供呼气末正压。在开始机械通气前，需用特制的多腔气管导管重新插管或更换特殊的导管接头，并同时调节高频喷射装置的通气频率、吸气峰压（PIP）及与之相连的常频呼吸机的通气模式、通气频率、PEEP 及 PIP（不同的高频喷射装置与常频呼吸机可供调节的参数可能会有所不同）。由于 HFJV 没有单独的呼吸机使用，需借助常规呼吸机来设置一些重要的参数，如 PEEP，因此在临床上未做常规使用。

通常情况下，HFJV 的频率可设置为 7～10Hz，PIP 调节至比常规机械通气时低 2～3cmH_2O；与之相连的常频呼吸机的通气频率可降至 5～10 次/分，PEEP 调节至 3～5cmH_2O，而 PIP 应低于高频喷射装置的 PIP。

此后应根据患儿的氧合及 $PaCO_2$ 对参数进行调节，并逐步降低 PIP 和 FiO_2 直至撤离。一般情况下，在整个治疗过程中，高频喷射的频率不变。对于气漏综合征的患儿，HFJV 的治疗应持续应用至临床症状改善 24～48h。若常规机械通气无效而改用 HFJV 治疗 6～24h 后病情无改善者，应考虑停止使用 HFJV。

在治疗过程中，除应常规监测血气外，尚需对临床情况和 X 线片进行定期监测，在撤离过程中也不可掉以轻心，及时发现问题并对症处理。

（三）并发症

喷射产生的高速气流可使距离喷射口较远的压力较高，同时呼吸时间的缩短可造成气体排出受限，使其在肺内蓄积，功能残气量增加。若使用不当可引起内源性 PEEP 形成，肺过度扩张，影响静脉回流，降低心排出量。因此，应进行动态胸部 X 线片监测及血气分析，及时阻断其原因，降低气道压力。

HFJV 的特殊气流可刺激气道内物理感受器，引起肺迷走神经兴奋，抑制膈神经活动，从而使自主呼吸受到抑制，甚至引起患儿呼吸暂停。

在高频通气开始初期，动脉血中的 pH 和 $PaCO_2$ 迅速改变，可影响脑血流，可能会增加早产儿颅内出血或脑室周围白质软化的发生率。但也有研究认为，在疾病早期应用 HFJV 并采用最佳肺容量策略可改善氧合，降低低碳酸血症的发生，减少严重颅内出血或严重脑室周围白质软化的发生率。

此外，HFJV 所使用的特殊气管导管较硬，可引起受压部位气管黏膜缺血损伤。导管前端的斜面可能紧贴气管壁引起阻塞。HFJV 过程中不恰当的湿化亦可引起痰液或黏液栓塞，且湿化不当与气管黏膜缺血同为坏死性气管支气管炎的危险因素。因此，在机械通气过程中亦应加强护理，注意观察气管导管的位置、充分湿化并及时吸引。

▶▶▶ 三、高频振荡通气

（一）特点

高频振荡通气（high frequency oscillatory ventilation，HFOV）是以高频活塞泵或振荡隔膜片往返活动产生振荡气流，将少量气体送入和抽出气道进行通气。早期的 HFOV 是直接将振荡器加装在呼吸机管路上，虽然短时间可以改善氧合和通气，但若长时间使用可能会发生二氧化碳潴留。若在振荡器与患者之间引入持续偏流（bias flow）系统，该系统可由空氧混合装置控制氧浓度，并将气体经过加温湿化后再送入患者肺内。加装偏流系统之后的 HFOV 不但可以更好地改善患者氧合，也可以将患者排入管路的呼出气体用来"冲刷"出管路，解决之前二氧化碳潴留的问题。目前主要通过三种方式来获得高频振荡气流，即活塞型振荡、动圈型振荡（扬声器隔膜震动）及类似高频气流阻断法进行气流切割（通过呼气阀快速开启和关闭来产生振荡波或通过一组阀门来阻断吸气气流而产生高频振荡）。

气道平均压是影响氧合的重要因素之一，并可以维持肺泡及气道处于持续开放状态；HFOV 可以直接对此参数进行设置。通过输送较小气体量的送气方式，维持相对稳定的气道压力水平，可以降低气流阻力和肺循环阻力，改善 V/Q 值。

与其他高频通气方式相比，HFOV 最大的特点在于主动呼气。振荡活塞的往复运动不仅将气体"推入"气道内，也将气体从气道内"拉出"。因此，气体从肺内呼出的时候不仅靠胸肺的弹性回缩力，还有高频振荡呼吸机提供的助力，这种往复作用的力使得二氧化碳的排出更为容易。振荡活塞的振荡幅度越大，排出二氧化碳的效果就越明显。HFOV 也是一种肺保护通气策略，进行高频通气时通常设置的平均气道压相对较高，但肺泡内容量和压力变化较小，可保持恒定地扩张肺泡容量，维持一定的功能残气量，在不增加气压伤的前提下有效提高氧合。HFOV 目前被认为是高频通气中最为有效的类型，也是应用最为广泛的类型。

（二）临床应用

HFOV 有单独的呼吸机装置，不需要与常规呼吸机联合使用，典型代表是 Sensormedics 3100，另外，集高频与常频于一体的多功能呼吸机也在临床上广泛应用。目前 HFOV 常被用于治疗常规机械通气治疗中效果不佳或无效的患儿，如需使用高浓度氧气、高压力通气治疗仍不能维持适当氧分压者；亦用于已产生气压伤或使用常规机械通气极易发生气压伤者，如肺间质气肿等；对肺顺应性严重降低的患儿，如急性呼吸窘迫综合征（ARDS）也可考虑使用高频通气。

在新生儿中，HFOV 主要用于治疗严重的气漏综合征、新生儿呼吸窘迫综合征（NRDS）、重症肺炎、胎粪吸入综合征（meconium aspiration syndrome，MAS）、肺出血、PPHN 及先天性膈疝（congenital diaphragmatic hernia，CDH）。对于已使用常规机械通气的新生儿何时改用 HFOV 目前尚无统一标准，一般认为，当足月儿 PIP 达到 25～28cmH$_2$O、早产儿 PIP 达到 20～25cmH₂O 仍不能维持恰当的氧合和（或）合并高碳酸血症时就可以考虑使用 HFOV。有报道认为早期使用 HFOV 可减少使用体外膜肺的概率。

在儿童中，HFOV 可用于治疗肺出血、常规机械通气氧合不足、大量气漏严重影响肺功能、严重肺泡通气不足伴呼吸性酸中毒等。儿童何时由常规机械通气改为 HFOV 目前亦无统一标准，可在 $FiO_2 \geqslant 0.6$ 且 MAP＞20cmH₂O 和（或）PEEP＞15cmH₂O 动脉血氧分压仍不能维持时考虑换用。

（三）高频振荡通气的参数

1. 影响氧合的参数　主要包括吸入氧浓度和平均气道压。

（1）平均气道压（MAP）：在 HFOV 治疗时，可通过改变 MAP 来改变肺的扩张程度，从而改变肺内气体交换的面积，因为氧合情况与肺内气体交换面积密切相关，因此，MAP 的改变可改变氧合情况。过高的 MAP 不仅可能增加气压伤发生的危险，而且可能导致肺泡过度扩张，引起毛细血管床受压，导致 V/Q 值失调，从而使肺部氧合降低。

MAP 的设置应根据患儿肺部病变、气道阻力等情况，参照之前常频通气时的平均气道压设定（见下文描述）。调整 MAP 时需谨慎，且数值改变不宜过大（每次调整 1～2cmH₂O），应密切监测血气及患儿临床情况，同时定期复查胸片以了解肺膨胀程度。在肺顺应性好转后应及时降低，以防止肺过度扩张（临床上表现为桶状胸的出现，胸部 X 线片提示膈肌下降、扁平或肺下缘位于第 9 肋后下）或发生气压伤。

（2）吸入氧浓度（FiO_2）：应尽量应用较低的 FiO_2 以减少氧中毒的危险。在儿童中可设置为 1.0，之后根据临床情况尽可能快的下调；对于新生儿特别是早产儿，设置 FiO_2 时宜需谨慎，可参考之前常频通气时的 FiO_2 进行设置，使用尽可能低的 FiO_2 水平。在氧合情况不理想时，不应一味地上调 FiO_2，而要同时调整 MAP，并密切观察患儿临床情况，排除其他可能影响氧合的因素，如低血容量等。同样，在患者氧合改善时，也应首先下调 FiO_2，直到 FiO_2 下降至 60% 以下，随后下调 MAP。

2. 影响二氧化碳排出的参数　HFOV 时，二氧化碳的排出主要受振幅、频率的影响。

（1）振幅（振荡压力幅度，ΔP）：指叠加于平均气道压上的正负振荡压力变化。ΔP 增加可使每分通气量增加，加速二氧化碳排出。但 ΔP 的增加也可增加气压伤发生的危险。在初始设置时，ΔP 一般可设置为 MAP 的 2 倍，或当起始频率设置为 10Hz 时，ΔP 设置为常频通气模式下吸气压（PI）的 1.5 倍，且频率越高，ΔP 可适当调高。不论哪种方法，临床上以获得充分的胸壁振动（胸壁到骨盆处都有明显的振动）为原则来指导振幅的设置，或通过胸片确定获得良好的肺膨胀度（胸片提示膈面位置位于第 8～9 肋后部）。有条件的医疗机构，可通过使用无创的经皮二氧化碳监测仪器实时监测动脉二氧化碳水平，以确保合适的 ΔP 的设定。

过度的胸壁振动或者不明显的胸壁振动可能发生二氧化碳的过度排出或二氧化碳潴留，二氧化碳的快速波动容易引起脑血流的快速变化而增加颅内出血的风险，从而导致病情恶化。现代多功能呼吸机使用 HFOV 模式时可监测 VT_{HF} 和（或）DCO_2（VT_{HF} 是在 HFOV 模式下振幅控制每次振荡周期的潮气量，DCO_2 被称作二氧化碳弥散系数，研究发现 $DCO_2 = VT_{HF}^2 \cdot f$），因此也可通过观察这两个参数值来帮助调整 ΔP，一般当 DCO_2 为

$40\sim60ml^2/$（kg·s）时，动脉血二氧化碳水平相当于轻度允许性高碳酸血症水平。近年来，伴随着对常频呼吸机中的容量目标压力限制这一类通气模式（如 VG、PRVC）的深入认识，容量目标压力限制下的高频振荡通气（HFOV+VG）也开始在临床应用。HFOV+VG 与传统 HFOV 通气相比较而言，其最大特点在于根据设置的目标潮气量（而不是设置振幅）和振荡频率自动调整振幅，叠加 VG 时一般初始设置的目标 VT_{HF} 为 1.5ml/kg。此外，还会设置一个最大振幅（ΔP_{max}），相当于常频使用容量保证时设置的最大吸气峰压（P_{max}），ΔP_{max} 设置原则也和 P_{max} 的设置原则一样，即待患者上机稳定后，设定 ΔP_{max} 高于当前呼吸机实际显示的 ΔP 约 $5cmH_2O$，这样既能在患者状态的短暂变化或轻度恶化时起到缓冲作用，以维持通气，又能在患者病情出现明显恶化时提醒医护人员。呼吸机在 HFOV+VG 模式下不断调整 ΔP 来维持恒定的 VT_{HF}，可以避免 $PaCO_2$ 出现大幅度的波动，这在很大程度上避免了因此而出现的并发症（表 12-1）。

表 12-1　DCO_2 与 $PaCO_2$ 的关系

$DCO_2ml^2/$（kg·s）	$PaCO_2$ 值在 50mmHg 以下的比例（%）
<40	49
40～60	85
60～80	79
>80	100

（2）频率（f）：与常频通气不同，HFOV 时由于设置的吸气时间在整个呼吸周期中所占的百分比是固定的，当频率增加时，单位呼吸周期时间缩短，实际吸气时间缩短，潮气量降低，从而引起二氧化碳潴留。因此在二氧化碳潴留的情况下，应当降低振荡频率，这是与常频机械通气完全相反的。频率的设置通常和患儿的体重相关，体重越低频率越高，这与人体肺组织的共振频率有关，在共振频率下，气道阻力最小，弥散效率最高，改善氧合和通气的效果最好。通常早产儿为 12～15Hz，而较大的婴儿则为 5～10Hz，但需根据肺部情况及血气结果决定。一般在治疗过程中较少对频率进行调整。

（3）平均气道压（MAP）：设置不当可引起肺过度膨胀，造成二氧化碳潴留。此时如果适当降低 MAP 可显著改善二氧化碳潴留情况，但需注意维持正常的肺膨胀和氧合。

（4）吸气时间百分比（%IT）：吸气时间的增加可增加每次振荡所提供的气体量，增加二氧化碳排出；但呼气时间过短又会增加肺内气体滞留的危险。通常情况下将该参数设置为 33%，在治疗过程中一般不进行调整。在合并严重氧合障碍和（或）二氧化碳潴留时可考虑将%IT 调节到 50%，但这种影响很小。

（5）偏置气流（bias flow）：氧气的提供和二氧化碳的排出均需依靠来自于空氧混合气的偏置气流。其流量须大于振荡引起的流量，偏置气流不足时无效腔增加，降低通气效果。在新生儿、早产儿中，一般设置为 10～15L/min，足月儿常设置为 10～20L/min；儿童，幼儿一般设置为 15～25L/min，年长儿常设置为 20～30L/min；患儿体重越大，所需偏置气流越大。在二氧化碳潴留时可考虑增加流量，一般每 15min 增加气体流量 5L/min，但此时需注意调整平均气道压，以维持其不变；但当偏置气流达到一定流量后，增加流量不会增加二氧化碳排出。当合并严重气漏综合征时，可考虑提高偏置气流流量以获得较高的平均气道压。

（四）通气策略

1. 弥漫性均匀性肺部疾病　　如 NRDS、弥漫性肺炎等，宜采用高容量策略以促进萎陷的肺泡重新张开，即"肺复张"策略。其目的是快速地使肺泡复张，并维持相对稳定的平均气道压以阻止肺泡再次陷闭，从而维持理想的肺容量，改善通气/血流值，以获得理想的氧合；同时由于所用的气道压力相对较低，所以在一定程度上减少了气压伤发生的危险。

这类患儿在开始 HFOV 时，应将平均气道压设置比之前常频通气时高 2～5cmH_2O，然后根据需要逐步提高（每 10～15min 提高 1～2cmH_2O），直至患儿氧合改善，但应注意勿使肺过度膨胀。对合并 NRDS 的早产儿可将频率预设为 10～15Hz，对于足月儿可选用 8～10Hz，而如有气道阻力增高或较大婴儿及儿童，其频率可设置为 5～10Hz。同时调节振幅以获得恰当的胸廓运动或适宜的肺膨胀度。此后根据患儿的临床情况、血气分析及胸部 X 线片结果调节参数。

2. 非均匀性肺部病变　　包括限制性肺部疾病尤其是气漏综合征，以及梗阻性肺部疾病，如胎粪吸入综合征、局限性肺炎、肺出血等，宜采用低容量策略。其治疗目的是使用尽可能低的气道压来改善氧合和通气状况。这类患儿的肺部顺应性、气道阻力分布情况不均匀，在常频通气时相对顺应性好的区域可能出现过度膨胀。而在使用 HFOV 通气的过程中，接近无效腔量的潮气量非常小，可以使肺容量基本维持不变，吸气和呼气周期大大缩短。一方面避免低肺容量，进而避免顺应性差的肺泡萎陷；另一方面避免高肺容量，进而避免顺应性好的肺泡过度膨胀。

在开始 HFOV 时，可选择与之前常频机械通气时相等或略低 1～2cmH_2O 的平均气道压，同时宜采用较低的振幅。根据临床需要，可缓慢增加平均气道压以改善患儿氧合。气道阻力增高的患儿常合并有高碳酸血症。对于体重低于 15kg 的小年龄组儿童，HFOV 总是会增加肺泡通气量，故在这类患儿中，应容许一定程度的高碳酸血症，以避免肺泡通气情况的过快变化而增加气压伤的危险。

低通气量和低气道压下进行的通气、高频率的胸廓震动、主动呼气过程均有利于胸膜腔内气体的排出，因此在气漏综合征的治疗方面，HFOV 效果优于常频机械通气。对持续存在的气胸患儿除应采取尽可能低的平均气道压和振幅来改善氧合及通气情况外，在 HFOV 开始的初期还应接受和允许相对低的 PaO_2 和相对高的 PaCO_2。对于这类患儿，其平均气道压的设置可参考"气漏压"（leak pressure）。测定方法是断开呼吸机，改用手控通气，当手控通气的压力到达某点时，胸腔引流装置内可出现气泡，此时的压力则为气漏压。当气漏压≥15cmH_2O 时，可将平均气道压设置为低于气漏压，并提高 FiO_2 以使 SaO_2 达到 85%～90%，即"容许性高氧"策略。这部分患儿大多可于 24～48h 内缓解。如果气漏压 <15cmH_2O，低的平均气道压不能维持良好的氧合状态，应根据临床情况调节参数，直至气漏压达到 15cmH_2O 后开始"容许性高氧"策略治疗。

3. 新生儿持续肺动脉高压（PPHN）　　在持续的相对高的平均气道压下，HFOV 可打开肺泡并降低肺血管阻力，改善 V/Q 值，减少肺内右向左分流，从而改善氧合、促进二氧化碳排出，继而使收缩的肺动脉舒张，进一步降低肺动脉压力。

这类患儿在开始 HFOV 治疗前应纠正可能存在的低血容量及低血压，并在治疗过程中严密监测患儿的肺膨胀情况及心功能。肺过度扩张或肺容量下降均可影响肺血管阻力和肺血流情况，降低心排血量，使病情恶化。在开始 HFOV 治疗时可采用与之前常频通气时相同的平均气道压，并根据临床情况调节以获得理想的氧合，同时，可考虑联合一氧化氮吸入治疗以获取更好的疗效。

4. HFOV 的撤离　　关于 HFOV 何时撤机，目前尚无统一的撤离标准，可选择直接拔管脱机或无创序贯，也可先暂时过渡到常频呼吸机再撤离。一般来说，一旦达到肺复张状态，治疗策略即应该转变为以最低的平均气道压维持肺容量的稳定。在氧合得到改善后，应首先逐步降低 FiO_2 至 0.4～0.6 以下，然后考虑逐步减少平均气道压。平均气道压的调节不宜过快，特别是肺顺应性差的患儿，平均气道压过快的降低可能使已经复张的肺再次"关闭"，从而使患儿临床情况恶化。如 ARDS 的患儿应在 $FiO_2 < 0.4$ 并维持正常氧合 12h 以上才逐步降低平均气道压。振幅根据动脉血二氧化碳分压进行调节，振荡频率一般不做调整。当参数下调至 $FiO_2 \leqslant 0.35 \sim 0.4$，平均气道压 $\leqslant 8 \sim 10 cmH_2O$，同时，患儿临床情况改善、经皮血氧饱和度 $\geqslant 90\%$ 时可考虑改为常频通气。目前认为新生儿可直接由 HFOV 撤机。

（五）并发症

对于 HFOV 是否会增加早产儿颅内出血发生的危险仍然存在争议。有学者认为 HFOV 期间几乎恒定的平均气道压可能限制静脉回流，引起颅内静脉充血。但也有报道指出应用 HFOV 的患儿普遍病情较重，这部分患儿自身发生颅内出血的风险较高。

由于 HFOV 维持了较高的平均气道压，回心血量会受到一定程度的影响，在临床应用过程中尚可观察到部分患儿出现心率的轻微下降。因此，在开始治疗前应纠正血容量不足或心功能异常的问题，以减少 HFOV 治疗的失败。

在治疗期间应密切关注肺的膨胀情况。参数设置的不恰当，如过高的平均气道压、不恰当的吸气时间百分比、不适宜的呼吸频率等均可引起肺的过度膨胀，不仅可能使患儿的氧合情况恶化，在阻塞性肺部疾病中，如 MAS 患儿亦可能因大量气体潴留而发生气压伤。因此，在治疗期间应密切监测肺膨胀情况，定期复查胸片以了解肺膨胀度，既要避免肺膨胀不足，又要防止肺的过度膨胀。

部分患儿在刚开始使用 HFOV 时可能会较为激惹，可考虑使用镇静剂以减轻人机对抗。

▶▶ 四、高频气流阻断通气

高频气流阻断通气（high frequency flow interruption ventilation，HFFI）是通过间断阻断高流速过程产生气体脉冲，兼有 HFJV 和 HFOV 的某些特点。所应用的冲击气流与 HFJV 相似，在高频下有气流中断。HFFI 的呼气为被动，不需要特殊喷射口，可使用普通的气管导管。与 HFOV 类似，HFFI 可用于重症呼吸衰竭在常频机械通气不能维持恰当氧合和（或）发生严重并发症时，也可用于气漏综合征或使用常频机械通气易发生气压伤的情况，如 MAS，在新生儿中可用于治疗持续性肺动脉高压（PPHN）。单独使用 HFFI 易发生肺不张，需与常频通气方式联合使用，因此其临床使用也受到了一定限制。

▶▶▶ 五、高频通气的应用进展

（一）HFV 与一氧化氮吸入联合应用

一氧化氮是一种内皮细胞血管舒张因子。一氧化氮吸入疗法可选择性作用于肺血管，降低肺血管阻力以改善氧合。目前一氧化氮吸入已成功地应用于治疗肺动脉高压及急性呼吸衰竭。但这类患儿往往通气不足、合并肺泡的萎陷，使一氧化氮不能有效作用于肺泡毛细血管，HFV 的肺复张策略可使肺泡重新扩张、减少肺内分流，且使肺内气体更为均匀地分布，增加一氧化氮的作用面积。同时 HFV 有利于一氧化氮的弥散。许多研究表明，在 PPHN 及小儿重症呼吸衰竭的治疗中，HFV 与一氧化氮吸入疗法联用的方案优于单用 HFV 或一氧化氮吸入疗法联合常频通气的方案。

（二）HFV 与部分液体通气联合应用

液体通气是将氟碳化合物充填至肺内再进行机械通气。由于其本身特殊的理化特性，氟碳化合物可使肺泡复张，并维持肺的复张。全液体通气需要特殊的设备以提供所需的潮气量，而部分液体通气则只需要将肺的功能残气量用氟碳化合物进行替代。HFV 联合部分液体通气可减少氟碳化合物的用量，改善肺部氧合。在动物实验中，这种联用还可减少中性粒细胞浸润，减轻肺损伤。

（三）HFV 与肺表面活性物质联合应用

肺表面活性物质可降低肺泡表面张力，防止肺萎陷，在维持正常肺功能方面起着重要作用。有研究认为 HFV 与肺表面活性物质联用可以减少肺表面活性物质的用量，并可进一步减少肺损伤的发生。但由于肺表面活性物质可使肺泡保持张开状态，使用后可能使肺容量、肺顺应性及功能残气量迅速增加，因此，在临床应用时应密切观察，注入肺表面活性物质后应迅速调节呼吸机参数，以避免增加并发症如气压伤等的发生。

（杨晓燕　石　晶）

参 考 文 献

付丹，何颜霞. 2010. 高频通气的临床应用. 中国实用儿科杂志，25（2）：101-104.

孙眉月. 2005. 高频通气的临床应用. 临床儿科杂志，23（1）：762-764.

张谦慎. 2012. 高频喷射通气在新生儿科的应用. 中国新生儿杂志，27（2）：140-142.

周晓光，肖昕，农绍汉. 2004. 新生儿机械通气治疗学. 北京：人民卫生出版社，263.

Arnold JH. 2000. High-frequency ventilation in the pediatric intensive care unit. Pediatr Crit Care Med, 1: 93-99.

第十三章

一氧化氮吸入疗法

自 20 世纪 80 年代发现一氧化氮（nitric oxide，NO）可经内皮细胞产生、具有舒张血管的生物学活性以来，关于 NO 及其生理、病理生理、药理作用和临床应用的研究越来越多。动物实验表明经呼吸道给予的 NO 可选择性地扩肺血管而对体循环无明显影响，因而可用于缓解因低氧血症和（或）酸中毒导致的肺动脉高压。其他研究也证实了一氧化氮吸入（inhaled nitric oxide，iNO）疗法对调节围生期新生儿的肺血管张力有着重要作用。过去的 30 余年，iNO 已被应用于治疗新生儿持续肺动脉高压（PPHN）、新生儿呼吸窘迫综合征（NRDS）、足月儿低氧性呼吸衰竭、心脏手术围术期控制肺循环高压等，取得了较为理想的效果。

▶▶▶ 一、NO 的生理特性

（一）生物合成

NO 是在一氧化氮合酶（nitric oxide synthase，NOS）作用下，由 L-精氨酸的末端胍基氮原子和氧经过一系列反应生成的，是血管内皮衍生舒张因子（endothelium-derived relaxing factor，EDRF）的主要成分之一。主要在血管内皮细胞合成，其他细胞如白细胞、肝细胞、心肌细胞、平滑肌细胞、小胶质细胞等也可以合成 NO。

NOS 是合成 NO 的限速酶，分为结构型酶和诱导型酶。诱导型酶不依赖于 Ca^{2+} 或钙调蛋白，可被 L-精氨酸类似物抑制。分布范围较广，能较长时间释放 NO。这种类型的酶在生理状态下很少表达，但在感染、创伤或免疫性疾病时表达增强，可在多种细胞因子的诱导下合成大量 NO，舒张血管且其作用不被血管收缩剂逆转，但糖皮质激素和 NOS 抑制剂可预防血管舒张，因而该类 NOS 在许多疾病的发生与发展中占有重要地位。

（二）肺内代谢

NO 具有极强的亲脂性，易于在细胞间扩散，其在肺泡内弥散速度快于氧气，可以很快扩散进入肺毛细血管平滑肌细胞。NO 与血红蛋白的亲和力也极高，极易通过肺泡进入血液，且通过率与肺泡通气量相关。进入血液后，NO 与血红蛋白的血红素环结合后立即失去活性，形成亚硝酰基血红蛋白，再经氧化转变成为高铁血红蛋白。血红蛋白在红细胞高铁血红蛋白还原酶的作用下还原成为亚铁血红蛋白和硝酸盐、亚硝酸盐，后两种物质主要通过肾脏排泄。在早产儿等高铁血红蛋白还原酶水平较低的人群中，可出现高铁血红蛋白血症，在该类人群使用 NO 治疗时应密切监测其高铁血红蛋白水平。

（三）iNO 对肺血管的作用机制

NO 是体内重要的舒血管物质，肺内 NO 的生理作用主要体现在其对肺内血管平滑肌张力和气道平滑肌张力的调节。通过吸入进入肺部后，NO 可迅速透过肺泡壁，弥散入肺内的毛细血管平滑肌细胞，使血管松弛舒张。可与血红蛋白中的血红素结合，激活鸟苷酸环化酶使环磷酸鸟苷（cyclic guanosine monophosphate，cGMP）水平增加，cGMP 又会激活蛋白激酶 G，增加细胞膜 Ca^{2+}-ATP 酶的活性，进而阻止肌质网 Ca^{2+} 释放、抑制细胞外 Ca^{2+} 内流，使细胞质内游离 Ca^{2+} 浓度降低，肌球蛋白轻链激酶活性下降，肌球蛋白轻链脱磷酸化，平滑肌舒张，血管扩张。此外，NO 可直接作用于 K^+ 通道或调节血管紧张素 II 受体的表达及其活性而使肺血管扩张。

经呼吸道进入的 NO 弥散于周围的肺血管，迅速且有效地扩张局部血管，降低肺血管阻力，血流灌注增加，肺内分流降低，可改善肺内通气/血流值，提高氧合；减少肺内右向左分流，降低氧合指数，从而纠正低氧血症。由于其化学性质不稳定，半衰期短（为 3～6s），故仅能作用于局部血管，使肺血管阻力降低，对体循环不发生作用。此外，NO 还能抑制中性粒细胞聚集，减少黏附分子表达，发挥一定的抗炎作用。

（四）iNO 的毒性作用

NO 可与许多分子发生反应，部分反应产物具有一定的毒性作用。目前采用的 iNO 方案，疗程较短、NO 浓度较低，在临床治疗过程中观察到的毒性反应较少。但在治疗过程中仍应密切观察患儿的病情变化，同时也要加强医护人员自身的防护意识，避免可能的毒性损伤。

NO 与血红蛋白反应可产生高铁血红蛋白，影响血红蛋白的携氧能力，造成组织缺氧。高铁血红蛋白的产生取决于患儿血红蛋白的浓度及氧化程度、高铁血红蛋白还原酶活性及 NO 的最终吸入量。在治疗期间应监测高铁血红蛋白水平，将其控制在安全范围内（一般应低于 2%～5%），同时密切观察患儿有无临床不能解释的发绀加重。一旦出现高铁血红蛋白血症和（或）有明显临床症状时，应考虑减少 NO 吸入量或停止 NO 吸入，同时使用亚甲蓝、维生素 C 进行治疗。

NO 在气体状态下不稳定，可与氧结合后产生二氧化氮（NO_2）。NO_2 为一种强氧化剂，50%～60% 滞留于肺，与水结合后可直接损伤气道和肺泡黏膜上皮细胞，此外，NO_2 还能与 NO 反应产生水溶性的三氧化二氮，后者可形成硝酸盐及亚硝酸盐，也可以参与肺的损伤。NO_2 的生成与 NO 的浓度和氧气的浓度直接相关，故在治疗过程中应避免长时间同时使用高浓度的 NO 及高浓度氧，且应缩短 NO 与氧的接触时间，可采用快速的气流输入 NO 和（或）将 NO 输入的管路尽可能靠近人机连接处。在整个治疗过程中还应连续监测吸入气中的 NO_2 浓度。

NO 本身是一种不稳定的自由基，可通过亚硝基化反应与组织细胞分子中的巯基形成化合物，沉积于细胞内，影响组织细胞蛋白质高级结构的形成和稳定。NO 也可与分子氧反应，形成超氧化物、过氧化物及过氧化亚硝基团等氧自由基，抑制线粒体功能，损伤 DNA。高浓度 NO 可引起肺表面活性物质及其相关蛋白质损害，导致肺泡塌陷。职业健康指导手册规定每日在工作场所 8h 吸入 NO 的上限为 25ppm，NO_2 的上限为 2ppm。因此在治疗过程中除应监测 NO 的吸入浓度与呼出浓度外，还应加强治疗区域通风，对呼出气进行钠石灰吸附或其他处理，以减少对医护人员的毒性损伤。

此外，NO 可通过增加 cGMP 对血小板的黏附及聚集功能产生影响，引起凝血功能异常，增加严重出血如颅内出血的危险。而一些研究认为 NO 可作为退行性信使，通过细胞膜扩散，加重脑损伤。目前尚缺乏对儿科患者 iNO 治疗的长期随访，现有的小样本长期随访均未提示 iNO 对儿童或婴儿远期神经系统及肺发育的不良影响。

▶▶▶ 二、一氧化氮吸入疗法

（一）临床应用

iNO 疗法可缓解肺动脉高压，有效改善通气/血流值，改善肺的氧合，进而纠正低氧血症。在新生儿中，iNO 疗法已被应用于 PPHN、NRDS 及（近）足月儿低氧性呼吸衰竭的治疗。目前，iNO 疗法已作为 PPHN 的首选治疗方案；iNO 疗法或 iNO 联合 HFV 的方案可有效减少这部分患儿使用体外膜肺（ECMO）的可能。肺氧合的改善可降低患儿对氧的依赖，特别是减少其使用高浓度氧的可能，因此，也将 iNO 用于支气管发育不良（BPD）的预防及治疗。iNO 对于中性粒细胞的促凋亡作用可减少炎症反应对肺组织的损伤，因而 iNO 或 iNO 联合 HFV 方案也可用于胎粪吸入综合征（MAS）的治疗。

由于 NO 可影响血小板的黏附及聚集功能，增加颅内出血的风险，且早产儿的高铁血红蛋白还原酶活性不足，易于发生高铁血红蛋白血症，因此 iNO 疗法在早产儿的应用中受到了一定限制。目前已有报道称 iNO 用于早产儿低氧性呼吸衰竭，并认为 iNO 可减少 ECMO 的应用，可减少 BPD 发生的可能性，降低早产儿的病死率，且未加重颅内出血程度，其可能存在的风险不一定大于治疗收益。也有研究认为，早期的 iNO 疗法可改善极未成熟儿远期的神经系统预后，其机制尚不明确。但 iNO 疗法目前仍未作为早产儿的常规治疗手段，临床应用前应充分评估。

在儿童中，iNO 可用于治疗急性呼吸窘迫综合征（ARDS）及各种原因所致的急性呼吸衰竭，尤其是因肺循环压力增高引起肺内通气/血流值失调所致的严重的难以纠正的低氧血症。目前尚有报道将 iNO 用于慢性阻塞性肺疾病、哮喘、肺栓塞的治疗。肺移植术后的急性移植物功能障碍也被证实与肺动脉高压相关，因此可将 iNO 用于肺移植术后。

在各种先天性心脏病中，iNO 可用于控制伴有肺静脉高压的患儿反射性小动脉血压升高，但对于此类型患儿的根治，仍需要依靠手术纠正心血管结构的异常。先天性心脏病手术及心脏移植手术后常常会出现肺动脉高压，影响患儿循环的稳定性，甚至可导致患儿死亡。因此，在心脏外科将 iNO 用于围术期肺动脉高压的处理，以减少患儿对 ECMO 的需求。现已将 iNO 成功应用于多种先天性心脏病，如完全性肺静脉异位引流、Fontan 术后或心肺移植术后。此外，iNO 尚可用于术前对肺动脉高压的临床评估，以预测手术效果及远期预后。

1. 新生儿持续肺动脉高压（PPHN） 是指出生后肺血管阻力持续性增高，使胎儿型循环过度至正常"成人"型循环发生障碍,而引起的心房或动脉导管水平血液右向左分流,临床出现严重的低氧血症等症状。根据报道,其发生率在活产新生儿中为 0.1%~0.2%,病死率为 5%~10%。根据新生儿期不同肺疾病在肺动脉高压发生发展中的作用,可将 PPHN 分为:①新生儿期特殊解剖和生理特性所形成的肺动脉高压,患儿在出生后肺血管阻力不能有效地下降,即新生儿 PPHN;②另一种类型的肺动脉高压则基于肺部疾病或低氧,属于发育性肺疾病范畴,如产前、产后影响肺发育的肺泡、肺血管和结缔组织损伤,常见有支气管发育不良并发的 PPHN。

PPHN 的治疗原则是使用温和的通气策略保持最佳肺容量,维持正常的心功能,纠正严重的酸中毒使 pH 维持在 7.30~7.40,必要时使用肺血管扩张剂与 ECMO。大量研究证实使用 iNO 治疗 PPHN 可以提高 PaO_2 并减少 ECMO 的使用,早在 2000 年,美国 FDA 就已经批准将 iNO 用于严重低氧血症和肺动脉高压的治疗。维持适宜的氧合是治疗 PPHN 的主要目标。低氧是发生 PPHN 的重要病理生理基础,但高氧也会对肺部造成自由基的损伤,导致肺血管收缩,降低其对 iNO 的反应。PPHN 时应将动脉导管前 PaO_2 维持在 55~80mmHg,SaO_2 维持在 90%~98%。也有报道通过非机械通气的方法实施 iNO 治疗,如鼻导管吸入,但仍需更多的研究证实其有效性。

2. 支气管发育不良(BPD) 由于围术期保健及诊疗水平的提高,早产儿,尤其小于 28 周胎龄的早产儿得以存活。但早产打乱了这些患儿肺组织的正常发育,加之出生后早期正压通气的使用,使其出生后 28 天仍对氧有需求。这类慢性肺部疾病即是 BPD,其发生率与胎龄大小呈负相关。根据研究报道,在动物 BPD 模型上,iNO 可以改善肺组织的发育情况,降低肺动脉高压的发生,提高内皮祖细胞(endothelial progenitor cells,EPCs)和血管内皮生长因子(vascular endothelial growth factor,VEGF)的表达。Ballard 等的多中心研究发现,iNO 疗法有效提高了 BPD 的存活率,减少了 BPD 患儿的平均住院时间及呼吸支持时间。Hibbs 等给予日龄 7~21 天的患儿 iNO,在肺部情况改善的同时并未观察到短期的不良反应。Walsh 等在长期随访中也未观察到 iNO 对神经系统发育的影响。有研究发现使用 iNO 疗法治疗 BPD 的患儿在出院后再到门诊接受呼吸系统药物治疗的人数更少。但 Mercier 等的研究发现,早期使用低浓度的 iNO 并不会减少早产儿 BPD 的发生,提示使用 iNO 来预防 BPD 可能是无效的;且 iNO 可能延长凝血时间、抑制血小板募集,从而增加颅内出血的风险。

3. NRDS 相关的肺动脉高压 NRDS 是由肺泡Ⅱ型细胞分泌的肺泡表面活性物质(PS)不足及肺结构发育不成熟所致,多见于早产儿,表现为出生后数小时出现进行性加重的呼吸困难和呼吸衰竭。iNO 通过选择性扩张肺部毛细血管,改善 V/Q 值,减轻肺部炎症反应,进而改善肺部情况。但 Afshari 等认为足月儿发生 ARDS 时使用 iNO 并不降低其病死率和缩短住院时间。

(二)禁忌证

在开始 iNO 治疗前应充分评估患儿使用该方法可能获得的收益与潜在风险。高铁血红蛋白还原酶缺乏者不能使用 iNO 治疗,对这类型酶活性较低的患儿如果不得不使用 iNO 治疗,应密切监测,及时处理。而对于临床上有出血倾向的患儿,特别是合并血小板计数和（或）功能异常者，或是严重的左心功能不全者，应尽量避免使用 iNO。

（三）使用方法

iNO 主要经由流量控制仪组成的发生装置通过三通管接入呼吸机送气回路，也可通过面罩吸入。吸入装置与呼吸机的连接如图 13-1 所示。

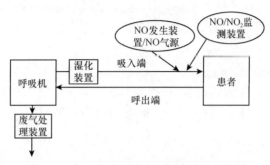

图 13-1　iNO 吸入装置与呼吸机连接示意图

通常使用已经制备好的医用级气源，有研究表明 iNO 的气体输出端位置距离患儿30cm左右较为适宜，这样既可以减少 iNO 与氧气的接触时间、降低 NO_2 浓度，又能使 iNO 与供气充分混合。iNO 的流量与浓度的关系：

预设的 iNO 浓度×（呼吸机流量+iNO 流量）=钢瓶的 NO 浓度×iNO 流量

如钢瓶的 NO 浓度为 1000ppm[①]，呼吸机流量为 10L/min，设置 iNO 浓度为 20ppm，则依据计算公式 20×（10+iNO 流量）=1000×iNO 流量，可算出应设置 iNO 流量为0.20L/min。但由于预设的 iNO 浓度并非真实的 iNO 浓度，应在近端抽样监测吸入的 iNO、NO_2 浓度。患儿的呼出气体最好经过清除装置清除后排放或直接排出室外，避免对患儿及医护人员造成不良影响。

目前 iNO 治疗肺动脉高压的适宜浓度、治疗持续时间和撤离指征仍存在争议，尚未有统一意见。但大量研究认为 iNO 的治疗浓度在 5～20ppm。有研究给予 20ppm 治疗无效的低氧血症新生儿 80ppm 浓度的 iNO 浓度，仅 15%的患儿病情有所改善，因此认为能从高浓度 iNO 治疗获取收益的患者数量相对有限。通常使用的 iNO 吸入浓度不超过 20ppm，此外，iNO 的起效时间和所需的治疗浓度有个体差异。具体的初始治疗浓度可根据经验设定，有研究认为对于缺氧性呼吸衰竭的（近）足月儿，iNO 的吸入浓度以 20ppm 较为适宜，而儿童可从 10ppm 开始，其后根据临床情况调整。也可将初始浓度设定为 5ppm，根据情况逐渐上调至取得较为理想的效果。疗程需根据个体反应及疾病性质而定，如果治疗有效，可维持治疗 12～48h 后逐渐停止，也有疗程长达数十天的报道。如开始 iNO 治疗 4～6h 后仍未出现氧合改善或肺动脉压力下降，和（或）出现不可控制的毒性反应时，可考虑直接停止使用。

对于 iNO 的撤离标准，目前临床尚无统一意见，突然撤离较高浓度的 iNO 可能使患儿肺动脉压力明显增加，导致氧合进一步恶化。一种方法是可根据患儿的氧合情况、呼吸支持水平、心肺功能等情况进行综合评估，如果患儿临床情况好转，动脉氧合情况理想，

①　$1ppm=10^{-6}$。

可逐渐减低 iNO 的吸入浓度至 5ppm，此后每 30min 降低 1ppm 直到 1ppm，若仍然没有 PaO_2 的明显下降，可将 FiO_2 适当提高后停用 iNO，若 iNO 浓度减至 1ppm 或停用后氧合指数（oxygenation index，OI）下降超过 20～25，则本次撤离失败，此时，可将 iNO 浓度恢复至 5ppm 后继续治疗 24h 再尝试撤离；另一种方法指出可以在使用 20ppm 的 iNO 浓度治疗 4h 后，若患儿病情状况相对稳定，PaO_2＞60mmHg，pH＜7.55 可将 iNO 浓度降为 5ppm（若未达到要求则每 4h 再次评估），若 24h 内患儿在 FiO_2 为 100%的情况下 PaO_2＜60mmHg，则将 iNO 浓度再调回 20ppm，开始 iNO 治疗 24h 后无论患儿情况如何都将 iNO 浓度降为 5ppm，直到 FiO_2 低于 70%或治疗 96h 后或新生儿日龄达到 7 天，撤离 iNO 治疗。

停止 iNO 治疗 4h 内，血氧饱和度下降超过 5%，称为反跳现象。目前认为这种现象是由于外源性 NO 抑制了 NOS 活性，导致内源性 NO 的产生减少所致。因此，有研究建议在停止 iNO 治疗前 24h 加用前列环素以减少该情况发生的可能。

（四）安全性监测

由于 NO 的半衰期时间很短，只有 3～5s，并且 NO 进入血液之后可以迅速与血红蛋白结合，生成高铁血红蛋白后失去活性，因此，iNO 只选择性地作用于肺部的血管，改善肺血管阻力，而对体循环压力无明显影响。但是 NO 与氧气接触后，很快被氧化，生成 NO_2，NO_2 具有很强的毒性，当 NO_2 在体内蓄积达到一定浓度后，可导致严重的急性肺水肿。此外，NO_2 也是一种氧化物，可以造成细胞的损伤甚至死亡。因此，在治疗过程中应持续监测 iNO 及 NO_2 的浓度，控制 iNO 的吸入浓度低于 40ppm，NO_2 的吸入水平低于 5ppm。同时应监测患儿的高铁血红蛋白浓度，使其低于 3%～5%，最好能控制在 2%以下，若高铁血红蛋白浓度过高，可给予亚甲蓝 0.1～0.2ml/kg 或维生素 C。

此外，还应密切监测病情变化，包括治疗效果及其他可能出现的不良反应。应观察患儿的出血倾向、左心功能情况及有无肺水肿征象，并定期复查动脉血气、血小板计数、出凝血时间等。

（舒先孝　杨晓燕）

参 考 文 献

付雪梅，封志纯，洪小杨，等. 2006. 一氧化氮对脑室周围白质软化早产儿神经发育的影响. 临床儿科杂志，24（3）：176-178.
王坤，王瑞. 2008. 一氧化氮在呼吸系统疾病中作用的研究进展.中国职业医学，35（5）：424-426.
Ichinose F，Roberts JD，Zapol WM. 2004. Inhaled nitric oxide：a selective pulmonary vasodilator：current uses and therapeutic potential . Circulation. 109：3106-3111.

第十四章

机械通气常见并发症

机械通气是重要的生命支持手段之一，近年来在危重病急救过程中的应用越来越多。机械通气改变了正常的呼吸生理，而通气压力对呼吸生理、血流动力学、重要脏器血供都可能产生不利影响，人工气道的建立使上呼吸道的防护作用丧失，凡此均易导致各种并发症。随着机械通气在儿科临床的应用日益广泛，其合并症也逐渐引起重视。因此，如何降低机械通气并发症的发生是危重症医务人员面临的重要问题。

机械通气引起的伤害不仅可造成肺部损伤，还可引起远端器官损伤，甚至导致患者死亡。主要并发症为呼吸机相关性肺损伤、呼吸系统并发症（包括通气不足、过度通气、肺部感染等）及其他系统并发症（循环、胃肠道等）。

▶▶▶ 一、呼吸机诱导性肺损伤

（一）概述

机械通气诱导性肺损伤（ventilator induced lung injury，VILI）是指机械通气损伤的正常肺组织或使已损伤的肺组织损伤加重。其临床发生率为 4%～15%，是机械通气最严重的并发症。传统意义的肺损伤主要表现为肺气漏，如间质肺气肿、纵隔气肿、心包积气、张力性气胸、气腹、皮下气肿、空气栓塞等。现代呼吸机诱导性肺损伤的观念主要是指由机械通气造成的广泛、弥漫性肺实质损害，这种肺损伤与弥漫性急性肺损伤或 ARDS 的肺部病理、形态及影像学特征均基本一致。因此诊断较为困难。

习惯上，有人认为只有大潮气量机械通气才能导致肺损伤，而临床上机械通气往往多选择正常甚至略低的潮气量，因此一般不会导致肺损伤。但实际上，即使以正常或稍低的潮气量行机械通气也会导致 VILI。因为 VILI 主要发生在肺部已有严重损伤而需机械通气支持治疗的患者中。对于这部分患者，由于支气管的炎症、分泌物堵塞、肺不张等因素的作用，大部分肺组织已失去通气功能，能正常通气的肺组织可能还不到 1/3。对这些患者即使以正常潮气量（8ml/kg）进行机械通气，正常的肺组织所承受的实际通气量将达到 20ml/kg 以上，极易造成正常肺组织的损伤，从而进一步损害通气功能。

根据 VILI 的损伤类型，一般将 VILI 大致分为气压伤（barotrauma）、容量伤（volutrauma）、不张伤（atelectrauma）和生物伤（biotrauma）。

（二）呼吸机诱导性肺损伤的危险因素

1. 呼吸机相关因素

（1）吸气峰压过高或潮气量过大，PEEP 过大，MAP 升高。

（2）吸气时间过长，吸气流速过快，气体分布不均。

（3）高流量、高频率、短吸气时间可诱发微血管损伤。

2. 患者本身因素

（1）肺和胸壁结构发育不全，肺表面活性物质缺乏。

（2）炎症细胞浸润释放有害介质和毒性物质，增加易感性。

（3）基础性疾病：如急性肺损伤、ARDS 等。

（三）呼吸机诱导性肺损伤的发生机制

1. 气压伤　是指由于气道内压力过高或容量（潮气量）过大，造成肺泡过度膨胀牵拉致肺泡损害或破裂，形成张力性气胸及纵隔气肿等，这是机械通气相关肺损伤最主要的原因，也是最严重的类型。

气压伤的发生主要与以下因素有关：

（1）吸气峰压（PIP）。

（2）呼气末正压（PEEP）。

（3）平均气道压（MAP）。

（4）平台压（P_{plat}）。

气压伤发生的机制是肺泡和周围血管间隙的压力梯度增大，导致肺泡破裂，形成肺间质气肿，气体再沿支气管血管鞘进入纵隔，并沿其周边间隙进入皮下组织、心包、腹膜后和腹腔。若脏层胸膜破裂，气体可进入胸腔，最终可形成肺间质、纵隔和皮下气肿，心包和腹膜后积气及气胸和气腹。气体进入肺循环则引起气体栓塞。

2. 容量伤　是由吸气末肺容积过大或肺泡过度扩张引起的肺泡损伤，其病理特点常表现为渗透性肺水肿。容量伤的发生主要与过大的吸气末肺容积对肺泡上皮和血管内皮的过度牵拉（over stretch）有关。其发生机制至今仍未完全清楚。可能与以下两方面因素有关，一方面，高容量通气使肺泡和周围的毛细血管内皮细胞受到过度牵拉，导致气血屏障结构受损；另一方面，过度牵拉肺血管内皮细胞能激活相关信号转导通路而导致细胞骨架重排，也是毛细血管渗透性增加的重要因素。

对于病理状态的肺组织，由于病变不均一，各区域肺泡的顺应性也存在差异。顺应性较好的肺泡接受了较大的通气容量而过度膨胀，从而导致局部肺水肿的形成。尤其是在ARDS 时，存在肺通气不均及肺萎陷等情况，实际能够通气的肺比正常小很多，如果还按正常潮气量给予通气，势必造成肺泡容量过大和过度牵拉而致肺损伤。这种继发的损伤甚至不亚于肺部原发的损害，也是导致机械通气失败的重要原因之一。初学者气管插管过深、按压压力过高等也会导致肺泡过度膨胀甚至破裂。

3. 不张伤　是指由呼气末肺容积过低或肺不张导致终末肺单位随机械通气周期性开放和关闭引起的肺损伤。正常呼气过程中，在肺泡表面活性物质作用下，肺泡并未完全闭合，而是维持一定肺容量。病理状态下（如急性肺损伤、ARDS 等），由于肺泡Ⅱ型上皮细胞受损，表面活性物质合成分泌减少，使肺泡逐渐萎缩，出现进行性肺不张。

患者的肺组织往往是非均质性的，即存在实变区、陷闭区（不张区）、正常区。一般来讲，三区的分布有重力依赖性，实变区位于最低位。机械通气时，实变区肺泡仍没有通气的可能，陷闭区的肺泡于吸气期在吸气压的作用下张开；呼气期，若未采取恰当机械通气策略（如 PEEP 设置过低）改变，肺泡则无法对抗表面张力，而使其处于闭合状态，反复由萎陷到复张的过程必然会形成剪切力，导致肺泡牵拉损伤。而剪切力周期性、持续性的产生对肺泡的损伤远大于压力和容积性肺损伤。有人试验在跨肺压 $30cmH_2O$ 的机械通气情况下，发生在陷闭肺泡周围的剪切力约 $150cmH_2O$，足以证明即使低压或小潮气量通气同样可能引发严重的肺损伤。

4. 生物伤　是指机械通气产生的过度牵张、剪切力等机械刺激作用于肺上皮细胞，通过细胞感受器感知信号，使各种炎性细胞因子和炎症介质表达增多，从而引起白细胞在肺组织中"募集"，造成肺损伤。继发的呼吸机相关肺炎等也会加重这种损害，它对 VILI 的发展和最终结局也产生重要的影响。机械性损伤和生物伤是相互联系的，机械性损伤可以造成生物伤，生物伤也可以加重机械性损伤。一般而言，VILI 早期出现机械性损伤，随后以炎症细胞、细胞因子介导的生物伤为主。正因为生物伤在 VILI 中起着非常重要的作用，而且其致病机制非常复杂，现在正成为国内外研究者关注的重点。

生物伤的可能机制主要有以下几个方面。

（1）细胞膜表面机械感受器：主要包括整合素受体、生长因子受体、牵拉敏感性离子通道、G 蛋白偶联受体等。

（2）信号转导通路的激活：机械通气产生的异常增高的牵张、剪切力等机械刺激作用于肺细胞，导致肺细胞内众多信号转导通路激活，使各种炎性细胞因子表达增多，引起白细胞（特别是中性粒细胞）向肺组织浸润，这是 VILI 重要的致病机制之一。目前研究较多的信号转导通路有 MAPK 信号通路；NF-κB 信号通路；肌球蛋白轻链激酶（MLCK）信号通路；其他，如 PKA、PI$_3$K 等。

（四）呼吸机诱导性肺损伤的临床表现

VILI 可表现为轻微的镜下改变到严重的张力性气胸。肺气压伤的临床表现多种多样，从无明显症状的少量间质性气肿到引起呼吸衰竭甚至心搏骤停的张力性气胸各不相同。临床上患者（突然）出现烦躁、呼吸困难、血压下降、氧合降低、气道压进行性升高（定容通气时）和肺顺应性进行性下降时应考虑到发生肺气压伤的可能。

VILI 的表现形式可归为两方面，一方面表现为肺泡外气体，由于机械通气时高肺泡压和（或）高容量使肺泡及周围间质的压力梯度过度增大，导致肺泡破裂，气体进入血管外膜形成肺间质气肿，进而可形成纵隔和皮下气肿、心包和腹膜后积气及气胸和气腹。如气体进入支气管静脉或肺静脉，可形成肺静脉栓塞，或经体循环到达其他系统引起全身性气体栓塞。另一方面表现为弥漫性肺损伤，是由于机械通气时高肺泡压和（或）高容量使肺组织过度牵拉或终末小气道和肺泡随通气周期性开放与关闭，导致肺泡上皮和血管内皮的机械性损伤，这种弥漫性肺损伤的病理改变及影像学特征均与 ARDS 极为相似。

（五）呼吸机诱导性肺损伤的预防和治疗

1. 肺保护性通气策略（lung protective ventilating strategy，LPVS）　肺保护性通气策略是指采用较小的通气量，限制气道平台压和应用最佳 PEEP 水平进行通气支持。机械通气除了要保证基本的氧合和通气需求外，还应尽量避免 VILI 的发生。针对 VILI 的发生机制，相应的 LPVS 应达到以下两点：第一，应使更多肺泡维持在开放状态（维持一定呼气末肺容积水平），以减少肺萎陷伤，其实质是 PEEP 的调节；第二，在 PEEP 确定后，为了避免吸气末肺容积过高，就必须对潮气量进行限制，使吸气末肺容积和压力不超过某一水平，以减少容积伤和气压伤。

2. 小潮气量通气　传统的机械通气策略推荐使用较大的潮气量来使萎陷的肺泡复张，以最小限度调节 PEEP 以达到足够的氧合，却忽略了正压通气会导致肺泡过度膨胀，从而引起机械通气相关性肺损伤，如气压伤、容积伤及萎陷伤。目前推荐的小潮气量通气（6～8ml/kg）是保护性机械通气的重要措施之一。由于对潮气量和平台压进行限制后，分钟肺泡通气量降低，$PaCO_2$ 随之升高，故允许在一定范围内高于正常水平（60～80mmHg），称为允许性高碳酸血症（permissive hypercapnia，PHC）。一般认为 pH>7.2 是可以接受的，但允许性高碳酸血症（PHC）禁用于脑水肿、颅内高压患者。

3. 最佳 PEEP 的选择　PEEP 可使陷闭的支气管和闭合的肺泡张开，提高功能残气量，提高 PaO_2，达到改善缺氧的目的。PEEP 可使 ARDS 肺内气体分布更均匀，也使那些重复张开–陷闭的肺组织减少，是肺保护策略的重点。选择最佳 PEEP 的方法常用的为压力-容积（P-V）曲线法。正常时和发生 ARDS 时 P-V 曲线吸气均呈"S"形，"S"形曲线的左下方折返点称为低位拐点（LIP），曲线右上方转折点称为高位拐点（UIP）。理论上在 P-V 曲线上，PEEP 的选择应仅高于低位折返点，此时肺的复张最大，从而使肺的过度扩张和其他 PEEP 引起的并发症发生率最小。目前临床上普遍接受的方法是吸气相 P-V 曲线折返点以上 $2cmH_2O$ 压力作为最佳 PEEP。

4. 肺复张　该策略系迅速使整个肺复张而改善氧合，可成为 ARDS 小潮气量通气的一种辅助手段。临床上常用的是控制性肺膨胀和 PEEP 递增法。其中，控制性肺膨胀采用恒压通气方式，推荐吸气压为 $30～45cmH_2O$，持续时间为 30～40s。PEEP 递增法是每隔 4h 左右提高 PEEP 数值通气 3min。

5. 高频振荡通气（HFOV）　从理论上讲，HFOV 是可以实施 ARDS 机械通气所有保护性策略的措施。一方面，由于振荡压力在输送过程中的递减，使肺泡压在整个通气过程中都不会过高而避免过高的肺泡压致气压伤；另一方面，由于潮气量极小而不会造成肺泡的过度膨胀引起容积伤。

6. 其他治疗　控制液体量、适度镇静、表面活性物质使用、一氧化氮（NO）吸入、体外膜肺人工循环（ECMO）等。发生气漏时视情况采取不同的处理方式。张力性气胸时常导致严重呼吸循环衰竭，可很快死亡，需要迅速进行胸腔闭式引流，紧急时可用注射器抽气。对于纵隔气肿、皮下气肿、心包积气等，根据是否影响通气或循环功能来决定是否切开引流。发生支气管胸膜瘘是较难处理的问题，有条件时可改用高频通气。

▶▶▶ 二、呼吸机相关性肺炎

（一）概述

随着儿科救治水平的提高，机械通气在临床上的应用越来越广泛，但其带来的呼吸机相关性肺炎（ventilator-associated pneumonia，VAP）已成为儿科重症监护室（pediatric intensive care unit，PICU）和新生儿重症监护室（neonatal intensive care unit，NICU）主要的医院获得性感染。VAP 指原无肺部感染或原有肺部感染患者，经气管插管或气管切开行机械通气 48h 后，直至撤机拔管后 48h 内所发生的医院内获得性肺炎。VAP 发病率高，一旦发生不仅延长住院时间，增加住院费用、患儿及家庭的痛苦，重者甚至威胁患者生命。

根据 VAP 发生时间，可分为早发性 VAP 和晚发性 VAP，早发性 VAP 是指气管插管或气管切开行机械通气时间≤5 天发生的 VAP；晚发性 VAP 是指气管插管或气管切开行机械通气＞5 天发生的 VAP。

（二）VAP 发病率

数据表明，PICU 机械通气患者 VAP 发生率为 3%～10%，NICU 机械通气患者 VAP 发生率为 6.8%～32.3%，而 VAP 在成人中的发生率则高达 15%～30%。2004 年，美国医院感染监控系统（national nosocomial infections surveillance system，NNIS）数据表明，新生儿 VAP 发生率与新生儿体重有关（表 14-1），出生体重＜2000g 的新生儿，VAP 发生率高。此外，也有研究表明，VAP 发生率与胎龄有关，胎龄越小，VAP 发生率越高。

表 14-1　新生儿出生体重与 VAP 发生率关系（NNIS，2004）

各出生体重（g）	≤1000	1000～1500	1501～2500	＞2500
VAP 发生率*（‰）	3.5	2.4	1.9	1.4

数据来源：美国 NNIS（2004）。

2008 年，美国国家医疗安全网络（national healthcare safety network，NHSN）数据表明，新生儿 VAP 发生率与 NICU 机构的水平有关，建议需行机械通气治疗的危重新生儿，尤其是极低出生体重儿，应在Ⅲ级 NICU 进行，可降低 VAP 发生率（表 14-2）。

表 14-2　NICU 级别与 VAP 发生率关系（NHSN，2008）

体重（g）	VAP 发生率*	
	NICU Ⅱ/Ⅲ级	NICU Ⅲ级
≤750	3.3	2.6
751～1000	3.6	2.1
1001～1500	1.4	1.5
1501～2500	1.0	1.0
＞2500	0.8	0.9

* VAP 发生率（‰）=VAP 患者数/机械通气天数×1000。

（三）VAP 的病原学

机械通气时引起的肺炎致病菌菌谱取决于诸多因素，包括患者基础疾病、机械通气时间的长短、应用的抗生素情况等。病原体中以细菌最为多见，占 90% 以上，其中，革兰氏阴性杆菌 50%～70%，包括铜绿假单胞菌、变形杆菌属、不动杆菌属。革兰氏阳性球菌 15%～30%，主要为金黄色葡萄球菌。

早发性 VAP 常为口咽部分泌物和胃内容物吸入性肺炎，病原菌多对抗生素敏感。致病菌以铜绿假单胞菌、肺炎链球菌、肺炎克雷伯菌、流感嗜血杆菌、甲氧西林敏感的金黄色葡萄球菌（methicillin sensitive staphylococcus aureus，MSSA）多见。晚发性 VAP 常由多重耐药菌（multidrug resistance，MDR）、条件致病菌或二重感染等导致，如耐甲氧西林金黄色葡萄球菌（methicillin resistant staphylococcus aureus，MRSA）、铜绿假单胞菌、不动杆菌、阴沟肠杆菌等。随着机械通气时间的延长，革兰氏阴性菌呈增加趋势，并且耐药菌株也随之增多。

目前真菌感染比例逐渐增加，考虑有以下几方面原因：①患者年龄、基础疾病状态、抵抗力低下、住院时间长导致的院内感染增加。②免疫抑制剂、激素等的应用，使机体抵抗力下降。③气管插管等侵入性操作的施行使局部防御机制受损，使上呼吸道的病原菌易向下呼吸道蔓延。④广谱抗生素的广泛使用使耐药的条件致病菌增殖占优势，造成菌群失调，真菌的感染率上升。VAP 真菌感染多属机会致病菌，以白色念珠菌多见，其主要原因与广谱抗生素和激素的应用有关。近年来，其他念珠菌属如热带念珠菌、光滑念珠菌、克柔念珠菌及侵袭性真菌感染，尤其是曲霉感染的发病在国内外均呈上升趋势。机械通气 2 天以上的患者易发生呼吸道真菌定植，常导致侵袭性真菌感染。

（四）VAP 的发病机制

1. 气管插管对呼吸道防御功能的影响　气管插管时，破坏了呼吸道解剖屏障、黏膜纤毛的清除系统和咳嗽反射功能，导致病原菌快速从上呼吸道进入下呼吸道。同时，危重疾病患儿免疫功能下降，更容易导致气管插管时发生 VAP。

2. 口腔定植菌误吸入肺　接受机械通气的患儿病情重，机体防御功能受损，极易出现口腔部细菌定植。此外，在机械通气患者中声门下区分泌物积聚在导管气囊周围也易形成细菌储存库。

3. 胃肠道定植菌的反流　危重患者胃内常有革兰氏阴性菌定植，机械通气时易被吸入肺，导致 VAP。

4. 气管导管内细菌生物被膜（biofilm，BF）的形成　研究表明，细菌可在气管导管内形成生物被膜，以 BF 形式寄殖于管腔内的细菌能逃避机体免疫和抗生素的双重杀灭作用，从而充当了病原菌的庇护所和放大器作用，成为 VAP 发病的一个重要病原来源。

5. 外源性细菌感染　医护人员无菌操作不严，呼吸机污染，病房空气消毒不彻底等原因均可导致外源性 VAP。此外，呼吸机管道易被细菌污染，而呼吸机连接管道中的冷凝水是细菌生存的主要场所。若管道污染，一旦反流至储水罐会造成含菌湿化气溶胶吸入下呼吸道，导致 VAP 发生。

6. 新生儿免疫力低下　临床研究表明,新生儿,尤其是低出生体重儿,VAP 发生率高,可能与下列因素有关:

（1）新生儿气管狭窄,管壁易塌陷,毛细血管丰富、纤毛运动差,易感染。

（2）低出生体重儿皮肤薄嫩,利于病原菌侵入。

（3）特异性免疫功能不成熟,缺乏针对病原的特异性抗体。

（4）补体系统和吞噬功能不成熟,中性粒细胞功能低下。

（五）VAP 的诊断

VAP 作为医院获得性肺炎中最常见和最重要的类型,面临的诊断困难超过其他任何一种医院感染。对采用临床指标还是病原学指标作为 VAP 的诊断标准,已进行了长期的争论。争论的焦点是临床指标尽管敏感性高,但特异性低,病原学指标特异性好,但临床应用困难。通常将肺组织病理学显示和微生物学发现且二者相一致的病原微生物认定为是 VAP 诊断的金标准。

1. 临床诊断　常用 VAP 的临床诊断标准为,机械通气达到 48h 以上或者撤机拔管后达到 48h 以内的患者,同时具备以下 2 项或者超过 2 项的表现。

（1）体温≥38℃或较基础体温升高 1℃。

（2）脓性支气管分泌物,涂片见白细胞>25 个/LP,鳞状上皮<10 个/LP。

（3）胸部 X 线检查可见新的或进展性浸润病灶。

（4）周围血中白细胞>$10×10^9$/L 或<$4×10^9$/L。但一般的成人 VAP 临床诊断标准并不适用于儿科 VAP。

婴儿（≤12 个月）,若机械通气达到 48h 以上或者撤机拔管后达到 48h 以内,出现气体交换障碍（如血氧饱和度下降、所需氧分压增加）表现,临床症状体征符合下列 3 条以上,可临床考虑 VAP。

（1）体温不稳定,不能用其他原因解释的。

（2）WBC<$4×10^9$/L,或≥$15×10^9$/L,并且带状核细胞>10%。

（3）新出现浓痰,或特征性痰,或气管分泌物增多。

（4）出现窒息、呼吸困难,伴胸廓凹陷。

（5）气喘,肺部有干啰音或湿啰音。

（6）咳嗽。

（7）心动过缓（心率<100 次/分）或心动过速（心率> 170 次/分）。

儿童（>12 个月,<12 岁者）,若机械通气达到 48h 以上或者撤机拔管后达到 48h 以内,临床症状体征符合下列 3 条以上,可临床考虑 VAP。

（1）发热（体温>38.4℃）,或低体温（<36.5℃）,不能用其他原因解释。

（2）WBC<$4×10^9$/L,或≥$15×10^9$/L。

（3）新出现浓痰,或特征性痰,或气管分泌物增多。

（4）出现咳嗽、呼吸困难、呼吸暂停、气促或原有上述症状加重。

（5）肺部有干啰音或湿啰音。

（6）气体交换障碍（如血氧饱和度下降、所需氧分压增加、呼吸机参数上调）。

2. 影像学诊断　对于有肺部基础疾病的机械通气患儿，至少 2 次胸部 X 线片发现下列任一表现，可从影像学上认定 VAP。

（1）新的或进行性加重渗出。

（2）肺实变和肺气肿。

（3）婴儿出现肺囊肿。

对于无肺部基础疾病的机械通气患儿，只要有 1 次胸部 X 线片发现上述表现，即可从影像学上诊断 VAP。

3. 病原学诊断　如下 4 项中满足任何一项即可。

（1）阳性的脓液或血培养结果。多项研究证实，非支气管镜下气管镜支气管肺泡灌洗和气管镜保护性毛刷具有与气管镜同样的效果，而且费用低廉、操作简单。

（2）气管内抽吸物培养。以消毒吸管经气管导管吸取分泌物行细菌定量培养，如分离细菌浓度≥10CFU/ml，则可诊断，敏感度为 93%、特异度为 80%。

（3）经气管镜保护性毛刷。刷取分泌物定量培养，以≥10CFU/ml 为诊断标准，是 VAP 最可靠的诊断方法。在未用抗生素时，其特异度为 90%，但敏感度仅为 40%～60%，这与其取材区域大小有关，如预先使用了抗生素，其敏感度则更低。

（4）经气管镜支气管肺泡灌洗。本法可克服气管镜保护性毛刷取样范围小的缺点，以分离细菌≥10CFU/ml 为阳性，敏感度和特异度为 50%～90%，其阴性培养结果对确认无菌肺组织的敏感度为 63%、特异度为 96%，故在排除 VAP 时有重要作用。

即使病原学检查阳性，但患者体温、血象、胸部 X 线片无相应变化，VAP 的诊断也不能成立，该阳性均看作是呼吸道寄殖菌。如病原学检查连续 2～3 次均为同一种菌，则可确定是该病原菌引起的 VAP。机械通气患者需定期行气道分泌物培养，根据细菌药物敏感试验调整用药，加强支持和免疫增强治疗。保持气道畅通，严格无菌操作。

4. 组织学诊断　经皮肺穿刺活检和开放性肺活检，所采集的分泌物和肺组织可作组织学检查、特殊病原检查和培养，确诊率很高，是诊断肺炎的金标准，但两者均为创伤性检查，并发症相对较多，且不能早期诊断。一般仅用于经初始治疗无效，用其他方法均未能明确诊断，且病情允许的患者，在儿科患者中，尤其是新生儿中应用较少。

（六）VAP 的治疗

目前 VAP 最重要的治疗手段为抗菌药物治疗。除此之外，原发病治疗、营养支持和免疫治疗等综合治疗手段也被广泛应用。

对于 VAP 早期进行抗生素治疗尤为重要，延误治疗将导致 VAP 住院病死率增加。VAP 早期应根据患儿存在的危险因素、当地抗生素应用情况和微生物流行病学特征等选择强效抗生素进行治疗，避免早期抗生素治疗不足。晚发性 VAP 多为耐药菌株，早期应选择广谱抗生素，甚至可以多药联合使用，能有效杀灭耐药菌株，待病原学报告后，应根据病原学调整抗生素。VAP 患者可能感染耐药菌株的危险因素有使用大剂量激素（军团杆菌）、在重症加强护理病房（ICU）住院时间长、长期使用抗生素（铜绿假单胞菌和耐甲氧西林金黄色葡萄球菌），以及胸、腹部手术（厌氧菌）。早发性 VAP 多为敏感菌株，如果不存在耐药菌株的危险因素，可选择窄谱、单一抗生素治疗。但若患儿发病前接受过抗生素治疗，则建议按晚发性 VAP 选择抗生素治疗。

下列为常见 VAP 病原体的抗生素参考选择：

1. 革兰氏阳性菌 革兰氏阳性菌中，表皮葡萄球菌和金黄色葡萄球菌是 VAP 的主要致病菌。对革兰氏阳性球菌，第 1 代头孢抗菌活性最高，但头孢唑林对凝固酶阴性的表皮葡萄球菌严重耐药，对金黄色葡萄球菌的敏感性呈下降趋势。表皮葡萄球菌和金黄色葡萄球菌对万古霉素、呋喃妥因、替考拉宁敏感性较高；对青霉素类、大环内酯类、喹诺酮类、氨基糖苷类、复方磺胺甲噁唑等药物的敏感性均较低。万古霉素作为抗严重甲氧西林耐药表皮葡萄球菌感染的首选药物。此外，替考拉宁及噁烷酮类（如利奈唑胺），对多重耐药菌具有良好抗菌作用，抗菌作用与万古霉素大致相仿。

2. 铜绿假单胞菌 是医院获得性肺炎的主要病原体，其耐药性强，耐药谱广，对多种抗菌药物表现为天然或获得性耐药。在世界范围内，约 20% 在单药治疗时发展为多重耐药性。常规药物喹诺酮类药物（环丙沙星、左氧氟沙星）及氨基糖苷类药物（庆大霉素、妥布霉素）的耐药率均在 50% 以上；头孢噻肟、头孢曲松呈持续的高耐药状态；头孢他啶的敏感性逐年下降；阿米卡星、亚胺培南、哌拉西林/三唑巴坦、头孢哌酮/舒巴坦、头孢吡肟对铜绿假单胞菌的药物耐药率相对较低。碳青霉烯类抗生素（如美罗培南、亚胺培南）可以对抗多重耐药性的铜绿假单胞菌，一般列为首选。

3. 不动杆菌 VAP 感染的不动杆菌主要是鲍曼不动杆菌。不同菌种对抗菌药物的敏感性有明显差异，以鲍曼不动杆菌的耐药性最强。在重症监护病房中，头孢他啶、头孢哌酮/舒巴坦、哌拉西林/他唑巴坦、环丙沙星，对鲍曼不动杆菌的敏感率为 52%～69%，而亚胺培南的敏感率可保持在 95% 以上。

4. 肠杆菌 按照美国临床和实验室标准协会（CLSI）指导原则，对肠杆菌科细菌感染病例，含抑酶剂的青霉素类、头孢西丁、头孢替坦及亚胺培南等为代表的抗生素具有较高的敏感性，为选择性推荐抗微生物药物。头孢曲松、头孢噻肟、头孢哌酮、头孢呋辛等第三代头孢菌素和第二代头孢菌素抗生素，作为补充实验推荐抗微生物药物。对于大肠杆菌产酶率高和耐药性强的特点，在为大肠杆菌感染患儿选择抗生素时，可选择亚胺培南等碳青霉烯类药物治疗。

5. 真菌感染 目前对念珠菌感染的治疗多数以氟康唑为主。长期接受抗真菌药物治疗的多重感染患者，可出现念珠菌的多重耐药现象，伊曲康唑及近年来新开发的抗真菌药（棘白菌素类）和新型唑类药物（伏立康唑），对念珠菌有较好的效果。

（七）VAP 的预防措施

由于 VAP 的诊断、治疗均存在一定困难，故采取必要措施预防 VAP 的发生尤其重要。对于临床需要进行机械通气的患儿，严格掌握气管插管或切开的指征，若情况允许，优先考虑无创通气。若必须有创通气，则应减少插管次数，及时评估是否可以拔管和撤机，减少插管天数。常用预防措施及建议见图 14-1。

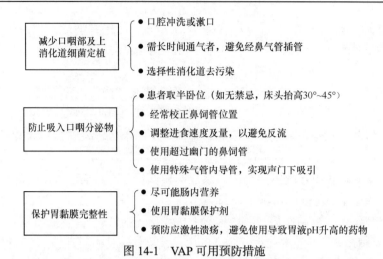

图 14-1 VAP 可用预防措施

1. 预防细菌定植 ICU 空气净化与消毒；严格规范的无菌操作；有效的洗手；严格的隔离制度；在有特殊细菌感染时需穿隔离衣和戴手套。其中以医护人员正确的手卫生尤其重要。应在接触患者前后仔细清洗双手，据调查，医务人员洗手的依从性仅为 50%。随着劳动强度增加，洗手的必要性增加，洗手依从性反而降低。在双手有可视污染时应使用流动水和抗菌液清洗。此外，每 2~6h 予以醋酸氯己定漱口或口腔冲洗，可大大减少口腔细菌定植率。

应用大环内酯类可抑制 BF 形成，破坏已形成的 BF。近年来，使用能抑制 BF 相关基因表达的化学物质、阻止细菌纤维连接蛋白黏附的抗体及组织细菌黏附和聚集的镀银气管导管的使用，也有效防止了 BF 的形成。

2. 呼吸机管路管理 呼吸机管路及接口、湿化瓶每 72h 更换 1 次。管路及接口、零配件、湿化器可用含酶洗涤剂清洗消毒，或用 1000mg/L 有效氯浸泡 0.5h；污染严重时加环氧乙烷消毒；紧急时可用 2% 戊二醛浸泡 0.5h，特殊患者（如肝炎、铜绿假单胞菌感染时）浸泡 1h。消毒后用灭菌水冲洗、烘干、备用。机身用 1000mg/L 有效氯擦拭后清水擦干。呼吸机的消毒、保养和维护需要有专人负责。

3. 半卧位、合理使用鼻导管选择性消化道去污染 美国疾病控制与预防中心（CDC）推荐机械通气患者最佳体位为床头抬高 30°~45°，可减少约 67% VAP 的发生。抬高床头也是目前加拿大 ICU 预防 VAP 的常规措施。尽量选用小号鼻胃管，每次鼻饲前确认胃管是否在胃内，少量多餐，必要时可应用胃肠动力药物，减少反流误吸。有报道称，使用小口径管直接注食于肠道比胃管注食于胃内能减少 VAP 的发生。研究表明，通过局部使用抗生素杀灭口咽部和胃肠道的条件致病性需氧微生物，避免其移行和易位，可明显减少 VAP 的发生。

4. 维持胃腔酸性环境 胃酸不仅能够抑制胃腔中的细菌生长而且还能阻止小肠内细菌的定植。抑酸药可使胃酸 pH 升高，胃内细菌过度生长，通过胃食管反流至咽喉部从而误吸入下呼吸道，发生 VAP。临床上常采用 H_2 受体阻滞剂预防 VAP，但其应用存在一定争议。目前推荐使用硫糖铝，可保护胃黏膜而不影响胃液 pH，能有效降低 VAP 的发生率。

5. 定时评估，减少插管时间 长时间机械通气、反复气管吸痰，易造成下呼吸道黏膜机械性损伤，使呼吸道纤毛运动减弱，防御功能下降；而且反复吸痰可使积聚在插管表面及气囊周围的微生物进入下呼吸道，导致 VAP 的发生。应每日对患者进行评估是否可以撤机，及时拔管或改为无创辅助通气，减少气管插管天数。

6. 避免长期使用皮质激素、频繁镇静及深度镇静 应用糖皮质激素是院内感染的高危因素，这主要与糖皮质激素抑制机体免疫力有关。镇静剂是 VAP 的另一高危因素。对躁动患儿使用镇静剂，可抑制机体咳嗽，导致呼吸道分泌物不能自行排出，同时容易导致胃内容物反流和误吸。镇静剂的应用，尤其深度镇静可能导致患者脱机困难，增加 VAP 的发生。

7. 合理使用抗生素 一旦发生感染，应根据药敏合理选用抗生素，避免滥用抗生素，尤其是第三代头孢菌素，减少不必要预防性抗生素的使用。同时注意选择需要禁用、限制使用的抗生素品种，抗生素的轮换使用或循环使用和抗生素的联合使用可以有效预防和控制细菌的耐药。

▶▶▶ 三、机械通气其他并发症

（一）呼吸系统其他并发症

1. 气管插管并发症 长时间的经鼻插管可引起鼻翼压迫性坏死溃疡，尤其是胶布粘贴过紧导致血流灌注不好时更易发生，经口插管时可引起口角溃疡。声门下区受压可发生水肿，甚至较大溃疡，较严重损伤恢复后可留有瘢痕、肉芽等造成气道阻塞，这也是拔管后呼吸困难的原因之一。大多数声门下损伤是由于气管导管气囊压迫气管黏膜所致。气囊内压力高、循环不稳定、上气道感染、长时间气管插管及头颈部运动都增加了气道损伤的危险。气管内吸引也是气道损伤的原因之一。坏死性气管支气管炎是机械通气患儿严重的气道损伤，以广泛溃疡和黏膜损伤为特点。气管损伤的后遗症包括气管狭窄、气管软化、气管食管瘘、气管无名动脉瘘。

通过以下措施可以预防气道损伤发生：

（1）气管导管管径要合适，气囊内压力不超过 20cmH$_2$O。

（2）固定气管导管时粘贴皮肤压力不要太大。

（3）躁动时应给予镇静和约束。

（4）气管内吸引应轻柔。

（5）硅胶导管吸引时前端通常不要超过气管插管的顶端。

2. 气道管理不当

（1）脱管或移位：常由于固定不良，患儿躁动，气管内吸痰或抱球时未固定好所致。脱管时有如下情况：

1）压力报警，PIP、PEEP 下降。

2）双肺机械通气音减弱，主要是自主呼吸音。

3）血氧饱和度下降，发绀。

　　4）患儿可能发出声音。发生脱管时要及时发现，否则可能有生命危险，应马上进行面罩抱球人工呼吸，同时迅速重新气管插管，固定好气管导管。

　　（2）堵管：常由于分泌物、痰栓、血块、坏死组织等侵入导管或气管插管弯曲。常见表现：

　　1）患儿突然烦躁、呼吸困难、可出现明显的三凹征或点头呼吸或下颌式呼吸，患儿突然发绀，血氧饱和度下降甚至心率下降。

　　2）呼吸动度下降。

　　3）双肺呼吸音减弱甚至消失。此时需要即刻通管或拔管后重新再插。

　　出现通气障碍时，明确是呼吸机故障还是管路问题最简单的方法就是人工抱球呼吸，如果抱球后状态改善，血氧饱和度上升，则要高度怀疑呼吸机故障，及时查找原因。抱球后胸廓不起伏，双肺仍听不到呼吸音要注意管堵或脱管等问题。要有断电或氧气源故障的应急预案，准备备用电源或气源。

　　3. 肺不张　机械通气患者肺不张，常见原因为分泌物引流不畅导致分泌物或痰栓的堵塞；若气管插管过深，导管则容易进入单侧支气管；氧中毒会引起吸收性肺不张。一旦发生肺不张，应及时翻身、拍背、气道湿化、充分吸痰，对肺不张的肺区（尤其是左上肺、右下肺），加强体位引流；纠正过深导管；可使用叹息通气，氧浓度＜50%。

　　4. 通气不足　分泌物排出不畅或气道阻塞导致二氧化碳排出受阻；管道漏气、脱机；VT 过低或 I/E 设置不妥；明显的呼吸机对抗，影响通气效果。一旦出现通气不足，应分析原因，并尽可能去除这些影响因素。若引起通气不足的因素已经去除，动脉血气分析仍提示有通气不足所致的二氧化碳潴留，可适当调整呼吸机的参数。主要调整 I/E，在不增加患者呼吸做功的前提下，促进二氧化碳排出。

（二）氧中毒

　　氧是需氧型生物维持生命不可缺少的物质，但超过一定压力和时间的氧气吸入，会对机体造成伤害。氧中毒是指机体吸入高于一定压力的氧一定时间后，某些系统或器官的功能与结构发生病理性变化而表现的病症。早在 19 世纪中叶，英国科学家保尔·伯特首先发现，如果让动物呼吸纯氧会引起中毒，人类也是如此。人如果在大于 0.05MPa（0.5 个大气压）的纯氧环境中，对所有的细胞都有毒害作用，吸入时间过长，就可能发生氧中毒。肺部毛细管屏障被破坏，导致肺水肿、肺淤血和出血，严重影响呼吸功能，进而使各脏器缺氧而发生损害。在 0.1MPa（1 个大气压）的纯氧环境中，人只能存活 24h，就会发生肺炎，最终导致呼吸衰竭、窒息而死。人在 0.2MPa（2 个大气压）高压纯氧环境中，最多可停留 1.5～2h，超过了一定时间就会引起脑中毒、生命节奏紊乱、精神错乱、记忆丧失等。如加入 0.3MPa（3 个大气压）甚至更高的氧，人会在数分钟内发生脑细胞变性坏死，抽搐昏迷，最终导致死亡。

　　1. 氧中毒发病机制　氧中毒的发生取决于氧分压而不是氧浓度。若吸入氧分压过高，肺泡气和动脉血氧分压随之增高，血液与组织细胞之间的氧分压差增大，从而加速氧弥散，促发氧中毒。氧中毒的发病机制目前仍未完全明了。主要有以下几个观点：

（1）高压氧对组织、器官的直接毒性作用：当找不到更具体确切的损伤机制时，就可暂时考虑是氧的直接毒性作用。

（2）生物膜受损：在高压氧条件下，肺泡壁的分泌细胞（Ⅱ型细胞）内板层小体的膜受损，肺表面活性物质的合成、分泌及功能均下降，造成肺表面张力增加，从而导致肺不张。

（3）有关酶受抑制：高压氧下许多酶的活性受到抑制，如谷氨酸脱羧酶和 Na^+/K^+-ATP 酶。

（4）氧自由基的作用：氧自由基是一类具有高度化学反应活性的含氧基团。正常时，机体内产生的氧自由基主要由休内的抗氧化系统清除。机体暴露于高压氧下，产生过多的氧自由基，且大大超过机体抗氧化系统清除的能力。氧自由基主要造成以下两方面的损伤，一是生物膜脂质过氧化；二是破坏蛋白质的多肽链，因为酶都是蛋白质，其活性易受影响。自由基学说能在分子水平上解释氧中毒的许多现象。

（5）神经–体液因素。

（6）脑内的某些肽类物质的作用：如 β 内啡肽和精氨酸加压素。

2. 氧中毒对机体损害　氧压的高低不同对机体各种生理功能的影响也不同。当吸入 60～100kPa 氧气时，其毒性突出地表现在视觉器官上；当吸入 100～200kPa 氧气时，其毒性主要表现在呼吸系统上；当吸入 300kPa 氧气以上时，其毒性主要出现在中枢神经系统症状体征。以上 3 种情况分别称为：眼型氧中毒、肺型氧中毒、脑型氧中毒。

（1）眼型氧中毒：主要发生于早产儿，其视网膜未发育成熟为发病关键。长时间吸入 70～80kPa 氧气可十分缓慢地发病，主要表现为视网膜广泛的血管阻塞、成纤维组织浸润、晶状体后纤维增生，可因此致盲。在吸入 90～100kPa 氧气，72h 后可出现视网膜剥离、萎缩，视觉细胞破坏；随时间延长，有害效应可积累。

临床上可分为急性期、退性期与瘢痕期。其临床表现如下：

1）急性期：视网膜血管迂曲扩张，尤以静脉更为明显。眼底周边部可见视网膜上细小的新生毛细血管。动静脉形成短路交通支，其后缘可见视网膜血管长出的新生血管及微血管瘤。眼底荧光血管造影可见毛细血管无灌注区及扩张的毛细血管。当病变进行时，新生血管增多，根据新生血管的大小与广泛程度不同，还可伸向玻璃体，引起玻璃体出血，牵拉可致视网膜脱离。

2）退行期：急性期患眼，可在病程中不同阶段停止进行，若病变尚局限在小范围即退行，退行后所形成的瘢痕亦较轻微。急性期病变扩大后才退行者，其遗留的瘢痕组织广泛，后果严重。大多数患儿随年龄增大而病变退行，1/5～1/4 患眼的病情继续发展而进入瘢痕期。

3）瘢痕期：在急性期后病变退行而遗留的瘢痕，视原有病变的严重程度有不同的表现。轻度的表现为眼底的色调苍白或视网膜血管较细，周边视网膜常有小块不规则的色素斑及小块玻璃体混浊；病变较重者，周边视网膜有混浊机化团块，视盘被牵拉移位，视网膜血管被扯向一方。病变较重的眼，于晶状体后可见部分机化膜及部分视网膜结缔组织增生，可遮盖部分瞳孔区；病情更重的眼，晶状体后间隙充满组织和机化的视网膜，前房浅，常有虹膜前后粘连。

（2）肺型氧中毒：其表现类似于支气管肺炎。肺型氧中毒表现及通常的发展过程最初是类似上呼吸道感染引起的气管刺激症状，如胸骨后不适（刺激或烧灼感）伴轻度干咳，并缓慢加重；然后出现胸骨后疼痛，且疼痛逐渐沿支气管树向整个胸部蔓延，吸气时为甚；疼痛逐渐加剧，出现不可控制的咳嗽；休息时也伴有呼吸困难。在症状出现的早期阶段结束暴露，胸疼和咳嗽可在数小时内减轻。肺部听诊，常没有明显的阳性体征；后期症状严重时，可出现散在的湿啰音或支气管呼吸音。氧压越高，这些症状和体征的潜伏期越短。

（3）脑型氧中毒：主要发生于吸入 2～3 个大气压以上的氧，仅发生于高压氧治疗，常规机械通气中少见。

3. 氧中毒的预防　氧中毒重在预防，机械通气时应控制吸入氧浓度，高浓度氧治疗时需严格控制吸入时间，严防氧中毒的发生。FiO_2 以 30%～40% 为宜，治疗的目标是维持 PaO_2 为 50～80mmHg，或 $TcSO_2$ 为 90%～95%。当患儿病情好转、血气改善后，应及时降低 FiO_2。调整氧浓度应逐步进行，以免波动过大。进行早产儿机械通气，必须具备相应的监测条件，如氧浓度测定仪、血气分析仪或经皮氧饱和度测定仪等，如不具备氧疗监测条件，应转到具备条件的医院治疗。凡是经过氧疗，符合眼科筛查标准的早产儿，应在出生后 4～6 周或矫正胎龄 32～34 周时进行眼科视网膜病筛查，以便早期发现，早期治疗。

（三）循环系统并发症

正压机械通气主要通过改变胸内压和肺容积而影响循环功能，早期研究发现此并发症的发生率为 4%～10%，主要表现为低血压和心律失常。在实施正压通气时，由于胸内压的增加，导致系统静脉回流量（心室前负荷）有不同程度的下降，从而出现心排血量的降低，临床表现为血压下降，这是正压机械通气对循环功能影响最常见的表现。为防止血压过低，一般可采取以下措施：上机前一定要保证足够的血管内容量，可进行补液治疗；尽量降低通气压力和潮气量，特别是 PEEP 的水平；如果患者自主呼吸触发良好，可采用压力支持通气或 CPAP 等自主呼吸模式以降低胸内压；谨慎选择麻醉药物；避免使用血管扩张剂和负性肌力药物；心功能受损的患者可应用正性肌力药物（如多巴胺、多巴酚丁胺等）。

此外，正压机械通气时，胸内压的变化还会影响左心室后负荷。正压通气时，胸内压增大，可导致左心室后负荷降低。对于心功能正常者，机械通气在此方面的影响并不重要，而以影响前负荷为主。当心功能受损时，胸内压的改变会对左室后负荷产生重要影响。因此对于左心功能不全的患者，正压通气可通过降低后负荷，减少或抵消吸气负向摆动对胸内压的影响，使血流动力学在 Starling 曲线上处于更为有利的位置，改善心功能。

正压机械通气能改变患者的肺容积状态，从而影响肺血管的阻力。肺血管阻力（PVR）是右室后负荷的主要决定因素。当肺容积处于功能残气量（FRC）时，PVR 最小，而肺容积过小或过大都可使 PVR 增加，妨碍右室射血。为减少机械通气对右室后负荷的影响，一般可采取以下的防治措施：当心肺功能正常且在接近 FRC 行正压通气时，如果 PEEP 不超过 $10cmH_2O$，在临床上很难见到右室后负荷的明显改变；在 ARDS 患者加用肺复张法和 PEEP/CPAP，使功能残气量增加，同时可防止缺氧性肺血管收缩，降低肺动脉压；在存在动态肺过度充气的支气管哮喘和 COPD，肺容积的小幅度改变就可引起 PVR 的急性升高而对血流动力学产生明显影响，此时应调节呼吸机参数以减少动态肺过度充气（DPH），避免额外的气体陷闭和肺容积的大幅度波动，防止血流动力学的恶化。

（四）消化系统并发症

大约 50% 的机械通气患者都会出现程度不等的消化道症状，如应激相关的黏膜损害、消化道黏膜的溃疡、出血 、胃肠蠕动减弱、肠梗阻和胆汁分泌减少等。这主要是由于正压通气时循环的抑制，导致胃肠道血液灌注减少和回流受阻，pH 降低，上皮细胞的受损，加之正压通气本身可作为一种应激性刺激使胃肠道功能受损。防治措施：①维持血压和氧合，保证组织的氧供。②使用 H_2 受体阻滞剂或硫糖铝等药物增加胃液 pH。③尽早进行肠内营养，维持胃肠道的功能和保护胃肠黏膜。④减少可损害胃肠黏膜药物的应用，如激素、抗生素等。

此外，经面罩进行人工呼吸时，可能有一部分气体进入胃内；气管导管套囊充气不足，加压气体从气囊逸出至口咽部，引起吞咽反射亢进，将气体咽入胃内，可导致胃肠充气膨胀。一旦发生，应对因处理，可进行胃肠减压。

（李晋辉　伍金林）

参 考 文 献

陈林，尚游，姚尚龙. 2014. 机械通气所致肺损伤的分子生物学机制研究进展. 中华危重病急救医学，26（2）：126-128.

母得志. 2010. 新生儿机械通气相关性肺炎研究进展. 中华妇幼临床医学杂志，6（1）：2-5.

喻文亮，钱素云，陶建平. 2012. 小儿机械通气. 上海：上海科学技术出版社.

Detemann RM, Royakkers A, Wolthuis EK, et al. 2010 .Ventilation with lower tidal volumes as compared with conventional tidal volumes for patients without acute lung injury: a preventive randomized controlled trial. Crit Care, 14（1）：R1.

Parker JC, Hemandez LA, Peevy KJ. 1993. Mechanism of ventilation-induced lung injury. Crit Care Med, 21（1）：131-143.

Rocco P R, Dos Santos C, Pelosi P. 2012. Pathophysiology of ventilator-associated lung injury. Curr Opin Anaesthesiol, 25（2）：123-130.

Salman D, Finney SJ, Griffiths MJ. 2013. Strategies to reduce ventilator-associated lung injury（VALI）. Burns, 39（2）：200-211.

Steven M K, Jonathon D T. 2006. Ventilator-associated pneumonia: diagnosis, treatment, and prevention. Clin Microbiol Rev, 19（4）：637-657.

Sutherasan Y, D'Antini D, Pelosi P. 2014. Advanced in ventilator-associated lung injury: prevention is the target. Expert Rev Respir Med, 8（2）：233-248.

Uhlig S, Uhilg U. 2004. Pharmacological interventions in ventilator-induced lung injury. Trends in Pharmacological Sci, 25（11）：592-600.

第十五章

儿童机械通气的气道管理

机械通气治疗的目的是纠正低氧血症和高碳酸血症，缓解严重缺氧和二氧化碳潴留，从而改善通气、换气功能，减少呼吸肌做功，保持呼吸道通畅。机械通气作为一种重要的呼吸支持手段，合理使用将为病危患儿赢得宝贵的抢救时间和条件，但必须在全面有效的医疗护理基础上，才能发挥作用。同时，机械通气治疗也可能带来一些并发症，其使用不当将会给患儿造成严重伤害。因此在使用前，必须进行全面有效的医疗评估，在低氧血症和高碳酸血症尚未导致机体重要器官严重损伤前尽早使用，否则患儿已发生严重损伤后再使用，效果不佳。在治疗过程中，日常护理尤其是气道管理非常重要，科学精细的气道管理可以提高机械通气的疗效，避免和减少并发症的发生。

一、机械通气患儿的护理管理

（一）气管插管前的物品、人员准备及插管期间的护理配合

1. 物品准备　复苏设备和药品齐全，分类存放，复苏设备保证功能完好，急救药品在有效期内。

（1）气管插管车：常备下列物品。

1）喉镜镜柄：包括两节 5 号备用电池及备用灯泡。

2）喉镜舌片：消毒灭菌后处于备用状态，主要包括以下几种型号：

A. 00 号，适用于超低出生体重儿。

B. 0 号，适用于早产新生儿。

C. 1 号，适用于足月新生儿和婴幼儿。

D. 2 号，适用于小龄儿童。

E. 3 号，适用于大龄儿童。

3）气管导管：新生儿导管内径包括 2.5mm、3.0mm、3.5mm、4.0mm 四种型号，主要根据体重和胎龄进行选择，详见表 15-1。1 岁以内婴儿，选用 4.0mm 导管；2 岁幼儿，选用 4.5mm 导管；2 岁以上儿童，导管内径（mm）=$Y/4+4$（Y 为年龄）。

表 15-1　不同体重和胎龄新生儿气管导管内径选择

导管内径（mm）	新生儿体重（g）	胎龄（周）
2.5	<1000	<28
3.0	1000～2000	28～34
3.5	2000～3000	34～38
3.5～4.0	>3000	>38

（2）吸痰装置：负压吸引器、吸痰管（6F、8F及10F等不同型号）。

（3）人工正压呼吸装置：包括简易复苏气囊或T组合复苏器、面罩（大型号、中型号、小型号）、氧源、空氧混合仪、吸氧管。简易复苏气囊的型号、容量及适用人群见表15-2。

表15-2 不同型号简易复苏气囊及适用人群

型号	容量（ml）	适用人群
大号	1500	大龄儿童
中号	550	婴幼儿/儿童
小号	280	新生儿

（4）药物准备：肾上腺素、生理盐水、镇静/肌松药物、阿托品等。

（5）其他：无菌手套、3M胶布、剪刀、听诊器、5ml空针等，必要时准备金属导丝、抢救车。

2. 人员准备 包括医务人员准备和患儿准备。

（1）医务人员准备：至少有1名熟练掌握新生儿或儿童复苏技术的医护人员在场，主要包括主管医生、主管护师和呼吸治疗师等。

（2）患儿准备：呼吸道通畅（必要时清理呼吸道）、氧合良好（必要时先常压给氧）、建立静脉通道，床旁配备心电监护仪或脉搏血氧饱和度仪，持续监测生命体征。

3. 插管期间的护理配合

（1）评估：患儿呼吸道通畅。

（2）体位：将患儿平卧，头朝向操作者，保持身体呈一条直线，颈部轻度仰伸，使患儿处于"鼻吸气"体位，即"咽后壁、喉和气管"呈一直线。

（3）吸氧：插管前后用复苏气囊进行面罩人工正压通气，以提高氧储备。插管过程中给予常压给氧，防止低氧血症。

（4）插管配合：当医生插管时护士协助一手托住患儿头部，另一手轻压环状软骨使气管开口尽量暴露，以便于插管成功。

（5）吸引：插管过程中发现咽喉部有分泌物影响视野时，应立即清理呼吸道，先口腔后鼻腔。因过度用力吸引可刺激迷走神经并导致喉痉挛，引起心动过缓和自主呼吸延迟。因此，吸引时动作轻柔，在气道吸引的同时应监测患儿血氧饱和度（SpO_2）及心率，当SpO_2和心率下降，出现面色发绀时，立即停止吸痰，给予面罩人工正压通气，使SpO_2及心率升至正常范围后再继续插管。整个插管过程应尽量控制在20s内完成。

（6）插管后评估：一旦确定导管插入气管，立即给予人工正压通气。

1）确定插管成功的方法主要包括：

A. 胸廓起伏对称。

B. 听诊双肺呼吸音一致，尤其是腋下，且胃部无呼吸音。

C. 无胃部扩张。

D. 呼气时导管内有雾气。

E. 心率、SpO_2和新生儿反应好转。

F. 有条件的医院可使用呼出气CO_2检测器，可快速确定气管导管位置是否正确。

2）确定气管导管插入深度的方法主要包括：

A. 声带线法：导管声带线与声带水平吻合。

B. 胸骨上切迹摸管法：操作者或助手的小指尖垂直置于胸骨上切迹上，当导管在气

表 15-3　不同体重新生儿气管导管插入深度

新生儿体重（g）	插入深度（cm）
<1000*	6~7
1000~2000	7~8
2000~3000	8~9
3000~4000	9~10

*<750 g，仅需插入 6cm；插入深度指上唇至气管导管尖端的距离。

管内前进时，小指尖触摸到管端，则表示管端已达气管中点。

C. 新生儿使用体重法，详见表 15-3。1 岁以内婴儿，插管长度为 10~11cm；2 岁以内幼儿，插管长度为 12cm；2 岁以上儿童，经口插入导管长度（cm）=Y/2+12（Y 为年龄）或为导管内径的 3 倍，经鼻插入导管长度（cm）=Y/2+14（Y 为年龄）。

（7）固定：当确定气管导管已成功插入气管且深度合适时，协助医生使用 3M 胶布固定气管导管，并记录气管导管插入的深度。气管导管固定方法是否妥当对防止非计划性拔管非常重要，固定方式可参考如下方法：

A. 可选用 2 根 5cm×1.5cm 大小的医用 3M 胶布，首先将胶布剪成"工"字形或从胶布一端沿中轴线剪开（呈"Y"形），开口距另一端 1~1.5cm。

B. 固定时，将气管导管固定于口角一侧，增加稳定性，将 1 条胶布粘于面颊一侧，缠绕于气管导管上，固定好第 1 条胶布，听诊双肺呼吸音。

C. 撕开第 2 条胶布贴于下颌，交叉缠绕于气管导管上，最后再固定在患儿脸上。

（8）无菌：插管过程应严格无菌技术操作（戴无菌手套），动作轻柔，避免损伤气道。

（二）机械通气患儿的病情观察

1. 神经系统的表现　机械通气患儿应观察意识状态、前囟张力、瞳孔大小及对光反射、四肢肌张力，有无抽搐、震颤或激惹等现象。良好的机械通气会使患儿保持安静，当患儿出现烦躁、摇头或人机对抗时，应观察是否有痰栓阻塞气道或呼吸机发生故障。立即给予相应的处理如气道灌洗、清理呼吸道等，若处理后仍未缓解，立即报告医生或呼吸治疗师，协助给予相应的镇静剂或进行其他处理。

2. 生命体征的观察

（1）心率及血压：正常新生儿心率 120~160 次/分，1 岁以内婴儿心率为 110~130 次/分，1~3 岁幼儿心率为 100~120 次/分，4~7 岁儿童心率为 80~100 次/分，8~14 岁儿童心率为 70~90 次/分。机械通气刚开始 30min 内，心率可稍快，血压可轻度下降，随着低氧血症和高碳酸血症的纠正，心率和血压逐渐恢复正常。若血压明显降低伴心率加快时，应及时通知医生给予相应的处理。

（2）呼吸：观察患儿自主呼吸情况（呼吸频率、节律、幅度、胸廓的起伏运动），听诊双肺呼吸音是否清晰、对称，自主呼吸是否与呼吸机同步，注意避免脱管、堵管及气胸的发生。正常新生儿的呼吸频率为 40~45 次/分，1 岁以内婴儿呼吸频率为 30~40 次/分，1~3 岁幼儿呼吸频率为 25~30 次/分，4~7 岁儿童呼吸频率为 20~25 次/分，8~14 岁儿童呼吸频率为 18~25 次/分。

（3）皮肤黏膜及周围循环状况：主要包括皮肤颜色、弹性、湿度及完整性。皮肤是否红润、苍白、青紫，皮肤是否有大理石样花斑纹、黄染、出血点及坏死，尤其注意观察有无皮下气肿的发生。一般情况下儿童的 SpO_2 应保持在 90% 以上，SpO_2 小于 85% 时肉眼可见全身发绀。为防止长时间高浓度吸氧对儿童的损害（早产儿视网膜病变及支气管肺发育不良，儿童肺不张），应吸入最低浓度的氧气使 SpO_2 保持在 90%～95%。

（4）体温：使用肤温传感器探头持续检测患儿体温，维持体表温度在 36.0～37.0℃。

3. 动脉血气　动脉血气为最精确、最重要的客观指标。对机械通气监测，指导通气参数的合理调节，以及指导撤机都极为重要。2 岁以上儿童可以认为与成人标准相同，2 岁以下婴幼儿与成人相比 pH、$PaCO_2$、SaO_2 相对较低。

主要包括以下几个指标：

（1）pH：正常值为 7.35～7.45，平均为 7.4。pH<7.35 为代偿性酸中毒，pH>7.45 为代偿性碱中毒。

（2）动脉血氧分压（PaO_2）：正常值为 80～100mmHg。PaO_2 是决定血氧饱和度的重要因素，反映血氧合状态较敏感，是判断缺氧和低氧血症的客观指标。

（3）动脉血二氧化碳分压（$PaCO_2$）：正常值为 35～45mmHg，平均为 40mmHg。$PaCO_2$>45mmHg 表示通气不足，有二氧化碳潴留；$PaCO_2$<35mmHg，表示通气过度。

（4）动脉血氧饱和度（SaO_2）：正常值为 95%～98%。

（5）动脉血氧含量（CaO_2）：正常值为 15～23ml/dl，均值为 19ml/dl。CaO_2 能真实地反映动脉血液中氧的含量，是较可靠的诊断缺氧和低氧血症的客观指标。

（6）氧合指数（OI）：是指动脉血氧分压与吸入气氧浓度的比值（PaO_2/FiO_2），正常值为 400～500mmHg。OI 反应氧在肺内氧合和机体的缺氧状态，是临床判定各种原因所致肺损伤的重要参考指标。当 OI<300mmHg，提示肺损伤；若 OI<200mmHg，提示急性呼吸窘迫综合征（ARDS）。

（7）真实碳酸氢盐（AB）与标准碳酸氢盐（SB）：AB 的正常值为 22～28mmol/L，SB 的正常值为 22～27mmol/L，平均 24mmol/L。AB=SB，提示酸碱平衡正常；AB>SB，提示呼吸性酸中毒；AB<SB，提示呼吸性碱中毒。

（三）呼吸机工作状态监护

1. 呼吸机参数的监测　呼吸机参数包括呼吸模式、吸氧浓度、吸氧流量、呼吸频率、吸气时间、吸气峰压、呼气末正压等。一般由主管医生或呼吸治疗师进行调节，但主管护师应该熟悉呼吸机各参数的意义，及时发现有无参数异常情况。

（1）护士应常规观察并记录各种呼吸机参数。

1）每 1～2h 记录一次，参数变化时随时记录。

2）熟悉各种参数的意义，结合心电监护、SpO_2 及患儿意识、面色及皮肤颜色、体温、呼吸节律和深浅度等情况判断有无异常并及时报告给医生。

（2）准确设置报警上下限，呼吸机常见的需要设置报警限的参数有气道压力、吸入氧浓度、通气频率、潮气量和每分通气量等。

1）气道压力

A. 儿童气道峰压（PIP）：一般使用 20～25cmH_2O，早产儿无肺部病变时可为 15～18cmH_2O。当有肺出血、肺不张或胎粪吸入综合征时可以适当提高 PIP，但应控制在 30cmH_2O 以内，以防气压伤。所以 PIP 报警上限最好设置在 30cmH_2O。

B. 呼吸末正压（PEEP）：要根据病情轻重和年龄大小进行调节，新生儿一般情况下设定在 $2\sim3cmH_2O$，当有呼吸道水肿、肺顺应性较差或早产儿呼吸窘迫综合征时可以提高至 $4\sim6cmH_2O$。因此，报警高限最好设置在 $8cmH_2O$。儿童一般在 $3\sim10cmH_2O$，ARDS 可调至 $15cmH_2O$ 左右，一般不超过 $20cmH_2O$。过高的 PEEP 可以导致气漏增加、肺泡内二氧化碳潴留、静脉血回流受阻及心脏功能受抑制等不良反应。最佳 PEEP 是对循环无不良影响，有最大的肺顺应性、最小的肺内分流、最高的氧运输，最低 FiO_2 时的最小 PEEP。

机械通气时，气道压力的报警界限设置为目标压力值的 $\pm20\%$，80% 为下限，120% 为上限。

2）吸入氧浓度（FiO_2）：无论何种给氧方式，能够使用较低浓度的氧气纠正低氧血症时就不使用高浓度给氧。当 FiO_2 低于 $60\%\sim70\%$ 时，伤害相对小一些。对需要长时间吸氧的患儿，将氧浓度控制在 40% 以内是相对安全的。因此，氧浓度报警上线设置为高于所调值的 10% 即可。

3）通气频率（rate，R）：指每分钟机械通气的次数。如果患儿没有自主呼吸或自主呼吸非常微弱，原则上呼吸机的通气频率设置应接近正常呼吸频率，新生儿为 $30\sim40$ 次/分，婴幼儿为 $20\sim30$ 次/分，年长儿为 $16\sim20$ 次/分，更改通气频率以 $3\sim5$ 次/分为一台阶。如果患儿有自主呼吸，应根据患儿自主呼吸的强弱来设置频率，自主呼吸越强，设置通气频率就越少。报警界限设置为目标通气频率的 $\pm20\%$。

4）潮气量（VT）：新生儿机械通气时 VT 为 $4\sim6ml/kg$，儿童为 $6\sim8ml/kg$。考虑机械无效腔或漏气（VT 的 $1/3$ 进入肺内不进行气体交换，为解剖无效腔气量，$2/3$ 在肺内完成气体交换。婴儿一般采用不带囊的气管插管，因此漏气在所难免），VT 上限一般不超过 $10ml/kg$。VT 的报警界限设置为目标压力值的 $\pm20\%$，80% 为下限，120% 为上限。

5）每分通气量（minute ventilation，MV）：MV=VT×R，报警界限设置为目标通气量的 $\pm20\%$。

（3）常见呼吸机报警及处理：一旦出现呼吸机报警，应立即查找原因并及时解除报警。不能解除报警的应更换呼吸机并请专业人员进行检修。

1）高压报警：常见原因为呼吸机管道打折、积水过多、痰液堵塞、人机对抗、导管异位、报警限设置不合理等。

处理措施：

A. 保持呼吸机管路的通畅，避免扭曲、折叠、受压及堵塞。

B. 保持积水杯位于螺纹管的最低位，及时倾倒冷凝液（应倒在含氯消毒液中进行处理，切勿随意乱倒）。当积水杯和螺纹管内聚积液体过多时，将会影响呼吸机的通气效果，同时也会产生通气噪声而影响患儿休息。

2）低压报警：常见原因为气囊充气不足或破裂、管路连接不紧密、患儿脱管等。处理措施为检查装置，对因处理，复苏球囊正压通气，必要时予重新气管插管。

3）低容量报警：常见原因为漏气、脱管、模式不适用、气道部分闭塞、报警限设置不合理等。处理措施为对因处理，保证气道密闭，年长患儿尽量选择带气囊导管，调整通气模式等。

4）高容量报警：常见原因为流量传感器进水或堵塞、自主呼吸频率过高、报警限设置不合理等。处理措施为对因处理。

5）窒息报警：常见原因为触发灵敏度设置不当、患儿病情发生变化、通气模式不适用等。处理措施为观察呼吸变化，调整参数或通气模式。

6）其他报警：包括氧浓度低、气源压力不足、电源报警、气道温度过高等。处理措施为对因处理，复苏球囊正压通气，检查机器等。

2. 对通气效果进行评估

（1）主要根据肉眼观察患儿的一般情况，结合无创监测及血气分析结果综合评价机械通气的效果。原则上尽量以最低的通气压力、最低的吸入氧浓度来维持动脉血气结果在正常范围内。

（2）当机械通气患儿突然出现明显的呼吸困难、烦躁、鼻翼扇动、心动过速、多汗及血压升高，伴有明显发绀及 SpO_2 降低等低氧血症表现时可能为人机对抗，需要报告医生及时给予处理。

（四）机械通气患儿的护理措施

1. 机械通气患儿的常规护理

（1）每班确认并记录气管导管插入深度，妥善固定，班班交接。

（2）保持呼吸道通畅，按需吸痰。在机械通气早期或呼吸道无明显分泌物时，无须常规吸痰及气道灌洗。

1）吸痰指征

A. 患儿频繁咳嗽、呛咳或憋气。

B. 可闻及痰鸣音，或气管导管外露段可见明显痰液时。

C. 呼吸机气道压力升高，出现高压报警时。

D. 氧分压或 SpO_2 突然降低时。

E. 根据上次吸痰的痰液量和时间判断有必要再次吸痰时。适时吸痰要勤观察和会观察，做到准确、及时吸痰。

2）吸痰禁忌证

A. 气管内活动性出血。

B. 使用肺泡表面活性物质（固尔苏）后 6～10h 内。

3）吸痰操作流程

A. 由两名护士分工协作，吸痰前先提高患儿的氧储备（予呼吸机或 T 组合复苏器纯氧吸入 2min），待 SpO_2＞95%后进行吸引。

B. 调整吸引器负压：早产儿≤100mmHg，足月儿≤150mmHg，婴幼儿≤200mmHg，儿童≤300 mmHg。负压吸引管路吸痰端放于患儿床旁备用。

C. 选择合适的吸痰管：依据气管导管的大小进行选择，吸痰管为气管导管内径的1/3～1/2。

D. 检查吸痰管及无菌手套是否完整、是否在有效期内，撕开吸痰管包装袋备用。

E. 吸痰者戴无菌手套，左手掀开吸痰管包装，右手持吸痰管，接负压吸引管路，左手负责控制负压、右手持管试吸引无菌注射用水（检查负压是否正常）。

F. 助手断开气管导管接头，插入吸痰管至气管导管内，遇阻力后外拨 0.5～1cm 进行吸引。吸痰完毕，助手连接呼吸机，冲洗吸痰管。

G. 评估面色、心率、SpO_2，评估气道内痰液是否吸引干净。

H. 关闭负压，摆好患儿体位，防止气管导管意外脱出。

4）吸痰注意事项

A. 应采用最低的负压达到清除目的（可低至 60mmHg），预防气道损伤。

B. 准备两根吸痰管，应先吸净口腔、鼻腔的痰液，更换吸痰管后再吸引气管内的分泌物。

C. 每次吸引气管内分泌物的时间不超过 10～15s。

D. 右手所持吸痰管不可被污染，一旦污染或可疑污染应及时更换。

E. 痰液黏稠不易吸出时，行气道灌洗（助手注入 0.5ml 灭菌注射用水，用 T 组合复苏器或接呼吸机正压给纯氧后再吸引）。

F. 气管导管内肉眼可见痰液溢出时，需带负压进入吸引；未见痰液溢出时，不可带负压进入。

G. 为预防气道损伤，吸痰时吸痰管应直进直出，不可旋转。

H. 吸痰过程中，若 SpO_2 下降至 85% 以下时，应连接呼吸机管路后予纯氧吸入 2min，待 SpO_2 升至 90% 以上时再予吸引，以免加重患儿缺氧。

（3）加强口腔护理：每 4h 进行口腔护理一次，口腔护理溶液选用温生理盐水或温开水即可。定植于口腔的病原微生物较多，有创机械通气时会使会厌的保护功能丧失，分泌物容易逆流入气道诱发感染，因此，良好的口腔护理可以减少呼吸机相关性肺部感染的发生。另外，对于机械通气患儿，口腔分泌物增多时容易浸湿固定导管的胶布，导致导管松动或脱管，应及时观察，有异常及时更换胶布，妥善固定。

（4）体位及翻身拍背：每隔 2 小时变换体位 1 次，可按侧卧位、俯卧位、平卧位交替进行。最好保持头高足低位，防止奶汁反流。颈肩部可垫一软枕保持气道畅通，呼吸道有分泌物且无禁忌证时可给予拍背后吸痰。拍背注意事项：

1）由下而上，由肺边缘向肺门方向轻轻拍击，频率为 100～120 次/分，使胸部产生相应的震动，促进分泌物排出。

2）避开心脏（前胸）和肾脏（后背）的位置。

3）颅内出血患儿和早产儿应慎用。

（5）气道的温湿化：良好的气道温湿化可防止呼吸道黏膜干燥、分泌物干结及排痰不畅，从而预防堵管、肺部感染等并发症。应注意监测呼吸机湿化罐的水温及水位，及时添加湿化水；呼吸机管路的加热丝是否处于良好的工作状态，及时倾倒管路及积液小瓶中的冷凝水。

（6）每日复查动脉血气，确认或调整呼吸机参数，并记录。

（7）及时处理呼吸机报警情况。

（8）记录 24h 出入量，尤其是尿量的变化。用输液泵控制液体速度，维持血糖的稳定。

（9）每 2h 记录一次生命体征，有特殊情况时随时记录，做好交接班。

2. 压疮的预防及护理

（1）定时有效的翻身，第 1～2 小时 1 次。

（2）保持床单位整洁、平整。

（3）保持全身皮肤清洁干燥。

（4）重点部位减压保护，使用自制水床对患儿进行保护，有条件可使用防压疮床垫。

（5）每天更换导管位置，年长儿还需定时更换牙垫。

（6）悬挂压疮高风险警示标志。

（7）班班认真交接，早发现，早处理。

3. 镇静镇痛的护理

（1）保持静脉通畅，遵医嘱准确使用镇静镇痛药物。

（2）根据镇静效果不断调整用药剂量，并再次评估。

（3）严密观察不良反应，如心动过缓、低血压、尿潴留、皮肤瘙痒等。

4. 撤机准备和撤机后护理　成功撤机指拔管后 48h 不需要正压通气支持。文献报道，儿童机械通气超过 48h 其拔管失败率为 8%～20%，当患儿有能力维持自主呼吸时应尽早撤离呼吸机，过早拔管同样会带来严重不良预后。因此，对儿童机械通气撤离必须进行管理。

（1）撤机准备

1）撤机前评估：应对患儿进行全面评估，需满足以下基本条件。

A. 导致呼吸衰竭的原发疾病解除或好转，如肺部感染的控制、中枢性呼吸衰竭的神经系统情况改善、神经肌肉病变呼吸肌力量的恢复、休克状态的纠正等。

B. 自主呼吸强且呼吸中枢驱动完整。

C. 呼吸道通畅，咳嗽反射完备，呼吸道具备清理分泌物的能力。

D. 血流动力学稳定。

E. 在 24h 内未使用肌松剂且镇静镇痛药物未加量。

F. 内环境电解质稳定。

G. 适当的气体交换，$PEEP \leqslant 8cmH_2O$ 及 $FiO_2 \leqslant 50\%$。

2）准备拔管

A. 拔管前使用地塞米松 0.5mg/kg。

B. 做好再次插管的准备。

C. 充分吸净气道内分泌物。

D. 准备好拔管后立即高浓度吸氧及雾化。

E. 拔出导管做尖端培养。

（2）撤机后护理

1）拔管后 3 天内予雾化、拍背。

2）避免使用呼吸抑制的镇静药物。

3）拔管后 24h 内严格控制入量。

4）拔管后 1～2h 内复查血气。

5）呼吸机管路的清洁消毒。

5. 机械通气期间感染的预防（详见本章"呼吸机相关性肺炎及护理管理"）　严格手卫生、严格无菌技术操作（气管插管及吸痰等操作时）、良好的温湿化及体位、及时倒去管道中的冷凝水及呼吸机管道更换、注意环境的消毒与管理等都将有效控制机械通气期间医院感染的发生。

▶▶▶ 二、儿童机械通气常见并发症及护理管理

随着我国重症医学的发展，机械通气技术在 PICU 和 NICU 应用的日益普及，及时有效的通气能改善患儿的缺氧症状，缓解病情，降低病死率。但若操作或使用不当则容易引发多种并发症，如呼吸机相关性肺炎、气胸、肺出血、颅内出血、肺不张、喉损伤、气管损伤、循环障碍、心力衰竭等，早产儿机械通气则容易导致支气管肺发育不良、早产儿视网膜病变等。因此，如何正确诊断、有效预防与治疗机械通气并发症成为重症医学领域最关注的问题之一，而正确、熟练的护理对于减少机械通气并发症显得尤为重要。

（一）呼吸机相关性肺炎及护理管理

呼吸机相关性肺炎（ventilator associated pneumonia，VAP）指气管插管或气管切开患者在接受机械通气 48h 后发生的肺炎，撤机、拔管后 48h 内出现的肺炎仍属于 VAP，是重症患者中最常见的医院获得性感染，也是机械通气中最常见的并发症和死亡原因。据国外报道，VAP 的发病率为 6%～52%，病死率为 14%～50%。国内报道，VAP 的发病率为 4.7%～55.8%，病死率为 19.4%～51.6%。在美国，VAP 导致住院费用增加超过4000 美元/次住院。

1. 病因

（1）NICU、PICU 患儿病情严重，免疫力低下，侵入性操作多。

（2）气管插管破坏了患儿气道的防御功能，口咽部定植菌下移。

（3）胃内容物反流误吸入气道。

（4）病室环境过度拥挤，消毒隔离不严，医务人员未严格执行手卫生。

（5）呼吸机被污染，带菌气溶胶的吸入。

（6）外源性交叉感染。

（7）不合理使用抗生素。

（8）VAP 的发生率还与机械通气时间密切相关，时间越长发生率越高。

2. 分类　根据 VAP 的发病时间，可将 VAP 分为早发 VAP 和晚发 VAP。

（1）早发 VAP：发生在机械通气≤4 天，主要由对大部分抗菌药物敏感的病原菌（如甲氧西林敏感的金黄色葡萄球菌、肺炎链球菌等）引起。

（2）晚发 VAP（迟发 VAP）：发生在机械通气≥5 天，主要由多重耐药菌或泛耐药菌，如铜绿假单胞菌、鲍曼不动杆菌、甲氧西林耐药的金黄色葡萄球菌（MRSA）引起。在我国，VAP 的致病菌多为铜绿假单胞菌和鲍曼不动杆菌，而部分的早发 VAP，也可由多重耐药的病原菌，如铜绿假单胞菌或 MRSA 引起。

3. 临床诊断　目前对 VAP 的诊断尚缺乏金标准，一旦发生 VAP，往往会出现抗生素的过度使用，甚至导致细菌耐药性的发生及其他不良反应，从而延长机械通气时间及住院时间，增加医疗费用及死亡风险等。

（1）胸部 X 线影像可见新发生或进展性的浸润阴影是 VAP 的常见表现。

（2）如满足以下至少 2 项可考虑 VAP 的诊断。

1）体温＞38℃或＜36℃。

2）外周白细胞计数＞10×10^9/L 或＜4×10^9/L。

3）痰液特征的改变，气管支气管内出现脓性分泌物，需排除肺水肿、急性呼吸窘迫综合征、肺结核、肺栓塞等疾病。

4）气体交换异常。

4. VAP 的预防及护理

（1）与器械相关的预防措施

1）呼吸机清洁与消毒：呼吸机的消毒主要是指对呼吸机整个气路系统，如呼吸回路、传感器、内部回路及机器表面的消毒。呼吸机表面用含氯消毒液擦拭消毒，传感器用酒精擦拭消毒，呼吸回路用环氧乙烷消毒灭菌。

2）呼吸回路的更换：呼吸回路污染是导致 VAP 的外源性因素之一。既往研究认为，每天更换呼吸回路可减少 VAP 的发生。但近年的随机对对照（RCT）研究发现，无论呼吸回路是 7 天更换、2～3 天更换，或是不定期更换（管路破损或污染时随时更换），VAP 的发病率均无明显差别，且不定期更换呼吸回路产生的费用更少。因此，机械通气患者应使用一次性呼吸机管道，标明启用时间，一般情况下可每周更换 1 次管道，当管路破损或污染时应及时更换。

3）湿化器的更换：机械通气患者若使用热湿交换器（HME）时，每 5～7 天更换 1 次，当 HME 被污染或气道阻力增加时应及时更换。

4）吸痰装置及更换频率：研究显示，使用密闭式吸痰装置和开放式吸痰装置在机械通气患者的 VAP 发病率、病死率及 PICU 住院时间方面均无明显差异，且均不影响 VAP 的发生。对于使用密闭式吸痰装置时，除非破损或污染，机械通气患者的密闭式吸痰装置无须每日更换。

（2）与操作相关的预防措施

1）气管插管路径与鼻窦炎防治：气管插管患者继发鼻窦炎是 VAP 的高危因素，且缺乏临床特征。经口气管插管的气道并发症较经鼻气管插管多，但经口气管插管可降低鼻窦炎的发病率。当经鼻气管插管机械通气时，患儿出现不明原因的发热时应考虑鼻窦炎，应用药物可预防鼻窦炎，但并不降低 VAP 的发生率。

2）声门下分泌物吸引：持续或间断声门下分泌物吸引均可明显降低 VAP 的发病率，但目前尚无研究比较持续或间断声门下吸引对 VAP 发病率的影响。

3）抬高床头使患儿保持半坐卧位：在保证患者可以耐受，且不影响医疗效果、不增加护理难度的条件下，抬高床头（30°～45°）使患者保持半坐卧位可提高氧合，减少面部水肿，继而减少患儿出现反流和误吸的发生率。

4）肠内营养：机械通气患儿选择经鼻肠管进行营养支持，与经鼻胃内营养相比，可降低 VAP 的发病率，但两者在病死率方面并无差异。

5）气管内导管套囊的压力：机械通气患者应定期监测气管内导管的套囊压力，持续控制气管内导管的套囊压力可降低 VAP 的发生率。

6）口腔护理：约 10%健康人群咽部有细菌定植，而在住院等应激状态下可增加细菌定植 30%～40%，危重患者可达 70%～75%，而人工气道的建立在一定程度上破坏了机械通气患儿口鼻腔对细菌的天然屏障作用，因此，做好机械通气患儿的口腔护理非常必要。对机械通气的患儿，应每 4h 行口腔护理 1 次，推荐使用氯己定进行口腔护理，可降低 VAP 的发病率。

7）控制外源性感染：引起 VAP 的病原体常可通过医护人员及环境感染患儿。

A. 手卫生：加强医护人员手卫生可降低 VAP 的发病率。严格掌握洗手指征，接触患儿前后按照"七步洗手法"洗手，在集中进行操作时或无明显污染时可用快速消毒液消毒双手。

B. 环境消毒：①有条件的医院 PICU 可建立层流病房，保证空气的洁净。②国内 PICU/NICU 实行无陪护制度，可在一定程度上限制人员流动，以减少感染机会。入室工作人员须更衣、戴帽、换鞋、洗手入内。③每天 3 次用多功能动态消毒仪行空气消毒 30～60min。④每天用 500mg/L 的含氯消毒液湿拭拖地 3 次。⑤定时监测，保证每月的空气及物表细菌培养结果在正常范围内。

（3）药物预防

1）雾化吸入抗菌药物：机械通气患者不应常规使用雾化吸入抗菌药物预防 VAP。

2）静脉使用抗菌药物：机械通气患者不应常规静脉使用抗菌药物预防 VAP。

3）避免镇静或浅镇静：在机械通气患儿的护理中，尽可能避免使用镇静类药物。对焦虑患者应避免使用苯二氮䓬类药物，在无相关禁忌证的情况下，每日建议中断镇静（自发唤醒试验）。

4）选择性消化道去污染（selective digestive tract decontamination，SDD）/选择性口咽部去污染（selective oropharyngeal decontamination，SOD）：SDD 是通过清除患者消化道内可能引起继发感染的潜在病原体，主要包括革兰氏阴性杆菌、甲氧西林敏感的金黄色葡萄球菌及酵母菌等，达到预防严重呼吸道感染或血流感染的目的。SOD 是 SDD 的一部分，主要清除口咽部的潜在病原体。机械通气患者可考虑使用 SDD 或 SOD 策略预防 VAP。主要包括：①静脉使用抗菌药物，预防早发的内源性感染；②口咽和胃肠道局部应用不易吸收的抗菌药物；③严格的手卫生制度预防潜在病原体的传播；④每周 2 次咽喉和肠道标本的病原学监测，可评估治疗的有效性，并利于早期发现耐药菌。

5）益生菌：机械通气患者不建议常规应用肠道益生菌预防 VAP。

6）预防应激性溃疡：预防机械通气患者的应激性溃疡，选用硫糖铝可降低 VAP 发生的概率，但需评估消化道出血的风险。

（4）VAP 预防的集束化护理（ventilator care bundles，VCB）：机械通气患者应实施 VCB，主要包括：①无禁忌证时抬高床头（30°～45°）；②每日唤醒和评估能否脱机拔管；③预防应激性溃疡；④预防深静脉血栓；⑤每 4 小时 1 次口腔护理；⑥清除呼吸机管路的冷凝水；⑦手卫生、戴手套；⑧每 2 小时 1 次翻身。

（二）气胸的护理管理

1. 病因　近年来由于人工正压通气的广泛应用，气胸的发病率高达 5%～20%。主要原因有 PIP 过高，PEEP 过大，吸气流速过快，吸气时间过长，气管黏膜溃疡、气管破裂、操作粗暴及患儿自身病变等因素。其中，早产儿由于缺乏肺泡表面活性物质，肺泡萎陷，肺顺应性降低，肺泡通气分布不均等，因此，过度充气易导致肺泡发生破裂。疾病恢复期，当 PIP、PEEP 较高或人机对抗时，则更容易发生气胸。气胸发生时患儿会突然出现烦躁或大汗淋漓、缺氧和发绀、循环衰竭（血压下降、心率增快）、胸廓隆起，皮下或纵隔气肿，触摸胸壁有捻发感等，胸部 X 线检查为诊断气胸最可靠的依据。

2. 护理管理

（1）气胸的紧急处理

1）暂停使用呼吸机。

2）排气减压

A. 穿刺排气。

B. 行胸腔闭式引流后再使用高频呼吸机辅助通气。

3）其他：必要时给予镇静。

（2）气胸的预防

1）做好插管时的配合：护理人员应熟悉插管过程，积极配合医生进行气管插管，胸部 X 线片证实气管导管插入深度，根据 X 线定位及时调整导管尖端位置，避免插管过深，注意监测双侧呼吸音是否对称。

2）限制通气压力，加强观察和护理，做好急救准备：肺顺应性改善后应及时调整呼吸机参数，了解血气分析及胸部 X 线检查结果。对疑似气胸等高危患者应做好急救准备，配合医生行胸腔穿刺闭式引流，并做好相关护理。

3）适当镇静：尽量减少刺激患儿，烦躁患儿遵医嘱及时应用地西泮、苯巴比妥、咪达唑仑等药物镇静，减少人机对抗。

4）正确使用复苏球囊：使用简易复苏球囊人工正压通气时，压力控制不当可能导致气胸的发生，应高度警惕，有条件的单位尽量使用 T 组合复苏器进行正压通气。

（三）肺出血的护理管理

1. 病因　机械通气并发肺出血机制尚不明确，发生原因可能与早产、缺氧、感染等有关。一方面，机械通气可使肺血管阻力增加，若参数下降过快，将导致肺泡内压力突然下降；另一方面，肺部病变好转后，未及时降低参数，可造成主动脉压过高，动脉导管开放，发生左向右分流，导致肺出血。若存在酸中毒、微循环障碍、炎性因子刺激，肺毛细血管已受损，抢救时用高浓度氧和高呼吸机参数时，除可直接损伤肺毛细血管及气道内皮细胞外，还可激发大量氧自由基的产生，引起肺出血。

2. 护理管理

（1）注意吸痰深度及时间：吸痰时要准确掌握吸痰的深度和时间，并仔细观察分泌物的颜色、性状及量，一旦发现分泌物呈现血性，应立即报告医生，进行积极处理，并停止气道灌洗。

（2）及时调整呼吸机参数：病情好转时要及时降低通气参数，以免主动脉压力过高，发生左向右分流引起肺出血。

（四）颅内出血的护理管理

1. 病因　早产儿更易发生颅内出血。一方面由于早产儿脑组织发育不良，其室管膜下生发层发达，且自身脑血管调节能力差，在缺氧时尤其是呼吸性碱中毒时，脑室血管呈被动扩张状态，任何血管压力因素均可导致颅内出血。另一方面还与机械通气导致的颅内压力变化和血 pH 变化引起的脑血管收缩和舒张有关。

2. 护理管理

（1）严密监测病情及生命体征：密切观察生命体征的变化，避免血压波动过大而导致颅内出血。密切观察患儿反应能力、意识状态、瞳孔大小、囟门张力、肌张力及有无惊厥及呼吸暂停的发生以判断是否并发颅内出血。

（2）加强对呼吸性碱中毒的认识：肺顺应性改善后及时调低吸气峰压及呼吸频率，避免过度通气。

（3）严格控制液体量：静脉补液时，使用输液泵严格控制输液速度。使用血管活性药物维持血压时，应严密监测血压变化情况。

（4）保持患儿安静：机械通气时患儿烦躁，人机对抗也是导致颅内出血的因素之一，适当使用镇静剂，避免人机对抗。将呼吸机、心电监护、输液泵等仪器的报警音量调至最低，报警时及时处理，以减少对患儿的刺激。尽量减少搬动患儿，各项操作应集中进行。操作时动作轻柔，是减少颅内出血的有效措施。

（五）肺不张的护理管理

1. 病因　任何原因导致的一个或多个肺段、肺叶的容量或含气量减少，伴有肺组织萎陷、肺体积缩小，称为肺不张（atelectasis）。主要由于插入导管过深、通气不足、肺部感染、痰液堵塞等引起，表现为气促、发绀、心动过速及呼吸运动及呼吸音减弱或消失。早产儿因处于发育的特殊阶段，是肺不张发生的重要因素。无论何种原因造成肺不张，均容易发生感染，呼吸机相关性肺炎亦能引起并加重肺不张的发生。

2. 护理管理

（1）注意气道护理、无菌操作及气道温湿化：机械通气时每 2 小时 1 次翻身、拍背，适时吸痰，并注意呼吸机管道的加热湿化，使进入患儿气道内的气温在 35～37℃，湿度 60%～70%。

（2）加强胸部物理治疗：胸部物理治疗时使用空心掌、氧气面罩或者机械振动排痰仪进行，也可以直接拍打在需要引流的部位，由下而上、由两侧向中间有规律地叩击，力度适中，频率为 100～120 次/分。并发颅内出血、肺出血、心力衰竭的患儿禁忌胸背叩击。

（3）体位引流：是治疗肺不张的有效措施。其原理是将患儿不张的一侧肺置于高位，引流的支气管开口向下，借助重力及拍击背部产生的动力作用，使肺与深部支气管内的分泌物进入大气道，利于吸出，从而促使肺复张。操作时按发生不张肺叶的解剖位置取相应的引流体位，用空心掌、氧气面罩或者机械振动排痰仪从两侧向肺门处反复拍击，拍击后及时予以吸痰。根据患儿情况，每次体位引流 10～15min，每天 2～3 次。

（六）喉、气管损伤的护理管理

1. 病因　主要由于气管导管过粗、插管时操作粗暴、插管时间过长、吸痰负压过大、气管导管留置时间过长、导管气囊长期压迫等引起。以喉头水肿最为常见，表现为拔管后出现呼吸困难、吸气性三凹征、发绀、声音嘶哑、气道狭窄等。气管损伤以轻度溃疡、出血、感染为主要表现。

2. 护理管理

（1）选择大小合适的气管导管：根据患儿体重及体型，选择合适的导管型号，配合医生保证在 20s 内熟练完成插管。

（2）注意正确的吸痰手法：吸痰的操作规范及注意事项详见本章"机械通气患儿的护理措施"。

（3）避免二次插管引起的损伤：搬动患儿或翻身时勿牵拉导管，随时检查插入导管深度及胶布固定导管的情况，发现松动或湿润时立即更换胶布，防止非计划拔管导致二次插管损伤咽喉及气管。

（4）药物治疗：对于并发喉头水肿和气道狭窄的患儿拔管前 1～2h 给予地塞米松 0.5mg/kg 静脉注射，拔管后立即行超声雾化吸入，以减轻喉头水肿。

（七）支气管肺发育不良的护理管理

1. 病因　支气管肺发育不良（BPD）是氧中毒引起的慢性肺损伤，在早产儿中是一种最常见、最严重的呼吸系统晚期并发症，起病早、持续时间长。多由于早产儿个体和基因易感性、肺发育不成熟、肺部感染、氧中毒、气压伤或容量伤、感染和炎性反应等所致。主要表现为顽固性低氧血症和高碳酸血症，患儿对氧和呼吸机依赖，胸片持续有致密阴影。

2. 护理管理

（1）外源性肺泡表面活性物质使用时的护理：外源性肺泡表面活性物质可改善肺功能，使用后能明显改善患儿肺顺应性，缩短机械通气时间及降低呼吸机参数，从而减少 BPD 的死亡率。使用前应彻底清除呼吸道分泌物。使用时可变换体位，并用复苏球囊正压通气，保证肺泡表面活性物质充分弥散。使用后应根据患儿临床症状的改善情况及时调低呼吸机参数，如吸入氧浓度、吸氧流量、吸气峰压、呼气末压等，6h 内禁止吸痰。

（2）限制静脉补液量：在保证能量及营养的情况下尽量限制液体和钠的摄入量，以免发生肺间质和肺泡水肿，导致肺功能恶化。

（3）监测生命体征：及时发现生命体征的变化，尤其是血氧饱和度，发现异常及时与医生联系，进行处理。

（4）及时调整呼吸机参数：适时调整呼吸机参数，以较低 PIP 和氧浓度维持血气在允许范围，避免吸高浓度氧及长时间吸氧，争取尽早拔管，减少 BPD 的发生。

（八）早产儿视网膜病的护理管理

1. 病因　早产儿视网膜病（retinopathy of prematurity，ROP）是一种发生于早产儿或低出生体重儿的致盲性视网膜病变，其病例特征为视网膜血管异常增生。病变过程的基本表现为视网膜缺血、新生血管形成、纤维化。新生血管较少时，被吸收则发展为轻度的ROP；新生血管较多时，向玻璃体内生长并机化形成瘢痕，重者可牵拉视网膜导致脱离性病变，并发白内障、继发青光眼，最终造成患儿失明。目前研究显示，ROP 的发生是多因素导致的，主要高危因素为早产、低出生体重及不合理用氧。出生体重越轻、孕周越短，ROP 发生率越高。不合理用氧是 ROP 的常见诱因，目前认为吸氧时间越长，氧浓度越高，ROP 的发生率越高，程度越重。Niwald 等发现通气方式与 ROP 的形成有关，持续正压给氧或机械通气时 ROP 发生率较高，而面罩给氧则发生 ROP 的可能性低，可能与持续正压给氧或机械通气患儿病情重、吸氧浓度较高有关。Lau 等指出使早产儿保持良好的血氧饱和度，降低血氧波动可以降低早产儿 ROP 的发病率和严重程度。Askie 等发现动脉血氧分压波动越大，ROP 发生率越高，程度越重，以出生后第 1 周内最明显。血氧浓度的突然降低比逐渐降低更易发生 ROP，严重 ROP 患者均伴有低血氧浓度及较大的血氧水平波动。

2. 护理管理　预防 ROP 的最根本措施是加强产前检查及胎儿期监护，降低早产儿及低体重儿的出生率。早产儿用氧应参照《早产儿用氧和视网膜病防治指南》，尽量缩短用氧时间，以较低的氧浓度维持动脉血氧饱和度在正常范围内。患儿病情好转后，及时更换吸氧方式或降低吸氧浓度，缩短机械通气的时间，尽量避免反复给氧或突然停止相对高浓度给氧。凡是有 NICU 的医院，应及时进行眼底筛查，早期发现异常，及时干预，必要时行眼科手术治疗。

（九）循环障碍或心力衰竭的护理管理

1. 病因　循环障碍主要是由于胸腔内压增加，使用较高 PEEP 所致。主要表现为面色苍白、肢体发凉、毛细血管充盈时间>3s、低血压，重者表现为血氧饱和度降低、发绀甚至休克。心力衰竭主要是由于肺循环阻力增加、静脉回流量减少、心排血量减少等，在肺部原发病的基础上易出现心力衰竭。

2. 护理管理

（1）严密监测生命体征：密切观察病情及生命体征的变化，注意血压及血氧饱和度的变化。一旦发现有心力衰竭的征兆时，立即告知医生，进行积极处理。

（2）保证静脉管路通畅，及时补充血容量，准确用药：使用血管活性药物如多巴胺，严格执行查对制度，保证用药的准确性。因多巴胺具有强烈的缩血管作用，应选择粗直的大血管输注，建立静脉双通道，最好选择经外周中心静脉置管（PICC）输注。若无PICC 通道，必须使用外周血管输注时，应每隔 2h 更换 1 次输液部位，并严密观察局部静脉情况，如发现沿静脉走向皮肤发白或红肿等现象应及时更换输液部位，并予酚妥拉明局部湿敷。

（十）其他常见并发症及处理

其他常见并发症及处理详见表 15-4。

表 15-4　常见并发症及处理

并发症	原因	特点	处理
胃肠胀气	吞入空气	腹胀、呕吐	置入胃管排气，必要时予禁食、胃肠减压
堵管	气管导管管径小，分泌物多、黏稠	呼吸费力、青紫加重、压力高、吸痰管不能深入	重新插管更换气管导管，气道灌洗后给予充分吸痰
脱管	烦躁、翻身、导管固定不牢、插管过浅	病情加重，口腔溢气或口鼻腔分泌物涌出，呼吸音弱，闻及哭声	重新气管插管

▶▶▶ 三、儿童机械通气常见安全隐患及防范措施

机械通气作为呼吸支持的常用手段，已大大提高了危重症患儿的抢救成功率与生存率。但机械通气属于侵入性治疗手段，危重患儿在疾病应激期抵抗力下降，尤其是极低或超低体重儿各器官发育不完善，生理功能不成熟，皮肤屏障功能差。因此，充分地评估并预见患儿在机械通气过程中可能面临的安全隐患，采取一系列措施来避免相关问题的发生，对保证患儿安全、促进患儿康复、提高患儿生存质量是至关重要的。

（一）皮肤损伤及防范措施

处于疾病应激期的危重患儿，皮肤屏障功能减退，部分患儿常因低蛋白导致全身水肿，进一步削弱了其皮肤屏障功能。婴幼儿、新生儿尤其是超低出生体重儿，由于皮肤极不成熟，加上机械通气时的体位限制，更容易引发严重的皮肤问题，如发红、水疱、皮疹甚至发生压疮、破溃、感染、体液丢失等。常见的皮肤损伤主要包括以下几种。

1. 鼻部压疮　机械通气方式包括有创机械通气（包括常频机械通气和高频振荡通气）和无创辅助通气。因早期使用经鼻塞持续呼吸道正压通气（nasal continuous positive airway pressure，nCPAP）可降低气管插管率，从而减少有创呼吸机的使用，目前已成为婴幼儿及新生儿最常见的辅助呼吸支持技术。而鼻部压疮主要与鼻塞的材质、固定的方法及护理技巧有关，也将直接影响通气的效果。

（1）常见原因

1）鼻塞材质及固定方法：目前国内各大医院多采用嵌入式鼻塞或口（鼻）罩，并使用多头带固定于额部及两侧面颊部，固定效果以不漏气为准，因而会对鼻梁处、两侧面颊部、两侧口角处及下颌骨部的骨隆凸部均产生巨大的压力。同时，鼻塞材质并非儿童专用材料所制，持续压迫将对皮肤产生刺激，造成鼻部皮肤发红、鼻中隔偏移甚至发生鼻黏膜损伤，导致鼻部压疮发生。据报道，嵌入式 nCPAP 发生鼻部压疮的最常见部位是鼻中隔，面罩式 CPAP 发生鼻部压疮最常见的部位是鼻中隔与人中部。

2）局部皮肤出汗潮湿：皮肤出汗潮湿等物理性刺激是造成压疮的直接原因。局部皮肤被汗液浸润，如果患儿躁动、人机对抗，将增加鼻塞与局部皮肤的摩擦力，从而导致局

部皮肤损伤。

（2）预防措施

1）鼻塞材质：因嵌入式鼻塞非专用材质所制，因此，无创辅助通气时鼻塞固定不宜过紧，护理过程中注意观察鼻黏膜情况，定时（一般每2小时1次）松动鼻塞，必要时可以与鼻罩交替使用，避免鼻塞对鼻黏膜造成压迫性损伤。

2）水胶体敷料的应用：水胶体敷料由水状胶黏剂、覆盖层薄膜和黏结剂组成，为半透明自黏性敷料，被衬膜可以直接阻碍外界的水和细菌接触，形成一个封闭、安全的愈合环境，内层的聚合水凝胶与合成橡胶和黏性物可以维持一种湿性环境，从温度、湿度、pH等方面为皮肤提供最佳的保护条件。近10年来，水胶体敷料在国外已广泛应用于婴幼儿、新生儿、儿童及成人，主要用于预防压疮或静脉炎，临床实践取得良好效果。水胶体敷料对减少鼻黏膜损伤及鼻中隔损害、鼻孔扩大亦有显著的保护作用。它可使鼻塞悬置于鼻孔，减少鼻腔局部黏膜的水肿。国内也有学者报道将水胶体敷料应用于无创机械通气患者中可预防面部压疮。

使用方法及注意事项：使用时根据患儿的鼻孔大小、间距及鼻翼厚度来修剪水胶体敷料，原则上人工皮两孔大小不大于患儿的鼻孔，两孔间距不窄于鼻中隔，修剪好的人工皮应超出鼻塞的边缘，人中部位也应在人工皮的保护范围内。使用时每班做好交接，注意观察鼻部皮肤及鼻塞固定情况，发现人工皮软化、发白时要及时更换。

2. 皮肤压疮/硬结　机械通气时，成年患者发生枕部压疮的概率较低，但在机械通气的儿童患者中却为常见并发症之一。常见的压疮或硬结发生部位为枕部或头部后方的骨突出部位。

（1）常见原因

1）由于小儿头长占身长的比例较大，年龄越小其头部重量占身体的比重越大，因此压力也就越大。

2）小儿皮肤较薄，皮脂分泌较少，张力和弹性较成人差，对外界刺激抵抗力弱，因而易受损伤和感染。

3）由于机械通气的应用，患儿的体位及活动受到一定限制，常规体位是头高足低仰卧位及侧卧位，较少采用俯卧位。

因此，其枕部隆凸处皮肤容易长期受压而造成皮下组织损伤。患儿枕部压疮发生后毛囊不易恢复，局部易发生枕秃，甚至形成压力性溃疡，增加患儿的痛苦，影响疾病的康复。

（2）压疮评分：常采用 Braden 压疮评分法，对机械通气患儿压疮发生的相关危险因素进行全面评估，作出定性定量分析，然后对高风险患儿制订详细的压疮预防计划，同时做好交接班。

（3）预防措施：机械通气患儿的体位在机械通气时会受到一定限制，长期的被迫体位或由于病情危重、血液循环不良、低蛋白血症引起全身水肿（尤其是坠积性水肿）等情况，极易引起皮肤压疮或皮肤硬结。因此，应采取必要的护理措施预防皮肤压疮或皮肤硬结的发生。

　　1）定时翻身：是压疮预防措施中的一种常用方法。临床常采用每 2 小时 1 次翻身的方法，避免皮肤长期受压，预防压疮的发生。

　　2）采用防压疮用具：使用气垫床可降低骨突出处所受的压力。气垫床充气要适当，3/4 满即可，过满和过瘪都会失去其作用。

　　3）自制简易水枕：有文献报道采用自制的水枕，如在橡胶手套装入适量的温水至 1/2～2/3，封闭袋口制作成水枕，置于患儿肩颈部，可防止压疮或头部硬结发生。

　　4）自制海绵薄片：为减轻骨突部位的压迫，国内有学者报道局部可采用自制的海绵薄片以纱布作衬垫，因为海绵垫最高能承受 100kg 的压力，能起到保护骨突部位的作用。

　　5）加强巡视：在征得家属同意后，可将患儿头发剃除，便于观察。同时，加强巡视，发现骨突出处皮肤发红后应立即解除受压因素，局部可用凡士林涂抹，缓解皮肤压疮进展。

（二）胃食管反流及防范措施

　　患儿机械通气时，有许多因素可引起胃食管反流而发生吸入性肺炎，在一定程度上也增加了呼吸机相关性肺炎的发生率。

　　1. 机械通气时发生胃食管反流的原因

　　（1）气管插管人工气道的建立

　　1）气管插管本身可抑制吞咽活动，插管状态下削弱了食管对反流胃内容物的清除功能，使反流物吸入肺内。

　　2）气管导管内囊压迫上部食管括约肌群，使防止胃内容物逆流的功能下降，增加了反流的机会。

　　（2）胃管的影响：机械通气的患儿常因气管插管、昏迷、吞咽功能障碍等不能自行进食，需置入胃管供给营养，而保留胃管可使食管下括约肌关闭受阻，从而导致胃食管反流和误吸。

　　（3）抗反流屏障功能失常：食管下端括约肌由环状肌组成，通过神经肌肉作用保持一定张力，静息时有一定压力，使下端食管关闭，阻止胃内容物反流到食管。早产儿出生后需要 2～3 个月胃食管功能才逐渐成熟，建立有效的抗反流屏障。机械通气状态下，胃食管的抗反流作用受到一定程度削弱，更容易引起胃食管反流。

　　（4）意识状态的改变：处于昏迷状态的危重患儿由于咳嗽、吞咽反射低下，也极易引起反流胃液误吸入气管。

　　2. 预防措施

　　（1）合适体位：体位疗法是目前治疗胃食管反流的主要方法之一。

　　1）轻症患儿进食时或进食后 1h 保持直立位，重症患儿需 24h 持续体位治疗。

　　2）机械通气患儿喂奶后置于 30°～50°倾斜卧位有利于排空胃内奶汁，使反流降低到最小程度，可减少误吸，降低吸入性肺炎的发生率。

　　3）对于新生儿尤其是极低出生体重儿，喂完奶后可于左侧卧位，0.5h 后再将患儿置于俯卧位，并抬高床头 30°，可有效降低胃食管反流的发生率。

（2）监测胃残余量：无须常规检查胃残余量。

1）如果腹胀明显，怀疑发生了胃潴留，使用最小容积的注射器检查残余量，轻轻回抽胃内容物，切忌用力回抽。

2）当胃潴留量为 5ml/kg 或为上次喂养量的 50% 时，则将残留物回注入胃内，继续观察；如果再次发生胃潴留，就从目前的喂养量中减去潴留量再给患儿喂养。

3）如果胃潴留量＞5ml/kg 或超过前次喂养量的 50%，则只回注相当于前次喂养量的 50% 入胃内，同时本次喂养暂停；如果再次发生，则根据临床情况考虑降低喂养速度或者禁食。

4）如果减慢喂养速度后胃内容物残留的问题仍然存在，则考虑减少喂养量直至患儿能耐受。喂养后将患儿置于俯卧位半小时。

（3）非营养性吸吮：近年来的研究表明，胎儿早在 15 周即有吸吮的动作，而吸吮本身可以促进早产儿胃肠道成熟，增加胃动力，加快胃排空，减少胃食管反流发生的概率。

1）非营养性吸吮的操作方法：有文献报道对胃食管反流的早产儿应用非营养性吸吮，即采用无孔橡皮奶嘴，让早产儿先吸吮无孔奶嘴 10 分/次，吸吮后再给予微量喂养，每 2 小时吸吮 1 次，持续 14 天，其结果显示观察组在胃排空时间、胃残留率、胃食管反流治疗情况方面均优于对照组，差异有统计学意义。

2）营养性吸吮和非营养性吸吮的对比：文献报道在 19 世纪 60 年代，有学者对营养性吸吮和非营养性吸吮进行了对比研究。结果发现非营养性吸吮（non-nutritive sucking，NNS）为阵发的吸吮，其间有短暂的停顿，而营养性吸吮（nutritive sucking，NS）为持续的吸吮，但其吸吮速度较 NNS 慢。因此，早产儿通过 NNS 的训练，不仅可以帮助其建立吸吮、吞咽、呼吸模式的协调性，同时吸吮动作还可以通过口腔内的感觉神经纤维兴奋迷走神经，刺激胃肠道的 G 细胞释放胃泌素。胃泌素不仅能促进胃酸、胃蛋白酶和胰酶分泌，还能刺激胃动力和胃肠黏膜的生长发育，刺激胃肠道的发育与成熟。对无创辅助通气的极低或超低出生体重儿选用非营养性吸吮方法既安全又有效，可促进早产儿胃肠道功能成熟，减少胃食管反流，有效减少呕吐症状，提高喂养耐受性，促进早产儿的生长发育。

（三）气道损伤及防范措施

1. 气压伤

（1）机械通气患儿发生气压伤的原因

1）患儿本身肺泡发育不成熟或结构异常，间质结构疏松，容易发生肺泡破裂，导致气压伤。

2）呼吸机参数设定不合理或呼吸机参数报警未及时处理，造成长时间高参数通气，从而导致气压伤。

3）人工气囊复苏器通气时压力掌握不恰当，容易造成肺泡破裂，导致气胸。

4）早产儿使用肺泡表面活性物质后，肺的顺应性改善后未及时调整呼吸机参数而导致的气压伤。

（2）预防措施

1）及时处理呼吸机报警，尤其是"高容量"或"高压力"报警，因"高容量"或"高压力"时会直接导致气道内的高压力，从而导致肺泡破裂。

2）正确应用简易复苏球囊，使用中应注意掌握合适的压力。有条件的医院可使用带压力装置的简易复苏球囊，挤压球囊时可直观看出通气压力以便进行压力控制。

3）应用 T 组合复苏器，在进行外出检查、气管内吸痰等需要暂停机械通气时，应尽量使用 T 组合复苏器。因其提供恒定的气道压力，可有效避免使用简易复苏器时产生的气道压力不均衡，从而避免气压伤。

4）应用肺表面活性物质的注意事项：机械通气早产儿通过气管插管注入肺表面活性物质后应及时调整呼吸机参数，避免因肺顺应性改善而导致的高参数通气或人机对抗，从而导致气压伤。

2. 与吸痰有关的气道黏膜损伤　关于气管内的吸痰方法，传统的深层吸痰法与近几年提出的浅层吸痰法还存在一些争议。

（1）深层吸痰法：是指将吸痰管插入气管导管内直到遇到阻力后上提 0.5～1.0cm 再进行负压吸引。出生 1～30 天的婴儿平均声带上缘至气管隆凸的距离为（4.80±0.52）cm，传统吸痰手法在这种短距离吸痰会造成气管内黏膜的损伤。有研究认为当吸痰管插入的深度超越隆突下 2cm 时容易损伤气管隆突而发生气漏。Runton 等报道当深层吸痰时，吸痰管可以刺激气道黏膜的迷走神经而导致心动过缓，并且可以引起更显著的气管支气管病理学的改变。另外，有学者认为传统深层吸痰法的吸引管插入长度超过人工气道的长度，可直接吸引到气管处，从而引起呛咳或引起机体应急反应，降低肺泡内氧分压，至血氧饱和度降低。

（2）浅层吸痰法：是指吸痰管插入的长度为气管导管插入的长度与外露导管长度之和，达到该长度后再进行负压吸引。国外有学者认为浅层吸痰法因吸痰管插入深度不超过气管导管远端，因此可减少早产儿机械通气期间黏膜损伤，避免气道黏膜肉芽组织增生，减少慢性肺部疾病发生，从而维持患儿血氧饱和度和心率、呼吸、血压的稳定。

（3）关于两者的循证观点：国外学者 Gillies 等于 2011 年发表了有关深层吸痰与浅层吸痰在机械通气婴儿中的应用系统评价。其中有两篇文献，一篇为交叉设计类型的随机对照试验，纳入 27 名机械通气患儿。另一篇为该文献的重复试验报道。该系统评价结果认为鉴于目前已有文献报道深层吸痰法可导致一些并发症，因此，在现阶段无证据推荐使用深层吸痰法，这也与美国呼吸治疗协会 2010 年临床实践指南（American Association for Respiratory Care Clinical Practice Guidelines 2010，AARC 2010）中提出的建议相一致，即鉴于目前的证据推荐在机械通气中使用浅层吸痰法。

（四）插管过深或脱管及防范措施

在有创机械通气中较为常见的安全隐患是气管插管意外脱落或插管过深，其中气管插管意外脱落也称为非计划拔管。

1. 插管过深　患儿烦躁产生人机对抗或插管固定不牢固，造成插管过深。插管过深则容易导致单侧肺高容量通气，肺泡不均匀扩张，从而造成气胸。插管过深时可听诊到双肺呼吸音不对称，通常是右侧呼吸音强于左侧。

2. 脱管　国外有学者报道气管插管意外脱落的发生率占机械通气患者的 3%～4.2%。意外脱管发生时，机械通气中断，造成患儿不同程度的缺氧，加重组织器官缺氧缺血性损害，从而导致总的机械通气时间延长，呼吸机相关性肺炎的发生率增加。另外，脱管时患儿再度缺氧后再插管可引起气道损伤，甚至发生喉头水肿，增加呼吸负荷，导致插管困难或再上机后的撤机困难，进一步影响患儿病情恢复。

（1）机械通气患儿发生脱管的常见原因

1）机械通气模式不合理：由于机械通气呼吸频率与自主呼吸频率不符，导致患儿过度烦躁而脱管。

2）撤机步骤不合理：脱机过程就是逐步减少对患儿的机械支持，同时激发患儿的自主呼吸能力，调整不佳就会造成患儿的不耐受而导致烦躁，易造成脱管。

3）经口插管的局限性：经鼻插管容易固定，相对不易脱管。但儿童鼻腔小，黏膜柔嫩，经鼻插管操作难度大，且医源性损伤大，所以一般选用经口插管。由于口腔小，牙垫放置浅，留在口腔外的导管相对较长，是导致脱管的原因之一。

4）其他原因

A. 气管插管固定不牢，在为患儿翻身、拍背、吸痰等护理操作时没有调整好呼吸机管路而致插管脱落，此种情况在低年资护士中发生率较高。

B. 患儿呼吸道分泌物或呕吐物较多，没有及时清除以致分泌物浸湿固定插管的胶布，导致导管松动而脱管。

（2）预防措施

1）妥善固定气管导管：可选用 2～3 条 5cm×1.5cm 大小的医用 3M 胶布进行气管导管固定。首先可将胶布剪成"工"字形或从胶布一端沿中轴线剪开，开口距另一端 1～1.5cm。固定时，将气管导管固定于口角一侧，增加稳定性，再用胶布交叉固定，并做好气管导管插入长度（管端与上唇缘的距离）的交接班，发现胶布浸湿或松动后应立即更换。每班应监测导管外露长度，并听诊双侧肺部呼吸音，发现呼吸音不对称或呼吸音减弱应立即通知医生，根据具体情况调整插管位置或重新插管。

2）规范护理操作：在进行护理操作，特别是更换体位、翻身拍背时应分辨清楚各路管道，动作轻柔，避免管道牵拉导致气管导管脱管。同时，做好气道护理，应用胸部物理治疗技术，及时清除呼吸道分泌物，避免呼吸道堵塞引起患儿烦躁或产生人机对抗导致脱管。

3）适当镇静：研究证明，新生儿对疼痛的感知比婴儿和成人更弥漫、强烈和持久。气管插管的患儿常因咽喉部疼痛或吸痰时的疼痛而感到不适，躁动不安。可根据医嘱给予镇静剂，以免造成脱管加重病情影响治疗效果。

（五）ICU 环境噪声对机械通气患儿的影响

重症加强护理病房（ICU）是一个危重患者集中，治疗手段复杂、工作节奏快、压力大的环境。ICU 的环境噪声可扰乱正常生理状态，可能对高危儿造成持续不良的影响，是一个重要的压力刺激源。

1. 噪声的危害　许多研究证明 ICU 噪声与耳聋有关。Thomas Tlai 等报道早产儿是感觉神经性听力丧失的高危人群，其发生率因体重及日龄的不同波动于 4%～10%。Xoinis 等回顾性研究发现，近 2/3 存在听觉异常的患儿是超低出生体重儿。Williams 等发现，噪声对极低出生体重儿的影响更加明显。当噪声强度增加时，极低出生体重儿心率会增加 45～130 次/分，而出生体重正常的新生儿心率开始会下降 25～60 次/分，随着噪声的增强，心率会增加到 175 次/分。大量的噪声会造成负性生理反应，Blackburn 等认为 ICU 噪声还会影响神经行为发育，导致长大后出现认知困难。

2. 噪声的来源　Thomas 等研究发现，由于人们对噪声的关注，与之前相比，ICU 室内声音是降低了，但与设备和医疗活动相关的噪声仍很高。对于机械通气的极低或超低出生体重儿，因接受的医疗护理操作频繁，噪声水平都会不同程度地增加，受到噪声危害的程度也会增加。机械通气时，产生噪声的主要来源有呼吸机空气压缩机工作的噪声、高频机械通气时产生的巨大噪声与震动，频繁开关暖箱门的声音，呼吸机报警声等。另外，碰撞婴儿暖箱尤其是暖箱顶部有机玻璃所产生的噪声有极大的危害性。因暖箱本身是有回声的装置，暖箱内的噪声都会被扩大化。

3. 预防措施

（1）加强人员培训，提高噪声防控意识：国外有学者证实，最大且最具干扰性的噪声来源于工作中的医护人员。因此，加强培训，使医务人员意识到外界的高噪声实际来源于他们的自身活动，同时，通过改变产生噪声的护理行为，如减少开关抽屉的次数，禁止在暖箱上书写或敲击暖箱，在暖箱周围降低说话音量等，可有效降低环境噪声。

（2）改良技术设备，降低噪声的危害程度：国内外有学者报道，降低 ICU 的环境噪声可从改善环境开始，包括配置可隔音的设备，用可吸收噪声的材料安装门、窗户、屋顶及地板。对于 ICU 室内，任何产生噪声的设备仪器应远离患儿的床头。另外，国内外有学者报道可采用遮盖暖箱、暖箱内放置吸引泡沫材料、使用耳塞等措施减少噪声对早产儿的影响。卡塔尔的 Rawia Abujarir 等的前瞻性半随机对照试验也证实了使用耳塞可有效减少噪声对 NICU 早产儿的影响，主要体现在 4 项生命体征，即心率、收缩压、呼吸频率、经皮测血氧饱和度的改变，而且差异有统计学意义。

（六）呼吸机管理中的冷凝水逆流及预防措施

1. 常见发生的原因

（1）湿化器中注水太满或未及时倒掉管道内积水杯的冷凝水。

（2）呼吸机管道放置过高及操作不当使呼吸机管道内积水过多，逆流入气道，引起窒息或感染。

2. 预防措施

（1）保证呼吸机湿化器内的灭菌注射用水在刻度线以内，保证湿化效果。若湿化过度，会造成气道黏膜水肿，痰液过分稀薄，管路内冷凝水增多，影响通气效果；湿化不足，造成气道内分泌物黏稠，可引起堵管。

（2）应随时倾倒冷凝水，并将呼吸机回路管路妥善放置，避免位置过高引起冷凝水逆流。

（黄　希　苏绍玉　万兴丽）

参 考 文 献

陈伟明，陆国平. 2016. 儿童机械通气撤机管理. 中国小儿急救医学，23（6）：369-375.

杜立中. 2012. 超低出生体重儿呼吸支持策略及进展. 中国实用儿科杂志，27（1）：4-6.

邵肖梅，叶鸿瑁，丘小汕. 2011. 实用新生儿学. 4 版. 北京：人民卫生出版社.

时富枝，赵磊，卢瑞存，等. 2011. 探讨水胶体敷料在无创持续气道正压通气中的应用. 护理研究，25（8）：2034-2035.

伍林飞，石玉兰，何义芬. 2011. 水胶体敷料在预防 ICU 无创通气患者面部压疮中的应用及效果. 华西医学，26（2）：266-267.

肖珮，徐晓娟，黄银有. 2012. 非营养性吸吮在治疗早产儿胃食管反流中的疗效观察. 吉林医学，33（6）：1129-1131.

赵浩天，王光英，龙玲，等. 2017. 呼吸机相关性肺炎预防的研究进展. 中国急救医学，37（8）：762-766.

中国新生儿复苏项目专家组. 2016. 中国新生儿复苏指南（2016 年北京修订）. 中华围产医学杂志，19（7）：481-486.

中华医学会重症医学分会. 2013. 呼吸机相关性肺炎诊断、预防和治疗指南（2013）. 中华内科杂志，52（6）：524-544.

Bassetti M，Taramasso L，Giaeobbe DR，et al. 2012. Management of ventilator associated pneumonia：epidemiology，diagnosis and antimierobial therapy. Expert Rev Anti Infect Ther，10：585-596.

Bassi GL，Ferrer M，Marti JD，et al. 2014. Ventilator-associated pneumonia. Semin Respir Crit Care Med，35（4）：469-481.

Dutta S，Singh B，Chessell L，et al. 2015. Guidelines for feeding very low birth weight infants. Nutrients，7（1）：423-442.

Han J，Liu Y. 2010. Effect of ventilator circuit changes on ventilator associated pneumonia：a systematic review and meta-analysis. Respir Care，55：467-474.

Rawia A，Husam S，William G，et al. 2012. The impact of earmuffs on vital signs in a neonatal intensive care unit. Neonatology Today，7（2）：1-12.

Valenzuela J，Araneda P，Cruces P. 2013. Weaning from mechanical ventilation in paediatrics. State of the Art. Archivos De Bronconeumologia，50（3）：105-112.

第十六章

呼吸机的清洁与消毒、保养与维护

随着小儿重症监护学的发展，目前呼吸机已广泛应用于临床的 PICU、NICU，是各大型医院必备的抢救设备之一，为患儿进行有效的呼吸支持，延长患儿生命，进一步争取治疗时机提供了重要保障。而呼吸机在使用过程中，由于是以呼吸的气体作为媒介和载体，因此，呼吸机配件及管路等的清洁消毒灭菌效果直接影响着呼吸机相关性肺炎的发生率，必须进行严格的清洁消毒灭菌。且呼吸机属于价格昂贵，较精密的仪器，其正确的保养与维护才能保证设备性能的可靠性和使用寿命，最大限度地发挥其经济效益和社会效益，防止由于保养与维护不当造成对患儿呼吸支持的效果不佳，甚至威胁患儿生命。

▶▶▶ 一、呼吸机及配件的清洁、消毒与灭菌

正确规范进行呼吸机及配件的清洁、消毒与灭菌，能降低呼吸机相关性肺炎的发生率，保障患儿安全。

（一）与呼吸机及配件的清洁、消毒与灭菌相关的卫生行业标准及规范

根据 2017 年 6 月 1 日实施的《中华人民共和国卫生行业标准》（WS310.1-3—2016）医院消毒供应中心管理规范、清洗消毒及灭菌技术操作规范等规定，复用性物品等应尽量由消毒供应中心（central sterile supply department，CSSD）进行相关诊疗器械、器具和物品等的回收、清洗、消毒、灭菌和供应。规范中指出：①进入人体无菌组织、器官、腔隙，或接触人体破损的皮肤和黏膜的诊疗器械、器具和物品应进行灭菌。②接触完整皮肤、黏膜的诊疗器械、器具和物品应进行消毒。

《中华人民共和国卫生行业标准》（WS/T509—2016）重症监护病房医院感染预防与控制规范 11.4 中指出，呼吸机外部管路及配件应一人一用一消毒或灭菌。由于儿童的抵抗力低，建议对呼吸机管路进行灭菌，或使用灭菌的一次性呼吸管路。

（二）呼吸机的清洁消毒原则

（1）呼吸机外置管路及附件应达到一人一用一消毒或灭菌。

（2）彻底清除管道内的痰痂等污染物。

（3）消毒前应尽可能将连接部分彻底拆卸，先清洁再消毒。

（4）推荐在呼吸机吸气端安装过滤器；对于有呼吸道传染的可能情况（如结核、流感等），应在呼气端安装过滤器；吸气端及呼气端均安装过滤器的呼吸机内置管路一般不需要常规清洗消毒。

（5）手工清洗消毒时，在保证操作人员安全和环境安全的前提下，应遵循先彻底清洁，再消毒或灭菌的程序。

（6）特殊感染的患儿，如耐甲氧西林金黄色葡萄球菌（MRSA）耐药菌株感染等使用的呼吸机管路应单独进行清洗与消毒。

（7）如临床怀疑使用呼吸机患者的感染与呼吸机管路相关时，应及时更换、清洗、消毒处理管路及附件，必要时对呼吸机进行消毒。

（8）呼吸机各部件消毒后应干燥保存备用，保存时间根据消毒方法而定。

（9）医院使用的消毒剂、消毒器械或其他消毒设备，必须符合《消毒管理办法》的规定。

（10）消毒处理过程中应避免物品再次污染，用化学消毒剂消毒后的呼吸机管路在使用前应使用无菌蒸馏水彻底冲洗干净，彻底干燥后才可保存备用。

另外，清洁消毒灭菌的原则还包括不损坏呼吸机及其零部件，以及考虑呼吸机管路的使用寿命等。

（三）呼吸机各部件的清洁消毒灭菌方法

消毒灭菌的基础是彻底地清洁，不同的呼吸机各部件的材料、结构、性能和作用等不同，对清洁和消毒的要求也有所不同。一般来说，呼吸机的机身、外壳、空气过滤（除尘网）、电源线、气源线部分与患儿没有直接连接，因此，达到一般的清洁消毒效果即可。而对于直接与患儿呼吸系统连接的部分，包括呼吸管路、连接口、湿化器、细菌过滤器等，则需要有效的消毒灭菌方法彻底去除病原微生物。

1. 呼吸机的外表面　包括机身、外壳、万向臂架、电源线、气源管路等，对于呼吸机的外表面，使用清洁的软湿抹布及时去除表面的污物与灰尘，一般每天清洁消毒 1～2 次。若被血渍、痰液或其他分泌物污染，则需要立即用湿润的消毒纱布擦拭，常用的为含氯制剂消毒液。

2. 呼吸机操作面板或触摸屏　由于呼吸机操作面板和触摸屏属于手频繁接触的表面，且不能使用具有腐蚀性的消毒液擦拭，因此应每日清洁后用浸有 75% 乙醇的软布擦拭。

3. 气源过滤网　包括空气压缩泵和部分呼吸机主机中可清洗的空气滤网，是用于阻挡灰尘进入呼吸机内部的部件。该部件在呼吸机气路的进气端，如不及时进行清洗，则有可能堵塞网孔，引起进气不畅，从而使空气压缩泵的工作负荷加重，缩短压缩泵的使用寿命。具体操作方法是将过滤网从呼吸机上取出，用清水洗净灰尘，用力甩干、晾干或烘干，也可以使用吸尘器吸净灰尘，放回原位，一般无须常规消毒。日常巡视时可肉眼观察有无灰尘堆积于气源过滤网上，常规每 2～3 天清洁 1 次，若为层流洁净病房，其房间内空气净化效果佳，因此，每 7 天清洁 1 次即可。

4. 内部电子元件　一般不可拆卸，其表面灰尘可用小功率的吸尘器轻轻吸除或由专业人员使用专用的软毛刷扫除，不得接触水和油类等制剂。

5. 传感器　呼吸机的压力传感器、流量传感器和温度控制传感器等均为敏感的电子配件，不能用消毒液浸泡，以免损坏其性能。可以选择气体消毒如环氧乙烷气体或使用 75% 的乙醇轻轻擦拭消毒。部分传感器能放置在清水中清洗，但需要即刻取出，自然晾干，切忌用力甩干或烘干，应参照该呼吸机说明书介绍的方法进行。

6. 模拟肺、自检连接管　模拟肺有各种材质，包括硅胶、不锈钢等，有些固定于呼吸机机身、有些为移动式的，固定于机身的模拟肺可以采取清洁后 75% 乙醇擦拭消毒，移动式模拟肺与自检连接管可采用环氧乙烷进行灭菌处理。需特别注意模拟肺接呼吸机 Y 形接口端的清洁和消毒，防止在开机自检时污染 Y 形接口，导致院内感染的发生。

7. 细菌过滤器　分为一次性使用和重复使用两种，一般安置在呼吸机的吸气端口，部分呼吸机的呼气端口也安置了细菌过滤器。一次性使用的细菌过滤器要求使用后立即丢弃。可重复使用的细菌过滤器应做到每个患者之间的更换，用后必须高压灭菌（不主张环氧乙烷气体消毒），并根据使用说明书定时更换，一般每年更换或使用 100 次更换。

8. 湿化罐　使用中的湿化罐应及时添加灭菌水，并且每日更换湿化罐及灭菌水。使用后的湿化罐可以选择消毒制剂浸泡消毒、环氧乙烷气体消毒等方式。

9. 呼吸机管路　分为一次性管路和复用性管路。一次性管路一人一用一丢弃，复用性管路一人一用一消毒灭菌，无论是哪种管路，使用中达到一定时间都需要进行更换。国外学者研究趋向于每 30 天更换 1 次，而国内的学者趋向于 7 天更换 1 次。对使用中的呼吸机管路发现有污染或可疑污染时应立即更换。对更换后的复用性管路及时进行清洁、消毒、灭菌。

10. 呼吸机的内回路　对于呼吸机内回路的消毒，目前处于争议讨论阶段，由于接触消毒剂可使一些特定配件的有效使用寿命明显降低，因此，还没有循证学证据支持对呼吸机内回路进行彻底的消毒。但对于呼吸传染疾病患儿（如流感、结核等），建议在呼气端增加细菌过滤器，减少呼吸机内回路的消毒成本。若为重症急性呼吸综合征（SARS）等高传染性高死亡率疾病患儿使用的呼吸机，可使用气体灭菌法进行呼吸机内回路的消毒。

（四）不同消毒灭菌法的特点

常用的消毒灭菌方法有气体灭菌法、化学消毒法、热力消毒法、氧化电位水消毒法。无论采取何种消毒方法，应达到充分的消毒和防止消毒液的残留。一般由医院消毒供应中心集中进行。

1. 气体灭菌法　达到灭菌效果的两个重要前提包括，一是应在灭菌前将物品进行彻底的清洁，二是需要将物品充分干燥。目前气体灭菌法在临床中使用较为广泛的是环氧乙烷，该气体对灭菌的物品损耗小，且穿透力较强，对于不适宜用一般消毒灭菌方法的物品均可使用此方法灭菌，包括呼吸机的各种精细部件。但由于环氧乙烷对人体有毒，在消毒过程中，接触的部分材料可以吸收环氧乙烷，因此在灭菌后需要将物品放入解析器至少 12h 以清除残留的环氧乙烷，从而导致灭菌的周期较长，且需要专用设备，成本较高。如果选择这种方法消毒灭菌呼吸机管路，病房需要备用一定数量的管路以保证轮替消毒灭菌使用。

2. 化学消毒法　操作简单方便、消毒周期短、成本较低，且可在病房完成，部分医院临床仍使用该方法，常用的有含氯制剂、0.5% 过氧乙酸、2% 戊二醛等浸泡消毒。但化学浸泡消毒对呼吸机的各种管路、配件均有不同程度的损伤，且消毒液的消毒效果受人为因素的影响较大，如配制浓度、使用时间、使用方法等，因此，采用化学浸泡法需要进行严格的质量控制，包括监控消毒液的配制日期、使用时间、浓度，是否将管路、配件等完全浸泡等，以保证消毒质量。采用化学浸泡法消毒后需使用灭菌水彻底清洗，防止消毒液残留，冲洗后烘干或晾干，干燥保存备用，保存过程中防止污染。一般保存 7 天后未使用需要进行再消毒。虽然 2009 年颁布的《消毒技术规范》及 2017 年《中华人民共和国卫生行业标准》（WS310.1—3-2016）均指出，对复用性呼吸机管路等应由消毒供应中心统一集中清洗消毒灭菌处理。但据调查，目前国内仍有部分医院呼吸机管路是在病房内进行自行清洗消毒，这就存在清洁消毒不彻底的隐患：一方面，单纯的手工冲洗往往不能彻底地清除细小管腔内的污染物；另一方面，由于科室消毒后没有烘干设备，只能自然晾干，而呼吸机的螺纹管较长，晾干需要较长时间，潮湿的环境和适宜的温度极有利于细菌的生长繁殖，造成清洗消毒后的二次污染。因此，规范的管理显得非常重要。

3. 热力消毒法　主要为高压蒸汽灭菌，用于耐高温、高湿的器械和物品。呼吸机管路、细菌过滤器、湿化器等都可进行高压蒸汽灭菌，但长期高温、高湿的环境对呼吸机硅胶管路的使用寿命有一定影响，因此临床需考虑成本效益。

4. 氧化电位水消毒法　氧化电位水是一种以电化学原理为基础生产的高效、低毒、快速的新型环保消毒剂，目前已逐渐应用于临床。所谓氧化电位水就是在自来水中加入少量氯化钠（一般＜0.1%），通过特殊的离子交换隔膜电解装置进行微电解处理，在阳极区产生的具有高氧化还原电位和低 pH 的特殊离子水。该溶液呈强酸性，可干扰微生物体酶系统的活性，破坏线粒体内的结构从而达到灭菌效果。其有效成分指标为有效氯，其含量为（60±10）mg/L，pH 为 2.0～3.0，氧化还原电位（ORP）≥1100mV，残留氯离子＜1000mg/L。该溶液在室温暴露下不稳定，可自行分解为自来水，因此要求现用现制，所以影响了临床应用的推广。但由于其使用完毕后可还原为水，对环境无污染，因此是最环保的消毒剂。手工清洗后的待消毒物品，使用酸性氧化电位水流动冲洗或浸泡消毒 2min，净水冲洗 30s 后，再根据情况进行灭菌处理。

关于使用何种消毒灭菌方法，各个医院应根据病区的布局环境条件及小儿呼吸机的使用情况选择适宜的消毒灭菌方式，只要能达到消毒灭菌的效果，同时考虑呼吸机各配件的消毒损耗情况即可。表 16-1 为常用呼吸机管路消毒法的比较。

表 16-1　常用呼吸机管路消毒法比较

	气体灭菌法	化学消毒法	热力消毒法	氧化电位水消毒法
优点	气体穿透力强	方法简便	属于物理消毒	高效
	消毒效果可靠	可操作性强	避免人工操作的不规范	低毒、环保
	对管路损伤小	廉价、消毒周期短	减轻医务人员工作量	消毒周期短
缺点	气体易燃、易爆	对管路及配件等有一定损伤	需专用设备	溶液不稳定
	气体对人体有毒	消毒液有刺激性	成本偏高	需现用现制
	气体挥发时间长	消毒效果的影响因素多	对管路及配件等有一定损伤	
	消毒周期长			
	需专用设备，成本高			
常用试剂	环氧乙烷气体	含氯制剂	高压蒸汽	氧化电位水
		2%戊二醛溶液		
		0.5%过氧乙酸		

（五）呼吸机清洁消毒灭菌效果的监测及质量控制

无论采用何种方法进行清洗消毒灭菌，均需要对消毒灭菌过程进行质量控制，对消毒灭菌的效果进行监测。集中送消毒供应中心（CSSD）进行清洗消毒灭菌的物品由 CSSD 进行清洗质量、消毒质量、灭菌质量的监测，如环氧乙烷灭菌的效果监测见表 16-2。若为病房进行清洗消毒，需要按照《中华人民共和国卫生行业标准》（WS310.3—2016）进行监测。如使用化学浸泡法进行消毒，消毒液桶需要加盖密闭储存，以防止消毒液挥发，有效浓度降低，并且需要每日监测消毒液的浓度并记录，定期进行更换以保证消毒效果。消毒时需要将物品全部浸入消毒液中，使之充分接触。消毒后需使用灭菌水彻底冲洗干净，并烘干保存，保存时间 7 天，未使用则需要再次进行消毒。

表 16-2　环氧乙烷灭菌后由 CSSD 进行的效果监测

质量监测法	具体内容
物理监测法	每次灭菌时记录灭菌时的温度、压力、时间和相对湿度等灭菌参数
化学监测法	每个灭菌物品包外应使用包外化学指示物作为灭菌过程的标志；每包内最难灭菌的部位放置包内化学指示物，通过观察其颜色变化，判断是否达到灭菌合格要求
生物监测法	每个灭菌批次均进行生物监测

消毒后的呼吸机在使用前可以按照《消毒技术规范》进行细菌学采样监测，了解清洁消毒效果。对于使用中的呼吸机外管路，由于机械通气后很快即有细菌定植，因此，一般不主张常规对使用中的呼吸机管路进行细菌学采样。呼吸治疗师、护理人员或医生在使用呼吸机，安装管路时均需要注意进气端口及出气端口的消毒，并注意安装过程中避免人为的污染等。

消毒后的呼吸机至少每 3 个月监测 1 次，监测的合格值为 $\leqslant 20CFU/m^2$。若高度怀疑医院感染暴发与呼吸机相关感染时应立即进行监测，建议采样部位包括外表板、外管路、湿化罐、集水杯、流量传感器、吸气和呼气端细菌过滤器、呼吸机内部可拆卸的呼气管路等。

CSSD 或临床科室应建立呼吸机及配件的清洗、消毒与灭菌的记录，清洗、消毒监测资料和记录需要保存 ≥6 个月，灭菌监测资料和记录需要保存 ≥3 年。

（六）呼吸机管路的管理

1. 回收　复用性呼吸机管路的回收，需要与一次性用品分开放置，回收时放置于专门的区域，密闭回收，精密的部件采取保护措施进行保护。对于特殊感染如多重耐药菌感染等的呼吸机管路使用时尽量选择灭菌的一次性管路，若为复用性管路，需采用双层密封袋包装，并注明感染性疾病名称，由 CSSD 单独回收处理。

2. 做好与 CSSD 的交接沟通工作　临床科室需要做好与 CSSD 的交接工作，呼吸机管路的回收与发放等均需有记录，发现问题及时向 CSSD 反馈改进。

3. 管路的标识　为保证呼吸机管路发现问题的可溯性追踪，消毒灭菌包装袋上应有消毒灭菌器编号、消毒灭菌批次、消毒灭菌日期等相关信息。

4. 病房储存要求　灭菌后呼吸机管路应存放于无菌区域。无菌区域的存放架或存放柜应距离地面高度≥20cm，距离墙面≥5cm，距天花板≥50cm。存放管路的位置固定，做好标识，方便识别取用。按效期进行管理，先进先出使用。

5. 使用前检查　使用前查看纸塑袋等密封包装外灭菌化学指示或观察透明袋内灭菌化学指示有无颜色变化，以确定灭菌是否达到要求。检查包装是否密闭，有无漏气，消毒灭菌是否在有效期内。如有异常则停止使用，与 CSSD 联系。

6. 禁止随意增减管路　呼吸机管路在使用中损耗后，需要用同等型号管路进行替换，不能随意增减管路，也不能使用成人管径的管路代替，防止管腔容积不当影响呼吸支持效果。

二、呼吸机的保养与维护

呼吸机作为急救医疗器械在救治危重患儿中有着极其重要的意义，而其使用的风险也远远大于其他医疗设备。2016 年，国家药品不良反应监测中心共收到可疑医疗器械不良事件报告表 353 240 份，见图 16-1。

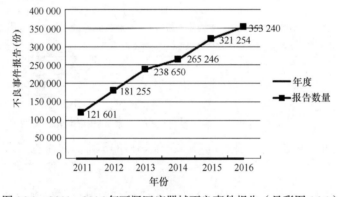

图 16-1　2011~2016 年可疑医疗器械不良事件报告（见彩图 16-1）

在 2016 年全国上报的可疑医疗器械不良事件报告中，报告数量排名前十位的有源医疗器械（指有电源的医疗器械），分别为患者监护仪、输液泵和注射泵、电子血压计、心电图机、血液透析机、呼吸机、血糖仪、婴儿培养箱、电子体温计和微波治疗机，占总报告数的 8.79%。其中呼吸机不良事件报告 1980 例，排名第 6 位，较 2015 年排名第 7 位上升一位，报告数绝对值较 2015 年的 1234 例有了明显上升，上升幅度 60.45%，见表 16-3。

表 16-3　2016 年可疑医疗器械不良事件排名前十的有源医疗器械

排名	产品类型	不良事件报告数	占总报告数的百分比（%）
1	患者监护仪	10 688	3.03
2	输液泵和注射泵	6559	1.86
3	电子血压计	2699	0.76
4	心电图机	2536	0.72
5	血液透析机	2508	0.71
6	呼吸机	1980	0.56
7	血糖仪	1627	0.46
8	婴儿培养箱	943	0.27

续表

排名	产品类型	不良事件报告数	占总报告数的百分比（%）
9	电子体温计	836	0.24
10	微波治疗仪	667	0.19
	合计	31 043	8.80

国家食品药品监督管理总局还发布了《医疗器械标准规划（2018—2020年）》，将医用呼吸设备纳入有源医疗器械标准化重点领域进行管理。

因此，科学的对呼吸机进行维护保养显得尤为重要，因为科学维护能保证呼吸机的正常运行，延长呼吸机的使用寿命，发挥最大效益，保证患儿安全。

呼吸机的使用寿命与负责管理的专业人员息息相关，熟悉程度高，管理到位能减少故障发生率，使呼吸机随时处于最佳运行状态，为其可靠性、稳定性、应急性提供了充分的保障。但专人进行呼吸机使用管理、专人进行维护保养是理想状态，虽然目前国内部分医院已有呼吸治疗师进行专人呼吸支持管理，呼吸机的专业维护保养由医学设备装备部工程技师进行，但部分医院仍然由临床一线的医生或护士承担。国内的多项调查研究结果显示，国内呼吸机的保养维护普遍不够规范，且大部分医院都是由儿科临床的各个科室进行申购，因此品牌及型号多，科室医护人员只熟悉本科室呼吸机的操作及管理，一旦外借到其他科室的仪器就会出现多种问题，导致资源无法得到合理的共享使用。因此，提高医务人员的意识，积极主动进行呼吸机的保养维护，培养专业的保养维护人员，负责对呼吸机进行日常管理，发现问题时的故障排除等，才能保证其应用的安全性和有效性。

呼吸机购买后应指定保养维护管理人员，并由厂方对保养维护管理人员、临床医护操作人员和设备科工程技术人员进行培训，培训内容包括呼吸机的结构原理、功能参数、常见故障处理、日常零部件的保养维护。在购买呼吸机或购买保养维护合同时在合同中约定对呼吸机进行检测和保养的周期，要求公司在进行检测保养工作时必须有设备科工程技术人员和临床科室使用管理人员在场监督，在检测保养工作完成之后，公司出具书面检测保养报告，详细记录检测和保养人员及具体的检测保养内容，确保真正地将检测保养工作做好、做细、做全。

（一）保养维护人员的素质要求及职责

呼吸机的保养和维护最好由呼吸治疗师与设备科专业人员负责，但由于目前专业人员缺乏，也可由经过培训的医生或护士兼管。负责呼吸机保养维护的人员应具备以下素质：

（1）熟悉常用小儿呼吸机的类型，对本科室使用的呼吸机的工作原理、结构、性能，尤其对各个零部件，如呼气阀、测压管、内外管路的拆卸、安装非常熟悉，并负责培训临床的使用操作人员。

（2）认真阅读各类呼吸机的使用说明书或用户手册，了解各部件对消毒的要求及特殊的保养维护要求，个性化的制订消毒方法及保养维护方案。

（3）制定每台呼吸机的标准化使用操作规程，包括开关机顺序、管路连接、呼吸机自检等。

（4）负责与专业维护人员联系，将方便联系的维护方式，包括医院设备科专业维护人员和厂家工程师维护人员等的电话联系方式张贴在呼吸机主机较明显的位置，便于出现疑问时随时得到专业指导。

（5）能识别呼吸机的常见故障，寻找出原因，针对性处理，将呼吸机使用过程中容易出现的操作不当问题注明，提醒医护人员注意。

（6）掌握各类呼吸机的检测方法。

（7）建立每台呼吸机的档案资料，随机身放置卡片，做好登记，包括使用、维修、维护、自检、检查、保养等记录。

（8）合理安排呼吸机的使用，一方面根据病情选择不同通气类型的小儿呼吸机；另一方面，若使用同一通气类型的呼吸机，应让所有的呼吸机能在合理的时间进行使用，旷置时间过久同样能缩短呼吸机的使用寿命。

（9）负责与各使用科室之间的经验交流，不断进行培训，提高使用人员的业务水平，使呼吸机的使用人员能达到熟悉呼吸机结构、性能的要求，对于各种零部件，如过滤器、呼吸机管路的拆卸和安装方法应掌握；正确识别并排除一般的故障报警，能清楚呼吸机的基本操作方法和功能测试。

（二）呼吸机的安全性能检测

呼吸机使用的操作条件：环境温度为 10～40℃，相对湿度为 30%～90%，大气压 780～106kPa。电源一般为 220～240V 交流电，允许偏离额定电压的 ±10% 的波动。定期进行充电，保证后备电源，备用电池一般至少每 3 年更换 1 次。

临床使用呼吸机前，必须先检测呼吸机的各项功能，确保其各项功能处于正常运行状态，并连接模拟肺进行参数调节后再与患儿连接。否则，若连接患儿与呼吸机并应用后再发现有故障或参数不合理的情况，不仅耽误抢救时机，甚至会造成患儿的意外伤害。

呼吸机的检测一般包括电气安全检测、气源检测、供气管道的检测、空气压缩机的检测、气密性测试、报警系统的检测、触发灵敏度的检测、通气模式等参数的检测、氧浓度的检测、湿化器的检测等。

1. 电气安全检测　主要检测机器保护接地阻抗及对地漏电流的大小。为确保测量值的准确，测试之前应先将空气压缩机及其他附件与主机连接好。一般开机后呼吸机会进行自检，电气安全测试要求呼吸机已保护接地的所有可能触及金属部件与电源输入插口中的保护接地点之间的阻抗应小于 0.1Ω，正常工作时机器对地漏电流不超过 500μA，外壳漏电流不超过 100μA。

2. 气源检测　将呼吸机管道与模拟肺连接，在辅助控制通气模式下，将氧气浓度调至100%，观察氧气气源压力变化，再将氧浓度调至 21%，检查空气气源的压力及流量。

3. 供气管道的检测　呼吸机的供气压力根据生产厂家的不同而有所区别，一般在241～345kPa、35～50psi。如供气压力不足则呼吸机可能无法工作，并且有供气不足提示报警。同时注意供气压力不可高于正常压力，否则会导致呼吸机损坏。

4. 空气压缩机的检测　连接空气压缩机电源后，观察压力表指针是否很快达到正常工作压力区域（绿色区域），如果指针不动或摆动很小，说明有漏气；如果指针上升得很慢但最终也能达到正常工作压力区域，说明表头有进水；如果呼吸机在正常工作时压力表指针回摆幅度很大，说明空气压缩机机芯有磨损，需要更换。

5. 气密性测试　密闭的呼吸机气路是呼吸机提供足够潮气量的重要保证，直接影响着治疗效果。气密性测试即检测呼吸机的气路系统各管道有无漏气现象，气路系统的管道包括供气管道、主机内部管路、与患儿连接的回路三部分，通常采用潮气量检测法、压力检测法及耳听、手摸等方法。操作时将呼吸机管路与模拟肺连接后，使呼吸机处于工作状态进行检测。

（1）潮气量检测法：通过设定潮气量，对比呼吸机的潮气量监测数据，就能检查出呼吸机气路是否漏气，非常方便。若监测的潮气量数据与设定值相等，则说明呼吸机无漏气，气路密闭性好；若监测的潮气量数据小于设定值，则说明有漏气，气路密闭性不好。

（2）压力检测法：通过呼吸机工作的压力和气道压力比较来检测呼吸机是否漏气。若工作压力低于设定压力，则说明压缩泵或主机内外气路存在较明显的漏气，或是氧源的压力不足；若气道压力低于正常，说明主机外的气路漏气。

（3）其他方法：管道和接口漏气时可以听到"嘶嘶"声，且可以将手放置于可能的漏气点感受气体漏出，或使用棉花于可能的漏气点，观察棉花的情况。

6. 报警系统的检测　这是一项很重要的安全功能测试，主要包括气压上/下限报警、潮气量上/下限报警、每分通气量上/下限报警、呼吸频率报警、窒息等报警装置。部分机器为开机自检，有的需要人工配合将呼吸机参数改变，模拟呼吸道阻力增加等来检测报警系统的性能是否完好。

7. 触发灵敏度的检测　选择辅助通气时，触发灵敏度非常重要。将触发灵敏度调为$2cmH_2O$，挤压模拟肺，呼吸机能够被触发，否则可能是吸气或呼气压力、流量测量有误差，需要进行维修。

8. 通气模式、呼吸频率、吸呼比、压力水平等的检测　一般为机器自检，通过检测，可以直观掌握呼吸机在辅助通气和治疗中的各项基本参数的偏差，及时发现问题，从而在故障发生前提前进行维修、校对和保养，为医疗安全提供重要的保障。

9. 氧浓度的检测　可使用外置的氧浓度检测仪来进行校验，校验前需将氧浓度检测仪进行空气和纯氧的定标，以保证检测的准确性。一般检测5~6个氧浓度点（21%、30%、40%、60%、80%、100%），正常的误差一般控制在5%之内。

10. 湿化器的检测　主要是看当湿化器达到设定温度后是否停止加热，并始终维持温度，可以使用温度计来测量送气的温度，因设定的温度是加热板的温度而不是送气的温度，所以一般有偏差，送气口端温度一般设定温度为-3℃。

目前，绝大多数小儿呼吸机都配备有自检功能，能有效地对机器内部存在的各种可能引发故障的组件进行检测和校对，且针对临床使用和工程师使用分别有快速自检（SST）和扩展自检（EST）。在临床使用前，应将快速自检作为使用前试机的必须程序，医院设备科专业人员应定期对呼吸机进行扩展自检，以排查各类隐患。

（三）呼吸机的日常保养与维护

1. 使用前检查

（1）定期为呼吸机进行清洁、除尘。

（2）检查电源及线路有无破损断裂。

（3）清点管路并进行正确的组装，一般现有的小儿呼吸机上均有箭头图示或标注"to patient""from patient"等简洁标识，将呼吸机的送气端连接入湿化器，再连接到患儿，通过"Y"形接口回入机器。

（4）检查管路系统有无漏气。

（5）设定加温湿化器的温度。

（6）连接模拟肺，观察有无异常声音，通过机器快速自检，检测呼吸机的各项性能是否完好。

（7）设定各种参数，检查运行是否准确。

2. 使用中的维护

（1）加强巡视，观察电源连接是否紧密。

（2）检查呼吸机的运行状况，有无出现报警等。

（3）查看空气或氧气进气口端的积液瓶有无积水，机器的散热通风口及压缩机通风口过滤网是否清洁，一般每 2～3 天清洗 1 次。

（4）呼吸机推车的车轮锁定，防止仪器移位影响呼吸支持效果，甚至导致非计划性管路脱出。

（5）查看湿化罐的湿化效果，及时添加灭菌水，使用过程中保持正常量的水位，严禁加入任何溶液，以免产生结晶沉淀物而损害加温加湿器的电热蒸发面，影响其性能。对于部分运行中的呼吸机，添加湿化罐内灭菌水时注意避免断开呼吸机的通气。

（6）检查管路中有无积水，定时倾倒冷凝水，注意呼吸机管道的平面应低于患儿的呼吸道。

（7）及时倾倒高压空气管接呼吸机端捕水器内的水，防止水进入呼吸机内部而引起机器故障。

（8）检查管道是否通畅，管道有无打折扭曲等。

3. 使用后的维护

（1）呼吸机使用后及时进行清洁消毒。

（2）关机前采用空气通气 5～10min，以排空呼吸机管道内的高浓度氧气，从而延长氧电池的使用寿命。

（3）重复使用的细菌过滤器在每次患者使用后均需进行高压灭菌消毒，不能冲洗、浸泡或气体消毒，以免增加气流阻力，降低过滤效果，应根据使用说明书定时更换，一般每年更换或使用 100 次或使用 5000h 更换，否则可能引起不能消除的回路阻塞报警或漏气报警。

（4）呼吸机内外回路根据呼吸机的使用说明书进行相应的保养、清洁、消毒。

（5）呼吸机消毒后使用防尘罩遮盖，放置于干燥、清洁、通风的场所，避免阳光直射等，注意防潮、防震、防热和防腐蚀。

（6）定期更换消耗品，如氧电池、过滤网、皮垫等。

（7）设置专门区域，固定放置呼吸机，机器出现问题时有醒目的提示，应禁止使用，并及时报修并登记入档案。

（8）呼吸机不能旷置过长时间，因电子设备可能因为潮湿通电造成烧毁，应养成每天开机运行1h，每月充电12h的保养习惯。

（四）预防性维护保养

目前国内的调查显示，40%～60%的呼吸机均是在使用呼吸机前后进行检测机维护，而旷置期间的定期检测率非常低，甚至有少数从来未作检测及维护。呼吸机的维护保养是一项细致复杂的工作。近年来提出对呼吸机进行预防性维护保养（preventive maintenance，PM）的概念，PM应一般每年进行一次或每使用5000h进行1次。

决定预防性维护周期的因素有安全性（safety，S，出现故障给患儿与医务人员带来的危险程度）、重要性（importance，P，临床诊治中的价值）、使用率（utility，U，单位时间内开机时间，使用次数）、故障率（failure，F，因设备自身及使用环境发生故障相对概率），将每个因素分为高、中、低三种强度，依次赋予3、2、1的权重，如表16-4。

表 16-4　呼吸机预防维护周期影响因素强度表

级别	强度	常数	说明
安全性（S）	高	3	故障时对医务人员及患儿有害
	中	2	故障时对医务人员及患儿可能有害
	低	1	故障时对医务人员及患儿不会存在危害
重要性（I）	高	3	诊治中很重要（必备技术）
	中	2	诊治中比较重要（可代替技术）
	低	1	诊治中一般
使用性（U）	高	3	每月工作60h以上
	中	2	每月工作15～60h
	低	1	每月工作15h以下
故障率（F）	高	3	年故障率3次以上
	中	2	年故障率2～3次
	低	1	年故障率1次及以下

将每台呼吸机的S、I、U、F指标相加为优先级P，$P=S+I+U+F$，因此，P值越高，其进行PM的间隔时间短；反之则长，但一般不超过12个月。PM时间间隔为T（pm）$=16-P$。实际应用时需要根据某些型号的呼吸机的平均无故障时间进行调整。

预防性维护保养的内容包括定期更换消耗品，如氧电池、活瓣、皮垫等，定期进行全面的扩展自检，对呼吸机内回路、电气等各种装置进行全面的检查，及时发现可能存在的问题。预防性维护能有效地降低呼吸机的故障率，及时发现并解决问题，将高成本的事后维修变成低成本的保养维护，节约了经费，提高了开机率，使呼吸机运行更安全稳定。

1. 气源　是呼吸机工作的重要组成部分，气源的压力平衡和安全性来源于压缩泵和氧气的正常减压，所以这两部分的维护非常重要。氧气气源一般由中心供氧提供，有时可由氧气钢瓶提供；空气气源由中心正压供气提供或由呼吸机自带的空气压缩机提供。对气源的管理主要是定期测定输出压力，防止因气源问题引起呼吸机参数的偏差。空气压缩机为较复杂的机械部件，其故障率较高，一般使用 5000h 需进行大保养 1 次，此工作应由精通机械的专业技术人员负责，除了做好外壳、空气过滤网的日常清洁外，保养的重点内容为泵的活塞圈、阀门、铜芯过滤器、垫圈的更换和马达的除尘等。目前，空气压缩机属于消耗件，随着使用时间的增加，其压力会逐渐降低，使空气气源压力降低和汽水分离效果变差，从而引起气源压力缺失报警和呼吸机内冷凝水聚集，导致内部进水。因此空气压缩机还应根据使用时间进行输出压力调节，以确保合适的输出压力和良好的汽、水分离效果，通常使用 8000～12 000h 就需要进行更换，保养较好的可以使用 15 000h 以上。氧气和空气的墙壁接口和插头也要进行检查，通常容易由于墙壁供气接口老化，导致连接不紧、漏气，使气源压力过低。

2. 主机　呼吸机使用后无论时间长短，都应进行清洁消毒，避免交叉感染。重点是制订详尽的检测常规和正确的开关机顺序，主机电源应在气源接通后方可启动，即连接氧气源连线，启动空气压缩机电源，待氧气和空气的压力平衡后，气源报警声消失或压力指示表位于绿色的正常区域，方可开启主机。若为中央供应空气则简单得多。呼吸机的关机顺序正好与开机顺序相反，先断开与患儿的连接，关闭湿化器开关，关闭主机电源，关闭空气压缩机，拔出电源线、空气源及氧气源连线。

3. 空氧混合器　是氧浓度的调节器，若压缩气体的水进入空氧混合器，可以使橡皮垫圈膨胀、老化，从而堵塞通气眼，导致无气体输出，所以必须定期排水。

4. 操作和监控面板的维护与保养　呼吸机的操作均在面板上进行，从老式的旋钮到新型的触摸屏，大量的操作容易引起按键旋钮或触摸屏失灵，临床使用中各种药液滴漏更是容易引起面板的污损，因此，应注意对操作、监控面板的保护。

5. 加温湿化器　应定期更换和补充湿化器内的液体，要求必须使用灭菌水，以免液体形成结晶沉淀，影响加温湿化的功能。湿化器的温度控制传感线部分应注意保护，防止反复拉扯，折叠导致影响温控的监测和报警。

（五）呼吸机的常见故障及排除

在呼吸机的使用运行中，可能出现各种各样的报警及故障，应及时查找原因进行处理。常见的报警有电源报警、空气压缩机报警、气源供应报警、压力报警、窒息报警、每分通气量报警、氧浓度报警、温度传感器报警等，见表 16-5。

表 16-5　常见呼吸机故障、原因及处理

报警	故障表现	原因	处理
电源报警	备用电源即将使用完毕报警	交流电源中断，备用电源即将使用完毕	连接交流电，为备用电源充电，备用电池使用 3 年左右需更换
	电源中断持续报警	呼吸机电源插头脱落而无紧急供电电池	重新插好插头
		医院电源线路中断供电而无紧急供电电池	恢复正常电源供应
		保险丝烧坏	更换保险丝

报警	故障表现	原因	处理
空气压缩机报警	工作压力表指针为 0	电磁阀不工作导致阀芯不吸合	打开空气压缩机检查是否漏气，必要时更换电磁阀
	压缩机停止转动	压缩机已坏	更换压缩机
		机器使用时间过长、产热启动保护开关而使电源中断	保持房间良好的通风，除尘，让机器冷却后重新启动
	工作压力表指针上升缓慢	压缩机滤水差	更换零部件
		水气凝聚堵塞	去除压缩机形成的冷凝水
	机器噪声过大	压缩机减震垫老化	更换零部件
		使用时间超过时限（＞10 000h）	建议更换
气体供应故障报警	气体供应不足	中央供气压力不足	与中央供气站联系，保证工作压力在正常范围
压力报警	高压报警	管道扭曲	调整管道
		分泌物堵塞气管插管口	清理呼吸道分泌物
		管路中冷凝水聚集堵塞	倾倒冷凝水
		病情导致的气道阻力增加	针对疾病处理
		报警限设置不合理	调整报警限
		细菌过滤器堵塞	清洗或更换细菌过滤器
	低压报警	管道漏气	检查漏气点并密闭
		气管插管脱出	根据病情重新气管插管
		报警限设置不合理	调整报警限
窒息报警	超过设置窒息时间报警	患儿呼吸暂停	立即评估患儿的呼吸频率，做相应调整及处理
		窒息报警时间设置不合理	重新设置窒息报警时间
每分通气量报警	每分通气量过高报警	患儿病情导致的通气过度	针对病情处理
		报警限设置不合理	调整报警限
	每分通气量过低报警	患儿自主呼吸弱，通气不足	针对病情处理
		报警限设置不合理	调整报警限
氧浓度报警	氧浓度监测无数据	氧电池用完	更换氧电池
	氧浓度测量数据误差超过 5%	氧浓度监测不准确	校准氧浓度仪
温度传感器报警	湿化罐的温度高于设定值	湿化罐内湿化水不足	及时添加灭菌水
	湿化罐的温度低于设定值	湿化罐内加热棒未工作	更换患者单元

呼吸机故障时不要频繁地开关呼吸机，这样很容易造成设备电路因电容未放电完毕形成瞬间电流冲击烧毁设备。

呼吸机的保养维护工作是一项复杂又细致的工程，管理涉及的因素多、领域广、技术性强，不仅需要一线医护人员和专业技师的参与，还需要多个部门的积极配合。临床应建立规范的制度，制定标准的操作规程，指定专人负责管理，对操作人员进行系统化的培训，并进行相应的考核，使其熟悉呼吸机应用的适应证、禁忌证，掌握通气模式及参数的调节、通气过程中的检测，并发症的防护，呼吸机的清洁消毒和保养，呼吸机使用的常见报警及处理等，共同维护呼吸机的性能完好，保证呼吸机的正常运行。

（胡艳玲　石　晶）

参 考 文 献

国家食品药品监督管理总局. 2016. 国家医疗器械不良事件监测年度报告. http: //www.sfda.gov.cn/WS01/CL0845/172504.html.

韩明星, 商临萍. 2016. 呼吸机管路更换时间的研究进展. 护理研究, 30 (8): 2945-2948.

贾云霞, 王瑛琳, 石继巧, 等. 2010. 酸性氧化电位水在呼吸机管道消毒中的对比研究. 中华医院感染学杂志, 20 (14): 2081.

李俊梅, 杨俊丽, 赵宇新. 2016. 供应中心复用呼吸机管路清洗消毒的最新进展研究.检验医学与临床, 13 (1): 132-134.

刘燕玲, 杜立, 杜洪, 等. 2010. 我国呼吸机管路系统清洗消毒现在与研究进展. 中华护理杂志, 45 (8): 761-763.

唐昊, 周俊, 张和华, 等.2016. 呼吸机不良事件信息的管理. 中国医学装备, 13 (2): 123-125.

肖珊, 赵伟. 2017. 呼吸机的临床安全使用要点分析.医疗卫生装备, 38 (7): 157-159.

肖昕. 2009. 新生儿呼吸机的清洁消毒与维护保养. 实用儿科临床杂志, 24 (6): 407-410.

喻文亮, 钱素云, 陶建平. 2012. 小儿机械通气. 上海: 上海科学技术出版社, 343-345.

中华人民共和国国家卫生和计划生育委员会. 中华人民共和国卫生行业标准 WS/T509-2016 重症监护病房医院感染预防与控制规范.

中华人民共和国国家卫生和计划生育委员会. 中华人民共和国卫生行业标准 WS/T512-2016 医疗机构环境表面清洁与消毒管理规范.

中华人民共和国国家卫生和计划生育委员会. 中华人民共和国卫生行业标准 WS310. 1-3-2016 医院消毒供应中心: 管理规范、清洗消毒及灭菌技术操作规范、清洗消毒及灭菌效果监测标准.

中华医学会重症医学分会. 2013. 呼吸机相关性肺炎诊断、预防和治疗指南. 中华内科杂志, 52 (6): 524-543.

Choi J S, Yeon J H. 2010. Ventilator associated pneumonia with circuit changes every 7days versus every 14 days. J Korean Acad Nurs, 40 (6): 799-807.

Han J, Liu Y. 2010. Effect of ventilator circuit changes on ventilator associated pneumonia: a systematic review and meta analysis. Respir Care, 55 (4): 467-474.

第三篇

常 见 疾 病

第十七章

新生儿窒息

新生儿窒息（neonatal asphyxia）是指由于产前、产时或产后的各种病因，使胎儿发生宫内窘迫或娩出过程中发生呼吸、循环障碍，导致出生后 1min 内无自主呼吸或未能建立规律呼吸，以低氧血症、高碳酸血症和酸中毒为主要病理生理改变的疾病，是新生儿死亡及小儿致残的主要原因之一。根据世界卫生组织的统计，每年全世界 400 多万新生儿死亡中约有 1/4 是死于新生儿窒息，这些患儿大多未能接受正确的复苏；而有 100 万以上的婴儿由于围生期窒息而出现不同程度的后遗症。

一、概述

产前、产时及产后任何可引起胎儿或新生儿血氧饱和度下降的因素均可引起新生儿窒息。目前国内外尚无统一的新生儿窒息诊断标准，大多数国家或地区仍将 Apgar 评分作为新生儿窒息的诊断依据。Apgar 评分操作简便易行，但存在主观评估干扰，且易受其他混杂因素如早产、先天发育异常等影响。1996 年，美国儿科学会和美国妇产科学会对于严重的可能引起神经系统后遗症的围生期窒息联合发布了新的诊断标准，我国在 2013 年由中国医师协会新生儿专业委员会结合临床研究和窒息的预后转归制定了窒息诊断和分度的标准。目前国内仍沿用 Apgar 评分作为新生儿窒息的诊断标准。

二、新生儿窒息常见病因

凡能导致胎儿或新生儿缺氧的各种因素均可引起窒息。

1. 孕妇疾病

（1）缺氧：呼吸功能不全、严重贫血及一氧化碳中毒等。

（2）胎盘功能障碍：心力衰竭、血管收缩（如妊娠高血压综合征）、低血压等。此外，年龄≥35 岁或＜16 岁及多胎妊娠等窒息发生率较高。

2. 胎盘异常　前置胎盘、胎盘早期剥离和胎盘钙化、老化等。

3. 脐带异常　脐带受压、脱垂、绕颈、打结、过短和牵拉等。

4. 胎儿因素

（1）早产儿、小于胎龄儿、巨大儿等。

（2）畸形，如后鼻孔闭锁、肺膨胀不全、先天性心脏病等。

（3）宫内感染致神经系统、呼吸系统受损；呼吸道阻塞，如胎粪吸入等。

5. 分娩因素　难产，产钳、胎头吸引，产程中使用麻醉药、镇痛药及催产药等。

▶▶ 三、新生儿窒息的发展过程

（一）原发性呼吸暂停

缺氧初期，机体出现代偿性血流灌注重新分配。由于儿茶酚胺分泌增加和其选择性血管收缩作用，使肺、肾、消化道、肌肉及皮肤等的血流量减少，而脑、心及肾上腺的血流量增加。此时由于缺氧而导致的呼吸停止，即原发性呼吸暂停（primary apnea），表现为呼吸暂时停止、心率先增快后减慢，血压升高，伴有发绀，但肌张力存在。若病因解除，经清理呼吸道和刺激即可恢复自主呼吸。

（二）继发性呼吸暂停

若缺氧持续存在，在原发性呼吸暂停后出现几次喘息样呼吸，继而出现呼吸停止，即继发性呼吸暂停（secondary apnea）。此时表现为呼吸停止、心率和血压持续下降，周身皮肤苍白、肌张力消失。此阶段对通过清理呼吸道和刺激无反应，通常需正压通气方可恢复自主呼吸。

临床上有时难以区分原发性呼吸暂停和继发性呼吸暂停，为不延误抢救，均可按继发性呼吸暂停处理。

▶▶ 四、新生儿窒息的诊断标准

国内现行多以 Apgar 评分作为新生儿窒息的诊断标准，1996 年美国儿科学会和美国妇产科学会及 2013 年中国医师协会新生儿专业委员会制定的窒息诊断和分度的标准尚未得到广泛认可。

（一）基于 Apgar 评分的新生儿窒息诊断标准和分度

自 1953 年美国学者 Virginin Apgar 提出使用 Apgar 评分系统对新生儿窒息进行评价以来，Apgar 评分至今一直被认为是一种简便易行的评估新生儿窒息的方法。Apgar 评分由 5 项体征组成，评分者不需借助实验室检查即可对初生的婴儿进行简便迅速的评估，为保证 Apgar 评分的客观性，评分者最好为非接生者，如麻醉医生或新生儿科医生。Apgar 评分用于评估新生儿窒息，敏感性较高，但其本身有许多局限之处。如早产儿特别是超低出生体重儿，由于自身发育不成熟、肌张力低下和对外界刺激的反应相对较差，Apgar 评分与实际状况不相符，可能低于正常。再如某些伴有先天发育异常的患儿可能存在肌张力低下、呼吸节律或心律异常，影响 Apgar 评分结果。产妇分娩前及分娩中使用镇静剂、麻醉剂等药物亦可影响新生儿，使其处于抑制状态，造成新生儿 Apgar 评分偏低。

Apgar 评分是临床评价出生窒息程度的简易方法。

1. 评价时间 分别于出生后 1min、5min 和 10min 进行。

2. 内容 包括皮肤颜色、心率、对刺激的反应、肌张力和呼吸（表 17-1）。

3. 评价标准 每项 0～2 分，满分共 10 分。1min Apgar 评分 8～10 分为正常，4～7 分为轻度窒息，0～3 分为重度窒息。

表 17-1 新生儿 Apgar 评分内容及标准

体征	0分	1分	2分
皮肤颜色	青紫或苍白	躯干红，四肢紫	全身红
心率（次/分）	无	<100	>100
弹足底或插鼻管后反应	无反应	有皱眉动作	哭，喷嚏
肌张力	松弛	四肢略屈曲	四肢活动
呼吸	无	慢，不规则	正常，哭声响

4. 评估的意义 1min Apgar 评分反映窒息严重程度，5min 和 10min Apgar 评分除反映窒息严重程度外，还可反映窒息复苏的效果及帮助判断预后。

5. 注意事项 应客观、快速及准确地进行评估；胎龄小的早产儿成熟度低，虽无窒息，但评分较低；孕母应用镇静药等，评分可较实际低，Apgar 评分扣分的顺序及恢复的顺序见图 17-1。

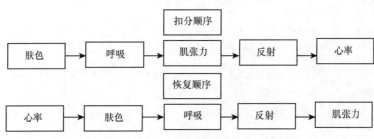

图 17-1 Apgar 评分扣分及恢复的顺序

（二）美国标准

美国儿科学会和美国妇产科学会在 1996 年对可能引起神经系统后遗症的严重围生期窒息进行了定义，提出诊断严重的围生期窒息时应同时具备以下四条标准：

（1）脐动脉血气分析提示严重的代谢性或混合性酸中毒（pH<7.00）。

（2）Apgar 评分 0～3 分持续 5min 以上。

（3）新生儿出现神经系统的异常表现，如惊厥、昏迷或肌张力低下。

（4）出现多器官（如心血管系统、消化系统、血液系统、呼吸系统或泌尿系统）功能损伤的表现。

（三）中国医师协会新生儿专业委员会制定的标准

2013 年中国医师协会新生儿专业委员会制定了《新生儿窒息诊断和分度标准建议》，具体如下：

（1）有导致窒息的高危因素。

（2）出生时有严重呼吸抑制，至出生后 1min 仍不能建立有效自主呼吸且 Apgar 评分≤7 分；持续到出生后 5min 仍未建立有效自主呼吸且 Apgar 评分≤7 分或出生时 Apgar 评分正常、但至出生后 5min 降至≤7 分者。

（3）脐动脉血气分析 pH<7.15。

（4）除外其他引起低 Apgar 评分的病因，如呼吸、循环、中枢神经系统先天性畸形、神经肌肉疾病，胎儿失血性休克，胎儿水肿，产妇产程中使用大剂量麻醉镇痛剂、硫酸镁引起的胎儿被动药物中毒等。

以上第 2～4 条为必备标准，第 1 条为参考标准。其分度标准为无缺氧缺血性脏器损伤为轻度窒息，有缺氧缺血性脏器损伤为重度窒息。

四、新生儿窒息常见并发症

1. **中枢神经系统**　缺氧缺血性脑病和颅内出血。
2. **呼吸系统**　肺炎、胎粪吸入综合征、呼吸窘迫综合征及肺出血等。
3. **心血管系统**　缺氧缺血性心肌损害、持续性肺动脉高压等。
4. **泌尿系统**　肾功能不全、急性肾小管坏死及肾静脉血栓形成等。
5. **代谢方面**　低血糖或高血糖，低血钙及低钠血症等。
6. **消化系统**　应激性溃疡和坏死性小肠结肠炎等。

五、治疗

新生儿窒息的复苏（resuscitation）必须分秒必争，由产科医生、新生儿科医生合作进行。

（一）复苏方案

自从 1987 年美国儿科学会（AAP）和美国心脏协会（AHA）开发了新生儿复苏项目（NRP）并向全世界推广，大大降低了新生儿窒息的死亡率和伤残率。目前全球新生儿复苏多参考美国指南，该指南约 5 年更新一次，最新的是 2015 年新生儿复苏指南。该指南采用国际公认的 ABCDE 复苏方案。

1. **A（airway）**　清理呼吸道。
2. **B（breathing）**　建立呼吸。
3. **C（circulation）**　恢复循环。
4. **D（drugs）**　药物治疗。
5. **E（evaluation and environment）**　评估和环境（保温）。其中，评估和环境（保温）贯穿于整个复苏过程中。在 ABCDE 的复苏原则下，新生儿窒息复苏的过程包括以下环节。

（1）快速评估与初步复苏。

（2）正压通气与氧饱和度监测。

（3）喉镜下气管插管正压通气及胸外心脏按压。

（4）药物（包括必要时的扩容）。

（5）复苏后监护：执行 ABCD 每一步骤的前后，应对评价指标即呼吸、心率（计数 6s 心率然后乘 10）及氧饱和度进行评估。根据评估结果做出决定，执行下一步复苏措施，即应遵循评估→决定→操作→再评估→再决定→再操作，如此循环往复，直到完成复苏。

（二）复苏步骤

2015 版新生儿复苏流程图如图 17-2 所示。

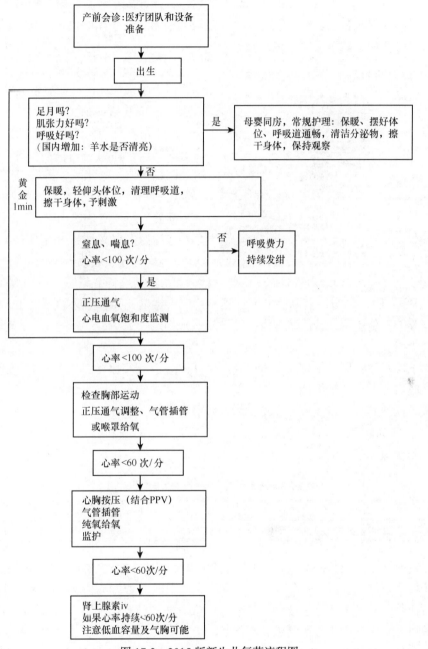

图 17-2　2015 版新生儿复苏流程图

1. 初步评估　包括 4 个需要回答的问题，即羊水是否清亮、新生儿是否足月、是否有哭声或呼吸、肌张力是否正常。如存在问题，应进入初步复苏。初步复苏包括五个步骤，即保持体温、摆正体位、清理气道、擦干全身、给予刺激。完成初步评估及初步复苏，并进行再评估完成，整个时间应控制在新生儿出生 30s 内。

（1）保持体温：保暖对于新生儿很重要，由于新生儿体表面积相对较大，热量散失较快，不恰当的保暖可影响新生儿的复苏效果。复苏过程中若有条件应注意监测患儿中心体温，以避免保暖温度过高造成呼吸抑制等。对出生体重＜1500g 的极低出生体重儿（very low birth weight infant，VLBWI）可将其头部以下躯体和四肢放在清洁的塑料袋内，或盖以塑料薄膜置于辐射保暖台上。在复苏的全过程中均需注意对新生儿进行正确的保暖，如在擦干患儿后应将使用过的湿毛巾尽快移除。

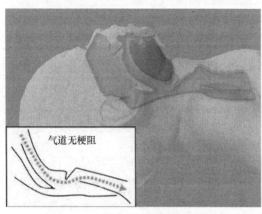

图 17-3　鼻吸气位（见彩图 17-3）

（2）摆正体位：应将新生儿头轻度仰伸，即置于鼻吸气位，以使咽后壁、喉和气管成一直线，如图 17-3 所示。

（3）清理气道：无论是否需要复苏，肩娩出前助产者需用手将新生儿的口咽、鼻中的分泌物挤出。娩出后，若有必要，应清理新生儿的呼吸道。对于羊水有粪染的新生儿，是否需要进行气管内吸引需评估新生儿的活力。有活力的定义是需同时满足以下三条：

1）规则呼吸或哭声响亮。

2）肌张力好。

3）心率＞100 次/分。若新生儿能达到上述三条标准，为有活力的新生儿，则继续进行初步复苏的其他步骤；若任何一条不能满足，则判定为无活力的新生儿，此时需进行气管内胎粪吸引。

（4）正确刺激：用手拍打或手指轻弹新生儿的足底或摩擦背部 2 次以诱发自主呼吸，注意动作应当轻柔。若缺氧持续存在，新生儿会在多次喘息后进入继发性呼吸暂停阶段，此时刺激不能使其呼吸恢复，必须给予人工呼吸。

2. 初步复苏后再次评估　正常足月儿出生后有一个氧饱和度逐步上升的过程，其分钟目标氧饱和度值如表 17-2。

表 17-2　正常足月儿分钟目标氧饱和度值

出生后时间	1min	2min	3min	4min	5min	6min
氧饱和度	60%～65%	65%～70%	70%～75%	75%～80%	80%～85%	85%～90%

若患儿有自主呼吸且心率≥100 次/分，但有持续发绀或呼吸困难表现，应予以保持气道通畅（如摆正体位、清理呼吸道）并行氧饱和度监测。若氧饱和度不能达到目标值可考虑予以常压吸氧；若患儿有持续存在的呼吸困难表现，可考虑予以 nCPAP 辅助通气。如再次评估患儿仍未建立良好的呼吸，且心率低于 100 次/分，按照复苏流程，应进入正压通气及氧饱和度监测的步骤，此操作应在 60s 内完成。建立充分的正压通气是新生儿复苏成功的关键，其指征为：

（1）呼吸暂停或喘息样呼吸。

（2）心率＜100 次/分。满足任何一条即需要开始正压通气。正压通气有效表现为心率迅速增加、胸廓可见起伏、双侧呼吸音对称、氧饱和度上升及患儿的反应好转。如果正压通气无效，即患儿的心率、氧饱和度无明显好转，应首先评估通气步骤是否正确，包括气道是否通畅（体位摆放是否合适、气道分泌物是否充分清理干净、张开新生儿的口腔）、面罩是否与新生儿的面部密闭（面罩应以恰能封住新生儿口鼻但不能盖住眼睛或超过下颌为宜）、气囊是否漏气等。经过 30s 充分正压通气后，如有自主呼吸且心率≥100 次/分，则可逐步减少停止正压通气。对于需要长时间正压通气的患儿，往往应当积极考虑气管插管。

3. 气管插管　气管插管是新生儿复苏的核心技术，其指征为：

（1）需要气管内吸引清除胎粪时。

（2）气囊面罩正压通气无效或需要延长时。

（3）胸外按压时。

（4）经气管注入药物时。

（5）特殊复苏情况，如先天性膈疝或超低出生体重儿。要求整个气管插管操作在 20s 内完成，并且动作要轻柔。导管大小的选择如表 17-3 所示。

表 17-3　导管内径选择

体重（g）	导管内径（mm）	上唇–气管管端距离（cm）
≤1000	2.5	6～7
1000～2000	3.0	7～8
2000～3000	3.5	8～9
>3000	4.0	9～10

插管后用以下方法确定导管的位置：

1）正压通气时胸廓起伏对称。

2）听诊示双肺呼吸音对称，尤其是腋下，且胃部无呼吸音。

3）正压通气不使胃部扩张。

4）呼气时导管内有雾气。

5）患儿的心率、肤色和反应迅速好转。

6）在有自主循环的患儿，呼出 CO_2 检测器可有效确定气管插管位置是否正确。

7）胸部平片可清晰地显示导管及末端的位置。在复苏过程中若气囊–面罩通气无效，气管插管失败或不可能进行气管插管（如患儿合并颜面部发育畸形），以及患儿下颌或舌相对过大时（如 Robin 综合征及唐氏综合征），在患儿体重≥2000g 时可考虑使用喉罩气道提供有效的正压通气。

4. 胸外心脏按压　复苏中经充分正压通气 30s 后心率<60 次/分，则在正压通气同时须进行胸外按压。如果患儿在复苏开始时心率已低于 60 次/分，应立即行气管插管并同时进行胸外心脏按压。按压位置在胸骨体下 1/3，即新生儿两乳头连线中点下方。可根据患儿体型及复苏者手大小情况，采用拇指法（双手拇指端压胸骨，双拇指重叠或并列，双手环抱胸廓支撑背部）或双指法（右手示、中指两个手指尖放在胸骨上，左手支撑背部）进行复苏。按压深度为前后胸直径的 1/3，使按压产生可触及脉搏的效果。注意按压时间应稍短于放松时间，放松时拇指或其他手指应不离开胸壁。由于胸外心脏按压时总是会与正

压通气配合，因此应进行 90 次/分胸外心脏按压和 30 次/分正压通气，即每 2s 进行 3 次胸外按压及 1 次正压通气，胸外心脏按压 30s 后应进行再评估。如患儿心率持续低于 60 次/分，经胸外心脏按压配合正压通气仍无好转，应考虑给予药物。

5. 药物使用　新生儿复苏成功的关键是建立有效的正压通气。新生儿心动过缓的主要原因仍是肺部通气不足和随之而来的严重缺氧，因此大多数新生儿不需要采取药物复苏。目前用于新生儿复苏的药物主要包括肾上腺素及扩容剂，碳酸氢钠在新生儿复苏时不再作为常规推荐。

（1）肾上腺素：使用指征是心搏停止或在 30s 有效的正压通气配合胸外心脏按压后，心率持续低于 60 次/分。给药途径可包括经静脉途径和经气管导管途径。首选自静脉途径给药，剂量为 0.1～0.3ml/kg 的 1∶10 000 溶液；若静脉途径建立困难或在给药时尚无静脉通道，可考虑经气管注入，此时剂量为 0.5～1ml/kg 的 1∶10 000 溶液。必要时 3～5min 重复 1 次，但重复给药应选择静脉途径。脐静脉是静脉注射的最佳途径。

（2）扩容剂：对于低血容量或怀疑失血、休克的新生儿在对其他复苏措施无反应时可考虑扩容。应选择等渗晶体溶液（推荐使用生理盐水）进行扩容，首剂为 10ml/kg，经外周静脉或脐静脉缓慢推入，推注时间应＞10min。对于大量失血的患儿应输入与患儿交叉配血阴性的同型血或 O 型红细胞悬液。但不恰当的扩容可能会引起血容量负荷增加，导致并发症的发生，如颅内出血。因此扩容剂的使用应谨慎。

几乎所有无法成功复苏的原因都是未能建立有效的正压通气。应注意的是，若按照复苏流程进行了规范操作，仍未能建立有效正压通气，应考虑以下情况（表 17-4）。

表 17-4　未能建立有效压通气的常见情况及处理

情况	病史/临床症状	措施
气道机械性阻塞		
胎粪或黏液阻塞	胎粪污染羊水/胸廓运动不良	气管导管吸引胎粪/正压通气
后鼻孔闭锁	哭时红润、安静时发绀	口腔气道、气管插管
咽部气道畸形（Robin 综合征）	舌后坠进入咽喉上方将其堵塞、空气进入困难	俯卧体位，后鼻咽插管或喉罩气道
肺功能损害		
气胸	呼吸困难、双肺呼吸音不对称，持续发绀或心动过缓	胸腔穿刺术
胸腔积液	呼吸音减低，持续发绀或心动过缓	立即插管，胸腔穿刺术、引流放液
先天性膈疝	双肺呼吸音不对称，持续发绀或心动过缓，舟状腹	气管插管、插入胃管
心脏功能损害		
先天性心脏病	持续发绀或心动过缓	诊断评价
胎儿失血或母出血	苍白；对复苏反应不良	扩容，包括可能输血

6. 复苏后的监护和转运　复苏后的新生儿可能有多器官损害的危险，其监护的内容包括体温管理、生命体征监测及早期发现并发症。对复苏后的新生儿，应注意监测并维持内环境稳定，包括血细胞比容、血糖、血气分析及血电解质等。复苏后立即进行血气分析有助于评估窒息的程度。及时对脑、心、肺、肾及胃肠等器官功能进行监测，早期发

现异常并适当干预，以减少窒息的死亡和伤残。如并发症严重，需转运到 NICU 治疗，转运中需注意保温、监护生命体征和予以必要的治疗。如合并中重度缺氧缺血性脑病，有条件的单位可给予亚低温治疗或及时转送至有条件进行亚低温治疗的单位进行进一步干预及监护。

▶▶▶ 六、预防

（1）加强围生保健，及时处理高危妊娠。

（2）监测临产孕妇，避免难产。

（3）推广复苏技术，培训接产人员。

（4）各级医院产房内需配备复苏设备，高危妊娠分娩时必须有掌握复苏技术的人员在场。

（陈大鹏　母得志）

参 考 文 献

江载芳，申昆玲，沈颖. 2005. 诸福棠实用儿科学，8 版. 北京：人民卫生出版社.

邵肖梅，叶鸿瑁，丘小汕. 2011. 实用新生儿学，4 版. 北京：人民卫生出版社.

叶鸿瑁，虞人杰，朱小瑜. 2017. 中国新生儿复苏指南及临床实施教程. 北京：人民卫生出版社.

中国新生儿复苏项目专家组. 2018. 国际新生儿复苏教程更新及中国实施意见. 中华围产医学杂志，21（2）：73-80.

第十八章

新生儿呼吸窘迫综合征

新生儿呼吸窘迫综合征（NRDS）又称肺透明膜病（hyaline membrane disease，HMD），是由于肺表面活性物质（PS）缺乏及肺结构发育不成熟所致，多见于早产儿，表现为出生后数小时出现进行性呼吸困难和呼吸衰竭。我国发病率约为 1%。

一、病因及发病机制

1959 年，Avery 和 Mead 证实 NRDS 为 PS 缺乏所致，首次阐述 PS 与该疾病的关系。

PS 是由肺泡 II 型上皮细胞合成分泌的，多种成分组成的复合物，其中脂类占 90%，蛋白质占 5%~10%，还包含少量的糖类。

脂类包括 80%~85%磷脂和 8%~10%胆固醇，而 75%磷脂为磷脂酰胆碱。磷脂酰胆碱（PC）即卵磷脂（lecithin），是 PS 的主要功能成分，包含不饱和磷脂酰胆碱和饱和磷脂酰胆碱两种，PC 以单分子的形式分布于肺泡表面，发挥降低肺泡表面张力的作用。从妊娠 18~20 周开始产生，35~36 周迅速增加，并达肺成熟水平。磷脂酰甘油（phosphatid-ylglycerol，PG）是另外一种重要的磷脂，可以促进 PC 的吸附，稳定板层小体和 PS 复合物的结构。妊娠 26~30 周前浓度较低，而后与 PC 同步升高，36 周达高峰，随后下降，足月时约为高峰的一半。鞘磷脂（sphingomyeline，SM）的含量较为稳定，在 28~30 周出现小高峰，通过检测羊水或气管吸引物中 L/S 值可以判断胎肺成熟度。对其他磷脂如磷脂酰肌醇（Phosphatidylinositol，PI）、磷脂酰丝氨酸（Phosphatidylcholine，PS）等的功能了解较少。

能与 PS 结合的蛋白称为肺泡表面活性物质蛋白（SP），包含 SP-A、SP-B、SP-C 和 SP-D4 种。在 PS 中，SP-A 含量最多，占 50%~70%，SP-B 最关键，占 10%。SP-B、SP-C 为小分子疏水性表面活性蛋白，主要参与表面张力的调节，SP-A、SP-D 为大分子亲水性表面活性蛋白，主要参与肺宿主防御功能。SP 可与磷脂结合，加速磷脂的吸附，增加 PS 的表面活性作用。合成型 PS 与天然型 PS 相比，合成型 PS 不含 SP，疗效较天然型 PS 差，由此可见 SP 对 PS 的活性和功能有着重要作用。

PS 中的中性脂肪和糖类的作用尚不十分明确，需要进一步研究。

胎儿在宫内时，肺泡中充满肺液，不能进行气体交换。胎儿出生后，部分肺液通过产道挤压排出，剩余部分通过肺淋巴管和肺毛细血管吸收，肺泡逐渐扩张。根据 Laplace 公式 $P=2T/r$，即肺泡弹性回缩力与表面张力成正比，与肺泡半径成反比。PS 的主要作用是降低肺泡液体层的表面张力，即降低肺泡弹性回缩力，防止肺泡萎缩，PS 的作用大小与其密度呈正相关。呼气时肺泡收缩，PS 密度增加，降低肺泡表面张力的作用增强，防止肺泡萎缩；吸气时肺泡扩张，PS 分散到肺泡表面，降低肺泡表面张力作用减弱，以防止肺泡过度扩张破裂。PS通过降低肺泡表面张力，维持肺顺应性及肺泡–毛细血管间液体平衡，防止肺水肿。

PS缺乏时肺泡表面张力增加，肺泡不易扩张而逐渐萎缩，呼气末的功能残气量逐渐减少，最终发展为弥漫性肺不张，临床上出现呼吸窘迫综合征（RDS）。由于严重肺通气、换气功能障碍，引起缺氧、代谢性酸中毒；肺小动脉痉挛，形成肺动脉高压，右心压力增加，动脉导管或卵圆孔开放，右向左分流，导致持续胎儿循环；肺泡及毛细血管通透性增加，使血浆纤维蛋白渗出形成透明膜，进一步加重缺氧和酸中毒，造成恶性循环。

▶▶▶ 二、病理变化

肺外观呈深红色或暗红色，质地较韧，置水中下沉。光镜下可见弥漫性的肺泡萎缩，肺毛细血管淤血、渗出，肺泡壁可见一层嗜伊红的特征性透明膜覆盖，气道上皮水肿、坏死、脱落。电镜下肺泡Ⅱ型上皮细胞的板层小体成为空泡。

▶▶▶ 三、高危因素

（一）早产儿

肺结构先天发育不足：早产儿胎龄越小，功能肺泡越少，气体交换能力差；呼吸膜越厚，气体弥散功能差；气管软骨少、胸廓支撑力差，气道阻力大，肺泡不易扩张。PS合成不足：早产儿肺未发育成熟，PS合成不足，胎龄35周时PS合成才迅速增多，因此，胎龄越小，发病率越高。胎龄<28周发病率为60%～80%，30～32周发病率为40%～55%，33～35周发病率为10%～15%，36周发病率为1%～5%。

（二）糖尿病母亲新生儿

母亲患糖尿病时，胎儿血糖也随之增高，代偿性的胰岛素分泌增加，产生高胰岛素血症，胰岛素可拮抗肾上腺皮质激素对PS合成分泌的刺激作用，抑制胎儿肺成熟，使其发病率增加5～6倍。母亲患糖尿病的新生儿，即使是足月儿仍可发生RDS。

（三）剖宫产儿（未发动宫缩）

正常宫缩可使儿茶酚胺和肾上腺皮质激素分泌增加，使PS合成和分泌增加，促进胎肺成熟。未发动宫缩的剖宫产儿缺乏这一应激反应，PS合成分泌相对较少，所以即使是足月儿，也可能发生RDS。近几年由于社会因素剖宫产比例明显增多，因此足月儿发生RDS也有所增加。

（四）宫内窘迫和出生时窒息

缺氧、酸中毒、肺灌注不足可导致急性肺损伤，影响肺发育，并抑制肺泡Ⅱ型上皮细胞合成分泌PS。

（五）重度 Rh 溶血病

大量溶血导致还原型谷胱甘肽增高，刺激胰岛素释放，进而抑制 PS 合成分泌。

（六）前置胎盘、胎盘早剥、母亲低血压等因素

前置胎盘、胎盘早剥、母亲低血压等因素，可导致胎儿血容量减少，影响肺灌注，从而抑制 PS 合成分泌，诱发 RDS。

（七）SP-A 基因变异、SP-B 基因缺陷

SP-A、SP-B 具有生物学活性，其表达异常会影响 PS 功能，SR-A 基因变异或 SP-B 基因缺陷的患儿不管是足月儿还是早产儿均易发生 RDS。

▶▶ 四、临床表现

早产儿多见，出生 6h 以内出现呼吸窘迫，并呈进行性加重是本病的特点，伴有吸气性三凹征、呼气性呻吟、发绀等。为代偿潮气量减少，出现气促，呼吸大于 60 次/分；吸气性三凹征是为满足增加的肺扩张压，呼吸辅助肌参与呼吸的结果；呼气性呻吟是由于呼气时声门不完全开放，使肺内气体潴留产生正压，防止肺泡萎缩；由于广泛肺不张，通气/血流（V/Q）值失调，形成真性肺内右向左分流（动静脉短路），因而出现发绀，普通吸氧无法缓解；由于呼气时肺泡萎缩、肺不张，可见胸廓扁平、塌陷，听诊双肺呼吸音降低；合并肺部感染、肺出血、心力衰竭时，可出现肺部啰音、肝大等相应体征。随着病情进展，由呼吸急促变为呼吸浅慢、呼吸节律不整齐，甚至呼吸暂停，最终可能出现呼吸衰竭。

▶▶ 五、辅助检查

（一）X 线检查

本病的胸片表现具有特征性，与临床病情轻重基本一致，因此 X 线检查是临床最常用的检查手段，动态监测胸片变化可以了解疾病进展及治疗效果。

根据胸片的表现可以分为四级：Ⅰ级，双肺野透光度普遍降低（充气减少），呈毛玻璃样改变，可见均匀弥漫分布的细小颗粒（肺泡萎缩）和网状阴影（细支气管过度充气），无肺气肿；Ⅱ级，除Ⅰ级变化加重外，可见支气管充气征（支气管过度充气），延伸至肺野中外带；Ⅲ级，病变加重，双肺透光度明显降低，支气管充气征更加广泛，心影、横膈边缘模糊；Ⅳ级，整个肺野呈白色，心影和横膈均看不清楚，支气管充气征更加明显或消失（肺水肿或肺出血时）。Ⅰ级、Ⅱ级为早期，Ⅲ级、Ⅳ级病情较重。

（二）实验室检查

1. 血气分析　pH 和 PaO_2 降低，$PaCO_2$ 升高，HCO_3^- 降低，BE 负值增加。动态监测血

气分析，可以帮助调整呼吸机参数、观察治疗效果等。

2. 肺成熟度检查　产前取羊水，产后取患儿呼吸道吸取物或胃液。

（1）卵磷脂/鞘磷脂（L/S）值：采用薄层层析法，如羊水中 L/S<1.5，表示肺未成熟，NRDS 发生率较高；L/S 为 1.5～1.9，表示肺成熟，处于过渡期；L/S>2，表示肺已基本成熟，NRDS 发病率低。

（2）稳定微泡试验：取胃液或气道吸出物 0.5ml，用内径 1mm 的吸管吸取胃液至吸管 5cm 处，将吸管垂直于载玻片上，反复吸出吸入 20 次，迅速翻转载玻片，与凹形载液玻片重叠 4min，用显微镜观察 $1mm^2$ 中直径 <15μm 的稳定小泡数量，小泡数量<10 个/ mm^2，提示肺未成熟，易发生 NRDS。

（3）泡沫试验：PS 有助于泡沫的形成和稳定，而纯酒精可阻止泡沫的形成。取羊水、胃液或气道吸出物 1ml，加等量 95%乙醇溶液，用力震荡 15s，静置 15min 后观察试管液面周围泡沫形成。无泡沫为（－），表示 PS 缺乏，肺未成熟，易发生 NRDS；<1/3 试管周围有泡沫，为（＋），>1/3 试管周围有泡沫为（＋＋），（＋）、（＋＋）表示已有一定量的 PS 生成，但肺成熟度仍不够；试管周围泡沫分层，有双层或部分多层时为（＋＋＋），表示 PS 较多，肺已成熟。

（4）还可以检测羊水中的磷脂成分如磷脂酰甘油（PG）或饱和磷脂二棕榈卵磷脂（DPPC）的含量，来判断肺的成熟度。

▶▶▶ 六、诊断

（一）高危因素

早产儿、母亲患有糖尿病、未发宫缩的剖宫产儿、有宫内或产时缺氧窒息史的患儿等。

（二）临床表现

多为早产儿，出生后不久（6h 以内）出现进行性呼吸困难。出生后 12h 出现的呼吸困难一般不考虑本病。本病为自限性疾病，出生后 2～3 天病情严重，严重者如不及时治疗，可因呼吸衰竭而死亡，3～4 天后肺逐渐发育成熟，肺表面活性物质分泌增加，患儿可恢复好转。

（三）辅助检查

肺部 X 线片变化、血气分析、肺成熟度检查可以帮助诊断、监测病情变化及治疗效果。

▶▶▶ 七、鉴别诊断

（一）B 组溶血性链球菌感染

宫内或分娩过程中发生的 B 组溶血性链球菌肺炎或败血症，临床表现和 X 线表现与新生儿呼吸窘迫综合征（NRDS）极为相似，但该病常有孕妇羊膜早破史或妊娠晚期有感染表现，母血或宫颈拭子培养有 B 组溶血性链球菌生长；患儿可能有全身感染中毒症状，肺部 X 线片改变有不同程度的融合趋势，血象、C 反应蛋白（CRP）升高及血培养等可以协助鉴别诊断，且该病病程经过与 NRDS 不同。临床高度怀疑而缺乏病原学证据时，应用青霉素抗感染治疗。

（二）湿肺

湿肺（wet lung）亦称新生儿暂时性呼吸困难（TTN），多见于足月剖宫产儿，病程短，为自限性疾病。系肺淋巴和（或）静脉吸收肺液功能暂时低下，使肺液积留于淋巴管、静脉、间质、叶间胸膜和肺泡等处，影响气体交换。出生后数小时内出现呼吸窘迫，呼吸＞60 次/分，但患儿吃奶佳、反应好、哭声响亮，呼气性呻吟少见，重症患儿也可有发绀和呻吟。听诊呼吸音降低，可出现粗湿啰音。胸部 X 线片显示：

（1）肺泡积液征，肺野呈斑片状或云雾状。

（2）叶间胸膜（多在右肺上、中叶间）、间质积液。

（3）肺门血管淤血扩张，肺门纹理增粗。

（4）肺气肿征，给予对症治疗，一般 2～3 天症状可缓解。

（三）胎粪吸入综合征

胎粪吸入综合征（MAS）多见于足月儿或过期产儿，有宫内窘迫或出生窒息史，羊水可能有胎粪污染，出生后即出现呼吸困难，气管内可吸出胎粪，胸部 X 线片表现为肺斑片影伴肺气肿，重者可以出现大片肺不张，并发纵隔气肿、气胸等。

（四）急性呼吸窘迫综合征

急性呼吸窘迫综合征（ARDS）主要继发于严重窒息和感染，常在原发疾病后 1～3 天出现呼吸急促、发绀等，胸部 X 线片以肺气肿、浸润性改变为主，严重者融合成大片状。

（五）膈疝

膈疝（diaphragmatic hernia）表现为阵发性呼吸困难及发绀，腹部凹陷，患侧胸部呼吸音降低或消失，可闻及肠鸣音，胸部 X 线片可见患侧胸部有充气的肠曲或胃泡影及肺不张，纵隔向对侧移位。

▶▶▶ 八、治疗

（一）产房内复苏

延迟脐带结扎 60s，促进胎盘胎儿输血，可使新生儿血细胞比容升高，暂时性血压升高，减少血管活性物质使用，降低脑室内出血的发生。如不能延迟结扎脐带，可用挤压脐带血代替。但这两种方法尚缺乏远期随访数据。

产房内复苏应使用空氧混合仪控制吸入氧浓度，出生后初始吸入氧浓度在出生胎龄小于 28 周的早产儿为 0.30，出生胎龄 28～31 周早产儿为 0.21～0.30，并在脉氧仪的监测下调整吸入氧浓度。对于存在自主呼吸的早产儿可在产房内开始使用面罩或鼻塞CPAP，PEEP至少 6cmH$_2$O。对于呼吸暂停或心动过缓的患儿，可以使用 20～25cmH$_2$O 的吸气峰压进行温和的正压通气。仅有少部分患儿需要使用气管插管复苏，如需气管插管才能维持生命体征稳定者，可在产房内使用 PS 治疗。

对于出生胎龄小于 32 周的早产儿应用塑料薄膜包裹，或置于提前预热的辐射台上，减少低体温风险。

（二）肺表面活性物质替代治疗

1980 年，日本学者 Fujiwara 首先报道了 PS 治疗早产儿 RDS 取得成功。经过 20 余年的研究和大量临床试验，PS 对 NRDS 的疗效已被公认。PS 制剂分为天然型和合成型（表 18-1），天然型的效果优于合成型，可以明显降低死亡率及减少肺气漏；合成型 PS 通常用于预防治疗或症状较轻的患儿。

表 18-1　PS 制剂天然型与合成型的比较

生物学名称	商品名	来源	制造商	剂量
Bovactant	Alveofact	牛	Lyomark（德国）	50mg/kg（1.2ml/kg）
BLES	BLES	牛	BLES Biochemicals（加拿大）	135mg/kg（5.0ml/kg）
Poractant alaf	Curosurf	猪	Chiesi Farmaceutici（意大利）	100～200mg/kg（1.25～2.50ml/kg）
Colfosceril Palmitate	Exosurf	合成	Glaxo Smith Kline（美国）	64mg/kg（5.0ml/kg）
Calfactant	Infasurf	牛	ONY Inc.（美国）	105mg/kg（3.0ml/kg）
Surfactant-TA	Surfacten	牛	Tokyo tanabe（日本）	100mg/kg（3.3ml/kg）
Lucinactant	Surfaxin	合成	Discovery Labs（美国）	未注册
Beractant	Survanta	牛	Ross Labs（美国）	100mg/kg（4.0ml/kg）
牛肺表面活性剂	珂立苏	牛	双鹤药业（中国）	50～70mg/kg

一旦高危患儿出现呼吸困难、呻吟等症状，应立即给予 PS 治疗，不要等到胸片出现典型的 RDS 改变。推荐出生胎龄<26 周，吸入氧浓度>0.30，或者出生胎龄>26 周，吸入氧浓度>0.40 时，可给予 PS 治疗。给药剂量为不同 PS 制剂的推荐剂量而有所差别，猪 PS 制剂推荐首剂 200mg/kg，首剂给予 200mg/kg 对于缓解中重度 NRDS 效果优于 100mg/kg，可以改善生存率。一般给药 1～2h 后呼吸困难可明显缓解，复查胸片明显改善，如给予 PS 后症状缓解不明显，呼吸机参数 FiO$_2$>50%或平均气道压（MAP）>8cmH$_2$O，可以考虑给予第二剂或第三剂。给药方法为 PS 制剂有冻干粉剂和混悬剂，需冷冻保存。使用前冻干粉剂需加入 2～4ml 生理盐水混匀，混悬剂解冻摇匀，于 37℃预热，使 PS 分子分散。对于自主呼吸好的患儿推荐使用插管-PS-拔管-CPAP（INSURE）技术给予 PS 治疗，可以减少肺损伤。目前也有多项研究在探索不使用传统气管插管，而使用细的导管给予 PS 治疗以避免正压通气，改善预后。一种方法称为微创肺表面活性物质给药（Less invasive surfactant administration，LISA），在 CPAP 下使用喉镜和 Magill 钳将细软导管置于气管内，已在欧洲广泛使用；第二种方法称为最小创伤肺表面活性物质给药（minimally invasive surfactant treatment，MIST），在 CPAP 下使用细血管导管，因为导管较硬，可以在直接喉镜下不使用钳子将导管置于气管内。这两种方法均在 CPAP 下维持自主呼吸，不用球囊正压通气，PS 在几分钟内可缓慢注入。

（三）无创通气

近 10 余年来，无创通气普遍开展，由于其可以减少气管插管的次数，以降低感染和支气管肺发育不良（BPD）的发生，受到越来越多的重视。目前无创通气降低呼吸机使用时间、减少拔管后再插管的作用已经被肯定。

1. 持续气道正压通气（CPAP）　指在患者有自主呼吸条件下，利用呼吸机给予一定的气道正压，从而有利于防止肺泡萎缩，增加功能残气量，改善肺顺应性。常采用经鼻 CPAP，双侧鼻塞 CPAP 优于单侧鼻塞 CPAP，起始压力 6~8cmH₂O，之后可根据患儿病情调整。对于所有 RDS 高危新生儿，如无须插管复苏，在出生后应立即使用 CPAP。病情较重的患儿，越早使用 PS 联合 CPAP 治疗，越有可能避免机械通气。如果使用 CPAP 时，如反复出现呼吸暂停或 FiO_2>60%，压力>6cmH₂O 时，PaO_2<50mmHg 或 $PaCO_2$>60~70mmHg 伴 pH<7.25 应改为机械通气。

2. 经鼻间歇正压通气（NIPPV）　拔管失败后的呼吸支持模式，可减少再插管率，也可作为治疗 RDS 的首选。有研究报道，NIPPV 治疗 RDS，其 BPD 发生率为 2%，对照组采用经鼻持续气道正压通气，其发生率为 17%。但 NIPPV 的机制仍不十分清楚，对进入肺内的气流难以评估，呼气峰压、呼气末正压、吸气时间、频率等参数的设置尚无共识，对肺的长期预后还需进一步研究。

3. 机械通气　原则是在保证有效通气换气功能的情况下，使用最低参数，尽可能地减少肺损伤、低碳酸血症和血流动力学紊乱。常用的方式有间歇正压通气（IPPV）和高频振荡（HFOV）。一般先采用间歇正压通气，吸气峰压为 20~25cmH₂O，PEEP 为 4~6cmH₂O，呼吸频率为 30~40 次/分，吸气时间为 0.35~0.4s，吸入氧浓度根据 $TcSO_2$ 调整，潮气量 5ml/kg，然后根据病情调节呼吸机参数。在间歇正压通气下，患儿仍有严重呼吸衰竭，可改为高频振荡通气。HFOV 治疗参数为 MAP 高于常频机械通气 1~2cmH₂O，首选 HFOV 是设定为 12cmH₂O，振荡频率为 12~15Hz，振荡压力幅度为 30~40cmH₂O，吸入氧浓度根据 $TcSO_2$ 调整。HFOV 通过高速流动的气体增加弥散和对流、肺泡直接通气、肺区域间气体交换的不均匀性等作用，使得肺组织的气体交换更加迅速、有效，从而改善氧合及二氧化碳的排出，可以有效地避免肺泡过度扩张所致的气压伤和慢性肺损伤。因此有人提出对于 RDS 应该首选 HFOV，可以减少 BPD 的发生、提早拔管、缩短住院时间。对于 RDS 是否采用 HFOV 作为首选治疗方式仍存在争议，有研究认为 HFOV 没有降低 BPD 发生的优势。目前仍缺乏足够的临床证据推荐常规使用 HFOV。对于少数极其严重的病例，常频机械通气与高频振荡通气治疗效果均不理想时，可采用体外膜肺（ECMO）治疗。

使用机械通气时，每天至少做一次血气分析，根据血气分析结果及时调整呼吸机参数，避免低碳酸血症，因其可以增加早产儿 BPD 和脑室周围白质软化的风险。在撤机过程中若出现允许高碳酸血症和呼吸性酸中毒（pH>7.22），有利于尽早拔管。在常规通气平均气道压为 7～8cmH$_2$O 或 HFOV 持续膨胀压为 8～9cmH$_2$O 状态下，通常能顺利拔管。拔管后改为相对较高的 CPAP 压力（7～9cmH$_2$O），可降低再插管的风险。

（四）支持疗法

1. 温度控制　可用普通暖箱或辐射暖箱，使患儿体温维持在 36.5～37.5℃。但应注意，使用暖箱增加了患儿的不显性失水，保持暖箱内相对湿度为 40%～60% 可减轻不显性失水，对于超早产儿最初湿度设置为 60%～80%，待皮肤完整性改善之后可逐步下调。

2. 营养支持　早期营养支持可以降低 NRDS 患儿死亡率并缩短住院时间。出生后即开始微量肠道营养，可以促进胃肠道功能成熟，缩短肠道外营养时间。早期早产儿肠道内喂养有限，所以应给予足够的肠道外营养以防止负氮平衡。总热量为 60～80kcal/（kg・d）；氨基酸从出生后 12～24h 即可应用，从 2～2.5g/（kg・d）开始，按 0.5～1g/（kg・d）增加，可增加至 3.5～4g/（kg・d）；脂肪乳从出生后 24h 即可应用，从 0.5～1g/（kg・d）开始，按 0.5～1g/（kg・d）增加，可增加至 3g/（kg・d）；葡萄糖从 4～8mg/（kg・min）开始，按 1～2mg/（kg・min）的速度增加，最大剂量不超过 11～14 mg/（kg・min），注意监测血糖，理想血糖范围 3～6mmol/L；适量加入维生素和微量元素。情况稳定的新生儿可早期开始母乳微量肠内喂养 0.5～1ml/（kg・h），以促进肠管的发育。开奶首选母乳，可以降低坏死性小肠结肠炎（necrotizing enterocditis，NEC）发生风险。

3. 维持水、电解质平衡　RDS 患儿因 PS 缺乏引起肺泡萎陷、肺血管阻力增加、肺顺应性降低、缺氧及机械通气所致毛细血管内皮受损等都可以引起肺循环障碍，导致肺间质水肿。因此，有人主张出生后第一天内，预防性应用呋塞米使体内的液体成负平衡，有助于肺功能改善。在治疗过程中，应适当限制液体量，第 1、2 天为 70～80ml/（kg・d），第 3～5 天为 80～100ml/（kg・d），避免引起肺水肿，但应注意避免血管内容积过分减少引起低血压。临床评估主要根据：

（1）患儿有无脱水或水肿征象。

（2）体重动态变化，出生后 5 天内体重下降 10%～15%（每天 2%～4%）是正常的，7～10 天体重开始增加。

（3）记录患儿尿量变化。

（4）监测血电解质变化情况，出生后的前几天应限制钠盐，尿量增多后可以适当补充钠盐。

4. 维持血压　低血压或低体循环血流量是组织灌注不足的重要因素，并与脑损伤有关。不同的胎龄血压差异较大，一般认为平均动脉压低于相应的胎龄属于低血压。当确定低血容量或者病因不是十分明确时，扩容应首选 10～20ml/kg 生理盐水，而非胶体液。若扩容不能有效升高血压时，应选用多巴胺 5～10μg/（kg・min）维持血压。多巴胺治疗早产儿低血压短期疗效优于多巴酚丁胺，但在心肌功能障碍和低体循环血流量情况下多巴酚丁胺效果更优。常规治疗低血压无效时可以选择使用氢化可的松 1mg/kg q8h。

5. 咖啡因治疗　在一项大样本的研究中（2006 个体重<1250g 的早产儿），咖啡因治疗早产儿呼吸暂停的远期效果已经被证实。与对照组比，咖啡因治疗组可提早一周脱机，BPD 的发生显著减少（36% vs 47%）。随访至出生后 18 个月，咖啡因治疗组预后较对照组

好，能降低死亡或神经系统残疾（OR 0.77；95%CI 0.64～0.93），降低脑瘫发生率（OR 0.81；95%CI 0.66～0.99）。咖啡因可以作为 RDS 早产儿顺利拔管的常规治疗。柠檬酸咖啡因常规剂量是负荷剂量 20mg/kg，维持剂量 5～10mg/kg。

九、并发症及治疗

（一）动脉导管未闭（patent ductus arteriosus，PDA）

早产儿动脉导管平滑肌发育不成熟，NRDS 可导致低氧血症和酸中毒，使动脉导管不易闭合。在 NRDS 早期，肺血管阻力较高，易出现右向左分流；疾病好转后，肺血管阻力下降，可出现左向右分流，使肺血增多，可出现肺水肿和急性心力衰竭。在胸骨左缘第 2～3 肋间可闻及收缩期杂音，但很少呈连续性。并发 PDA 时，可用吲哚美辛关闭动脉导管，首剂 0.2mg/kg，静脉滴注，第 2、3 剂 0.1mg/kg，每剂间隔 12h，总剂量不超过 0.6mg/kg。不良反应有一过性少尿、肾功能不全、消化道出血等，停药后可恢复。同时注意控制肺水肿和心力衰竭。若药物不能关闭动脉导管，并严重影响心肺功能时，应行手术治疗。

（二）持续性肺动脉高压

NRDS 患儿由于缺氧和酸中毒，导致肺血管痉挛，易并发持续性肺动脉高压，发生卵圆孔和（或）动脉导管水平的右向左分流，进一步加重缺氧。并发持续性肺动脉高压（PPHN）时，可采用吸入一氧化氮治疗，起始治疗浓度为 10～20ppm，有效维持浓度 5～10ppm，一般维持 3～4 天，也可应用前列环素、硫酸镁、西地那非等药物治疗。

（三）呼吸机相关性肺炎

长期机械通气易发生呼吸机相关性肺炎，使病情加重。在机械通气治疗过程中，对感染的监测和预防是十分重要的。应严格执行消毒隔离制度，加强呼吸道管理，定期做呼吸道分泌物培养，监测血常规、CRP 等指标变化，如果出现感染，及时应用抗生素治疗。

（四）肺出血

严重病例常发生肺出血，主要与缺氧、心力衰竭等因素有关，常发生在病程第 2～4 天。出现以下临床表现时应考虑并发肺出血：反应差、面色苍白、发绀，呈休克状态；呼吸困难突然加重，出现呻吟、呼吸暂停等；肺部可闻及中粗湿啰音，或湿啰音比之前明显增多；从口鼻、气管插管内涌出泡沫样血性液。胸部 X 线片可发现双肺透光度明显降低，出现广泛性、斑片状、均匀无结构的密度增高影，大量肺出血时可成"白肺"。一旦发生肺出血，应立即气管插管正压机械通气，同时应止血、改善微循环、补充血容量、纠正心力衰竭等。

（五）气胸

应用 PS 后或疾病后期肺顺应性增加，未及时降低呼吸机参数，或机械通气时存在人机对抗导致气道压力增高，都可能导致气胸。胸部 X 线片检查是发现气胸较好的手段。少量气胸可以采用保守观察；应用机械通气治疗发生气胸的患儿，大部分需要行胸腔闭式引流。

（六）支气管肺发育不良

支气管肺发育不良（BPD）主要与早产儿肺发育不成熟、长期吸入高浓度氧和机械通气造成肺损伤有关。合理用氧、严格掌握机械通气指征对预防 BPD 的发生十分重要。

▶▶▶ 十、预防

（一）预防早产

加强高危妊娠和分娩的监护及治疗，对极早产孕妇应给予保胎药物治疗，以争取时间完成第一个疗程的激素治疗，并将孕妇转运至具有诊治 RDS 条件的围产中心接受治疗。对于欲行剖宫产的孕妇，应准确测量双顶径和羊水中的 L/S 值，以判断胎儿大小和胎肺成熟度。对于妊娠 39 周前的低危险胎儿不应选择剖宫产，否则同样会导致其中一些婴儿发展成为 RDS 或其他呼吸系统疾病。

（二）产前激素预防

糖皮质激素可以竞争性地结合肺泡 II 型上皮细胞的特异性受体，产生作用于肺泡 II 型细胞的多种相关性蛋白，促使胎儿肺泡 II 型上皮细胞合成分泌 PS，降低肺内毛细血管通透性，减少肺水肿的发生。另外，产前激素的应用可以降低脑室内出血和坏死性小肠结肠炎的危险。地塞米松或倍他米松可以通过胎盘屏障，作用于胎儿，促进胎儿肺发育。因此，推荐对妊娠 34 周前有先兆早产的孕妇进行激素治疗。在使用激素治疗后的 1～7 天是最佳分娩时间。对于首次使用激素后 7 天仍未分娩的孕妇，是否重复使用激素仍有争议。重复使用激素虽然可以降低早产儿 RDS 的发生率，却并不能降低新生儿病死率，而且这部分新生儿出生体重和头围会有所降低，尚缺乏远期疗效的随访。目前推荐对妊娠 32～34 周再次出现早产征兆，如果距离第一个疗程的激素治疗已经超过 1～2 周，可以重复一个疗程的激素治疗。对于妊娠＜39 周必须行剖宫产的孕妇也应考虑使用激素治疗。

（三）出生后预防

预防使用 PS 只有在完善的新生儿监护措施在持续监护下使用，并符合下列条件：

（1）妊娠小于 26 周的新生儿推荐预防性用药。

（2）妊娠在 26～28 周之间的新生儿若出生前未使用过皮质激素，推荐立即预防使用；出生前使用过皮质激素，只有在 RDS 发生的情况下使用 PS。考虑到妊娠小于 28 周的危险因素，只有在以下 2 项或多项 RDS 危险因素存在的情况下也推荐使用预防用药：围生期窒息、出生时需要插管、母亲糖尿病、多胎妊娠、男性、家族有 RDS 易患因素、剖宫产。

（3）妊娠在 29 周或以上，只有在 RDS 发生的情况下使用 PS。预防使用剂量 100mg/kg，出生后 15min 内气管内注入。

（赵　静　唐　军）

参 考 文 献

杜立中. 2012. 超低出生体重儿呼吸支持策略及进展. 中国实用儿科杂志，27：4-6.

胡亚美，江载芳. 2012. 诸福棠实用儿科学. 北京：人民卫生出版社，458-462.

邵肖梅，叶鸿瑁，丘小汕. 2011. 实用新生儿学. 北京：人民卫生出版社，395-398.

中华医学会肠外肠内营养学分会儿科协作组，中华医学会儿科学分会新生儿学组，中华医学会小儿外科学分会新生儿学组. 2007. 中国新生儿营养支持临床应用指南. 中国循证儿科杂志，2（4）：282-291.

Batton B，Li L，Newman NS，et al. 2013. Eunice kennedy shriver national institute of child health and human development neonatal research network：use of antihypotensive therapies in extremely preterm infants. Pediatrics，131：e1865-e1873.

Dargaville PA，Aiyappan A，De Paoli AG，et al. 2013. Minimally invasive surfactant therapy in preterm infants on continuous positive airway pressure. Arch Dis Child Fetal Neonatal Ed，98：F122-F126.

Dobson NR，Patel RM，Smith PB，et al. 2014. Trends in caffeine use and association between clinical outcomes and timing of therapy in very low birth weight infants. J Pediatr，164：992-998.

Finer NN，Carlo WA，Walsh MC，et al. 2010. Early CPAP versus surfactant in extremely preterm infants. N Engl J Med，362：1970-1979.

Göpel W，Kribs A，Ziegler A，et al. 2011. Avoidance of mechanical ventilation by surfactant treatment of spontaneously breathing preterm infants（AMV）：an open-label，randomised，controlled trial. Lancet，378：1627-1633.

Manktelow BN，Lal MK，Field DJ，et al. 2010. Antenatal corticosteroids and neonatal outcomes according to gestational age：a cohort study. Arch Dis Child Fetal Neonatal Ed，95：F95-F98.

McCarthy LK，Twomey AR，Molloy EJ，et al. 2013. A randomized trial of nasal prong or face mask for respiratory support for preterm newborns. Pediatrics，132：e389-e395.

Rojas-Reyes MX，Morley CJ，Soll R. 2012. Prophylactic versus selective use of surfactant in preventing morbidity and mortality in preterm infants. Cochrane Database Syst Rev，3：CD000510.

Schmidt B，Roberts RS，Davis P，et al. 2007. Caffeine for apnea of prematurity trial group：longterm effects of caffeine therapy for apnea of prematurity. N Engl J Med，357：1893–1902.

Sweet DG，Carnielli V，Greisen G，et al. 2017. European consensus guidelines on the management of respiratory distress syndrome -2016 update.Neonatology，111：107-125.

第十九章

新生儿胎粪吸入综合征

胎粪吸入综合征（MAS）是胎儿在宫内或产时吸入胎粪污染的羊水，导致以呼吸道机械性阻塞及化学性炎症为主要病理特征，以出生后出现呼吸窘迫为主要表现，同时可伴有其他脏器受损的一组综合征。由于妊娠 34 周前极少发生羊水胎粪污染，因此 MAS 多见于近足月儿、足月儿或过期产儿。MAS 是引起足月儿呼吸窘迫常见的原因，有较高的发生率及死亡率。MAS 可分为 3 型：①轻型，需吸入<40%氧，吸氧时间<48h；②中型，常需吸入>40%氧，吸氧时间>48h，但无气漏发生；③重型，需辅助通气治疗，通气时间超过 48h，常并发新生儿持续肺动脉高压或持续胎儿循环（PPHN）。

▶▶▶ 一、病因与发病机制

（一）胎粪排出

胎粪是新生儿第 1 次排出的肠道内容物，含有胆汁、胆汁酸、黏液、胰液、胎脂、胎毛、胆红素及上皮细胞等物质。胎儿在宫内或分娩过程中缺氧，使肠道及皮肤血流量减少，继之迷走神经兴奋，导致肠壁缺血痉挛，肠蠕动增快，肛门括约肌松弛而引起宫内排出胎粪。分娩时羊水胎粪污染（meconium stained amniotic fluid，MSAF）发生率在所有活产儿中占 8%～20%，其发生率随胎龄增加而增加。妊娠<34 周者极少发生 MSAF，34～37 周发生率为 1.6%，>42 周发生率为 30%，因此，有学者推断羊水混有胎粪可能是胎儿成熟的标志之一。

MASF 发生率与胎龄明显相关的可能机制：

（1）在神经系统成熟的胎儿，脐带的挤压可引起短暂的副交感刺激，引起胎粪排出。

（2）胎粪排出是胃肠道成熟的一种自然现象。MSAF 约 5%进展为 MAS，其中约 1/3 患儿需要插管和机械通气，死亡率约为 5%。促进胎粪排出的因素包括胎盘功能不全、妊娠高血压、先兆子痫、羊水过少及孕妇药物滥用等，尤其是烟草及可卡因。患儿由 MSAF 进展为 MAS 的因素包括黏稠胎粪、异常的胎心率、5min 低 Apgar 评分及胎儿宫内窘迫等。国外有文献报道，近年 MAS 的发生率较少与超过 41 周患儿出生率明显较少、异常的胎心率常规监测及羊膜腔灌注术有关。MAS 在我国所有发生呼吸衰竭的患儿中约占 10%，死亡率近 39%。但近年由于外源性肺表面活性物质的补充，高频呼吸机、吸入一氧化碳、体外肺膜（ECMO）的使用，有文献报道 MAS 死亡率降至 5%以下。吸入含有胎粪的羊水后可损伤肺组织并抑制肺表面活性物质（PS）活性，肺损伤后释放细胞因子和炎症介质，引起局部炎症，当炎症达到一定程度时可破坏肺泡表面毛细血管屏障，发生肺水肿。大量蛋白质渗出则进一步抑制 PS 活性并形成肺透明膜，从而产生严重的肺不张和肺气肿，严重时甚至并发呼吸衰竭。

MSAF 曾被作为胎儿宫内窘迫的同义词，但临床较多 MSAF 并无胎儿宫内窘迫表现，如羊水被黏稠胎粪污染，与慢性宫内缺氧、胎儿酸中毒和不良预后相关，目前多数观点认为 MSAF 伴胎心异常才是胎儿窘迫和围生期出现并发症的标志。

通过观察羊水胎粪污染的颜色可以推测宫内胎粪排出或窘迫发生的大致时间。黄色提示较陈旧胎粪，绿色多为新近排出胎粪。

（二）胎粪吸入

胎粪吸入可发生在出生前或生产时。一般情况下，胎儿肺液的分泌量较大，使气道内的液体自气道流出至羊膜腔。如不存在明显的宫内窘迫，即使羊水被胎粪污染，正常的宫内呼吸活动也不会导致胎粪吸入，一旦有吸入，大多位于上气道或主气管，但在明显宫内缺氧所引起的胎儿窘迫、出现喘息时，可使胎粪进入小气道或肺泡。在出生后建立呼吸后，尤其是在伴有喘息时，可使胎粪吸入至远端气道引起气道梗阻、炎症反应。临床有严重的羊水胎粪污染（如羊水Ⅲ度污染）、胎心过快、脐动脉 pH 下降等都提示有胎粪吸入的可能，需积极干预。

1. 呼吸道梗阻　MAS 的主要病理变化是胎粪机械性阻塞呼吸道所致。如宫内已有胎粪吸入或有 MSAF，出生后大气道胎粪未被及时清除，随着呼吸建立可将上呼吸道含胎粪小颗粒的羊水吸入细支气管，产生小节段性肺不张，局限性阻塞性肺气肿及化学性肺炎，使肺通气/血流值失调，影响气体交换，造成严重呼吸窘迫，甚至并发气漏及新生儿持续肺动脉高压或 PPHN。①肺不张：首先，较大胎粪颗粒引起小气道机械性梗阻，当完全梗阻时可出现远端肺泡内气体吸收，引起肺不张，使肺泡通气/血流值降低，导致肺内分流增加，从而发生低氧血症。②肺气肿：当黏稠胎粪颗粒不完全阻塞部分小气道时，形成"活瓣"。吸气时小气道扩张，由于吸气为主动过程，即由于胸腔负压作用而产生的气道压差较大，气道易于吸入，使气体能进入肺泡；而呼气为被动过程，压差较小而不易呼出，加之小气道阻塞，最终使肺内气体滞留和肺泡过度膨胀，导致肺气肿，致使肺泡通气量下降，发生二氧化碳潴留，若气肿的肺泡破裂则发生间质气肿、纵隔气肿或气胸等，使气漏发生的风险增加 20%～50%。③正常肺泡：部分肺泡的小气道可无胎粪，但该部分肺泡的通换气功能均可代偿性增强。由此可见，MAS 的病理特征为不均匀气道阻塞，即肺不张、肺气肿和正常肺泡同时存在，其各自所占的比例决定患儿临床表现的轻重。

2. 化学性肺炎　在胎粪吸入后 12～24h，除引起上述呼吸道阻塞外，也可刺激小气道引起化学性肺炎，导致支气管水肿和小气道狭窄。化学性炎症时肺气肿可持续存在，而肺萎陷更为明显，由于末端气道的阻塞而使肺动态顺应性降低，进一步加重通换气功能障碍，导致高碳酸血症和低氧血症。此外，胎粪有利于细菌生长，故 MAS 可继发细菌感染，可出现肺泡间隔中性粒细胞浸润、肺泡和气道上皮细胞坏死、肺泡内蛋白样碎片积聚等。

3. 炎症介质　肺内胎粪可刺激促炎因子的释放，加重气道水肿，凋亡、缺氧，肺血管阻力增高。在 MAS 患儿肺内发现有内源性磷脂酶 A_2 生成，与上调炎症介质有关，导致肺泡上皮细胞的直接损伤，气道重构及肺泡表面活性物质分解代谢等。

4. 表面活性物质缺乏　胎粪中的成分之一——游离脂肪酸，有较高的表面张力，使肺表面活性物质从肺泡表面脱落导致其功能丧失。此外，胎粪还可通过干扰卵磷脂代谢影响肺表面活性物质的合成，减少 SP-A 和 SP-B 的产生，使 PS 灭活。胎粪抑制 SP 蛋白的程度与吸入胎粪量有关。MAS 时 PS 活性降低，肺顺应性下降，萎陷加重则进一步影响肺气体交换。

5. 肺动脉高压　在窒息、低氧的基础上，胎粪吸入所致的肺不张、肺萎陷、化学性炎症损伤、PS 的继发性灭活可进一步加重肺萎陷、通气不足和低氧。上述因素使患儿肺血管阻力在出生后不能迅速降低，即肺血管适应不良，从而出现肺血管阻力持续增高，阻止由胎儿循环过渡至正常新生儿循环，当肺血管压力超过体循环压力时，发生卵圆孔和（或）动脉导管水平的右向左分流，即 PPHN，临床表现为严重发绀，低氧血症及酸中毒，吸入高浓度氧发绀不能缓解，其程度与肺部体征不平行。除 MAS 因素所致的 PPHN 外，宫内窘迫所致的肺动脉发育异常，表现为血管平滑肌延伸至正常无肌化的肺泡细小动脉，导致其管腔减小，肺血管阻力增加也是其病理基础。总之，MAS 导致 PPHN 的确切机制尚不完全清楚，产前的肺细小动脉改变和出生后的肺血管适应不良可能都参与其病理过程。

▶▶▶ 二、临床表现

（一）吸入混有胎粪的羊水

吸入混有胎粪的羊水是诊断的必要条件：
（1）分娩时可见羊水胎粪污染。
（2）患儿生后见皮肤有胎粪污染的痕迹，指（趾）甲、脐带呈黄、绿色。
（3）口鼻腔吸引物中含有胎粪。
（4）气管插管时声门处或气管内吸引物可见胎粪。

（二）呼吸系统表现

早期呼吸系统表现常是肺液吸收延迟伴肺血管阻力增高而非胎粪吸入本身所致。此后逐渐出现呼吸道梗阻的症状和体征，但症状轻重与吸入羊水的性质（混悬液或块状胎粪等）和量的多少密切相关。如吸入少量或混合均匀的羊水，可无症状或症状较轻；如吸入大量或黏稠胎粪者，可致死胎或出生后不久即死亡。患儿常于出生后建立自主呼吸后不久即出现呼吸窘迫，表现为呼吸急促、浅快（通常>60 次/分）、青紫、鼻翼扇动和吸气性三凹征等，少数患儿也可出现呼气性呻吟。当气体滞留于肺部时，因肺部过度充气可见胸廓前后径增加呈桶状胸，查体早期可闻及粗湿啰音或鼾音，之后可出现中、细湿啰音。如呼吸困难突然加重，持续烦躁不安，青紫明显，听诊呼吸音明显减弱，心音低钝，应警惕气胸可能，需及时复查胸片。上述症状和体征于出生后 12～24h 随胎粪进一步吸入远端气道而更为明显。由于胎粪最终需通过吞噬细胞清除，患儿呼吸困难表现常持续至出生后数天至数周，多数于 7～10 天恢复。

（三）PPHN

重症 MAS 患儿常并发 PPHN，发生率为 15%～20%，常发生于出生后 24h 内。有文献报道，PPHN 患儿中，约 75%的原发病为 MAS。PPHN 主要表现为全身性、持续性发绀，严重低氧血症，其特点为当 FiO_2＞0.6，发绀仍不能缓解；哭闹、哺乳或躁动时发绀加重；发绀程度与肺部体征不平行（发绀重，体征轻），部分患儿胸骨左缘第 2 肋间可闻及收缩期杂音，为二尖瓣或三尖瓣反流所致，严重者可出现休克和心力衰竭，心功能不全时可闻及奔马律、末梢循环灌注不良及血压下降等。

PPHN 临床表现类似青紫型先天性心脏病或严重肺部疾病所导致的发绀，可行以下试验进行鉴别：

1. 高氧试验　吸入纯氧 15min，如动脉氧分压 PaO_2 或经皮血氧饱和度（$TcSO_2$）较前明显增加，且呼吸困难程度较明显，有辅助呼吸肌活动及肺部体征和胸片改变等，提示为肺实质病变；PPHN 和青紫型先天性心脏病则无明显改善。

2. 动脉导管前、后血氧差异试验　同时取动脉导管前（右桡或颞动脉）和动脉导管后（左桡、脐或下肢动脉）的血标本，若动脉导管前、后 PaO_2 差值＞15mmHg（2kPa）或 $TcSO_2$ 差值＞10%，表明动脉导管水平存在右向左分流。若无差值也不能除外 PPHN，因为也可有卵圆孔水平的右向左分流。

3. 高氧-高通气试验　经气管插管纯氧复苏囊或呼吸机通气，频率为 60～80 次/分，通气为 10～15min，使动脉二氧化碳分压下降至 25～30mmHg（$PaCO_2$），血 pH 上升至 7.45～7.55，若 PaO_2 较通气前＞30mmHg（4kPa）或 $TcSO_2$＞8%，则提示 PPHN 存在，因为肺血管扩张，阻力降低，右向左分流逆转，PaO_2 上升，可作为 PPHN 的诊断试验，但高通气因需要较高吸气峰压，有时会导致肺气压伤，故目前较少应用。而青紫型先天性心脏病常有心脏增大，脉搏细弱，上下肢血压及脉搏有差异，可有肺水肿表现，高氧或高氧-高通气试验均不能使 PaO_2 升高，PaO_2 持续＜40mmHg，胸片及超声心动图可以协助诊断。

因此，足月儿或过期产儿有围生期窒息、胎粪吸入史，如于出生后数小时内出现严重全身性发绀，呼吸增快，发绀程度与肺部体征不平行时应高度警惕 PPHN，需行超声心动图检查。

（四）其他

出生时有严重窒息者可有皮肤苍白和肌张力低下，由于严重缺氧可造成心功能不全、心率减慢、末梢循环灌注不足及休克表现。此外，严重 MAS 可并发红细胞增多症、低血糖、缺氧缺血性脑病（HIE）、多器官功能障碍及肺出血等。

▶▶▶ 三、辅助检查

（一）实验室检查

动脉血气分析显示 pH 下降（代酸或混合性酸中毒）、低氧血症、高碳酸血症；还应行血常规、CRP、血糖、血钙及相应血生化检查，气管内吸引物及血液的细菌学培养。

（二）X 线检查

轻型：肺纹理增粗，轻度肺气肿，横膈轻度下降，心影正常，诊断需结合病史及临床。

中型：肺野有密度增加的粗颗粒状阴影或片状、团块状、云絮状阴影；或有节段性肺不张及透亮充气区，心影常缩小。

重型：双肺有广泛粗颗粒状阴影或斑片状阴影及肺气肿征象，有时可见大片肺不张和炎症融合形成大片状阴影，继发性肺损伤或继发性 PS 缺乏所致的肺萎陷，常并发纵隔气肿、气胸等气漏；由于围生期缺氧，心影可增大。上述 X 线片表现在出生后 12～24h 更为明显。临床统计发现，部分 MAS 患儿胸片改变与临床表现的严重程度没有一致性，即胸片严重异常者症状却很轻，胸片轻度异常或基本正常，症状反而很重，需警惕 PPHN 的可能。

（三）超声心动图

如低氧血症很明显，与肺部病变或呼吸困难的程度不成比例时，需行超声心动图检查，发现有心脏卵圆孔或（和）动脉导管水平的右向左分流，有助于 PPHN 的诊断。

四、诊断

（1）根据足月儿或过期产儿，有宫内窘迫或出生窒息史，Apgar 评分常＜6 分。

（2）有羊水胎粪污染的证据，轻者呈黄色或绿色，重者呈深绿色或墨绿色；新生儿娩出后指（趾）甲、脐带、皮肤被胎粪浸泡而发黄，气管内吸出胎粪。

（3）出生后早期出现呼吸困难、三凹征。

（4）有典型的胸片表现，并发肺气肿者胸廓隆起呈桶状胸，呼吸音减低或有啰音，严重病例伴有气漏。

如患儿胎龄小于 34 周，或羊水清澈时，胎粪吸入可能性小。

五、鉴别诊断

（一）新生儿感染性肺炎

MAS 在出生后即出现临床症状，应与早发性感染性肺炎相鉴别。原发性感染性肺炎如在出生后早期（一般指＜3 天）发病，常为先天或经产道感染所致，多于出生时即有感染征象。肺部感染经胎盘血行获得时，母亲常有相应的感染病史和临床表现，常见病原体有梅毒、李斯特菌、病毒等；肺部感染经产道获得时，为上行性感染，母亲可有羊膜炎病史，有发热、羊水混浊并有臭味，病原体常为衣原体、B 组溶血性链球菌（GBS）、大肠埃希菌等，也可由病毒引起。新生儿早发性感染性肺炎可有感染的临床表现及相关的实验室检查证据；胎盘血行获得的感染性肺炎胸片表现为弥漫均一的肺密度增加，而经产道获得的上行性感染时则表现似支气管肺炎。

MAS 发生继发性感染时应与原发性感染肺炎鉴别。患儿有 MAS 的典型病史和临床表现，在并发感染时原有的症状加重，胸片可见斑片影或渗出等，在呼吸机辅助通气下可见氧需要量增加、呼吸道分泌物增多等。通过痰培养可明确感染的病原菌以指导治疗。

（二）足月儿呼吸窘迫综合征

足月儿 RDS 可见于母亲宫缩尚未发动而进行的选择性剖宫产儿。近年来由于选择性剖宫产的增加而导致发病率增加。患儿常无羊水胎粪污染的证据，临床表现与早产儿 PS 缺乏的 RDS 相同，X 线片有典型的 RDS 表现，但临床症状可能更重，并发 PPHN 的机会也更多。对于选择性剖宫产的足月儿，出生后早期发生呼吸困难时应警惕该病的发生可能。

▶▶▶ 六、治疗

（一）MAS 的预防

近年 MAS 发生率降低与过期产儿的减少、对异常胎心的监测管理及低 Apgar 评分的新生儿数量减少有关。

1. 产前阶段　14 个多中心随机对照试验 Meta 分析显示对妊娠 41 周或超过 41 周的孕妇进行选择性催产能显著降低 MAS 的发生率，同时新生儿死亡率也明显下降。对母亲有胎盘功能不全、先兆子痫、高血压、慢性心肺疾病和过期产等，应密切进行产程的监护，必要时进行胎儿头皮血 pH 监测。

2. 产时胎儿监测　产时监测推荐用于监测胎儿早期缺氧征兆（MAS 的一个高危因素）。没有证据显示电子胎心率监测或胎儿血气酸碱评估能减少胎儿或新生儿 MAS 的发生率或死亡率。胎儿头皮 pH 监测及胎儿脉氧测定能有助于判定分娩时间，可减少 MSAF 及 MAS 的发生率。

3. 羊膜腔内灌注　产妇分娩时并发羊水过少和羊水含黏稠胎粪时可采用经子宫颈生理盐水羊膜腔注射，以减少胎儿窘迫和胎粪吸入。由于经生理盐水羊膜腔注射后黏稠胎粪被稀释，能减少机械性及炎症性损伤；此外，羊膜腔内灌注还能缓冲脐带，纠正脐带受压避免胎儿酸中毒。该方法在 20 世纪 80～90 年代开始应用，目的是预防羊水胎粪污染进展为 MAS，然而近年来的临床观察并未显示对预防 MAS 有效，相反，生理盐水羊膜腔注射可使胎儿心律失常及新生儿感染的机会增加，因此，目前不推荐采用羊膜腔内灌注用于预防 MAS。

4. 分娩时吸引　过去推荐在分娩中见 MSAF 时，应在头部娩出而胎肩和胸尚未娩出前以洗耳球或 De Lee 管清理口咽及鼻部胎粪。但在一个 2514 例 MSAF 足月儿的大型多中心 RCT 研究中发现，分娩时对口咽部进行吸引组与未吸引组比较，MAS 的发生率、死亡率、需要机械通气的例数及需氧时间并无差异。

5. 分娩后鼻咽部吸引　多个随机对照研究 Meta 系统评价均显示对有活力新生儿（包括心率＞100 次/分，有自主呼吸和肌张力正常）进行鼻咽部吸引，并未减少 MAS 发生率。美国儿科学会和美国心脏协会制定的 2015 年最新《新生儿窒息复苏指南》中指出，羊水粪染并表现出无活力（肌张力低、呼吸较差）的新生儿，应放置在辐射台上启动初步复苏步骤，如果处理后新生儿无呼吸或心率<100 次/分，则开始正压通气（positive pressure ventilation，PPV）；如果新生儿有活力，自主呼吸及肌张力好，仅需要常规护理，然后，和母亲在一起。常规气管插管气管内胎粪吸引因缺乏足够证据，不再推荐（无论有无活力）。但是我国的新生儿复苏指南（2016 年北京修订）根据我国国情和实践经验指出，当羊水有胎粪污染时，仍首先评估新生儿有无活力（指有自主呼吸，心率>100 次/分，有自主活动或四肢屈曲），有活力时，继续初步复苏；无活力时，应在 20s 内完成气管插管及胎粪吸引管吸引胎粪。如果不具备气管插管条件，而新生儿无活力时，应快速清理口鼻后立即开始正压通气。

（二）MAS 治疗

1. 一般处理及监护 应注意保温，保持中性环境温度（<7 天的裸体足月儿的环境温度为 31～33℃）。对 MAS 患儿应密切监护，观察呼吸系统症状和体征，并进行血氧监测，及时处理低氧血症，减少不必要的刺激，同时监测血糖、血钙等，发现异常均应及时纠正。对严重窒息者应密切监测血压，当有低血压、灌注不良或心排血量不足等表现时，可使用生理盐水扩容，必要时使用血浆或 5%白蛋白；心功能不全者应使用正性肌力药物；精确记录出入量，为防止脑水肿、肺水肿及肾衰竭，应适当限制液体，出生后第 1 天液体量为 60ml/kg，第 2 天根据尿量可增加至 60～80ml/kg；有代谢性酸中毒者应以碳酸氢钠纠酸。常规摄胸片，应注意有许多患儿无临床表现而胸部 X 线片可见异常。

2. 氧疗 主要目的是防止节段性肺泡低氧所导致的低氧性肺血管收缩和 PPHN 的发生。当 PaO_2<50mmHg 或 $TcSO_2$<90%时，应根据患儿缺氧程度选用鼻导管、头罩、面罩等吸氧方式，提供有湿度的氧，随时调整吸入氧浓度，使其血 PaO_2 维持在 80～90mmHg 或以 $TcSO_2$ 为 90%～95%为宜，有些临床医生会选择将 PaO_2 维持在更高的水平，因为足月儿发生视网膜病变的可能性非常小。部分患儿很不稳定，降低氧浓度时需非常缓慢，甚至有时需要每次减少 1%。防止肺泡低氧还包括高度怀疑气漏诊断的指征，同时尽量减少对患儿的操作。胸部物理治疗和头罩或面罩给予温湿化用氧有助于将气道胎粪排出。

3. 机械通气 当 FiO_2>0.4 时可用 CPAP 治疗。一般用 4～5cmH_2O 压力能使部分萎陷的气道开放、使通气/血流值的失调得到部分纠正，但某些情况下 CPAP 可引起肺内气体滞留，尤其在临床及胸片提示肺过度充气时应特别注意，如有气胸则为 CPAP 禁忌证。当 FiO_2>0.6，而 PaO_2<50mmHg，$PaCO_2$>60mmHg 时常是 MAS 机械通气指征。对于 MAS 常用相对较高的吸气峰压，如 30～35cmH_2O，应有足够的呼气时间，不建议太高呼吸末正压，如 2～4cmH_2O，以免气体进一步滞留。MAS 呼吸机治疗时最好进行肺力学监测，常常由于胎粪的阻塞引起气道梗阻，使呼吸时间常数延长，此时需要较长的呼气时间。当肺顺应性正常时，机械通气以慢频率、中等的压力为主，开始常用吸气时间为 0.4～0.5s，频率为 20～25 次/分。当肺炎明显时，可用相对快的呼吸频率。呼吸机应用过程中如有烦躁需同时使用镇静剂，减少人机对抗。MAS 患儿在机械通气时，应随时警惕气胸的发生。

对于常频呼吸机治疗无效或并发气漏，如气胸、间质性肺气肿者，改用高频振荡通气可能有较好的效果。一般在 MAS 治疗中，高频呼吸的频率为 8～10Hz。

4. 肺表面活性物质（PS）的应用　　体外研究发现，胎粪灭活 PS 有以下方式：使具有浓度依赖性的 PS 功能失活；对肺泡 Ⅱ 型上皮细胞的直接毒性作用；使 PS 从肺泡移位；降低 SP-A、SP-B 水平。自 20 世纪 90 年代初，人们就尝试使用 PS 治疗 MAS。研究发现多数患儿在应用第 2 剂及第 3 剂 PS 后临床才出现显著改善。以后多采用较大剂量，相对较长的给药时间（20min），显示了较好的临床效果。PS 应用后患儿气胸的发生及需 ECMO 应用的机会减少。国内 16 家儿童医院进行的 PS 治疗 MAS 多中心 RCT 结果表现，应用 200mg/kg PS 后有较多的病例在 6h 及 24h 的血氧合状态显著提高。MAS 也可将 PS 结合高频通气、吸入一氧化氮等联合应用，可取得更好的疗效。

5. 抗生素应用　　仅凭临床表现和胸部 X 线片鉴别 MAS 和细菌感染性肺炎比较困难。胎粪有利于细菌生长，故当胸部 X 线片显示肺部有浸润变化时应选择广谱抗生素进行治疗，同时积极寻找病原菌，行痰培养检查，以协助决定抗生素治疗疗程。但也有研究显示预防性使用抗生素不能减少感染的发生，且证实 MSAF 与败血症的发生发展并无相关性，因此不推荐在无围生期高危因素患儿中预防性使用抗生素，如有确切的感染高危因素时才可使用，且一旦血培养阴性则停用抗生素。

6. 对胎粪引起的肺炎症损伤的治疗　　暴露在胎粪数小时后肺即可出现严重的炎症反应，在肺泡、大气道和肺实质中可见大量中性粒细胞和吞噬细胞。研究显示胎粪可通过抑制中性粒细胞的氧化暴发和吞噬作用而影响其功能，也有研究显示胎粪可通过激活肺泡巨噬细胞使超氧阴离子增加，导致肺损伤。MAS 后炎症细胞因子增多，可直接对肺实质造成损伤，使血管出现渗漏，其表现形式类似 ARDS。细胞因子还参与肺动脉高压的病理生理过程。对于肺的炎症损伤治疗，糖皮质激素虽具有良好的抗炎作用，但其用于治疗 MAS 的时机、药物的选择（种类、剂量及用法）、疗效（包括不良反应）仍存在争议，因此不推荐使用。小剂量一氧化氮吸入（如 5ppm）对肺组织中性粒细胞趋化有抑制作用，能降低肺血管阻力，还能减轻肺病理损伤，显示出潜在的抗感染作用。其他抗氧化治疗，如重组人超氧化物歧化酶对肺损伤的治疗已显示出一定的疗效，今后是否可应用于临床治疗新生儿 MAS 尚需作进一步的评估。

7. 并发症的治疗　　MAS 并发症如气漏和 PPHN 的治疗。

（1）气漏：并发气胸而又需要正压通气时应先做胸腔闭式引流；紧急状态下可行胸腔穿刺排气减压，能立即改善症状。并发严重纵隔气肿，可从胸骨旁第 2、3 肋间抽气做纵隔减压，如无改善可考虑胸骨上切开引流或剑突下闭式引流。

（2）PPHN 治疗：严重低氧血症患儿经上述处理不能改善低氧血症时，常并发 PPHN，死亡率高。去除病因至关重要，同时积极处理低氧逆转低氧血症，改善体、肺循环的灌注，尽量减少低氧血症所导致的其他脏器损害，以合适的呼吸支持达到正常氧合血，一旦患儿好转后并处于相对稳定的状态时，再逐项撤离心、肺支持，撤离时必须非常谨慎，每一项撤离步骤均不能过快，必须密切观察患儿的心肺耐受情况及氧合状态。

1）氧支持：低氧可导致肺血管收缩，因此 PPHN 患儿需吸氧以达到正常氧合状态，同时监测 SpO_2、动脉血气分析。

2）碱化血液：是治疗 PPHN 经典而有效的方法之一。过去推荐高通气，因其能使肺血管阻力下降，但近年研究发现低碳酸血症可减少心搏量和脑血流量，且可能增加早产儿发生脑室周围白质软化的概率，因此 PPHN 治疗中应避免过度通气造成 $PaCO_2$ 过低。目前多主张 pH 7.35～7.45，$PaCO_2$ 35～45mm，PaO_2 80～100mmHg 或 $TcSO_2$ 95%～98%。此外，静脉应用碱性药物如碳酸氢钠，对降低肺动脉压也有一定疗效。

3）插管及机械通气：如无肺泡疾病时，高胸腔压力可限制心脏搏出，并使肺血管阻力上升，因此建议机械通气时，采用快速、低压力、短吸气时间的通气，以减少对肺静脉血回流及对心排血量的影响。PPHN 伴有肺实质疾病时，则推荐使用高频振荡通气。

4）一氧化氮吸入（inhaled nitric oxide，iNO）：一氧化氮是血管舒张因子，由于 iNO 的局部作用，使动脉血压不受影响，近年的临床试验证实 iNO 对部分病例有较好的疗效，但也有 30%～50%患儿对 iNO 无效。

5）血管扩张剂：磷酸二酯酶抑制剂西地那非可选择性扩张肺血管，每次剂量 0.6～1mg/kg，每 6h 可重复使用。

6）ECMO：患儿对最大限度的常规治疗和或一氧化氮治疗无效者，如为足月儿或近足月儿，条件允许时，可考虑 ECMO 治疗。ECMO 指征为每间隔 30min 的两次血气分析检查得出的肺泡–动脉氧分压差＞600mmHg 或氧合指数（OI）＞30 持续 5～6h。但在进行 ECMO 前，应先行高频通气加一氧化氮吸入治疗，观察是否有效。

7）纠正代谢异常：如同时存在低血糖、低血钙等内环境紊乱，必须及时纠正。PPHN 同时伴有多血症时，需采用部分换血治疗，使血细胞比容维持在 50%～55%。

▶▶ 七、预后

胎粪污染婴儿的死亡率明显高于未受污染婴儿。新生儿死亡中，MAS 占很大一部分，肺部后遗症很少见，可有症状性咳嗽、喘息，最终的预后取决于窒息所造成中枢神经系统损伤程度及 PPHN 等相关疾病的严重程度。

▶▶ 八、预防及注意事项

对有胎盘功能不全的孕妇或已确诊为过期产儿时，在妊娠末近分娩期应做胎心监护，积极防治胎儿宫内窘迫和产时窒息，当出现胎儿酸中毒、胎动减少、胎心减弱时应及时终止妊娠；对 MSAF 者，如新生儿娩出后无活力，应做好吸引胎粪及复苏准备，在新生儿建立第 1 次自主呼吸前，应气管插管，将胎粪吸出。及时纠正出生后 MAS 患儿的低氧血症及混合性酸中毒对预防 PPHN 至关重要。应密切观察 MAS 患儿呼吸困难、发绀、双肺呼吸音等症状和体征的变化，同时观察是否发生气胸、纵隔气肿等气漏及 PPHN 等并发症。根据病情变化及时监测血气分析，观察肺通气、换气功能及有无酸中毒，并复查胸片了解病情变化，以指导临床治疗及判断预后。

（张　莉　陈大鹏）

参 考 文 献

邵肖梅，叶鸿瑁，丘小汕. 2011. 实用新生儿学. 北京：人民卫生出版社.

叶鸿瑁，虞人杰，王丹华，等，2016. 中国新生儿复苏指南（2016 年北京修订），中国新生儿科杂志，31（4），241-246.

Lindenskov PH, Castellheim A, Saugstad OD, et al. 2015. Meconium aspiration syndrome: possible pathophysiological mechanisms and future potentialtherapies. Neonatology, 107（3）：225-230.

Qian L, Liu C, Zhuang W, et al. 2008. Neonatal respiratory failure：a 12-month clinical epidemiologic study from 2004 to 2005 in China. Chinese Collaborative Study Group for Neonatal Respiratory Diseases. Pediatrics. 121（5）：e1115-1124.

Ross MG. 2005. Meconium aspiration syndrome--more than intrapartum meconium. N Engl J Med, 353（9）：946-948.

Vain NE, Szyld EG, Prudent LM, et al. 2004. Oropharyngeal and nasopharyngeal suctioning of meconium-stained neonates before delivery of their shoulders：multicentre, randomised controlled trial. Lancet, 14-20, 364（9434）：597-602.

Wyckoff MH, Aziz K, Escobedo MB, et al. 2015. Part 13：Neonatal Resuscitation：2015 American Heart Association Guidelines Update for Cardiopulmonary Resuscitation and Emergency Cardiovascular Care（Reprint）. Pediatrics, 136 Suppl 2：196-218.

第二十章

新生儿呼吸暂停

一、呼吸暂停定义及其发病率

呼吸暂停（apnea）是新生儿重症监护室最常见的诊断之一，是指在一段时间内无呼吸运动。对于新生儿期呼吸暂停，主要通过呼吸停止时间、心率和血氧饱和度来定义，且尚存争议。国际上呼吸暂停持续时间下限为 10～20s；对于心率减慢的标准也尚未统一，低限在 70～100 次/分；血氧饱和度低于 80%～85%通常被认定是氧饱和度下降。当前美国儿科协会指南采纳的标准是新生儿期，呼吸停止时间大于 20s，或不足 20s，但伴有心率减慢<100 次/分或出现青紫、血氧饱和度减低或肌张力低下，称为呼吸暂停。

新生儿呼吸暂停的发生率随胎龄增加而下降。几乎所有小于 28 周的超早产儿均会发生呼吸暂停，85%的 30 周早产儿会发生呼吸暂停，而 34 周早产儿中的发生率为 20%。在纠正胎龄 37 周时，92%的早产儿呼吸暂停可中止，而纠正胎龄 40 周时，98%的早产儿呼吸暂停可停止。

二、呼吸暂停分类

（一）呼吸暂停根据发作时的形式不同分类

1. 中枢性呼吸暂停　即缺乏自主呼吸运动，无呼吸道阻塞，占所有呼吸暂停的 10%～25%。

2. 梗阻性呼吸暂停　有呼吸运动，但缺乏上部气道开放的神经肌肉控制，无气流进入肺部，占所有呼吸暂停的 12%～20%。

3. 混合性呼吸暂停　中枢性呼吸暂停和梗阻性呼吸暂停交替或者同时存在。混合性呼吸暂停最常见，占所有呼吸暂停的 53%～71%。

（二）呼吸暂停根据发作的原因不同分类

1. 原发性呼吸暂停　是指由于呼吸中枢发育不完善，无明显发病因素所致的呼吸暂停，其发生率与新生儿成熟程度有关，因此多发生于早产儿。一般早产儿原发性呼吸暂停常发生在出生后 3 天左右，如出生 1 周内无呼吸暂停发作则以后发生原发性呼吸暂停的机会较少。原发性呼吸暂停的发生与早产儿脑干呼吸控制中枢发育不成熟有紧密关系，因此，呼吸暂停的发生率与胎龄和出生体重成反比，即胎龄 26～27 周的新生儿呼吸暂停的发生率达 78%，出生体重小于 1000g 的新生儿呼吸暂停发生率为 84%，胎龄 30～32 周早产儿呼吸暂停发病率约为 50%，而胎龄 34～35 周新生儿仅 7%发生呼吸暂停。

2. 继发性呼吸暂停　是指因各种不同基础疾病及其他附加因素所致的呼吸暂停，常见原因包括：

（1）中枢神经系统疾病及功能紊乱：缺氧缺血性脑病，先天性中枢性低通气综合征，扁颅底综合征；产时窒息，低氧血症及酸中毒所致脑干抑制；颅内出血、脑积水、脊髓损伤；颅内感染；高胆红素血症所致胆红素脑病。

（2）外周迷走神经反射：继发于插胃管、喂养及吸痰、颈部过度屈曲及伸展。

（3）呼吸系统疾病：肺炎、呼吸道梗阻（先天性后鼻孔阻塞，气管异物、狭窄、分泌物阻塞）、气胸、膈肌及声带麻痹。

（4）消化系统：胃食管反流、喂养不耐受、坏死性小肠结肠炎症、腹膜炎。

（5）心血管系统：心力衰竭、动脉导管未闭、严重先天性心脏病、低血压、血容量不足。

（6）血液系统：贫血、红细胞增多。

（7）感染性疾病：败血症。

（8）胎儿母亲使用呼吸抑制药物：麻醉药、硫酸镁、吗啡。

（9）内环境紊乱：低血糖、低钠血症、低钙血症、高钠、高钙血症；环境温度不稳定，高温、低温引起体温波动。

（10）剧烈疼痛刺激，过量使用麻醉镇静剂，各种有创操作及检查。

严重的呼吸暂停发生在出生 24h 内往往提示合并疾病，如败血症或脑室内出血。1 周后出现的呼吸暂停亦常因继发因素所致。对于早产儿继发性呼吸暂停，出生后 0～7 天早产儿中非感染因素诱发者明显高于感染因素；反之，出生后＞18 天早产儿中感染因素诱发呼吸暂停明显高于非感染因素。

▶▶▶ 三、呼吸暂停发病机制

（一）中枢呼吸反射调节不成熟

在成熟羊胎的研究中发现，提高二氧化碳分压能促进呼吸的发生。在人类胎儿中，已能记录到呼吸暂停发作与持续性的自主呼吸运动交替出现。因此，哺乳动物的胎儿在出生前已拥有必要的反射来调节呼吸的频率和深度。出生后，足月儿和早产儿也会增加每分通气量来适应吸入气体中二氧化碳水平的增加。机体对二氧化碳的敏感性反映了主要呼吸反射感受器——延髓中枢化学感受器的功能，而外周颈动脉体化学感受器起辅助作用。但是，这种启动呼吸的经典调控在未成熟儿中尚未发育完善。此外，早产儿呼吸中枢结构及神经元之间的联系不完善，神经冲动传出较弱，因此各种继发因素的干扰均可导致呼吸调节障碍。

（二）呼吸系统发育不成熟

早产儿的呼吸运动延续了胎儿期的特点，上呼吸道肌和膈肌运动的不协调使早产儿易发生梗阻性呼吸暂停。有研究证实新生儿年龄越小，膈肌运动能力越低，越容易疲劳，胸壁越易变形，进而反射地抑制膈肌运动。肺泡通气量、潮气量较小，肺代偿能力较差，肋间肌发育差，胸壁前后径短，肺组织弹性小，肺间质血容量多，影响气体交换，肺泡数目少及表面活性物质合成不足也是早产儿的特点，这增加了呼吸暂停的发作频率和严重程度。

另外，肺牵张反射在调节呼吸时间、防止肺泡萎陷方面有重要作用。新生儿肺牵张反射较弱，不能有效调控呼吸和防止肺泡萎陷。喉黏膜反射在早产儿呼吸暂停的发生中也起重要作用。研究发现，刺激早产儿喉黏膜会导致呼吸暂停、心动过缓及低血压。

（三）对高碳酸血症的通气反应

早产儿合并有呼吸暂停者，对二氧化碳的通气反应减弱，是早产儿呼吸暂停的主要发生机制。尽管外周化学感受器如颈动脉体能够感受二氧化碳的变化，但起主要作用的还是脑干延髓腹外侧区。早产儿对二氧化碳反应减弱的可能机制是由于出生后早期各种抑制性神经递质或神经介质及它们在脑干内呼吸相关神经元或中间神经元中的受体表达上调。该类递质包括 γ-氨基丁酸（GABA）、腺苷、内啡肽。内源性前列腺素释放增多，可能在败血症诱导的呼吸暂停中发挥作用。该类抑制性神经递质或神经介质增加，可降低机体对二氧化碳的通气反应，导致呼吸暂停的发生。

早产儿对低氧的通气反应表现为双期性，短暂的通气频率增加后出现较长时间的通气下降，具体机制仍不清楚。另外，间歇性的低氧刺激并促进其外周化学感受器的成熟，导致周期性的低碳酸血症，使血中二氧化碳水平降低到接近呼吸暂停发生时的阈值（低于基础 CO_2 水平 $1\sim1.3mmHg$），进一步使早产儿的呼吸不稳定。早产儿对于高碳酸血症的反应表现为延长呼气时间，而非增加呼吸频率或潮气量，最终使其每分通气量下降。

（四）对低氧的通气反应

与成人缺氧时相对持续的反应相反，新生儿在缺氧一开始就出现呼吸短暂加快（$1\sim2min$），然后变慢至基础呼吸频率以下，该时期为缺氧后通气抑制期。最初的呼吸增快是继发于颈动脉体外周化学感受器的刺激。在中枢中，感受低氧的化学感受器分布于延髓腹侧区。减弱高碳酸血症通气反应的抑制性神经递质也参与了缺氧性呼吸抑制。

（五）神经递质与呼吸暂停

已发现多种抑制性神经递质的活性异常增强，在早产儿呼吸暂停的发生中起重要作用，包括 GABA、腺苷等。GABA 在胎儿期和出生后早期呈高表达。在动物实验中已证实抑制 GABA 可防止低氧时的通气抑制和增加高碳酸血症时的呼吸频率，并能显著削弱喉部刺激引起的呼吸抑制。腺苷是脑内神经元三磷酸腺苷代谢产物，不仅具有抑制呼吸的作用，还与 GABA 在调节呼吸中存在交互作用，阻断 GABA 受体能解除腺苷激动剂诱导的膈肌收缩力降低后引发的呼吸暂停。许多 GABA 神经元上有腺苷受体表达。腺苷与其受体结合后诱导 GABA 释放并抑制呼吸导致呼吸暂停的发生。

β-内啡肽是内源性阿片肽家族中的一员，主要由垂体前阿片黑素细胞分泌，外周组织如胎盘、肺也能合成分泌。它对呼吸的抑制作用主要是通过降低脑干神经元对二氧化碳的敏感性，抑制通气功能。研究发现，早产儿呼吸暂停时血浆及脑脊液中 β-内啡肽浓度明显增高。应用阿片受体拮抗剂纳洛酮治疗可使呼吸暂停持续时间缩短。

（六）睡眠状态与呼吸暂停

早产儿有 80% 的时间处于睡眠状态，而大部分的睡眠属于快速动眼睡眠。此期内呼吸不规则，肋间肌抑制，潮气量降低，氧分压下降，易发生呼吸暂停。观察发现，快速动眼睡眠期的呼吸运动较安静睡眠不稳定，更易发生呼吸暂停，从快速动眼睡眠觉醒后的早产儿易发生喉部关闭而导致呼吸暂停发生。因此，唤醒发生呼吸暂停的早产儿可能会更加重呼吸暂停症状。

（七）胃食管反流与呼吸暂停

在临床上，胃食管反流通常与呼吸暂停同时出现，尽管目前还没有有力证据表明胃食管反流与呼吸暂停之间的因果关系，但关于呼吸暂停与胃食管反流的关系已被临床重视。已知相关证据，动物实验提示将少量液体导入喉部时，可刺激喉部化学感受器，引起反射性呼吸暂停；呼吸暂停常发生于餐后，而此时亦为胃食管反流的高发时期；通过食管 pH 的监测发现，在胃食管反流后易发生呼吸暂停。由于传统的食管 pH 监测方法只能反映酸的反流，新生儿的反流物多呈中性甚至碱性，因此，大多数的胃食管反流属非酸性反流，常不能用传统检测食管 pH 变化的方法探测，可能会低估反流事件或忽略由非酸性反流引发的呼吸暂停。最近研究认为，联合多通道腔内阻抗技术和 pH 监测法能监测酸性和非酸性反流事件。因此，需要采用新的胃食管反流监测方法，探讨胃食管反流与呼吸暂停两者之间的关系。

（八）遗传学与呼吸暂停

最近研究发现，同性别双胞胎早产儿呼吸暂停的遗传率达 87%，说明遗传因素在呼吸暂停的发生中也起非常重要的作用。Tamim 等首次报道了父母为近亲结婚的早产儿的呼吸暂停发生率较其他早产儿高。因此，遗传学研究可能会为呼吸暂停的发病机制研究提供新的思路。

▶▶▶ 四、呼吸暂停的诊断和监测

（一）区分周期性呼吸和呼吸暂停

部分新生儿可有 5～10s 短暂的呼吸停顿，此时患儿肤色、心率、血氧饱和度和肌张力都无变化，对新生儿的全身情况无影响，此为一良性过程，称为周期性呼吸。但是，当呼吸停止时间超过 20s，或出现肤色发绀，心率低于 100 次/分，血氧饱和度或肌张力减低时，则为呼吸暂停，可能诱发神经系统缺氧缺血损伤。迄今为止，两者之间的关系尚未明确，可能有共同的生理病理机制，呼吸暂停可能是周期性呼吸的严重表现。

（二）区分类型

区分是原发性呼吸暂停还是继发性呼吸暂停，应详尽了解病史，特别注意母亲有无发热，有无特殊用药，有无胎膜早破、羊水恶臭，有无胎心胎动异常，分娩过程是否顺利，有无创伤性分娩等，分娩时 Apgar 评分，出生后患儿有无发热、抽搐；全面查体，尤其是神经系统方面的异常体征，必要时辅以头颅 B 超、脑电图、头颅 CT，血清生化或药物水平检测。脓毒症新生儿可能仅以呼吸暂停为唯一的或主要的临床表现，母亲发热的病史等可作为患儿呼吸异常的感染性因素。环境温度的升高或降低可致呼吸暂停，要对新生儿的环境温度作仔细评估。在做体格检查时还要特别注意携氧能力下降的临床征象，如苍白、休克或动脉导管未闭时的左向右分流。呼吸暂停与代谢失衡也有关，如低血糖、电解质紊乱等，可通过简单的检测来确定，并通过纠正代谢异常来消除。早产儿尤其是极低出生体重儿无法查出的原发病因素，可考虑为原发性呼吸暂停。

（三）新生儿呼吸暂停的监测描记法

呼吸监测应该兼顾精确性和无创性。可以分为两种类型，即经鼻或经口流量探测器和监测胸壁运动的传感器（如呼吸感应体积描记法或阻抗式描记法）。呼吸感应体积描记法需要将两条弹性绑带分别环绕在胸部和腹部，再利用软件进行计算分析胸廓和腹部的运动波形，得到半定量的容积图。该法通过容量波形通气停止时间及胸壁和腹壁运动的不同步性，对检测阻塞性呼吸暂停有优势。阻抗式呼吸描记法常用的方法是肺阻抗图技术，阻抗式的呼吸暂停监测仪通过高频振荡器送出一个微小电流到胸壁电极来监测呼吸，呼吸时的容量变化产生可随监测的电阻变化，然后被放大描记。阻抗式描记监测仪有一定的局限性，在新生儿发生气道阻塞时，由于胸壁呼吸动作的存在，只有在阻塞导致呼吸彻底停止才能发现。

（四）心电监护

呼吸暂停的诊断中，心率和血氧饱和度下降是重要表现，因此，心电监护报警显示心率低于 100 次/分或经皮血氧饱和度下降至 85% 以下，对于监测呼吸暂停十分重要。

▶▶▶ 五、呼吸暂停的治疗

（一）病因治疗

积极治疗原发病。对继发性呼吸暂停，原发病因明确者，应针对相应的疾病进行治疗，如有低血糖、低血钙、低血镁等情况时应及时补充，低体温应予复温，胃食管反流、先天性心肺畸形予以相应的药物和手术治疗。

（二）护理

为避免反射性呼吸暂停，应减少咽部吸引（吸痰）；不使颈部过度屈曲或伸展以免发生阻塞性呼吸暂停。避免环境温度波动过大，环境温度变化，尤其是口鼻三角区的寒冷刺激，可反射性引起呼吸暂停。将环境温度设置于患儿中性环境温度范围的下限，可减少呼吸暂停的发作次数。

（三）体位治疗

关于睡眠体位与呼吸暂停的关系，虽然美国儿科学会在推荐足月儿及早产儿采用非俯卧位睡眠，以预防婴儿猝死综合征的发生，但临床研究显示，仰卧位睡眠引起呼吸暂停较俯卧位睡眠时发作频率增加，仰卧位睡眠呼吸暂停发作时，脑血流及血氧饱和度较俯卧位睡眠降低更加明显。

俯卧位能增强胸腹呼吸运动时的协调性并能稳定胸壁而不影响呼吸方式和氧饱和度。许多研究发现，俯卧位能降低呼吸暂停的发生率。进一步研究发现，头抬高 15°俯卧位能消除 48.5%的氧饱和度降低。但此姿势欠缺舒适性并易使患儿滑向床底，因此衍生出更具舒适性的三阶梯姿势，即头、胸、腹均高于腿部，维持头和腹部在水平位，胸腔抬高倾斜约 15°。最近，2 个随机对照实验研究不同的俯卧姿势对心动过缓和氧饱和度下降发生率的影响，结果发现患儿在接受氨茶碱治疗后，不同俯卧姿势的效果类似，均可降低 12%的氧饱和度下降发生率。因此，在接受其他有效治疗前，体位治疗可作为首选治疗方法。

（四）经鼻持续气道正压通气和间歇正压通气

经鼻持续气道正压通气（NCPAP）被认为是目前最安全有效治疗新生儿呼吸暂停的方法。通过鼻罩或面罩输送持续的空气氧气混合气体，在气道上产生正压，防止上气道及肺泡塌陷，可增加功能残气量和降低呼吸功，改善氧合和降低心动过缓的发生率。进而延长从呼吸停止到发生氧饱和度下降、心动过缓的时间。已经发现 NCPAP 可显著降低早产儿混合型和阻塞性呼吸暂停的发生率，但对中枢性呼吸暂停的疗效不明显。间歇正压通气（NIPPV）也可用于治疗早产儿呼吸暂停，可以看成是 NCPAP 的增强。一项系统评价显示，NIPPV 能有效增加 NCPAP 在呼吸暂停频发或较严重的早产儿中的疗效。因此可治疗呼吸暂停，并能防止气管插管后拔管失败，减少机械通气的使用。

但是，随着 NCPAP、NIPPV 的使用也出现了很多的问题。鼻塞产生的压力可使局部组织坏死，从而使鼻腔狭窄、变形。鼻塞刺激鼻孔时鼻腔内分泌物增多，增加鼻部和全身性感染风险。另外，患儿常焦躁不安，甚至需要镇静剂才能较好的把鼻塞固定在鼻腔内。这会使人们探索进一步改良的 CPAP。鼻导管可提供低流量氧气。气流产生的压力和流速成正比，当流量增加到 1~2L/min，鼻导管就能向早产儿提供一个显著的正性扩张压。最近的研究发现，高流量鼻导管给氧可有效地产生正压，可达 6cmH$_2$O，治疗早产儿呼吸暂停的效果与 NCPAP 接近。但是，鼻导管给早产儿提供更高流量的氧气就可能产生过高的气道正压。由于鼻导管是不完全密闭的，所以很难估计在给定流量下产生的气道压力究竟是多少，而且气体的湿化也成问题，因此目前不进行常规临床使用。

（五）呼吸兴奋剂

1. 甲基黄嘌呤类药物　目前甲基黄嘌呤类药物仍是治疗呼吸暂停的主要药物,包括茶碱、咖啡因和氨茶碱。甲基黄嘌呤类是非选择性腺苷受体拮抗剂,能增加化学感受器对二氧化碳的敏感性,增加每分通气量,还能增加膈肌收缩力,减轻膈肌疲劳,并改善呼吸肌收缩力,增加心脏排出和改善氧合作用。系统评价显示茶碱和咖啡因在开始治疗的 2～7 天内均能有效减少呼吸暂停的发生。氨茶碱可增加呼吸中枢对二氧化碳的敏感性和膈肌收缩力。通过对呼吸系统的刺激作用,提高通气量和对二氧化碳的反应,改善血气和降低呼吸暂停的发生率。新生儿常通过静脉给药,灌肠也是安全有效的方法之一。静脉给药首剂 5mg/kg,维持量为 2～3mg/kg,每 6～8 小时 1 次。由于咖啡因比氨茶碱有更高的疗效、更可靠的肠道吸收率及更长的药物半衰期,而不良反应如心动过速、喂养不耐受等发生率较小,因此,目前咖啡因已作为治疗呼吸暂停的首选药物。美国食品药品管理局已批准柠檬酸咖啡因注射液作为治疗胎龄 28～33 周早产儿呼吸暂停的短期用药。咖啡因的血浆半衰期为 100 小时,相较于茶碱的 30h,咖啡因有更安全的治疗范围。最近,对甲基黄嘌呤类药物治疗呼吸暂停安全性的研究显示,咖啡因能降低支气管肺发育不良的发生率,并能显著降低脑瘫和认知发育延迟的发生。提示咖啡因在呼吸系统和神经发育中可能的益处。目前,可获得的咖啡因产品多是柠檬酸咖啡因,含咖啡因有效成分为 50%。咖啡因在早产儿的使用中半衰期延长,导致血药浓度波动小,并允许 24h 的用药间隔。基础负荷剂量 20mg/kg,24h 后给维持量,每次 5mg/kg,每天 1 次,推荐静脉滴注,给药时间超过 10min,也可口服,吸收较好,0.5h 达到有效血药质量浓度（5～20μg/ ml）。

甲基黄嘌呤类是非选择性腺苷受体拮抗剂。腺苷参与人体睡眠觉醒周期,可对惊厥和镇痛的易感性调控。此外,腺苷通过降低细胞代谢率降低能量消耗。当能量需求超过能量供应时,脑内细胞外腺苷浓度升高,促进脑细胞死亡。动物研究证实,用甲基黄嘌呤制剂氨茶碱会降低新生大鼠缺氧后存活率。极低出生体重儿随访研究发现,茶碱是导致脑瘫的危险因素。因此,该类呼吸兴奋剂可能对发育中大脑存在不良影响。甲基黄嘌呤类药物常见不良反应有心动过速、心律不齐、易激惹、消化道症状（如腹胀、喂养不耐受、呕吐等）。所有甲基黄嘌呤类药物都有温和的利尿作用,有报道称甲基黄嘌呤类药物会引起代谢率和氧耗量增加约 20%,提示在给予此类药物治疗时需适量增加患儿热量的摄入。

2. 多沙普仑　其作用类似于甲基黄嘌呤类药,与甲基黄嘌呤类药有协同作用,低剂量主要作用于外周,较大剂量主要作用于中枢,能增加呼吸频率和每分通气量。在新生儿期多沙普仑的主要代谢产物对改善通气同样有效,其作用机制仍不清楚。由于不良反应未知,目前对多沙普仑的应用仍存在争议。该药需静脉持续输注是临床使用受限的主要原因之一,开始剂量为 0.5mg/（kg·h）,如果疗效不满意,可在 6～12h 以每次 0.5mg/（kg·h）的速度渐增加,最大剂量为 2.0～2.5mg/（kg·h）;其效果往往呈剂量依赖性,血药质量浓度＞3.5mg/L 可出现明显不良反应。停药时应以每次减少 0.5mg/kg 的速度,在 24～48h 逐渐撤离。该药口服剂量为 30mg/（kg·d）,分 4 次口服,为增加胃肠道的耐受性可与胃管喂奶同时进行，但不良反应较大，不良反应以口服给药多见，包括胃潴留、腹胀、呕吐、出血等，还有兴奋激惹、烦躁、流涎、肝功能损害、高血压等。对应用多沙普仑的患儿进行脑血流动力学监测，发现该药使脑氧供降低，血氧耗增加，可能使脑血流速度下降。因此不推荐常规使用多沙普仑，其使用仅限于对甲基黄嘌呤治疗抵抗的患儿。

3. 纳洛酮　是阿片受体拮抗剂，可全面拮抗和阻断 β-内啡肽对人体的生物作用，针对性拮抗和阻断 β-内啡肽对呼吸循环及中枢系统的抑制作用。用法为 0.01～0.03mg/kg 静脉推注，继而予 0.5μg/（kg·min）持续静脉注射维持。

4. 东莨菪碱　具有兴奋呼吸中枢、改善微循环、减轻心脏前后负荷、减少呼吸道分泌物、镇静等作用，能改善患儿全身情况，因而能减少并控制呼吸暂停的发作。用法为东莨菪碱每次 0.03～0.05mg/kg，静脉注射，10～20min 1 次，连续 4～8 次为 1 疗程，可重复应用。

迄今为止，除咖啡因外，其他呼吸兴奋剂的临床随机对照试验样本量小，而且只关注近期疗效，其远期效果和安全性仍然未确定。

（六）感觉刺激

许多研究发现感觉刺激，包括触觉、嗅觉刺激对呼吸暂停治疗有效。作为最常用的干预措施，触觉刺激可能通过对脑干产生非特异性的兴奋来触发呼吸。以往的研究发现，触觉刺激能减少 35%的呼吸暂停发作，但现在认为触觉刺激常会因唤醒患儿，而使呼吸状态发生改变，进而加重症状。对症状稳定的新生儿采用患儿和父母之间的皮肤式接触护理及袋鼠式护理，已经被广泛接受，并有助于父母参与对患儿的护理，促进母婴关系的建立。Bloch-Salisbury 等报道采用一种频率低于唤醒患儿阈值的设备可有效地减轻约 65%的呼吸暂停发作。近年来嗅觉刺激对呼吸暂停的作用得到重视。愉悦的气味可以增加呼吸动力，这在快速动眼睡眠时期作用更明显。香草素能兴奋嗅神经，可用于治疗对咖啡因和多普沙仑均无反应的难治性早产儿呼吸暂停。但这项研究仅持续 24h，香草素对呼吸暂停的长期作用仍需进一步研究。

（七）吸入二氧化碳

二氧化碳是刺激哺乳动物呼吸的生理兴奋剂，而呼吸暂停的发病机制之一是早产儿二氧化碳生理基线低于发生呼吸暂停的阈值。因此，将二氧化碳提高至阈值 1～2mmHg 及以上可能会减轻或终止呼吸暂停的发生。最近，一个随机对照试验比较茶碱和吸入二氧化碳治疗早产儿呼吸暂停，结果提示，早产儿吸入较低浓度的二氧化碳（0.8%）与茶碱有相同的疗效，而且 0.8%二氧化碳对脑血流速度无影响，较茶碱的不良反应少。但患儿可能会对吸入二氧化碳迅速产生耐受，其有效性和长期效益仍需进一步评估。

（八）氧疗

早产儿氧疗的最佳氧饱和度一直有争议。理论上，基础氧饱和度值较低的患儿呼吸暂停时氧饱和度降低会更明显。尽管在无症状早产儿的研究中发现，给予低流量氧疗后亚临床型的呼吸暂停、周期性呼吸、心动过缓的发生有所减少，但是目前还没有足够证据证明氧疗或提高基础氧饱和度能预防或治疗早产儿呼吸暂停。

（九）口胃饲管代替鼻胃饲管

上呼吸道阻力增加也是早产儿呼吸暂停的发病机制之一。据报道鼻胃饲管能增加50%的上呼吸道阻力，因此，用口胃饲管代替鼻胃饲管可能有利于呼吸暂停的早产儿。但最近的一项随机对照试验发现，置胃管对于早产儿呼吸暂停时心动过缓和氧饱和度下降无明显影响，且口胃饲管代替鼻胃饲管并未显出优越性。一项回顾性分析显示，在有胃食管反流的早产儿中采用经幽门喂养可减少呼吸暂停和心动过缓的发生次数。因此，在对有呼吸暂停的早产儿采用何种喂养方式最佳仍需进一步研究。

（十）降低体温

早产儿体温升高会使呼吸节律不稳定。研究发现早产儿在保暖箱温度30.4℃较32.5℃更少发生呼吸暂停。环境温度适当低于中性体温可能有利于减少早产儿呼吸暂停的发生。但同时环境温度过低时又不利于早产儿血液循环及代谢，因此，对于发生呼吸暂停的早产儿具体的温度设置范围仍需进一步研究。

（十一）输注红细胞

贫血会诱发早产儿呼吸暂停，输注红细胞悬液增加血液携氧能力，可以减少缺氧诱发呼吸抑制和呼吸暂停的可能性，可能有利于早产儿呼吸暂停的治疗。不过目前仍没有证据支持输血能治疗早产儿呼吸暂停。有研究显示，给中重度贫血的呼吸暂停早产儿输血对心动过缓的发生率无明显影响，并且发现极低出生体重儿输血后不仅没有改善，反而增加脑室内出血、支气管肺发育不良和坏死性小肠结肠炎的发生率。

（十二）治疗高胆红素血症

在新生儿发生严重高胆红素血症并发核黄疸时，脑内包括脑干的许多部位发生黄染。在新生大鼠模型中，急性胆红素血症对呼吸驱动力有着持续的抑制作用，同时对高碳酸血症和缺氧的反应性也降低。早产儿呼吸暂停被视为脑干介导的呼吸控制能力不成熟的表现。高胆红素血症和胆红素脑病都可能增加新生儿呼吸暂停的发生率。对此类患儿，更严格地控制高胆红素血症是否可以减少呼吸暂停的发生，有待于进一步研究。

（十三）左卡尼汀

左卡尼汀是线粒体内脂肪酸氧化和ATP生成中的重要生物辅因子，缺乏会导致肌肉中能量生成的减少。全胃肠外营养的早产儿由于宫内胎盘转运不足，生物合成不成熟，以及外源性摄入不足等原因，容易出现左卡尼汀的缺乏。有前驱性研究发现口服左卡尼汀可减少呼吸暂停和心动过缓，但是大样本的随机对照试验未得出一致结果。

（十四）抗反流治疗

胃食管反流可能诱发反流性呼吸暂停。通过联合阻抗和 pH 监测新技术监测发现，不是所有反流都会引起呼吸暂停。药物抗反流治疗可降低胃内酸度和增加肠道动力。因此，如果患儿出现呕吐或溢乳症状时，无论是否发生呼吸暂停，都应该使用抑酸抗反流药物。

（十五）机械通气

药物或 CPAP 治疗无效者常需机械通气，呼吸机参数一般不需要很高，常将吸入氧浓度（FiO_2）设为 0.25～0.4，吸气时间为 0.35～0.5s，呼吸率为 20～30 次/分，吸气峰压（PIP）为 10～15cmH$_2$O，呼气末正压置于 2～3cmH$_2$O，使 SaO_2 维持 90%左右。

当新生儿出现呼吸暂停时，治疗的一般顺序的首先是针对原发病因的处理；一般治疗及护理也很重要，有时能显著减少发作频率；上述处理无效时给予体位治疗和感官刺激等；如仍无效可使用药物或 CPAP 治疗；最后选用气管插管，人工呼吸机辅助通气。

▶▶▶ 六、呼吸暂停的预后

呼吸暂停是早产儿常见症状，大多数早产儿在纠正胎龄达足月（36～40 周）时会自行好转。一般情况下，除呼吸暂停反复严重发作或顽固难治外，呼吸暂停并不影响新生儿预后。但呼吸暂停处理不当可致严重低氧血症，引起脑损伤甚至死亡。有无脑室内出血、慢性肺疾病和早产儿视网膜病是决定呼吸暂停早产儿预后的关键。呼吸暂停预后与呼吸暂停持续时间相关，纠正胎龄 35 周后持续存在呼吸暂停与智力和心理发育指数的受损有关。由于呼吸暂停发病机制复杂，呼吸中枢和呼吸系统发育未成熟是其主要原因，同时遗传特异性体质及多种神经递质在其发病中亦起十分重要的作用。而许多包括药物和物理等治疗方法的疗效和长期安全性仍不清楚。进一步研究呼吸暂停的发病机制及其对随后的神经系统发育的影响将有助于对治疗提供依据和新的思路。近年研究发现，咖啡因使用可改善早产儿远期神经系统预后，减少极低出生体重儿 11 岁时运动功能异常的发生率。因此，咖啡因已成为治疗早产儿呼吸暂停的首选药物。

（熊　涛　伍金林）

参 考 文 献

杜立中. 2010. 新生儿呼吸系统疾病的诊治进展与争议. 北京：人民卫生出版社，411-419.

邵晓梅，叶鸿瑁，丘小汕. 2011. 实用新生儿学. 4 版. 北京：人民卫生出版社，245-247.

Atik A，Harding R，De Matteo R，et al. 2017. Caffeine for apnea of prematurity: effects on the developing brain. Neurotoxicology，58：94-102.

Eichenwald E C. 2016. Apnea of Prematurity. Pediatrics，137（1）：1-7.

Kesavan K，Frank P，Cordero D M，et al. 2016. Neuromodulation of limb proprioceptive afferents decreases apnea of prematurity and accompanying intermittent hypoxia and bradycardia. PloS one，11（6）：e0157349.

Kraaijenga J V，Hutten G J，de Waal C G，et al. 2017. Classifying apnea of prematurity by transcutaneous electromyography of the diaphragm. Neonatology，113（2）：140-145.

Schmidt B，Roberts R S，Anderson P J，et al. 2017. Academic performance，motor function，and behavior 11 years after neonatal caffeine citrate therapy for apnea of prematurity：An 11-Year Follow-up of the CAP Randomized Clinical Trial. JAMA pediatrics，171（6）：564-572.

Shivakumar M，Jayashree P，Najih M，et al. 2017. Comparative efficacy and safety of caffeine and aminophylline for apnea of prematurity in preterm（≤34 weeks）neonates：a randomized controlled trial. Indian pediatrics，54（4）：279-283.

Ten Hove C H，Vliegenthart R J，Te Pas A B，et al. 2016. Long-term neurodevelopmental outcome after doxapram for apnea of prematurity. Neonatology，110（1）：21-26.

Vliegenthart R J，Ten Hove C H，Onland W，et al. 2017. Doxapram treatment for apnea of prematurity：a systematic review. Neonatology，111（2）：162-171.

第二十一章

肺　出　血

肺出血是儿童时期威胁生命的急危重症之一，导致肺出血原因众多，各年龄阶段儿童均可受累。临床表现通常为咯血、呼吸困难及发绀，出血量大时可导致窒息和休克，如不及时处理将导致死亡，反复发作的肺出血可并发慢性肺纤维化，影响患儿肺功能。

一、病因

肺出血的病因可分为原发性肺出血和继发性肺出血。原发性肺出血包括与牛奶过敏有关的肺出血、抗肾小球基膜抗体导致的肺出血及特发性肺出血。继发性肺出血往往继发于其他疾病，如感染、中毒、异物及自身免疫性疾病等。儿童期肺出血的主要病因见表 21-1。

表 21-1　儿童期肺出血的主要病因

原发性肺出血	继发性肺出血
牛奶过敏性肺出血	缺氧：围生期窒息、低体温、寒冷损伤等
抗肾小球基膜抗体导致的肺出血	凝血功能障碍
特发性肺出血	感染：细菌、真菌、寄生虫、病毒
	支气管扩张症、囊性纤维化伴感染
	创伤：异物、肺挫伤
	心血管疾病：肺静脉压增高、动静脉畸形、肺栓塞、肺梗死
	肺血管炎
	自身免疫性疾病
	免疫复合物疾病
	中毒（青霉胺、咖啡因）
	肺肿瘤

二、发病机制

（一）缺氧

缺氧是导致新生儿肺出血的主要病因。围生期缺氧、寒冷或低体温损伤均可导致肺毛细血管痉挛，肺组织缺氧，继而产生大量氧自由基，损伤肺血管和肺泡，导致肺出血。早产儿及低出生体重儿机体内抗自由基系统发育不完全，一旦发生缺氧或感染时肺血管内皮细胞更易受氧自由基损伤。

（二）全身凝血功能障碍

弥散性血管内凝血（DIC）、血小板减少等可引起全身凝血功能障碍，导致肺出血。

（三）感染

细菌、真菌或寄生虫感染可导致肺泡内大量吞噬细胞浸润，激活补体和细胞因子，产生大量氧自由基损伤肺毛细血管及肺泡。肠道病毒 EV71 感染可导致中枢肾上腺能神经兴奋，体循坏血管收缩，肺循环血量增加，导致神经源性肺水肿及肺出血。

1. 免疫性肺毛细血管炎　由免疫复合物或自身抗体可介导肺部毛细血管炎症，导致毛细血管通透性增高、肺泡损伤、肺出血。

2. 异物、创伤或肿瘤损害肺血管致肺出血。

3. 中毒、药物、化学性和细胞毒制剂损伤肺毛细血管及肺泡，致弥漫性肺出血。

4. 心血管疾病　包括二尖瓣狭窄、肺动脉高压、毛细血管扩张症、肺动静脉畸形等可导致肺血管破坏或肺部血液循环发生改变而诱发肺出血。左向右分流的先天性心脏病左心容量负荷增加，可导致充血性心力衰竭、肺水肿及肺出血。

三、病理及病理生理

（一）病理

根据出血范围，肺出血可分为局灶性肺出血和弥漫性肺出血。肺肿胀，外观可呈现深红色，镜检可见肺泡和肺间质出血，肺泡结构破坏，毛细血管扩张充血。局灶性肺出血往往与病原微生物感染、异物或肺血管畸形有关。弥漫性肺出血的病理学特征是肺泡出血，在支气管灌洗液、胃液及肺泡内肺间质中可见负载有含铁血黄素的巨噬细胞，肺泡毛细血管壁纤维素样坏死，肺泡间隔毛细血管闭塞，肺泡间隔纤维化，肺间质白细胞浸润，白细胞碎裂，肺泡上皮以及杯状细胞增生，肺间质可见纤维增生。不同病理类型肺出血的主要疾病见表 21-2。

表 21-2　不同病理类型肺出血主要疾病

局灶性肺出血	弥漫性肺出血
肺炎	特发性肺含铁血黄素沉着症
细菌：金黄色葡萄球菌，铜绿假单胞菌	Heiner 综合征
真菌–曲霉病，毛霉病	Wegener 肉芽病
病毒：流感病毒	系统性坏死性血管炎
特殊病原菌：结核分枝杆菌	Goodpasture 综合征
异物	系统性红斑狼疮
肺挫伤	抗磷脂抗体综合征
慢性炎症：囊性纤维化	过敏性紫癜
支气管扩张症	心血管疾病
肺动静脉畸形	肺静脉高压

续表

局灶性肺出血	弥漫性肺出血
肝肺综合征	三尖瓣狭窄
Glenn 分流术	艾森门格综合征
肿瘤	先天性肺静脉闭锁/狭窄
支气管腺瘤	先天性肺动脉闭锁，发育不良，狭窄
喉气管乳突状瘤	肺毛细血管扩张症
转移性肿瘤	
血管瘤	
肺梗死	
先天性前肠畸形	
支气管囊肿	
重复囊肿	
肺隔离症	

（二）病理生理

肺出血可导致肺内气体交换障碍，影响肺通气和肺换气功能。根据肺出血量大小，患儿可表现为不同程度的呼吸困难和低氧血症。在反复发作的弥漫性肺出血，如 Wegener 肉芽病、系统性坏死性血管炎及特发性肺含铁血黄素沉着症等，疾病可以继续进展导致肺纤维化及限制性通气障碍。大量的肺出血可导致呼吸功能迅速恶化，出现严重缺氧、高碳酸血症及呼吸性酸中毒，而使患儿迅速死亡。

▶▶ 四、临床症状及体征

（一）咯血

儿童期肺出血通常有咯血征象，发病可呈慢性、隐匿性，亦可急性爆发，咯血量不等，从痰中带血到致命性大咯血，咯血量与肺出血严重程度不一定相关。新生儿及婴儿咳嗽反射弱，临床上往往没有咯血症状而表现为口鼻腔中有血性液体流出，或气管导管内吸出血性液体。

（二）呼吸困难，发绀

肺泡内出血导致通气/血流值失调，患儿可出现呼吸困难、发绀甚至发生呼吸衰竭。患儿呼吸增快，或在原发疾病症状基础上临床呼吸困难突然加重。查体双肺可闻及弥漫性爆裂音。

（三）贫血

急性肺出血可伴发失血性贫血，血红蛋白及血细胞比容降低。慢性肺出血主要表现为缺铁性小细胞低色素贫血，患儿同时伴有面色苍白、乏力、运动不耐受及生长发育停滞等。

（四）其他症状

大量出血可导致休克，反复发作的肺出血可导致肺纤维化，患儿往往有杵状指（趾）等慢性缺氧表现。视原发疾病可伴有呼吸系统外多种临床表现，肺结核所致肺出血患儿有咳嗽、盗汗、低热及消瘦等表现；系统性红斑狼疮（SLE）患儿可发生全身器官损害，Goodpasture综合征患儿可在肺泡出血后发生肾脏损害等，Wegener肉芽肿可伴有鼻炎及喉软骨损害。

五、辅助检查

（一）影像学检查

1. 胸部 X 线片　局灶性肺出血胸片可表现为局部融合小结节，高密度实变影，不连续的团状影或肺膨胀不全。弥漫性肺出血急性期及早期通常表现为肺门周围及肺底部对称性毛玻璃样改变，伴支气管充气影，肺尖部和肋膈角不受累，心影正常，肺血管充血不明显。继发于血管炎的弥漫性肺出血可以呈现非对称性或斑片状分布阴影。急性弥漫性肺泡出血的胸片特征是 2～3 天内阴影被快速吸收，2 周内胸部 X 线片转为正常。反复发作的肺出血可导致肺间质纤维增生，胸片呈现网状结构。

2. 胸部 CT　某些弥漫性肺出血及支气管扩张症患者的胸片可能是正常的，因此，临床考虑肺出血但胸片无明显出血征象的患儿需完善胸部 CT 检查。大多数局灶性肺出血在胸部 CT 上均有异常表现，CT 可以指导支气管镜检查、细菌学和组织学采样，为支气管扩张症或肺动静脉畸形导致的大量出血的栓塞治疗提供参考。急性弥漫性肺泡出血的 CT 表现为毛玻璃样阴影或实变影，在肺出血亚急性阶段，高分辨 CT 可显示遍布肺实质的小叶中心性密度增高影，反映支气管血管壁增厚；肺血管炎 CT 表现为中心小叶血管周围影。

3. 血管造影　最有价值的作用是针对囊性纤维化、肺动静脉畸形或支气管扩张症所致大量咯血患者异常出血的血管进行栓塞治疗。血管造影可以显示肺动静脉畸形、支气管血管或支气管肺吻合异常的血管连接，以及支气管扩张症和囊性纤维化中的动静脉分流。

4. 放射性核素显像　同位素标记物如 ^{99m}Tc 标记红细胞和 ^{99m}Tc 标记硫磺胶体可以检测活动性肺出血。放射性示踪剂注射后，血池影像显示与活性出血相关的肺内活性增加。^{99m}Tc 标记硫磺胶体体内半衰期短，^{99m}Tc 红细胞标记半衰期较长。放射性成像一般在注射放射性示踪剂后 12～24h 进行。放射性核素显像技术可以用于 Goodpasture 综合征、特发性肺含铁血黄素沉积症及出血性肺炎的辅助检查。

5. 磁共振成像（magnetic resonance imaging，MRI）　由于三价铁的顺磁性，肺泡和间质内含有含铁血黄素的巨噬细胞导致 T_2 缩短。肺含铁血黄素沉积症 MRI 特征为 T_1 加权像增强，而 T_2 加权像缩短。MRI 可能在诊断复杂性肺出血疾病如 SLE 合并肺出血中起到较好的作用。MRI 可以用来评估心血管异常及外科分流术相关的肺出血。MRI 在诊断肺动静脉闭锁或狭窄及评估外科分流程度方面优于超声心动图。

（二）诊断性试验

1. 一氧化碳弥散量检测　是指在每肺泡一氧化碳驱动压下的一氧化碳摄取率。它是肺泡膜弥散性能及肺血管成分的函数，又是功能肺泡容量单位的反映。肺出血时肺泡内血红蛋白含量增高，一氧化碳同肺泡内血红蛋白结合增加导致一氧化碳弥散量增加。

2. 纤维支气管镜检查　如果影像学和实验室检查不能确定肺出血和出血部位，患儿可以行纤维支气管镜检查。纤维支气管镜可以取出异物，获得组织样本并行病理活检和微生物检查，通过纤维支气管镜行支气管肺泡灌洗可以确定弥漫性肺出血及出血范围。出现症状后 48h 内行纤维支气管镜检查价值最大，如果灌洗液为非外伤引起的血性液体，且有 3 个以上不同肺亚段回收液均为相同的血性液体，支持弥漫性肺出血诊断。肺泡灌洗液中的负载肺含铁血黄素的巨噬细胞计数对诊断有价值，尤其对无咯血或支气管灌洗液未发现出血者意义更大。

3. 组织活检　必要时可行肺、肾脏或鼻活检明确肺出血病因。活检部位的选择取决于具体疾病，如临床怀疑 Wegener 肉芽肿可进行鼻或鼻窦活检；怀疑 Goodpasture 综合征和胶原血管病可行肾活检。

4. 病原学检查　如考虑感染所致肺出血应行相关微生物培养，明确病因。

（三）血液学和血清学检查

血常规提示贫血，缺铁性小细胞低色素贫血往往提示弥漫性肺出血。出凝血时间、血液生化、肾功能、动脉血气分析、血清补体及抗体检测等有助于明确肺出血病因。抗体检查包括抗核抗体、抗双链抗体、抗中性粒细胞抗体、抗基膜抗体和抗磷脂抗体等。系统性红斑狼疮伴肺出血患儿可有高滴度抗核抗体和抗双链 DNA 抗体，同时伴有补体水平降低。Goodpasture 综合征的循环抗基膜抗体阳性。

六、诊断及鉴别诊断

（一）诊断

1. 首先明确是否为肺出血　临床上出现咯血、呼吸困难，伴或不伴贫血即可诊断肺出血。

2. 明确局灶性肺出血或弥漫性肺泡出血　局灶性肺出血一般由感染、异物或肿瘤所致，弥漫性肺出血病因可为免疫性或特发性。局灶性肺出血胸片表现为局部融合小结节，高密度实变影，不连续的团状影或肺膨胀不全。胸部 X 线片和 CT 提示广泛肺泡弥漫浸润影，支气管肺泡灌洗液或胃液病理学检查可见负载有含铁血黄素的巨噬细胞即可诊断为弥漫性肺出血。

3. 明确肺出血病因　根据病史、体征及相应的实验室检查明确病因。临床上有长期低热、盗汗、咳嗽伴咯血者应考虑肺结核；发热、手足及口腔疱疹合并肺出血考虑 EV71 病毒感染；如肺出血合并肾脏损害，临床上应考虑 Goodpasture 综合征，肺出血合并鼻炎和鼻旁窦炎可能是 Wegener 肉芽肿。辅助检查抗自身中性粒细胞胞质抗体阳性提示 Wegener

肉芽肿、抗 GBM 抗体阳性提示 Goodpasture 综合征，纤维支气管镜肺活检、外科肺活检、肾活检等能明确病因。

（二）鉴别诊断

首先与呕血相鉴别。呕血常为暗红色或咖啡色，含食物残渣，患儿无明显呼吸困难。其次与鼻咽部出血鉴别。鼻咽部出血检查鼻咽部可发现出血灶。

▶▶▶ 七、治疗

早期发现积极干预能改善大量肺出血的预后，否则可能发生死亡。供氧和正压通气是重要的治疗手段。注意维持血压和血细胞比容。评价凝血功能，必要时可以用新鲜冷冻血浆或凝血因子纠正凝血功能。如果发生心力衰竭可以使用升压药及利尿剂。在临床上具有显著肺出血时可以使用肺表面活性物质作为辅助治疗。

（一）一般性治疗

卧床休息，头部抬高 15°～30°，保持呼吸道通畅，必要时给予镇静治疗。对所有急性起病的肺出血，应尽快控制肺出血，稳定病情，抑制疾病进展。咯血量一次超过 100ml、咯血伴面色苍白、呼吸急促、发绀，咯血伴窒息症状可认为是急性大咯血。临床考虑大咯血时应迅速抢救患儿，迅速开放气道，吸痰及吸血，保持呼吸道通畅，防止窒息，并作气管插管及机械通气准备，为下一步治疗抢得时机。

（二）呼吸支持

1. 吸氧 有发绀、缺氧症状患儿需要吸氧治疗，维持组织有效的血氧供给。

2. 机械通气 严重肺出血时需要行气管插管，呼吸机辅助通气治疗。

（1）气道管理：严格掌握吸痰指征，肺出血时需要较高的呼气末正压（PEEP）压迫止血，频繁吸痰可降低 PEEP，并可使肺出血加重。

对于肺出血病例，不需要进行常规气道内吸引。若痰液或血凝块阻塞气道时，需行气道内吸引，肺出血止血关键在于适宜的 PEEP。当临床需要行气道内吸引时，两次气道内吸引之间最好不要使用复苏囊进行人工呼吸，而采用通过呼吸机的手动通气保证高 PEEP 通气。

（2）常频通气：压力控制模式能较好地控制气道压力，减少肺压力损伤。正压通气和呼气终末正压是治疗肺出血的关键措施。呼吸机初始参数一般设置为 PIP 20～25cmH$_2$O，PEEP 10～15cmH$_2$O，FiO$_2$ 60%～80%，RR 20～30 次/分，I/E 1：（1.5～1.8），潮气量 6～8ml/kg。新生儿呼吸机初始参数可选择 FiO$_2$ 60%～80%，PEEP 6～8cmH$_2$O，RR 35～45 次/分，PIP 25～30cmH$_2$O，I/E 1：（1～1.5）。根据患儿临床状况调整呼吸机参数，对于严重肺出血患儿呼吸机参数调整不宜操之过急。

（3）高频通气：与常频机械通气相比，小潮气量、高频率通气方式可以减少气道中压力波动，减少压力相关性肺损伤。

（4）呼吸机撤离指征：已过疾病急性期；原发病引起的体温恢复正常；肺部感染好转

或控制；无镇静、麻醉药使用情况下有自主呼吸，咳嗽、吞咽反射存在；低呼吸机参数状态下血气分析正常；无须血管活性药物维持下血压正常；胸片好转。

3. 体外膜肺 肺出血并发呼吸衰竭及严重低氧血症，常规机械通气不能缓解时可考虑体外膜肺治疗。

（三）止血治疗

1. 对有凝血功能障碍者需补充凝血因子或血浆。

2. 药物治疗 气管内及静脉内可分别注入血凝酶 $0.3\sim0.5U$。大龄儿童可输注垂体后叶素，垂体后叶素通过迅速收缩肺小动脉，减少肺血流量而止血。推荐剂量每次 $5\sim15U$，加生理盐水 $10\sim20ml$ 缓慢静脉滴注，必要时血凝酶 $4\sim6h$ 可重复使用。如果出现面色苍白、大汗时应减慢注射速度，心功能不全及高血压患儿禁用。

3. 支气管镜或血管介入栓塞疗法止血 如呼吸机辅助通气后仍有明显肺出血，在积极使用止血药的同时有条件地应用支气管镜以明确出血部位及止血。通过介入治疗方法进行栓塞止血，此法对肺血管畸形所致出血止血效果较好。

（四）治疗原发病

肺炎所致肺出血需使用抗生素治疗。与免疫有关的肺出血需应用糖皮质激素及免疫抑制剂治疗。急性期可采用大剂量激素冲击治疗，病情好转后逐步减量口服激素维持治疗。血浆置换疗法，有利于清除血浆抗体，保护肾功能，减轻肺出血。伴有肾衰竭者必要时行透析治疗。肺血管炎可临床静脉滴注丙种球蛋白治疗。

（五）并发症治疗

1. 控制感染 对于免疫性肺泡出血，应用皮质类固醇和免疫抑制剂治疗时，极易并发感染而导致患儿死亡，因此控制感染非常重要。治疗中还应注意药物的不良反应。

2. 输血 严重出血及出血导致血流动力学异常时需输血治疗。

附：肺出血类型及常见原因

（一）局灶性肺出血

导致儿童局灶性肺出血最主要的原因是肺部感染，其次包括囊性纤维化、支气管扩张症、创伤、新生物、动静脉畸形及遗传性毛细血管扩张症。

1. 感染

（1）肺部感染：约 1/3 患儿咯血的原因是肺部感染所致，肺部感染包括细菌、真菌、病毒、寄生虫和其他微生物感染。在发展中国家，结核是导致咯血的主要原因。治疗主要是抗感染对症治疗。

（2）肠道病毒 71 型（enterovirus 71，EV71）感染：是引起手足口病的病原菌之一。多发生于学龄前儿童，尤以 3 岁以下年龄组儿童发病率最高。患者和隐性感染者均为传染源，主要通过消化道、呼吸道和密切接触等途径传播。肺水肿和肺出血是导致患儿死亡的主要原因。EV71 有明显的嗜神经性，部分患儿感染后可导致脑炎、脑膜炎、脑干脑炎等严重中枢神经系统并发症，并导致神经性肺水肿和肺出血。EV71 感染导致肺水肿和肺出血是由于病毒感染导致脑干脑炎，肾上腺能神经元过度兴奋，血中儿茶酚胺水平显著增高，全身血管收缩，体循环阻力增加，动脉血压增高，左心射血减少，体循环大量血液进入肺循环，导致肺水肿和肺出血。病理学检查提示肺泡间隔内毛细血管淤血，肺泡内有数量不等的均匀淡粉红色渗出物。临床表现为发热，手、足及臀部皮疹，咽部疱疹，伴发肺水肿和肺出血时有气促、呼吸困难、心率增快、血压增高、咯血等症状。典型表现常于起病第1～3 天，突然发生心动过速，呼吸困难，鼻翼扇动，三凹征，口唇发绀，呼吸节律改变，口吐白色、粉红色或血性泡沫液痰或呕吐咖啡样物，吸痰及气管插管后有粉红色泡沫痰或血性分泌物吸出，肺部可闻及痰鸣音或湿啰音，肺出血可在肺水肿的基础上发生，也可直接表现为肺出血，呼吸道分泌物为血性，常伴血压升高或降低及血糖升高等。可伴循环不良表现。胸部 X 线片表现为双肺纹理增粗、模糊或斑片影。治疗关键在于尽早机械通气，维持正常的心肺功能。积极干预治疗，阻断病情的进一步发展。

2. 异物吸入 通常发生在 4 岁以下的儿童中，病史往往有异物吸入后呛咳、喘鸣，伴或不伴有呼吸困难。异物可直接损伤肺组织和血管导致肺出血，支气管或肺泡阻塞后局部肺组织感染也可导致肺出血。当异物持续存在时，患儿临床症状表现为慢性咳嗽、间歇性咯血及反复发作的肺炎。在堵塞的肺段，缺氧和慢性感染可导致支气管动脉增生，动脉屈曲、扩张易破裂。胸部 X 线片和 CT 通常提示肺不张和支气管扩张。治疗需取出异物，同时抗感染及对症治疗。

3. 囊性纤维化和支气管扩张症 囊性纤维化是导致白种人青少年咯血的主要原因。囊性纤维化是常染色体隐性遗传病，主要病变为外分泌腺的功能紊乱，黏液腺增生，分泌液黏稠，主要影响胃肠道和呼吸系统，呼吸系统改变通常为慢性梗阻性肺部病变。患儿出生时肺部组织结构正常，由于黏性分泌物广泛阻塞小气道而导致肺部梗阻和反复感染。胸片可表现为双肺支气管纹理增深或分散的圈形、小片状模糊炎症影，也可呈肺不张、支气管扩张、肺脓肿及肺源性心脏病的征象。亚洲人囊性纤维化发病率低。非囊性纤维化所致支气管扩张症大多继发于急、慢性呼吸道感染和支气管阻塞后，患儿幼年常有百日咳或麻疹、支气管肺炎和先天性或获得性免疫缺陷史，多有反复咳嗽、咳痰或间断咯血症状，查体双肺部可闻及湿啰音，部位、时间和性质常常恒定，部分患儿可以出现杵状指（趾）。胸部 X 线片可见单侧或双侧肺纹理增粗或伴有蜂窝或卷发样改变，确诊需做支气管造影检查。囊性纤维化和支气管扩张症患儿的临床特征是反复发作的肺部感染，慢性肺部感染可导致肺结缔组织减少、血管增生及支气管动脉扩张、支气管肺动脉脆性增高及静脉瘘形成，肺血管易破裂导致咯血。大量咯血患儿可以通过经导管聚乙烯醇泡沫及可吸收的明胶海绵栓塞治疗咯血。

4. 肿瘤 大龄儿童和青少年的气管内肿瘤约占咯血原因的 50%。许多的损害主要发生在主支气管并且很容易在 CT 上发现。

5. 肺血管畸形 是肺血管发育异常，肺动脉与肺静脉直接相通形成短路，包括一条供血动脉及一条或数条引流静脉，以及它们之间的异常血管团。约 75%的肺动静脉畸形患者病因是遗传性出血性毛细血管扩张症，部分患儿与慢性肝脏疾病或先天性心脏病外科手术有关。

（1）遗传性毛细血管扩张症：是一种合并有血管畸形的常染色体显性遗传病，患儿部分毛细血管及小血管壁仅由一层内皮细胞组成，周围缺乏结缔组织支持，血管壁变薄，局部血管扩张及扭曲，毛细血管易于破裂导致出血。患儿往往有反复发作的鼻出血及咯血。10岁前50%的患儿表现为轻度鼻出血，随着年龄增加鼻出血症状好转，而肺出血症状增加。部分患儿皮肤黏膜可见扩张的毛细血管。

（2）肝肺综合征：是在慢性肝病和（或）门静脉高压的基础上出现肺内血管异常扩张，气体交换障碍及动脉血氧合作用异常的综合征。儿童时期发病者较少。由于肝脏功能严重受损，肠源性肺血管扩张物质不能被肝细胞灭活造成扩血管物质增多导致肺血管扩张。患儿除了有肝功能损害的临床表现外，还具有发绀、呼吸困难、杵状指（趾）及咯血等呼吸道症状。立位时胸片可见到两肺基底部显示的间质性浸润，为血管扩张的阴影，平卧时消失，胸部CT可显示肺远端血管扩张，有大量异常的末梢分支。呼吸系统症状通常在肝功能改善后得到改善。

6. 肺栓塞和肺梗死　　肺栓塞是指内源性栓子或外源性栓子进入肺动脉及其分支，阻断组织血液供应所引起的病理和临床状态，发生肺出血或肺坏死者称为肺梗死。常见的栓子为血栓，其余为肿瘤细胞栓子、脂肪滴、气泡、静脉输入的药物颗粒等。由于肺组织受支气管动脉和肺动脉双重血供，而且肺组织和肺泡间也可直接进行气体交换，所以大多数肺栓塞不一定引起肺梗死。临床表现多种多样，轻者可无任何症状；重者可发生胸痛、呼吸困难、气促、咯血、发热及休克等。儿童时期肺栓塞并不常见，有报道中心静脉置管及长期肠外营养患儿可能并发肺栓塞。

7. 心脏病　　风湿性心脏病、二尖瓣狭窄患儿由于左房压力增高，导致肺充血或肺水肿。临床表现为呼吸苦难伴有大量粉红色泡沫痰，部分患儿可导致支气管黏膜下静脉曲张、破裂。

（二）弥漫性肺出血

弥漫性肺出血（diffuse alveolar hemorrhage，DAH）是感染、缺氧、免疫复合物等各种因素引起的广泛肺循环小血管损伤，红细胞漏出至肺泡内导致的肺出血。DAH通常与全身性疾病相关，可以被分为同系统性血管炎相关的肺泡出血、心血管异常或不同的非炎症性疾病。典型的DAH包括反复咯血、慢性咳嗽、呼吸困难及缺铁性贫血。影像学检查提示弥漫性肺泡阴影。DAH在临床上很难同弥漫性肺炎或肺水肿相鉴别。

1. 特发性肺含铁血黄素沉着症（idiopathic pulmonary hemosiderosis，IPH）　　是一种少见的疾病，病因不清楚，少数患儿与牛奶过敏有关。常发生于10岁以下儿童。发病率为（0.24～1.23）/100万。临床特征为反复发作的弥漫性肺出血，伴肺内含铁血黄素沉着，无肾脏或全身血管炎症。临床表现多样，一种类型可表现为爆发性起病，患儿反复咳嗽、咯血及气促；另一种类型咳嗽不明显，突出表现为贫血和嗜睡。发热是常见的并发症。在20%的儿科病例中能发现肝脾大和淋巴结病。根据病程，临床上可分为急性出血期、慢性反复发作期和后遗症期。急性出血期发病突然，患儿有咳嗽、低热、咯血，部分患儿可见气促、发绀及心率增快。查体可闻及呼吸音减弱、支气管呼吸音，部分患儿可闻及喘鸣或湿鸣。胸片显示肺门周围及肺底部可见边缘不清、密度不均一的云雾状阴影，大小不一，部分融合。2～4天内阴影消退。急性期后大部分患儿进入慢性反复发作期，患儿有反复发作的咳嗽、咯血、胸痛、低热及喘息等症状。慢性反复发作期胸部X线片显示肺纹理增多，肺野可见分布均匀的细点网状或粟粒状影，以中内带显著。当急性发作时可在上述背景上并存小云雾片状影，提示肺泡新鲜出血的征象。后遗症期指患儿肺泡出血停止，肺出血反复发作形成肺内广泛纤维化。临床表现为多年发作病史，肺功能不全，肝脾大及杵状指。胸部X线片显示肺纹理增多，伴肺纤维化及肺气肿。实验室检查痰或胃液中病理学检查见含铁血黄素的巨噬细胞，血液检查提示不同程度小细胞低色素贫血，网织红细胞增多，部分患儿可见嗜酸性粒细胞增多。有牛奶或其他食物过敏者应停用牛奶及过敏性食物。贫血重者需输血治疗。急性发作期可用氢化可的松5～10mg/（kg·d）静脉滴注，或促肾上腺皮质激素10～25U/d，急性期后可口服泼尼松2mg/（kg·d），2～3周后逐步减量，维持时间一般为3～6个月。症状重，减药过程中有反复发作者疗程可延长至1～2年，停药过早易出现复发。激素治疗无效者可使用免疫抑制剂如环磷酰胺、硫唑嘌呤及胸腺肽等治疗。

2. Heiner 综合征 大多数在婴儿时期发病，特征为反复发作的肺出血，缺铁性贫血，牛奶蛋白抗体沉积于肺毛细血管。这种疾病的病因是牛奶蛋白过敏导致呼吸道、消化道及其他系统损害，临床表现为咳嗽、咯血、呼吸困难、腹泻或反复发作中耳炎等，当饮食中剔除牛奶后患儿症状好转。

3. Wegener 肉芽肿 是一种病因不明的少见病，1936年Wegner全面报道了这一疾病，并将其与结节性多动脉炎区别开来。发病机制可能与抗自身中性粒细胞胞质抗体（antineutrophil cytoplasmic antibodies，ANCA）有关的血管坏死性肉芽肿性炎症。美国国立卫生院研究显示，Wegener肉芽肿发病年龄范围为9～78岁，15%的患者在20岁前发病，高发年龄为40～50岁。本病的主要特征是累及上下呼吸道的坏死性肉芽肿性炎症、血管炎和肾小球肾炎。病理改变为小动脉、小静脉及毛细血管的肉芽肿性炎症及坏死。病变可累及鼻和软骨，导致马鞍鼻。

临床通常表现为Wegener肉芽肿三联征，鼻炎和鼻旁窦炎通常是首发症状；继而出现咳嗽、咯血、肺炎或胸膜炎，胸部X线片显示肺内多发性结节及薄壁的肉芽肿空洞；多数患者半年后病变累及肾脏，出现血尿、蛋白尿及管型尿，严重者可导致肾功能不全。患者常伴有发热、关节痛及肌肉痛，部分患者可无局灶性坏死性肾小球肾炎。儿童患者鼻和喉软骨结构更易受到损害。儿童患者胸片通常表现为肺中下带的弥漫性肺泡和间质阴影，通常与肺出血相关，CT提示弥漫性、模糊的中央小叶血管周的阴影。儿童患者很少具有成年人胸片常见的典型肺结节和空洞征象。耳、眼、心及神经系统亦可受累。组织活检是诊断金标准，取材部位通常是鼻、鼻窦黏膜、肺或肾脏。病理表现为坏死性血管炎、坏死性肉芽肿，累及肾脏者肾脏活检提示局部的坏死性肾小球炎，有新月体形成。血免疫学检查提示ANA阳性，活动期阳性率及特异性可达90%以上。活动期红细胞沉降率、C反应蛋白明显增高，白细胞及中性粒细胞比例增高。

Wegener肉芽肿患者病情重，合并症多，预后差。治疗通常使用皮质激素及免疫抑制剂治疗。环磷酰胺CTX是最主要的药物，急性期缓解率可达90%。在重症急性发作期，尤其是合并 DAH 及急性肾衰竭，可采取甲泼尼龙冲击治疗。治疗肾衰竭和肺出血。缓解期口服泼尼松或 CTX 治疗。尽管联合使用激素和环磷酰胺治疗后，90%患儿临床症状缓解，但是 2 年生存率只有 50%。

4. 肺出血-肾炎综合征（Goodpasture 综合征） 是一种自身免疫性疾病，由 Ernest Goodpasture 于 1919 年首次报道，1967 年 Lerner 等发现此病患者中相当一部分是由抗肾小球基膜抗体致病，因而此病又称为抗肾小球基膜病。本病常见于青年男性患者，儿童中男女患儿发病率相同。本病的特征为咯血、肺部浸润、肾小球肾炎，血和累及的组织中有抗基膜抗体。病因可能与病毒感染、吸入碳氢化合物、吸烟或高氧浓度的机械通气引起的原发性肺损害有关，致病因素损伤肺泡间隔，破坏肺泡膜的完整性，导致肺毛细血管基膜暴露，刺激机体产生抗肺基膜抗体，在补体等作用下引起肺泡一系列免疫反应。由于肺泡壁基膜和肾小球基膜间存在交叉抗原，因此，内源性抗肺基膜抗体又能和肾小球基膜起免疫反应，损伤肾小球。

病理学表现为弥漫性肺出血。镜检见肺泡内出血，肺泡腔内常有吞噬含铁血黄素的吞噬细胞，局灶性肺泡纤维组织增殖。免疫荧光检查显示肺泡间隔和肺毛细血管基膜有免疫球蛋白和 C3 呈线状沉积，肾脏病理改变似急进性肾小球肾炎。早期肾小球毛细血管呈局灶性和节段性坏死，后期肾小球周围有淋巴细胞浸润为其特点。

80%～90%患儿首发症状为咯血，肺出血可以是轻度的，也可以是威胁生命的。大多数患儿在肺出血后 8～12 个月发展为肾小球肾炎，临床表现为血尿、蛋白尿及肾功能损害。肾脏损害进展速度不一，有的患者可在 1～2 天内呈现急性肾功能衰竭，大多数在数周至数月内发展至尿毒症，少数演变较慢，有稳定在原水平或缓解以后又复发者，98%患儿有贫血。

急性期胸片特征为肺门向两肺肺野扩散呈蝶形阴影，肺尖部及肋膈角不受累，肺尖及肺底很少受累。肺出血急性期控制后阴影能在 1～2 周内完全吸收，反复肺出血胸片可呈现永久性弥漫网状结节影，提示肺间质纤维化，其胸片可以是正常的，伴有咯血症状的患儿有必要进行 CT 检测肺部的异常。痰病理学检查可见含铁血黄素细胞。血液学检查提示小细胞低色素贫血，血清中抗基膜抗体呈阳性，其他自身抗体均为阴性，个别病例有免疫球蛋白增高，抗基膜抗体浓度不一定和肺、肾病变的严重程度成比例。累积肾脏者小便常规可见蛋白尿、红细胞及管型，尿素氮及肌酐增高。

诊断根据反复咯血、血尿、X 线征象及痰中含铁血黄素细胞阳性即可做出诊断。急性期大量肺出血及呼吸衰竭需行气管插管，予以呼吸机辅助治疗。同时给予皮质激素、环磷酰胺及血浆置换综合疗法。晚期肾疾病需行血液透析或肾移植。

5. 系统性坏死性血管炎 是一种结节性多发性动脉炎，与结节性动脉炎不同的是没有中等大小的血管参与。最常见的特征是局灶性的坏死性肾小球肾炎，其弥漫性肺出血的症状较严重且可威胁生命。这种疾病很像 Wegener 肉芽肿，病因也是免疫复合物介导的肺出血和肾小球肾炎，尽管免疫抑制剂及皮质激素治疗效果良好，但是仍然有 25%的合并弥漫性肺出血患儿会出现早期死亡。

6. 系统性红斑狼疮（SLE） 是一种侵犯多系统和多器官的自身免疫性疾病。15 岁以前本病患病率为（0.53～0.6）/10 万，以青春期女性患儿多见。发病机制为遗传和环境因素共同作用下导致的体内免疫紊乱，产生自身抗体，大量自身抗体与抗原相结合后形成抗原–抗体复合物沉积在皮肤血管壁、表皮和真皮连接处、肾小球血管壁及其他结缔组织，造成全身多脏器损害。SLE 引起的肺部病变以胸膜炎和肺炎多见，肺出血是 SLE 的一种少见并发症。1904 年 Osler 首先报道 SLE 并发肺出血，发生率不到 2%。临床特征为 SLE 患者合并出现咯血，胸片提示新的肺泡浸润、血细胞比容进行性下降，无凝血机制障碍，血型支气管灌洗液或肺组织活检提示为弥漫性肺出血。DAH 一般在 SLE 发病 3 年后出现，女性多发，起病突然，出现发热、咳嗽、咯血、呼吸困难的症状，并很快出现呼吸急促、RDS，容易合并肾脏损害。发病机制可能与自身抗原 抗体免疫复合物沉积于肺泡壁，激活补体，导致一系列炎性介质释放损伤肺血管有关，部分患者可能与继发肺部感染、充血性心力衰竭、肾衰竭或神经源性肺水肿有关。弥漫性肺出血不常早于其他症状出现，但是早期的诊断和激素及血浆去除法能减少较高的的死亡率。

糖皮质激素是治疗本病的首选药物，一般推荐大剂量应用，其他治疗包括免疫抑制剂和血浆置换疗法。

7. 过敏性紫癜 又称亨–舒综合征（Henoch-Schonlein purpura，HSP），是一种微血管变态反应性出血性疾病。病因有感染、食物、药物、花粉、昆虫咬伤等所致的过敏等，儿童及青少年较多见。临床上通常表现为非血小板减少性皮肤瘀点，肾小球肾炎、关节炎及消化道出血等。肺出血为过敏性紫癜较为少见的并发症，其常与肺部毛细血管变态反应有关。由于急性毛细血管和小动脉炎症及受累血管周围中性粒细胞、嗜酸性粒细胞、淋巴细胞和单核细胞浸润，因而除有紫癜样皮疹及其他典型 HSP 临床表现外，同时也出现肺血管炎所致的弥漫性肺出血的临床及胸片改变。发生肺出血的过敏性紫癜患儿预后差。

（杨晓燕 熊 英）

参 考 文 献

李双杰. 2011. 肠道病毒 71 型感染与神经源性肺水肿.实用儿科临床杂志，26（22）：1698-1701.

Dearborn D G. 1997. Pulmonary hemorrhage in infants and children. Curr Opin Pediatr，9（3）：219-224.

Godfrey S. 2004. Pulmonary hemorrhage/hemoptysis in children.Pediatr Pulmonol，37（6）：476-484.

Susarla SC，Fan LL. 2007. Diffuse alveolar hemorrhage syndromes in children.Curr Opin Pediatr，19（3）：314-320.

第二十二章

支气管肺发育不良

随着我国早产儿救治技术的提高，早产儿特别是极低出生体重儿和超低出生体重儿存活率逐渐提升，支气管肺发育不良（bronchopulmonary dysplasia，BPD）的发病率呈逐年上升趋势。现有的研究资料显示，重度 BPD 病死率高，约为 25%，存活者第 1 年再住院率高，可达 50%。存活患儿神经系统发育障碍率远高于正常儿，是目前早产儿存活后的严重远期并发症之一。

BPD 由 Northway 于 1967 年首次报道，其原发疾病均为严重的呼吸窘迫综合征，有长期的机械通气史，多为胎龄和出生体重相对较大的早产儿（平均胎龄 34 周、出生体重 2.2kg），此种类型的 BPD 现在被称为经典型 BPD，因呼吸困难、低氧血症、高碳酸血症等需持续辅助用氧超过 28 天。这部分患儿肺部病理改变以肺泡和气道结构严重破坏、肺严重纤维化为主要特征。而随着产前糖皮质激素的广泛应用、产后肺表面活性物质（pulmonary surfactant，PS）的替代治疗及早产儿辅助通气技术的不断提高，目前这种类型的 BPD 已较少见，取而代之的是一些出生时仅有轻度或无肺部疾病的超未成熟儿（出生体重常<1kg，胎龄<28 周），在出生后早期不需给氧或仅需低浓度氧，但在住院期间逐渐出现氧依赖且用氧时间超过纠正胎龄 36 周。这部分患儿的肺部病理改变主要以肺泡和肺微血管发育不良为特征，表现为肺泡数目减少、体积增大、肺泡结构简单化，而肺泡和气道损伤及纤维化较轻，被称为新型 BPD。

一、定义

BPD 的发病率在不同的医疗中心是不同的，这不单单是由于患儿的处置方式或易感性不同，也与不同的医疗中心对 BPD 定义不同有关。最早 BPD 的临床定义是需要氧气供给至少 28 天以上并伴有影像学改变，然而，这个定义与高度可变化的临床实践和疾病不符。根据 2016 年美国胸科协会发表在美国呼吸与重症监护医学杂志上的 BPD 的诊断标准（表 22-1），考虑了氧气供给的持续时间、正压支持、胎龄的因素及矫正胎龄 36 周后对氧气的依赖，帮助确定了 BPD 的严重程度和肺与神经发育的预后及死亡的风险。由于该系统分类未能包括患儿的呼吸道问题（包括气管软化和反应性呼吸道疾病）和肺部血管疾病，所以仍存在许多限制。随着极小早产儿存活率的增加，发展为 BPD 的患儿数目也逐渐增加；使用过间歇正压通气（IPPV）的 RDS 患儿，BPD 的发生率则与患儿的胎龄和产重相关。

表 22-1　支气管肺发育不良定义：诊断标准

胎龄	<32 周	≥32 周
评估点	需要用>21%氧气至少 28 天，追赶胎龄 36 周或出院时，取先达到的时间点	>28 天但<56 天或出院时，取先达到的时间点
轻度 BPD	需要吸入一定流量的空气，出院时或追赶胎龄 36 周时，取先达到的时间点	需要吸入一定流量的空气，出院时或出生后 56 天时，取先达到的时间点
中度 BPD	需要吸入<30%氧气，在出院时或追赶胎龄 36 周时，取先达到的时间点	需要吸入<30%氧气，在出院时或出生后 56 天时，取先达到的时间点
重度 BPD	需要吸入≥30%氧气或机械通气（正压通气或 CPAP），在出院时或追赶胎龄 36 周时，取先达到的时间点	需要吸入≥30%氧气或机械通气（正压通气或 CPAP），在出院时或出生后 56 天时，取先达到的时间点

二、病理

从大体上看，严重 BPD 患儿的肺有十分异常的表现。它比正常肺显得坚硬、重且颜色更黑，表面不规则，常常表现为气肿与不张的表面交替，组织学检查可见气肿表现，有时连成一个囊腔，四周包围着不张的肺组织，扩张的支气管和支气管黏膜增生软化，减少了很多小气道的腔系并且可能影响黏液移动。

一些病例中，小气道的改变常常是发生在该病的最初阶段，此外，会出现间质性气肿及纤维组织增生合并局部基膜增厚，而使毛细血管和肺泡膜分离，还常有淋巴管扩张和扭曲。会因为血管的改变出现肺动脉高压，右心室扩大及少部分左心室扩大。

产前母亲接受过激素治疗且产后使用了 PS 的中度 BPD 患儿，肺部会有更多的弥漫性损伤和少量气肿，很少出现或没有出现囊性改变。BPD 最重要的病理改变就是肺泡数量的减少和气血交换的毛细血管数量的减少。目前还不知道这种改变是否会随着年龄的增长发生可逆的变化，但是这一重要改变是 BPD 致死的主要原因。

三、病因

（一）急性肺损伤阶段

由于 PS 缺乏，肺泡萎陷，使肺活量减少，同时也导致了肺的不均匀扩张。机械通气所提供的正压或潮气量可以导致不成熟的肺损伤，造成肺泡的过度膨胀，引起细胞损伤、炎症和活性氧（reactive oxygen species，ROS）生成，从而潜在地加剧了先前存在的与产前炎症相关的损伤。细胞和间质损伤导致抗炎细胞因子（IL-1β、IL-6、IL-8、TNF-α）释放引起肺泡渗透性的继发改变和炎症细胞聚集在间质及水和蛋白质的漏出；可能改变气道和血管张力；影响肺泡发育，使间质破坏导致气肿改变；不能顺利清除损坏的细胞和增加的分泌物而导致气道梗阻，进一步造成交换气泡塌陷及远端气道扩张。BPD 几乎都发生在早期使用过正压机械通气的早产儿。因此，认为早产和机械通气对肺的过度膨胀是引起 BPD 发生的重要因素，其他的可能因素还有氧毒性、肺部或系统感染，肺血管损伤及由于持续动脉导管未闭（PDA）或过度输液导致的水肿（表 22-2）。

表 22-2　引起 BPD 的危险因素

早产或低出生体重

机械通气

　气压损伤

　容积损伤

氧损伤

持续动脉导管未闭（PDA）

补液过量

感染

　出生前：绒毛膜性羊膜炎

　出生后：肺炎或其他细菌病毒感染

生长受限

基因易感因素

气管内插管（黏膜的屏障功能受损）

（二）慢性肺损伤阶段

间质可能出现纤维化、细胞增生而导致过度产生生长因子和细胞因子，以致损伤肺组织修复不全；间质液体吸收受阻，导致肺内液体潴留，气道发育出现肌性化和反应性增高。这些病理反应使肺顺应性下降、气道阻力增加，并且受影响的气体交换最终会导致通气/血流值不匹配。

1. 早产肺不成熟　机械通气的患儿发生 BPD 的情况是与胎龄和产重相关的，有证据表明肺发育不完全是 BPD 发生的重要原因，胎龄在 32～34 周及以上的患儿发生 BPD 是较少见的。肺组织在肺泡形成之前极易受损，而这一阶段的损伤又可能导致肺泡形成障碍。

2. 抗氧化酶活性不足　超氧化物歧化酶、过氧化氢酶、谷胱甘肽过氧化氢酶活性不足，和（或）如维生素 E、谷胱甘肽等自由基缺乏使肺易受氧毒性的损伤。

3. 早期静脉输入过多液量和由于 PDA 造成的持续左向右分流。虽然预防性的 PDA 结扎并没有减少 BPD 的发生，但是持续的左向右分流仍然是 BPD 发生的一个主要原因。

4. 宫内或围新生儿期的感染　可能是病因，也可能只是导致病情加重的因素。早产儿衣原体、支原体感染与 BPD 发生有关，但具体因果关系还不是十分清楚，支原体和巨细胞病毒感染可能逐渐引起肺炎。

5. 纤维醇清除增加　导致血浆纤维醇水平减少进而减少表面活性物质的合成或破坏表面活性物质的稳定。

6. 血管紧张素增加和心房利钠肽减少　可能会改变肺和循环系统的液量平衡。

▶▶▶ 四、临床表现

（一）体格检查

患儿肺部肺不张与肺气肿可能同时存在，且 BPD 特征表现为肺泡数量的减少和气血交换的毛细血管数量的减少，因此，患儿一般会有低氧血症。为了获得足够的通气量及气血交换，常会有呼吸增快的表现，可见三凹征、咳嗽、喘息，未合并感染时听诊一般无啰音。

（二）动脉血气

低氧血症和高碳酸血症最终导致呼吸性酸中毒及代谢性代偿。

（三）病理及胸片改变

BPD 的病理改变及胸片分级见表 22-3。

表 22-3　BPD 的病理及胸片分级

	病理改变	胸片表现
1 级	肺泡和间质水肿伴有透明膜变，与 NRDS 难以区别	与 NRDS 有相同的表现
2 级	广泛的肺不张，部分有气肿，广泛的支气管黏膜坏死和修复	弥漫性肺野模糊呈云雾状，出现间质气肿，下肺野尚无明显改变
3 级	广泛的支气管和细支气管上皮化生，发育不良；大面积的间质气肿，基膜增厚	肺野斑点状变化，局部肺泡腔扩张出现囊泡
4 级	大面积的纤维化伴有破坏的肺泡和气道，支气管平滑肌肥厚，支气管黏膜化生，肺动脉和肺毛细血管缺乏，血管平滑肌肥厚	大通气腔囊状扩张，肺泡壁增厚而且僵硬

不是每个患儿都会发展成为 4 级。BPD 的胸片改变常常会保持到较大年龄。

（四）心血管评估

需排除非肺源性因素所致的呼吸衰竭，如果肺部损害继续发展，心电图常常表现为进行性右心室扩大。左心室肥大常因系统高压所致，二维超声检查即可排除左向右分流的存在。当氧合足够好时一般不会发生全心衰竭，还可以避免肺动脉高压的产生。

（五）肺功能测试

表现出呼吸系统阻力增加且顺应性下降。

（六）其他

喂养困难，生长发育明显落后，部分患儿易反复发生肺部感染，肺部分泌物增加导致呼吸困难、肺功能恶化，从而可能导致肺动脉高压、右心发育不全。

▶▶▶ 五、管理策略

目前对于已发生的 BPD 治疗手段有限，临床干预仍以预防为主。

（一）产前预防策略

1. 产前糖皮质激素的应用　产前激素治疗可以促进胎肺成熟，减少新生儿呼吸窘迫综合征（NRDS）的发生，进而可能降低 BPD 的风险。现有的研究未发现单疗程产前激素治疗对孕妇及胎儿的近期不良影响，其所能获取的收益大于潜在风险。因此推荐在妊娠 34 周及以前的孕妇，当早产不可避免时，应在产前 7 天以内给予糖皮质激素治疗。

2. 控制宫内感染　绒毛膜羊膜炎引起的炎症反应可导致发育中的胎肺损伤，故被认为其在 BPD 的发生过程中占有重要位置，部分动物实验及临床研究也证实了两者之间的潜在关联。但仍有部分研究认为没有足够的证据支持绒毛膜羊膜炎与 BPD 发生之间的直接联系，这些争议可能与各研究之间的异质性，如绒毛膜羊膜炎的诊断标准、研究对象不同及引起宫内感染的病原微生物不同有关。总的来说，绒毛膜羊膜炎是引起早产及早产相关并发症的重要原因之一，加强宫内感染的筛查，及时控制宫内感染，能极大地改善早产儿的预后，包括呼吸系统的预后。

（二）产房预防策略

1. 氧合维持　有证据显示，复苏时给予纯氧会导致早产儿肺损伤。系统评价并未提示与高吸入氧浓度组（$FiO_2 \geq 0.6$）相比，低吸入氧浓度（$FiO_2 \leq 0.3$）可能降低 BPD 的发生。同时，有研究提示使用较低的 FiO_2 可能与早产儿的死亡率增加有关。目前推荐在复苏起始阶段的 FiO_2 为 0.3～0.4，同时根据血氧饱和度监测结果进行调整。

2. PS 治疗　可降低有药物治疗需求的 NRDS 患儿对有创呼吸支持的依赖，因而从理论上可降低其 BPD 风险。但目前尚无直接证据表明外源性的 PS 替代治疗可显著减少 BPD 的发生，可能由于既往大多数 PS 的给药方式都是通过气管插管后正压通气，这一操作过程可能会增加肺损伤的风险。而越来越多的研究提示，采用微创肺表面活性物质给药（LISA）可能会降低 BPD 的风险。故基于目前的证据，建议在需要插管才能稳定的早产儿中尽早使用 PS，并且尽可能采用微创的给药方法。

3. 早期使用无创通气　呼吸支持相关的肺损伤亦为 BPD 发生的重要机制之一。多项研究和系统评价均证实早期产房内使用无创通气（无论何种）可降低 BPD 的发生，推测可能与有创机械通气的暴露减少有关。此外，在对早产儿进行复苏时推荐使用 T 组合复苏器来提供恒定的压力，以降低肺损伤风险。

4. 持续肺复张（sustained inflation，SI）　有研究主张在出生后给予早产儿 SI 治疗以获得"正常"的功能残气量，避免肺泡萎陷。但现有的结果并未提示该策略可降低 BPD 的发生率，目前多中心随机对照试验尚在进行当中。

（三）NICU 管理策略

1. 目标氧合　应保证 PaO_2 在 55% 以上，但高氧所致的肺损伤也是 BPD 发生的重要机制之一，因此，早产儿目标氧合的维持应权衡包括死亡和器官功能障碍等多方面内容。大规模的随机对照试验和系统评价均建议，孕周<28 周的早产儿在校正胎龄到 36 周之前，应维持目标血氧饱和度在 90%～95%。此外，还应注意到，由于呼吸系统、神经系统等发育不成熟和可能存在的其他潜在并发症如感染、反流等，许多早产儿可能会出现"高氧饱和度"和"低氧饱和度"的大范围波动。这种"波动"可能使早产儿的临床情况恶化，在临床管理过程中应注意避免。

2. 呼吸机治疗　目前公认 BPD 的发生与有创机械通气的暴露是直接相关的，有创机械通气应用时长越长、BPD 发生率越高。因此在已确诊为 BPD 的患儿及有 BPD 风险的患儿中都应尽可能减少有创机械通气的使用。对这类患儿呼吸支持的核心目标是采用"最小化通气策略"达到足够的气体交换，并最大程度地避免呼吸机相关性肺损伤。

（1）有创机械通气：目前普遍认为在这类患儿机械通气引起的肺损伤主要是肺泡容积过度膨胀所致的容量伤，用目标潮气量通气（volume-targeted ventilation，VTV）可以降低

BPD 的发生。系统评价显示，相对于压力限制通气模式（pressure-limited ventilation, PLV），VTV 可有效减少早产儿死亡或 BPD、气胸、严重颅内病变的发生，并显著缩短有创机械通气时长，因而目前临床上更主张采用 VTV 模式。

呼吸频率：尽量设置为患儿生理呼吸频率，以避免更多的呼吸做功。

吸气时间（Ti）：较长的 Ti（0.4～0.6s）可以用于保持正常的肺容量和气血交换。

吸呼比：一般维持为 1：2。

压力（PIP）：由于肺顺应性较差，因此有时需要高压力（20～30cmH$_2$O，要求＜30cmH$_2$O）才能维持氧合。一般使需维持的潮气量达到 4～6ml/kg 的压力。

潮气量：正常的潮气量可达 8～10ml/kg，但为减少肺损伤，一般采用 4～6ml/kg 进行小潮气量通气。

呼气末正压（PEEP）：根据肺顺应性调节，一般为 5～6cmH$_2$O。

吸入氧浓度（FiO$_2$）：使氧分压维持在正常范围的最低吸氧浓度。

血气要求：要保证氧合作用，氧饱和度应该保证维持在 90%～95%。既往认为"容许性高碳酸血症"可减少机械通气中的肺组织损伤，但临床观察未提示可显著降低 BPD 的发生，但其在对早产儿脑白质损伤具有一定意义。一般 pH 在 7.25～7.35 时，可允许 PaCO$_2$ 达 55～65mmHg。但 pH＜7.25、PaCO$_2$＞65mmHg 时，则需紧急处理。

BPD 患儿由于肺部病理学情况复杂，肺不张和肺气肿交互存在，多数患儿均有代偿性的呼吸性酸中毒及通气/血流值失调，因此其治疗应当个体化。在机械通气过程中应根据气道阻力及肺顺应性的快速变化不断调整参数，选择最佳通气策略。如气管痉挛和肺间质液体潴留会导致急性失代偿，必须通过调整吸气峰压（PIP）、使用支气管扩张剂或利尿剂进行处理；对合并气管软化者由于大气道塌陷导致氧合作用降低、气道阻力增加，这时应该使用高 PEEP（7～8cmH$_2$O）。对于常频通气治疗无效者可考虑改为高频通气。降低呼吸机参数是一个缓慢而艰难的过程，每次降低呼吸频率 1～2 次，或每天降低吸气峰压 1cmH$_2$O 直到患儿能够耐受为止。

（2）无创辅助通气：虽然部分 BPD 患儿仍无法避免反复的插管和有创机械通气，仍应尽可能采用无创辅助通气。可供选择的方式包括经鼻高流量吸氧（HFNC）、持续气道正压（CPAP）、无创间歇正压通气（NIPPV）及双水平正压通气等。虽然各种无创辅助通气方式从工作原理上可能带来的收益并不相同，但目前的临床研究并未提示何种无创辅助通气方式在 BPD 的防治中最优，这可能与各 NICU 呼吸支持方式的选择及干预策略不同有关。但毋庸置疑的是，采用无创辅助通气可有效减少有创机械通气的暴露，进而减少 BPD 的发生。

在参数设置上，应采取最低的 FiO$_2$ 维持目标氧浓度。一般可根据肺顺应性将 PEEP 设置为 5～6cmH$_2$O；对于需设置 PIP 的无创辅助支持方式，可考虑将起始值设置为 10～12cmH$_2$O。根据后继的临床情况进行调整。

（3）监测

1）动脉血气分析（ABG）：用于监测气体交换和确认非侵袭性检查的正确性和有效性，若有呼吸机支持时，需通过动脉血气分析的数值来调节参数，以确保达到最好的通气效果。

2）持续脉氧仪监测：保持血氧饱和度持续在 90%～95%，以确保 PaO_2 在 55mmHg 以上。

3）毛细血管血气（CBG）：可用于监测 pH 和 $PaCO_2$。将结果与 ABG 进行比较，如果两者 pH 和 $PaCO_2$ 差别不大，则可以每天进行 1～2 次 CBG 监测而不需要查 ABG，如果患儿使用鼻导管吸氧则可以进一步减少 CBG 的检查次数。

4）无创二氧化碳分压或氧分压监测：是一种无创连续的监测手段，可减少早产儿因反复采血而造成的医源性失血。在血流动力学稳定、患儿没有微循环异常的情况下，与动脉血气的相关性很好，经皮氧分压一般相当于动脉数值的 60%～80%，经皮二氧化碳分压与动脉数值一致，且经皮监测的变化趋势与动脉血气保持一致。

5）肺功能测试：一些医疗中心用此实验检查气道对支气管扩张剂和利尿剂的反应。

3. 动脉导管未闭（PDA）的管理　由于大血管水平分流的持续存在，PDA 关闭的延迟可能会造成呼吸系统不良预后事件。但临床对于是否需要关闭 PDA 仍存在争议，其争议点主要来自于如何定义有血流动力学改变的 PDA。目前认为仍需综合评估患儿的实际情况，如闻及心脏杂音、杂音持续增强继而成为连续性杂音、外周脉压增加（＞25mmHg）、可闻及枪击音，且患儿呼吸系统状况逐渐加重、喂养困难、容易疲劳或生长发育缓慢时，在充分权衡关闭 PDA 的风险及收益后，可考虑采用药物或手术结扎等方式关闭 PDA。

4. 营养支持及液体管理　BPD 高风险的患儿往往会伴随有宫外发育迟缓，可能与营养供给不足会对肺发育产生影响有关，因此这些患儿的营养管理较为重要。此外，出生后早期的液体负荷过多可能会使得肺间质的液体聚集增加，导致肺顺应性下降，从而增加 PDA 和 BPD 的风险。因此在早产儿营养管理时应兼顾液体平衡与能量供给。在喂养方面，有研究显示母乳喂养可减少 BPD 的发生，其机制可能与母乳成分中的抗氧化活性成分有关。

5. 输血　为获取良好的氧供，通常希望维持适宜的血细胞比容（Hct）（30%～35%），但应权衡输血相关的风险。除初生儿外，以下输血指征可供参考：

（1）需要中度或明显呼吸支持（MAP＞$8cmH_2O$ 或 FiO_2＞40%）者 Hct≤35%、Hb≤110g/L。

（2）需要轻度呼吸支持者（PEEP＞$6cmH_2O$ 及 FiO_2＜40%）者 Hct≤30%、Hb≤100g/L。

（3）需要吸氧而不需要机械通气者 Hct≤25%、Hb≤80g/L 且同时满足任意一条，包括超过 24h 的心率增快＞180 次/分或呼吸增快＞80 次/分、需氧量较前 48h 增加，即鼻导管流量增加 4 倍或 nCPAP≥20% 或 FiO_2 绝对增加≥10%、在能量供给＞100kcal/（kg·d）的情况下最初 4 天的体重增长＜10g/（kg·d）、使用药物情况下呼吸暂停频率增加即 24h 内≥10 次或 24h 内有≥2 次需复苏囊正压通气抢救者。

（4）急性失血（包括静脉采血）血容量≥10% 血容量。对液量比较敏感的患儿在输血时可考虑使用利尿剂。

6. 药物干预　目前在 BPD 的预防中被证实有效的药物仅有咖啡因及维生素 A；阿奇霉素及糖皮质激素虽然能带来收益，但仍缺乏最优化的给药方案。

（1）甲基黄嘌呤类药物：临床上将氨茶碱与咖啡因用于早产儿呼吸暂停（apnea of

prematurity，AOP）的防治。大样本、多中心的随机对照试验显示，与安慰剂相比，咖啡因可有效缩短早产儿依赖于呼吸机的时间，减少 BPD 的发生，且可能改善这些早产儿在学龄期的肺功能状况。其他大规模队列研究也提示出生后早期（出生后≤3 天）使用咖啡因能为早产儿带来更大的收益。其机制不仅是由于咖啡因的使用可减少这些早产儿暴露于机械通气的时间，还与减少肺部炎症损伤有关。因此，目前推荐在出生后早期给予早产儿咖啡因治疗，特别是需要有创机械通气者。

（2）维生素 A：其代谢产物参与了肺发育的各阶段，并在肺上皮损伤后的修复中发挥作用；而早产儿出生时维生素 A 水平往往较低，因此外源性补充维生素 A 能减少 BPD 的发生。系统评价也证实了维生素 A 在 BPD 预防中是有效的。

（3）利尿剂：发生呼吸衰竭的患儿常可出现肺水肿，其原因可能包括了 PDA 持续存在导致的左向右分流、肺损伤及炎症等。临床上在考虑存在肺部液体过多所致呼吸困难明显或难以撤离呼吸支持时，有时会使用利尿剂，包括呋塞米或氢氯噻嗪。但利尿剂本身对 BPD 的预防及治疗均无效，同时由于其潜在的不良反应如肾间质损伤、电解质紊乱等，不推荐在 BPD 防治中常规使用。

（4）出生后激素治疗：糖皮质激素可减轻炎症反应、降低血管通透性及减轻肺水肿，因而可以改善肺顺应性及减少肺纤维化的发生，也被用于 BPD 的防治。但出生后糖皮质激素的应用被认为与早产儿不良的神经系统预后有关，因此，寻找最适宜的治疗方案以同时获取神经系统及呼吸系统的最优结局是糖皮质激素应用的关键。多项临床研究对糖皮质激素的给药方案进行了研究，但各研究间均存在较强的异质性，如药物选择不同、给药方案不同、研究人群不同等，尚需要多中心、大样本的随机对照试验以获取可靠的结果。基于目前的研究，较多观点认为应避免在出生后 1 周内给予全身糖皮质激素治疗，而将糖皮质激素吸入剂（如布地奈德）作为 PS 的载体进行气管内可能会减少 BPD 的发生。

（5）阿奇霉素：解脲支原体在呼吸道的定植被认为是 BPD 发生的独立危险因素之一，较多学者主张使用阿奇霉素进行去定植治疗。系统研究认为预防性使用阿奇霉素可以减少 BPD 的发生，但其最优化给药方案目前仍无统一标准，且长期安全性尚待评估。

（6）一氧化氮吸入（iNO）：肺泡及肺血管发育过程中需要内源性的一氧化氮（NO）参与，当 NO 产生减少时 BPD 的风险增加。动物试验认为外源性补充低剂量的 NO 可能减少 BPD 的发生。然而现有的临床证据尚不足以论证早期、低剂量的吸入 NO 对有发生 BPD 风险的早产儿是否有效。

六、预后

（一）死亡率

在出生后最初一年的死亡率估计为 10%～20%，随着氧气暴露时间和呼吸机通气支持的时间延长，死亡风险增加，并常由于并发感染而死亡。

（二）长期并发症

1. 肺部　重症患儿呼吸急促、出现三凹征、呼吸困难、咳嗽、喘息常常持续数月或数年，而患儿气体交换、胸片、肺功能等方面异常通常会持续到青春期。气道反应性疾病的发生率明显增加，而且肺炎及支气管炎的发生率也明显增加，在出生后最初两年再次入院率是对照组的 2 倍。

2. 神经发育迟滞/神经缺陷　BPD 不是神经系统损害的单一因素，有许多混杂因素存在，但是在极低出生体重儿中，BPD 和 RDS 两组间确实存在早期行为异常，随时间延长更为明显。因此需要长期神经系统随访，以便早期干预。

3. 生长发育落后　长期生长发育落后的程度反过来又与患儿产重、病情严重程度和持续时间密切相关，影响最明显的是体重，其次是头围。大概有 1/3～2/3 的 BPD 患儿 2 岁时生长落后，1/3 的 BPD 学龄儿童身高和体重都在同年龄段平均值的第 3 个百分位以下。

（杨晓燕　王　华）

参 考 文 献

Attar MA，Donn SM. 2002. Mechanisms of ventilator-induced lung injury in premature infants. Semin Neonatol，7（5）：353-360.

Choi CW. 2017. Chorioamnionitis：Is a major player in the development of bronchopulmonary dysplasia. Korean J Pediatr，60（7）：203-207.

Coalson JJ，Winter V，deLemos RA. 1995. Decreased alveolarization in baboon survivors with bronchopulmonary dysplasia. Am J Respir Crit Care Med，152（2）：640-646.

Davidson LM，Berkelhamer SK. 2017. Bronchopulmonary dysplasia：chronic lung disease of infancy and long-term pulmonary outcomes. J Clin Med，6（1）.pii：E4.

Davis JM，Parad RB，Michele T，et al. 2003. Pulmonary outcome at 1 year corrected age in premature infants treated at birth with recombinant human CuZn superoxide dismutase. Pediatrics，111（3）：469-476.

Jobe AJ. 1999. The new BPD：an arrest of lung development. Pediatr Res，46（6）：641-643.

Klingenberg C，Wheeler KI，McCallion N，et al. 2017. Volume-targeted versus pressure-limited ventilation in neonates. Cochrane Database Syst Rev，10：CD003666.

Nelin LD，Bhandari V. 2017. How to decrease bronchopulmonary dysplasia in your neonatal intensive care unit today and "tomorrow". F1000Res，6：539.

Northway WH，Rosan RC，Porter DY. 1967. Pulmonary disease following respirator therapy of hyaline-membrane disease. Bronchopulmonary dysplasia. N Engl J Med，276（7）：357-368.

Shah SS，Ohlsson A，Halliday HL，et al. 2017. Inhaled versus systemic corticosteroids for the treatment of bronchopulmonary dysplasia in ventilated very low birth weight preterm infants. Cochrane Database Syst Rev，10：CD002057.

Shahzad T，Radajewski S，Chao CM，et al. 2016. Pathogenesis of bronchopulmonary dysplasia：when inflammation meets organ development. Mol Cell Pediatr，3（1）：23.

第二十三章

早产儿视网膜病变

早产儿视网膜病变（retinopathy of prematurity，ROP）是一种发生在早产儿或低体重出生儿的增殖性视网膜病变。由于早产儿在出生时视网膜血管尚未完全覆盖视网膜，出生后的血管生长受到氧浓度波动的影响，而发生病理性改变，轻者可以自行消退，严重时异常的血管生长会引起牵拉性视网膜脱离，从而致盲。这是现代医学在挽救早产儿生命采取的干预措施时引起的疾病，在这种意义上，ROP 是一种医源性疾病。1942 年 Theodore L. Terry 首先报道了早产儿出生后 4～6 个月时瞳孔区发白且视力低下，这种白瞳改变并非先天性白内障，而是在晶状体后形成了一层白色纤维膜增殖，他将之命名为晶体后纤维增生症（retrolental fibroplasia），1950 年 Heath 称其为未成熟儿视网膜病变，直至 1984 年此病才正式命名为早产儿视网膜病变，并沿用至今。

一、概述

胎儿的视网膜血管生长始于妊娠的第 4 个月，从视盘开始逐渐向周边延伸，呈离心性、放射状生长，至足月分娩才达到视网膜的边缘——锯齿缘。早产儿视网膜病变的病理生理过程分两个阶段：早产儿在出生时血管生长尚未完全，由于出生后环境与子宫内环境相比是一个高氧环境，如果需要氧疗则氧浓度更高，而高氧浓度会反馈调节导致血管生长的停滞，此为第一阶段高氧期，血管生长迟缓甚至停止，在眼底表现为周边视网膜有血管与无血管区形成白色分界线，因缺少血管覆盖，无血管区的视网膜更显苍白；而当患儿逐渐脱离辅助氧通气后，原有停止生长的血管受到因氧浓度降低刺激血管生长因子上调的影响，血管内皮细胞分化增殖形成不具备正常解剖结构和功能的病理性新生血管，此为第二阶段缺氧期，临床表现为杂乱的新生血管在周边有无血管的交界面上向玻璃体腔方向生长，并伴随纤维条索或纤维膜的增殖，直至发生部分或全部视网膜脱离。

二、早产儿视网膜病变的分类

为了能更好地判断病变发生的部位和程度，依据视网膜中重要结构的位置——视盘和黄斑，对 ROP 进行了分区和分期。分区体现了病变发生的部位和对视力影响的潜在风险，Ⅰ区：以视盘为中心，视盘中心到黄斑中心凹距离的 2 倍为半径所画圆圈的区域；Ⅱ区：以视盘为中心，但鼻侧锯齿缘为半径所画圆圈后除去Ⅰ区的环形区域，颞侧视网膜仅达到赤道部；Ⅲ区：Ⅱ区以外的新月形区域（图 23-1），由于视网膜上视神经偏鼻侧，所以鼻侧血管化在妊娠 36 周达锯齿缘，而颞侧血管化要在足月时才完成，这就是Ⅲ区的范围。Ⅰ区包含后极部，为中心视力和视功能的重要区域，因此，病变如进入此区域则需密切观察或及时治疗，相反在Ⅲ区的病变则相对较为安全，Ⅱ区病变可随时间改变恶化或好转，分别进入Ⅰ区或Ⅲ区。

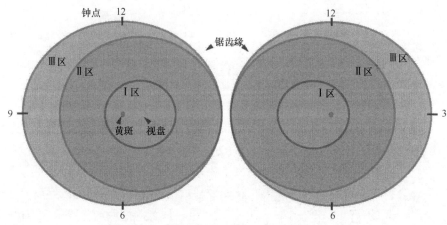

图 23-1　视网膜分区示意图（见彩图 23-1）

（美国医学会，1984.）

此外，根据 ROP 病变活动程度又分为急性期和退化期，急性期又依据严重程度分为 5 期。1 期，病灶边缘血管生长停止，因此在血管化和未血管化视网膜交界面上形成白色、窄的、呈环形的交界线；2 期，交界区纤维组织增殖，交界线向玻璃体腔隆起形成嵴；3 期，嵴上病理性新生血管生长呈红色；4 期，新生血管及纤维组织的增殖牵拉导致部分视网膜脱离，未累及黄斑为 4a，黄斑脱离则为 4b；5 期，病变进一步恶化导致全视网膜脱离（图 23-2）。如不治疗，病变进入 4 期以后，往往造成不可逆的视力损害，而 5 期病变可致盲。

活动期病变中还有附加病变、爆米花样病变、急进性后极部 ROP 病变等专有名词对严重程度进一步细分。退化期病变指在患儿的生长过程中病变逐渐消退或消失，最终形成色素改变或遗留下灰白色纤维增殖病灶。

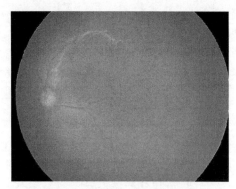

1 期病变：病变交界区可见白色线样改变

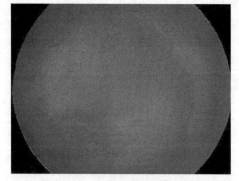

2 期病变：病变交界区可见白色的纤维增殖呈嵴样隆起，其内侧多个异常新生血管丛呈爆米花状

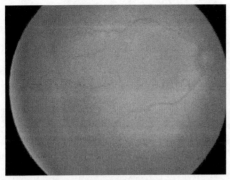

3 期病变：病变交界嵴上可见大量新生血管，使嵴呈红色

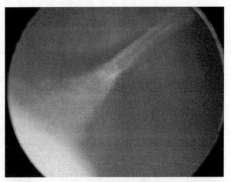

4b 期病变：视网膜自视盘向颞下方牵拉，形成视网膜皱襞，视网膜脱离累及黄斑

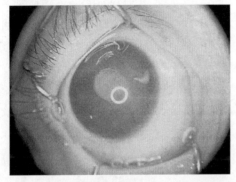

5 期病变：视网膜全脱离，晶状体后白色纤维增殖膜，使得瞳孔区呈白色

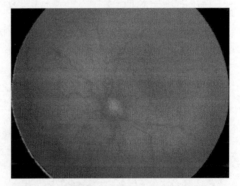

附加病变：后极部动脉迂曲，静脉扩张，可伴有出血

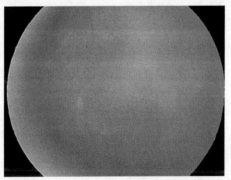

急进性后极部 ROP：瞳孔难以散大，导致眼底图像不清，自视盘发出的血管迂曲扩张，毛细血管扩张伴大量新生血管生长，后极部视网膜呈鲜红色，后极部以外仅有少数几支血管生长

图 23-2　ROP 各期病变的眼底照片（见彩图 23-2）

▶▶▶ 三、早产儿视网膜病变的危险因素和发病机制

　　早产和低出生体重是 ROP 最重要的危险因素。其他影响患儿循环、代谢、氧饱和度的因素如感染、败血症、贫血、营养不良、输血、呼吸窘迫、窒息、低体温、低血糖、低血压、高胆红素血症、酸中毒、颅内出血、心血管疾病等都可能影响 ROP 的发生和进展。经研究证实，光照和维生素 E 已经不再是 ROP 的危险因素。患儿存在多器官多系统受累，

需要多种长期外界支持，特别是吸氧时，更容易发生 ROP。

视网膜血管生长是一个极为复杂的过程，内皮细胞等的分裂增殖存活和凋亡受到多种血管生长因子和抑制因子的共同调控，这些血管因子的表达对血氧的变化非常敏感。

胎儿出生前，血氧水平由脐带动静脉血决定，出生后，胎盘氧合作用转化为肺氧合作用，氧饱和度由混合静脉血水平上升到动脉血水平，如果早产儿双肺发育不成熟，需要给予氧气吸入，面罩、鼻饲、机械辅助通气，可导致血氧升高。出生后一段时间随着胎儿辅助用氧的逐渐减少和机体发育速度加快对氧需求量的陡然增加，又造成一个相对低氧的状态。早在 20 世纪 50 年代，人们就已经认识到氧与 ROP 的关系，曾有一度力图严格控制早产儿的吸氧以降低 ROP 的发生，但实际上受到当时新生儿急救医疗水平和设备的限制，在 ROP 发病率降低的同时，却导致了早产儿死亡率的上升。现在，通过分子生物学、蛋白质组学及动物实验研究，笔者了解到 ROP 的发生发展正是血氧水平波动对血管生长或抑制因子表达的影响所产生的结果。疾病分为两个阶段，第一阶段时期，因出生后血氧水平升高，下调血管生长因子如胰岛素样生长因子 1（ICF-1）、血管内皮生长因子（VEGF）的表达，导致正常的视网膜血管生长中断，研究显示第一阶段的 ROP 患儿体内 IGF-1 明显较非患病儿低。第二阶段多始于出生后矫正胎龄 32~34 周，此时患儿全身发育的氧需求增高，加上第一阶段血管生长停滞造成的低氧，缺氧越来越严重，血管生长因子表达急剧增高，IGF-1 和 VEGF 上调刺激新生血管生长，和伴随纤维增殖的活跃。当缺氧缓解时新生血管可以消退。

▶▶▶ 四、ROP 的筛查和预防

随着现代围产医学和新生儿学的飞速发展，早产儿、低出生体重儿的存活率明显提高，妊娠期越短，出生体重越低者，越容易发生 ROP，在极低出生体重儿中发生率可高达 60%~85%，在我国随着近年来新生儿重症监护病房的普遍建立，ROP 发病呈上升趋势。虽然 ROP 是早产儿救治过程中不能完全避免的疾病，但是定期对高危患儿进行散瞳下视网膜血管的检查，是可以发现并通过必要的治疗防止眼盲的发生的。因此，为防止严重 ROP 导致的眼盲，我国包括全世界在内，都根据其地区的医疗水平制定了早产儿视网膜病变筛查标准。我国原卫生部于 2004 年颁布了中华医学会制定的《早产儿治疗用氧和视网膜病变防治指南》，2014 年又对指南进行了修订。

目前我国的早产儿视网膜病变的筛查标准

1. 出生孕周和出生体重的筛查标准

（1）对出生体重<2000g，或出生孕周<32 周的早产儿和低体重儿，进行眼底病变筛查，随诊直至周边视网膜血管化。

（2）对患有严重疾病或有明确较长时间吸氧史，儿科医生认为比较高危的患者可适当扩大筛查范围。

2. 筛查起始时间　首次检查应在出生后 4~6 周或矫正胎龄 31~32 周开始。

各个国家和地区的筛查标准不同，如英国的早产儿视网膜病变筛查标准是：①对出生体重≤1500g，或出生孕周<32 周的早产儿和低体重儿，应该进行 ROP 筛查；②对出生体

重＜1250g，或出生孕周＜31周的早产儿和低体重儿，必须进行ROP筛查。筛查起始时间：出生后4~5周或30~31周开始。美国的筛查标准：①对出生体重≤1500g；②出生孕周≤30周且出生体重1500~2000g；③孕周＞30周并伴有不稳定临床表现的患儿。实际上，上述标准仍有可能将少数大孕周，体重超过标准的患儿排除在筛查工作之外，为了能做到全面覆盖，对于需要心肺支持，或伴有其他多脏器疾病、感染、生命体征不稳定的高危患儿也应该酌情检查。一旦发现患病，应该根据病情的分区和分期，制定每次复查的方案，对此，世界各国的意见基本统一。随访时间间隔：①Ⅰ区无ROP，1期或2期ROP每周检查1次；②Ⅰ区退行ROP，可以1~2周检查1次；③Ⅱ区2期或3期病变，可以每周检查1次；④Ⅱ区1期病变，可以1~2周检查1次；⑤Ⅱ区1期或无ROP，或Ⅲ区1期、2期，可以2~3周随诊。

五、ROP的鉴别诊断

家族性渗出性玻璃体视网膜病变（familial exudative vitreoretinopathy，FEVR）：此为遗传性疾病，多为双眼患病，但双侧病变的严重程度可完全不同。存在多种遗传方式，可以是常染色体显性，常染色体隐性或X连锁隐性遗传。因此，若对患者父母进行眼底检查，多可以见到其特征性的血管改变。患者多为足月儿，没有早产史。但是，因为严重的病变也可以在晶状体后形成与ROP极为相似的白色纤维增殖，或在周边形成类似ROP退行性色素和玻璃体改变，在此需要进行鉴别。鉴于FEVR是先天性遗传性疾病，而ROP是后天获得性疾病，基因诊断也有利于将两种疾病区分开来。

永存原始玻璃体增生症（persistent hyperplasia of primary vitreous，PHPV）：又称为永存胎儿血管症，是一种先天性非遗传性儿童眼病，出生后即被发现晶状体后本应该退化的原始晶状体和玻璃体血管形成的白色纤维血管膜，晶状体一般透明。此病患者95%为单眼患病，且多无早产史。

视网膜母细胞瘤（retinoblastoma，RB）：这是一种儿童最常见的恶性眼内肿瘤，因其肿瘤细胞来源于视网膜神经细胞，如果向眼内生长（玻璃体腔方向）至一定大小，则可在光线反射下呈现白瞳样改变。可以利用眼部超声或彩超对RB和ROP进行鉴别，前者显示眼内实性占位或病灶内异常血流，后者为视网膜脱离。

此外，严重的ROP还需要其他可以形成白瞳症的儿童眼病进行鉴别，如色素失禁症、Coats病、先天性白内障、眼组织缺损（视神经、视网膜脉络膜缺损）。

六、ROP的治疗

轻度的ROP不需要立即治疗，定期随访直至满足以下条件之一即可终止随诊：①视网膜血管化（鼻侧已达锯齿缘，颞侧距锯齿缘1个视盘直径）；②矫正胎龄45周，无阈值前病变或阈值病变，视网膜血管已发育到Ⅲ区；③视网膜病变退行。

如果病变持续加重，则需及时干预。目前临床应用的ROP治疗标准参照2003年在美国开展的多中心临床研究（early treatment of ROP，ETROP），将疾病分为阈值前ROPⅠ型和Ⅱ型，Ⅰ型包括：①出现在Ⅰ区的任何附加病变；②出现在Ⅰ区的3期病变；③出现在Ⅱ区的2期或3期病变伴附加病变，一经发现在72h之内进行治疗，如无治疗条件则应该立即转诊。Ⅱ型包括：①出现在Ⅰ区的1期或2期病变不伴有附加病变；②Ⅱ区3期病变不伴有附加病变，符合这些条件的患儿虽不需要立即治疗，但应该密切观察。

ROP的治疗方法包括冷冻、激光、手术治疗和最新的药物眼内注射治疗，冷冻和激光治疗的主要目的是消融周边无血管的视网膜，以减少视网膜的需氧量，最终达到新生血管消退，保护后极部视网膜的作用。但是一旦病变恶化至4期或5期，则需要通过手术使脱离的视网膜复位后，再行激光治疗。5期病变的视网膜复位率极低，因此，必须通过筛查将病变控制在4期以前。

（陆　方）

参 考 文 献

黄丽娜. 2007. 早产儿视网膜病变. 广州：广东科技出版社.

谢雪璐，唐飞，周晓舟，等. 2014. 早产儿视网膜病变的荧光素眼底血管造影特征. 中华眼底病杂志，30：17-20.

谢雪璐，赵薇，曾继红，等. 2014. 早发型早产儿视网膜病变6例. 中华眼底病杂志，30：83-85.

中华医学会. 2005. 早产儿治疗用氧和视网膜病变防治指南. 中华眼科杂志，41：375-376.

中华医学会眼科学分会眼底病学组. 2014. 中国早产儿视网膜病变筛查指南（2014年）. 中华眼科杂志，50：933-935.

Blencowe H, Lawn J E, Vazquez T, et al. 2013. Preterm-associated visual impairment and estimates of retinopathy of prematurity at regional and global levels for 2010. Pediatr Res. 74（Suppl 1）：35-49.

Chen J, Smith L. 2007. Retinopathy of prematurity. Angiogenesis, 10：133-140.

Good WV, Hardy R J, Dobson V, et al. 2005. The incidence and course of retinopathy of prematurity：Findings from the early treatment for retinopathy of prematurity study. Pediatrics, 116：15-23.

Karna P, Muttineni J, Angell L, et al. 2005. Retinopathy of prematurity and risk factors：a prospective cohort study. BMC Pediatr, 5：18.

Zin A, Gole G A. 2013. Retinopathy of prematurity-incidence today. Clin Perinatol, 40：185-200.

第二十四章

肺　炎

肺炎是儿童时期主要的常见疾病。据世界卫生组织统计 2015 年 5 岁以下儿童因下呼吸道感染死亡的人数约占全部死亡原因的 15%。就全球而言，社区获得性肺炎是儿童常见的死亡原因。每 500 名儿童中便有一名因为社区获得性肺炎住院，因此，给家庭和社会增加了严重的经济负担。

▶▶▶ 一、分类

儿童肺炎的分类方法主要有以下 4 种：

1. 病理分类　分为大叶性肺炎、支气管肺炎、间质性肺炎、毛细支气管肺炎及吸入性肺炎等。

2. 病原分类　儿童肺炎的病原种类随儿童年龄的增长有明显不同，主要包括：

（1）细菌：如肺炎链球菌、流感嗜血杆菌、葡萄球菌、大肠埃希菌、链球菌、铜绿假单胞菌等。

（2）病毒：如腺病毒、呼吸道合胞病毒、流感病毒、副流感病毒、麻疹病毒、巨细胞病毒等。

（3）非典型病原：如支原体、衣原体。

（4）真菌：如白色念珠菌、曲霉菌、隐球菌等。

（5）其他：如原虫（卡氏肺囊虫）、寄生虫（肺吸虫）及非感染因素引起的肺炎，吸入性肺炎（如羊水、食物、异物、溺水、溺粪等）、过敏性肺炎、嗜酸性粒细胞肺炎等。

3. 病程分类　病程 1 个月以内的为急性肺炎，病程在 1～3 个月的为迁延性肺炎，病程在 3 个月以上的为慢性肺炎。

4. 病情分类　根据是否累及呼吸系统以外的器官系统及是否有呼吸困难和缺氧征等分为轻症肺炎和重症肺炎。

5. 感染地点分类　从病原学和抗生素合理使用角度，肺炎可分为社区获得性肺炎（community acquired pneumonia，CAP）和医院获得性肺炎（hospital acquired pneumonia，HAP）。简单的定义 CAP 是指原本健康的儿童在医院外获得的感染性肺炎，包括感染了具有明确潜伏期的病原体而在入院后潜伏期内发病的肺炎；HAP 是指患儿入院时不存在、也不处于潜伏期而在入院超过 48h 发生的感染性肺炎，这包括在医院内感染而于出院 48h 内发生的肺炎。

二、病理

按照病理学改变，分别描述如下。

（一）支气管肺炎

主要病变散布在支气管壁附近的肺泡，支气管壁仅黏膜发炎。肺泡毛细血管扩张充血，肺泡内水肿及炎性渗出，浆液性纤维素性渗出液内含大量中性粒细胞、红细胞及病菌。病变通过肺泡间通道和细支气管向周围邻近肺组织蔓延，成小点片状的灶性炎症，而间质病变多不显著。有时小病灶融合起来可成为较大范围的支气管肺炎，但其病理变化不如大叶性肺炎那样均匀致密。后期在肺泡内巨噬细胞增多，大量吞噬细菌和细胞碎屑，可致肺泡内纤维素渗出物溶解吸收、炎症消散、肺泡重新充气。

（二）间质性肺炎

主要病变表现为支气管壁、细支气管壁及肺泡壁的充血、水肿与炎性细胞浸润，呈细支气管炎、细支气管周围炎及肺间质炎的改变。蔓延范围较广，当细支气管壁上皮细胞坏死，管腔可被黏液、纤维素及破碎细胞堵塞，发生局限性肺气肿或肺不张。病毒性肺炎主要为间质性肺炎。有时灶性炎症侵犯到肺泡，可致肺泡内有透明膜形成。

（三）大叶性肺炎病原体

首先在肺泡引起炎症，表现为肺泡壁水肿，迅速出现白细胞和红细胞的渗出，然后通过肺泡间孔（Cohn 孔）向其他肺泡蔓延，以致肺段的一部分或整个肺段、肺叶发生炎变。支气管一般未被累及，病变和正常组织的叶间分界清楚，病变常可累及胸膜。病理改变有充血期、红肝变期、灰肝变期和消散期。病变肺组织充血水肿，肺泡内浆液性渗出和红细胞、白细胞浸润，继而纤维蛋白渗出物溶解、吸收，肺泡重新充气。

三、病理生理

肺炎时，由于气体交换障碍和病原微生物的作用，可发生不同程度的缺氧和感染性中毒症状。其中缺氧是由呼吸功能障碍引起的，而中毒症状如高热、嗜睡、惊厥等可由毒素、缺氧及代谢异常（如代谢性酸中毒、稀释性低钠血症）引起。

（一）呼吸功能障碍

肺泡壁充血、水肿、炎症浸润，肺泡腔内充满渗出物，气道阻力明显增加，而且部分气道完全阻塞形成肺气肿或肺不张，导致通气功能障碍，引起缺氧和二氧化碳潴留。同时肺泡透明膜形成和肺泡壁炎症浸润及水肿，肺泡膜增厚，气体弥散阻力增加，气体交换发生障碍，引起缺氧。由于以上变化，可使肺泡通气量下降，通气/血流值失调及弥散功能障碍，结果导致低氧血症，甚至出现二氧化碳潴留。在疾病早期患儿可通过增加呼吸频率和呼吸深度来增加每分通气量，此时往往仅有轻度缺氧而无明显的二氧化碳潴留。当病变进展，肺通气功能严重降低，影响到二氧化碳排出时，则动脉血氧分压及血氧饱和度降低的同时动脉血二氧化碳分压增高。

（二）缺氧及高二氧化碳血症导致其他器官系统的损害

当细胞缺氧时，胞质内酶系统受到损害，不能维持正常功能，导致组织对氧的摄取和利用不足，以及电解质酸碱失衡，可引起多系统功能障碍。危重患者可发生呼吸衰竭，微循环障碍甚至并发弥漫性血管内凝血。

（三）电解质、酸碱平衡紊乱

通气功能障碍，二氧化碳潴留，动脉血二氧化碳分压增高，pH 下降，从而导致呼吸性酸中毒。缺氧时体内有氧代谢发生障碍，酸性代谢产物堆积，加上高热、饥饿、脱水、吐泻等因素，常引起代谢性酸中毒。电解质紊乱、酸中毒时，氢离子进入细胞内，钾离子自细胞内进入血浆，血钾浓度增高，尿钾排出增加，最后导致机体总钾量减少。呕吐、进食差，以及低氧血症可导致婴幼儿稀释性低钠血症。

四、临床表现

（一）一般症状

肺炎起病多为急性，有些病例先有上呼吸道感染症状。多数肺炎病例都有发热，但新生儿、体弱婴儿、患严重营养不良或全身极度衰竭的患儿可不发热，甚至体温低于正常。婴儿还可见拒食、呛奶、呕吐、嗜睡或烦躁、呼吸困难等症状。

（二）呼吸系统症状及体征

1. 咳嗽及咽部痰声 是最常见的症状，新生儿及体弱婴儿可没有明显咳嗽。呼吸增快，呼吸和脉搏的比例自 1∶4 上升为 1∶2 左右。常见呼吸困难，出现呼吸肌代偿通气表现，如呼气呻吟声、鼻翼扇动、三凹征、点头或张口呼吸，还可因低氧血症出现口周或甲床发绀，患儿往往出现烦躁不安。胸部体征早期不明显，可仅有呼吸音变粗或稍减低，以后可听到固定的中、细湿啰音。大叶性肺炎时可听到管状呼吸音，并有叩诊浊音，合并胸腔积液则有相应肺部叩诊实音和呼吸音减弱消失。

2. 世界卫生组织（WHO）在儿童急性呼吸道感染防治规划中强调呼吸增快可作为肺炎判定的诊断依据，简单可行，便于发展中国家和经济欠发达地区基层卫生工作人员推广使用。呼吸急促：小于 2 月龄婴儿，呼吸≥60 次/分；12 月龄以内，呼吸≥50 次/分；5 岁以下，呼吸≥40 次/分，>5 岁，呼吸>20 次/分。

3. 其他系统症状 多见于重症肺炎。婴幼儿常伴呕吐、腹泻等消化道症状，剧烈咳嗽之后常发生呕吐。神经系统症状常有烦躁不安、嗜睡，有时可伴发惊厥，应注意区分是高热所致，还是并发中毒性脑病、缺氧性脑病或中枢神经系感染。

五、实验室检查

（一）血常规检查

细菌性肺炎时白细胞计数可增高，中性粒细胞比例可达 60%～90%。在一些严重感染时白细胞可不增高反而减低。急性期反应物，如 C 反应蛋白、降钙素原增高可提示细菌感染，但均不能作为单一证据区别细菌感染或病毒感染。

（二）血气分析

对重症肺炎伴呼吸窘迫或衰竭者，应该行血气分析检查，了解缺氧程度、电解质与酸碱失衡类型及程度。

（三）病原学检查

细菌性肺炎应当进行痰涂片和痰培养检查。虽然两者并不是理想的病原检查手段，但作为一种无创的检查，高质量的痰培养可以为临床医生提供准确的诊断信息。痰培养之前应当做细胞学筛查，一份合格的痰标本应当是鳞状上皮细胞<10 个/低倍视野，而白细胞>25 个/低倍视野。细菌性肺炎经过抗生素治疗没有改善和继续恶化的需要进行血培养检查，住院患儿怀疑有细菌性肺炎的应该行血培养、胸腔积液培养及肺泡灌洗液等无菌体液检查和培养；金黄色葡萄球菌肺炎应该监测血培养以了解菌血症是否转阴。支原体、衣原体及病毒的病原检查目前临床上多采用抗原、抗体的筛查。越来越多的医院开展了病毒的聚合酶链式反应（PCR）检查。肺穿刺活检在儿科的应用也越来越广泛。

（四）影像学检查

住院的肺炎患儿应行胸片检查；接受抗感染治疗后 48～72h 内无明显好转或有病情恶化均可复查胸片；肺炎旁胸腔积液安置了闭式引流管且情况稳定的患儿无须复查胸片；在同侧或同一肺叶、肺段发生的复发性肺炎应在 4～6 周后复查胸片明确是否有发育异常、异物或肿瘤。

六、治疗

最重要的治疗是病因治疗，详见肺炎分类详述。对症支持治疗包括氧疗，重症肺炎呼吸衰竭时应予以辅助通气，同时需保持内环境平衡，防治并发症。国外资料显示低氧血症的肺部疾病液体疗法应当使用等张液体。其他的对症治疗还有平喘祛痰等治疗。

住院原则由于儿童肺炎的发病人数众多，每年我国的儿童专科医院都有大量肺炎儿童在门诊观察治疗，值得注意的是以下推荐住院的情况：年龄 3～6 月龄患儿怀疑细菌性肺炎应当住院；有呼吸窘迫、低氧血症的患儿应当住院；感染细菌为毒力较强的细菌者应当住院；不能在门诊完成治疗或随访的患儿应当住院。

▶▶▶ 七、预防

各年龄段儿童应当完成免疫接种计划，包括目前国家计划免疫和补充免疫。流感病毒疫苗、百日咳疫苗、麻疹疫苗、流感嗜血杆菌疫苗和肺炎链球菌疫苗等可有效地减少肺炎的发生率及病死率。充足的营养是提高儿童自身免疫力的关键，半岁以内的婴儿纯母乳喂养不反可有效预防肺炎的发生，而且能缩短儿童肺炎的病程。补锌及减少室内空气污染也被认为可以减少肺炎的发生。

▶▶▶ 八、肺炎分类详述

（一）社区获得性肺炎

近年来由于儿童扩大免疫接种（如流感嗜血杆菌、7 价肺炎链球菌）的普及，在经济发达地区，尤其是一线城市，儿童肺炎的病原谱有了明显的变化。学龄前儿童，尤其是 3 岁以下有完整免疫接种的幼儿，病毒性肺炎和非典型病原肺炎的发生比例逐渐上升。参考我国近年发表文献，儿童不同年龄段社区获得性肺炎（CAP）的常见病原列如表 24-1。

表 24-1　不同年龄阶段儿童社区获得性肺炎的常见病原表

年龄组		常见病原		少见病原
>28 日至 3 月龄	细菌		细菌	
		肺炎链球菌		非发酵革兰氏阴性菌
		大肠埃希菌		百日咳杆菌
		肺炎克雷伯菌		流感嗜血杆菌（b 型、不定型）
		金黄色葡萄球菌		卡他莫拉菌
		沙眼衣原体		
	病毒		病毒	
		呼吸道合胞病毒		巨细胞病毒
		副流感病毒 Ⅰ 型、Ⅱ 型、Ⅲ 型		流感病毒 A 型、B 型
				腺病毒
				人类偏肺病毒
>3 月龄至 5 岁	细菌		细菌	
		肺炎链球菌		肺炎克雷伯菌
		流感嗜血杆菌（b 型、不定型）		大肠埃希菌
		卡他莫他菌		结核分枝杆菌
		金黄色葡萄球菌		嗜肺军团菌
		肺炎支原体		肺炎衣原体
	病毒		病毒	
		呼吸道合胞病毒		鼻病毒
		腺病毒		人类偏肺病毒
		副流感病毒 Ⅰ 型、Ⅱ 型、Ⅲ 型		肠道病毒
		流感病毒 A 型、B 型		人禽流感病毒
				新型冠状病毒

续表

年龄组	常见病原	少见病原
		EB 病毒
		麻疹病毒
>5～15 岁　　细菌		细菌
	肺炎链球菌	化脓性链球菌
		金黄色葡萄球菌
		结核分枝杆菌
		流感嗜血杆菌（b 型、不定型）
	肺炎支原体	肺炎衣原体
		嗜肺军团菌
病毒		病毒
	流感病毒 A 型、B 型	腺病毒
		EB 病毒
		新型冠状病毒
		人禽流感病毒

下面根据病原分类列举一些主要的 CAP：

1. 肺炎链球菌肺炎　　肺炎链球菌（*Streptococcus pneumonia*，SP）是儿童 CAP 最常见病原，常导致年长儿大叶性肺炎，在婴幼儿期主要引起支气管肺炎，近年来典型的大叶性肺炎已不多见。临床表现起病急剧，高热、呼吸急促，胸痛、咳嗽、咳痰，典型的铁锈色痰已不多见，可有痰中带血。除了呼吸道症状，感染中毒症状较明显，纳差、疲乏，甚至头痛、颈强直、惊厥或意识障碍等中毒性脑病症状，进一步发展为脓毒症可有休克征象及感染累及其他系统的症状。体征主要是胸部体征，包括早期轻度叩浊或呼吸音减弱，听诊吸气相湿啰音，肺实变后有典型的叩诊浊音，语颤增强及管样呼吸音。实验室检查可有外周血白细胞计数及中性粒细胞比例增高，严重感染者白细胞可减少。胸部 X 线片为片状阴影或实变影，累及一个肺段或肺叶，部分病例有肺炎旁胸腔积液。治疗根据各地区发表的文献资料，儿童 CAP 中肺炎链球菌分离菌株对青霉素敏感的占 80%，耐药及高耐株比例占 15%，这与四川大学华西第二医院近年来的分离菌株药敏分析一致。青霉素高耐药的肺炎链球菌对其他 β-内酰胺类抗生素也可能耐药。因此经验性首选大剂量阿莫西林 [90mg/（d·kg）以上]治疗。

2. 流感嗜血杆菌肺炎　　流感嗜血杆菌属中有荚膜的菌株为致病菌株，其中 b 型流感嗜血杆菌致病力最强，在人的鼻咽部有流感嗜血杆菌的寄居。6 月龄至 5 岁为流感嗜血杆菌肺炎高发年龄。婴幼儿起病多急骤，表现为寒战、高热、咽痛、咳脓痰，呼吸急促，发绀，全身中毒症状，并且以并发化脓性脑膜炎著称，还可引起包括肺部在内的多器官化脓性病灶。实验室检查可有外周血白细胞计数及中性粒细胞比例显著增高。婴幼儿患者胸部 X 线片多表现为大叶性肺炎或节段性肺炎，肺脓肿多见，可伴有脓胸。根据目前文献各地区报道流感嗜血杆菌对氨苄西林的耐药率达到 35%～48%，已超过经验性用药的警戒线。因此，对于未接种流感嗜血杆菌疫苗并且当地的氨苄西林耐药率超过 30%者，应当经验性首选含酶抑制剂的广谱青霉素复合制剂（如阿莫西林克拉维酸钾）或第二代头孢菌素（头孢呋辛）或第三代头孢菌素（头孢地尼、头孢曲松、头孢噻肟）。

3. 金黄色葡萄球菌肺炎 金黄色葡萄球菌是凝固酶阳性的葡萄球菌，可定植于鼻前庭黏膜和皮肤等部位。CAP 中耐甲氧西林金黄色葡萄球菌（MRSA）据各地区报道约 25%，医院获得性肺炎（HAP）中 MRSA 的比例则明显增高。金黄色葡萄球菌肺炎各年龄段均有发病，最常见于 3 岁以下。肺部感染可来源于上呼吸道，或经皮肤感染入血后为血源性感染的一部分。金黄色葡萄球菌肺炎来势凶猛，病情凶险，寒战、高热、咳嗽、咳黄色脓痰，进展迅速，出现呼吸困难、发绀。年长儿感染中毒症状明显，急起高热，可呈稽留热，寒战、乏力，肌肉疼痛，精神萎靡。婴幼儿易合并全身各系统症状，血源性肺炎肺部症状不典型，但全身感染症状严重，甚至出现休克。肺外症状可有猩红热样皮疹，有呕吐、腹胀、中毒性肠麻痹等消化道症状，神经系统症状可有嗜睡或烦躁不安，严重者可发生惊厥。肺部早期体征为呼吸音减弱，有散在湿啰音，金黄色葡萄球菌肺炎常合并脓胸和脓气胸，出现叩诊浊音，呼吸音减弱或消失，气胸时出现其特有的临床体征。实验室检查外周血白细胞计数增高达 $20 \times 10^9/L$ 左右，中性粒细胞数增高，有中毒颗粒、核左移现象。痰培养及胸腔穿刺液培养阳性有诊断意义。金黄色葡萄球菌肺炎的四大影像学表现为肺浸润、肺脓肿、肺气囊肿和脓胸。疾病初期，临床症状已经很严重时 X 线征象可不明显，仅为肺纹理增多，或小片浸润影。但病变进展迅速，可在数小时内发展为多发肺脓肿、肺气囊肿、脓胸，甚至发生张力性气胸、纵隔气肿，因此 X 线的随访对疾病的诊断帮助很大。治疗上应根据本地 CAP 中 MRSA 的比例考虑选药，如四川大学华西第二医院的培养显示本地 CAP 中 MRSA 的比例小于 25%，因此，对于症状不太严重的患者可以经验性选用苯唑西林或一代头孢菌素（头孢唑啉）。怀疑 MRSA 或病情严重不能等待观察时应选用万古霉素治疗。事实上，所有的 CA-MRSA 菌株对利奈唑胺敏感，但目前利奈唑胺作为二线治疗药物。对苯唑西林或头孢菌素存在严重 I 型过敏反应，不能耐受万古霉素的儿童，可以使用利奈唑胺治疗。金黄色葡萄球菌肺炎的疗程不小于 3 周。

病毒性肺炎的常见病原包括引起原发感染的流感病毒、呼吸道合胞病毒、麻疹病毒、腺病毒等，和引起机会性感染的巨细胞病毒、水痘-带状疱疹病毒、单纯疱疹病毒、EB 病毒。病毒性肺炎患者多为婴幼儿，机会性感染所致的病毒性肺炎的患者多为免疫功能缺陷患者。

4. 呼吸道合胞病毒肺炎 呼吸道合胞病毒（respiratory syncytial virus，RSV）感染呈全球性分布，每年冬春季节均有流行，主要通过呼吸道飞沫传染。RSV 引起的下呼吸道感染常见于 6 月龄以内的婴儿，包括病毒性肺炎和毛细支气管炎。目前 RSV 引起的下呼吸道感染仍然占我国婴幼儿病毒性肺炎发病的第一位。发病初期可见咳嗽、鼻塞、发热症状，多数患儿呈高热，热程持续约 4 天，易由退热药物退热。随之出现咳嗽加重，喘息、呼吸困难、鼻翼扇动，呼吸肌辅助通气，表现为三凹征、点头呼吸，甚至出现口唇青紫，其中喘憋为毛细支气管炎的典型症状，患儿有明显的喘息，发作性的喘憋，靠近患儿无须听诊器即可听到喘鸣。胸部听诊可有中、细湿啰音，有典型的哮鸣音。胸部 X 线片多为多发点片影，肺气肿征象也较常见。鼻咽部分泌物抗原检测及血清 IgM 抗体检测均能提供快速的诊断。目前尚无有效的抗病毒药物，均以对症治疗为主，证据证明有效的治疗包括氧疗、利巴韦林雾化治疗。支气管扩张剂雾化可缓解症状，糖皮质激素全身使用尚有争议。对于有基础疾病如先天性心脏病患儿需注意防治心力衰竭。

5. 流感病毒肺炎　常在流感流行季节和区域发生。流感本身可引起发热、头痛、肌肉酸痛、极度乏力等全身症状，常有咳嗽、咽痛、流涕或鼻塞表现。婴幼儿表现不典型，且容易并发重症疾病，如肺炎。通常在 5～7 天出现肺炎，表现为持续高热、呼吸困难、顽固性低氧血症，可快速进展为急性呼吸窘迫综合征。治疗上需早期针对性使用抗病毒治疗。

6. 支原体肺炎　主要由肺炎支原体引起，是 5 岁以上儿童 CAP 的常见病因，国内报道支原体肺炎占儿童 HAP 的比例为 14%，国外报道甚至可高达 25%，但 3 岁以下的发病率低。支原体因没有细胞壁，故对 β-内酰胺类抗生素不敏感。临床表现症状轻重不一，典型的表现有发热、头痛、全身不适及咳嗽。发热可呈弛张高热，咳嗽为支原体肺炎典型症状，可有持续性、顽固性干咳，甚至类似百日咳，幼儿可伴有喘息，症状加重时出现呼吸困难。年长儿还可伴有大叶性肺炎、胸腔积液，在未得到有效治疗前症状无明显缓解。胸部体征往往不明显，与临床症状不一致。少数患者可引起肺外严重并发症，包括自身免疫性溶血性贫血、皮疹、心包炎、关节炎等。胸部放射性检查有肺部间质性改变和点片状影，以往认为不易与病毒性肺炎和细菌性肺炎区分。近年来研究发现影像学特征有肺纹理增多模糊呈网点状影，局部透光度减低同时出现沿支气管分布的结节影，或出现肺门淋巴结肿大，段或叶的实变周围伴磨玻璃影，总之，这种实质与间质混合性病变是支原体肺炎的特征病变。实验室检查血清 IgM 抗体滴度高于 1∶160 可提供诊断依据。治疗上目前推荐使用阿奇霉素，口服使用生物利用度好，首剂加倍，以后 5mg/（kg·d），根据病情疗程 5～10 天。

（二）医院获得性肺炎

早期医院获得性肺炎（early-onset HAP）：发生在入院后 4 天内的 HAP，感染的病原多为抗生素敏感的菌株，预后较好；入院 5 天后的晚期医院获得性肺炎（late-onset HAP）多为多重耐药病原，死亡风险高。但如果早期 HAP 在之前曾使用过抗生素或 90 天内曾住院治疗，其感染多重耐药病原的风险和治疗方案均与晚期 HAP 类似。HAP 发生的高危因素包括新生儿尤其是低出生体重儿，先天性心脏病、慢性肺部疾病、肾病等基础疾病患儿，免疫功能低下者，神经系统慢性疾病如脑瘫、昏迷者，长期住院或入住 ICU 者，带各种人工侵入性导管或经侵入性操作者。

病原主要有以下几种：

1. 革兰氏阴性菌　我国儿童的 HAP 病原据报道仍以革兰氏阴性菌为主，包括铜绿假单胞菌、肺炎克雷伯菌、大肠埃希菌、不动杆菌属的鲍曼不动杆菌、嗜麦芽窄食单胞菌。这些不同的病原引起的肺炎单就临床过程和肺部病变难以区别，诊断主要依靠痰、气道吸取物、血及胸腔积液培养的细菌学检查来证实。但各个病原有一些诱因稍具特征可供临床参考，如大肠埃希菌肺炎常有消化道或泌尿道感染或手术诱因，在新生儿或婴儿感染时多为脓毒血症的一部分；铜绿假单胞菌肺炎在国内可见基础肺部疾病及呼吸机使用的诱因；肺炎克雷伯菌肺炎常引起重症监护室爆发感染。治疗上，这些病原菌往往是产超广谱 β-内酰胺酶（ESBL）的菌株，对第三代、第四代头孢菌素及常见的喹诺酮类，氨基糖苷类药物均不敏感。这些病原菌引起的肺炎的治疗往往需要使用三代头孢菌素加酶抑制剂的复合制剂，或是碳青霉烯类药物。特别是一些不动杆菌属和嗜麦芽窄食单胞菌，甚至对碳青霉烯类不敏感或天然耐药，这使得治疗上非常棘手，需要呼吸科医生、感染科医生甚至临床药师共同协作。

2. 革兰氏阳性菌 包括有 MRSA，经报道证实我国尚无耐万古霉素金黄色葡萄球菌株，但对万古霉素的 MIC 值却呈上升趋势。凝固酶阴性葡萄球菌属（*coagulase negative Staphylococcus*，CNS），常见的是表皮葡萄球菌和溶血葡萄球菌，肿瘤、烧伤、新生儿及介入性操作的患儿是 CNS 感染的高发人群。单次血培养阳性需要与污染相鉴别，强调至少 2 次以上血培养阳性才考虑具有临床意义。据报道 CNS 的耐甲氧西林菌株在我国儿童患者中达到 45.7%～87.8%。引起 HAP 的肺炎链球菌多数是对青霉素不敏感或有多重耐药肺炎链球菌，常合并脓毒症、脓毒症休克或化脓性脑膜炎。我国儿童 HAP 中耐青霉素的肺炎链球菌呈上升趋势，需要使用三代头孢菌素治疗才有效。肠球菌属包括粪肠球菌和屎肠球菌，目前国内儿童的 HAP 细菌感染率尚不突出，但该类菌属是一种肠道共生菌，一旦与宿主正常的共生关系被破坏，如超广谱抗生素的使用可导致肠球菌成为致病菌，就非常危险。因为这种细菌对多种抗生素呈固有耐药，如头孢菌素，甚至万古霉素。国外已有院内爆发流行的报道，应对肠球菌在老年人及 ICU 引起的侵袭性感染导致的死亡引起重视。

真菌长期使用广谱、超广谱抗菌药物，新生儿极低体重或超低出生体重，合并基础疾病，机械通气，长期使用大剂量糖皮质激素导致免疫功能低下或本身存在原发免疫缺陷，长期使用静脉高营养等都是真菌院内感染的高危因素。常见的致病菌属有以下 3 种：念珠菌属、曲霉菌属及隐球菌属。念珠菌属可在导管和植入体中形成生物膜，在胃肠外营养液中生存。以白色念珠菌为例，它位居 ICU 晚期感染 HAP 的第 3 位，有报道显示非白色念珠菌的感染率近年来呈上升趋势，但目前我国各地报道显示白念珠菌仍然是儿童真菌性 HAP 的最主要病原。真菌性肺炎没有其特异性临床表现，有人认为在具备真菌感染的高危因素的患者中发生晚期 HAP 时要高度警惕真菌性 HAP 的可能。临床诊断要结合宿主高危因素，临床胸部 X 线片，多次痰培养、血培养检查，甚至组织病理结果。具有高度的临床警惕性是非常重要的，因为研究显示早期诊断和治疗真菌性肺炎能明显改善预后。

诊断目前尚无统一的诊断标准，应重视临床症状和体征，对患儿入院 48h 后不明原因发热、气促及肺部体征要重视。但一些体弱或伴有严重基础疾病的患儿上述临床征象容易被掩盖，因此，对于住院患儿的精神食欲、呼吸频率等变化要注意观察，早期诊断 HAP 依赖于高度的警惕性。可进行胸部 X 线片的复查对比，甚至连续性监测。一旦拟诊 HAP 就应当完善病原学检查。痰或气道吸出物，应当行相关的细菌、真菌、分枝杆菌的涂片和培养，但临床医生必须认识到上述检查对 HAP 的诊断既不具有敏感性也不具有特异性，其临床价值主要是判断病原体的药物敏感性。笔者就曾遇到一例先天性心脏病患儿反复入住 ICU，一次严重的 HAP 经碳青霉烯类长时间治疗仍无效，多次的痰培养，甚至气道灌洗培养都显示为 ESBL 阳性的革兰氏阴性菌。最后考虑是衣原体感染，经验性使用大环内酯类药物后 HAP 治愈出院。那些培养出来的革兰氏阴性菌考虑为长期超广谱抗生素使用压力下筛选出的定植菌。目前有部分下呼吸道分泌物的直接采样方法，如纤维支气管镜吸引、肺泡灌洗、保护性毛刷。但这些方法均为侵入性操作,设备和技术要求高,不易普及,并且仍然不可避免地受到定植菌或污染菌影响,假阴性结果也较多见。

目前尚无特效的预防 HAP 的方法,但已有证据显示一些感染控制方法对于减少 HAP 的发生是行之有效的。控制医院内感染的常规措施,包括发现感染源,隔离传染途径,改善宿主的免疫功能。工作人员的手卫生是控制感染途径非常重要的一环,另外,环境中易接触到的台面、把手也需要消毒。适当隔离患者,如控制 MRSA 流行有一定的预防作用。适当抬高昏迷患者头部,尽可能采用胃肠营养,采用黏膜保护剂减少 H_2 受体阻断剂的使用及注意口腔卫生都可减少定植菌移行致病。合理使用糖皮质激素,严格掌握有创操作指针,严格掌握广谱抗生素尤其是超广谱抗生素使用指针,对减少 HAP 的发生都有良好的帮助。

(郭　琴　朱　渝)

参 考 文 献

蔡柏蔷,李龙芸.2005. 协和呼吸病学. 北京:中国协和医科大学出版社,596-681.

江载芳,申昆玲,沈颖.2015. 诸福棠实用儿科学. 8 版. 北京:人民卫生出版社,1253-1287.

中华儿科杂志编辑委员会. 儿童医院获得性肺炎管理方案.2010. 中华儿科杂志,2011,49(2):106-115.

中华医学会儿科学分会呼吸学组,中华儿科杂志编辑委员会.2013. 儿童社区获得性肺炎管理指南.(2013 修订)(上). 中华儿科杂志,51(10):745-752.

中华医学会儿科学分会呼吸学组,中华儿科杂志编辑委员会.2013. 儿童社区获得性肺炎管理指南.(2013 修订)(下). 中华儿科杂志,51(11):856-862.

中华医学会儿科学分会呼吸学组,中华使用儿科临床杂志编辑委员会.2015. 儿童流感诊断与治疗专家共识.2015 年版. 中华使用儿科临床杂志,30(17):1296-1303.

Bradley JS,Byington CB,Shah SS,et al. 2011. The management of community-acquired pneumonia in infants and children older than 3 months of age:clinical practice guidelines by the pediatric infectious diseases society and the infectious diseases society of America. Clinical Infectious Diseases,53(7):25-76.

Jae-Hoon Song,Asian HAP Working Group. 2008. Treatment recommendations of hospital-acquired pneumonia in Asian countries:first consensus report by the Asian HAP Working Group. Am J Infect Control,36:S83-92.

Pneumonia:Fact sheet of World Health Organization,Available on Oct 17,2017 at http://www. who. int/mediacentre/factsheets/fs331/en/

Sanford JP. The Sanford guide to antimicrobial therapy 2011—2012. 41th ed.

第二十五章

儿童支气管哮喘

支气管哮喘（bronchial asthma）是儿童时期最常见的慢性呼吸道疾病之一，严重影响了儿童的健康和生长发育。它是一种以慢性气道炎症和气道高反应性为特征的异质性疾病，以反复发作的喘息、咳嗽、胸闷、气促为主要临床表现，常在夜间和（或）凌晨发作或加剧。呼吸道症状的具体表现形式和严重程度具有随时间变化的特点，并常伴有可变的呼气气流受限。

一、病因及发病机制

（一）气道炎症

由炎症细胞（如嗜酸性粒细胞、肥大细胞、T淋巴细胞、中性粒细胞等）、结构细胞（如气道平滑肌细胞、上皮细胞等）、炎症介质和细胞因子（如IL-4、IL-5、IL-10、IL-13等）共同参与并相互作用的结果。

（二）免疫机制

体液免疫和细胞免疫均参与哮喘的发病，其中T辅助性细胞1/T辅助性细胞2（Th1/Th2）失衡，Th2细胞过度活化是哮喘发病及炎症持续存在的主要免疫学基础。

（三）其他

过敏体质、气道神经受体功能失调、气道高反应性、多基因遗传、神经信号转导等也成为哮喘发病的诱因。

二、临床表现与辅助检查

（一）临床表现

反复发作的喘息、咳嗽、胸闷、气促是典型支气管哮喘的主要临床表现。发作可呈隐匿性或急性，常有诱因，症状在夜间和（或）清晨发作或加剧，可以自行缓解。同时患儿可伴鼻痒、流涕、喷嚏、流泪、眼痒等黏膜过敏症状，或有哮喘等过敏性疾病家族史。

典型哮喘的呼吸道症状具有以下特征：

1. 诱因多样性　常有上呼吸道感染、变应原暴露、剧烈运动、大笑、哭闹、气候变化、接触物理或化学刺激因素等诱因。

2. 反复发作性　当遇到诱因时突然发作或呈发作性加重。

3. 时间节律性　常在夜间及凌晨发作或加重。

4. 季节性　常在秋冬季节或换季时发作或加重。

5. 可逆性　支气管舒张药物通常能够缓解症状，可有明显的缓解期。

典型哮喘发作时患儿烦躁不安、呼吸增快、呼吸困难、鼻翼扇动、发绀、呼气相延长，双肺可闻及弥漫或散在的以呼气相为主的哮鸣音，严重患儿可出现心率增快、奇脉、胸腹部矛盾运动。当气道广泛阻塞，哮鸣音反而可能消失，称为"沉默肺"（silent lung），是哮喘最危险的体征。

部分患儿仅表现为长期慢性或反复咳嗽而无喘息，无呼吸道感染征象，经较长时间抗生素治疗无效而抗哮喘药物诊断性治疗有效，支气管激发试验阳性称为咳嗽变异性哮喘（cough variant asthma，CVA）。

哮喘发作时经常规药物治疗后仍有严重或进行性呼吸困难者，称为哮喘持续状态（status asthmaticus），除哮喘常见症状外还有大汗淋漓、意识障碍、端坐呼吸、严重发绀、心肺功能不全等表现，如支气管阻塞未及时缓解可迅速发展为呼吸衰竭，甚至威胁生命，<u>应立即处理</u>。

（二）辅助检查

1. 肺通气功能检测　是儿童支气管哮喘诊断、疗效判断的客观指标。哮喘患儿表现为阻塞性通气功能异常，即第1秒用力呼气容积（FEV_1，正常≥80%预计值）降低。对疑诊哮喘儿童，如出现肺通气功能降低，可进行支气管舒张试验，评估气流受限是否可逆；如果肺通气功能未见异常，则可考虑进行支气管激发试验，评估其气道反应性。

2. 过敏原检测　可了解患儿的过敏状态，协助哮喘诊断；帮助发现导致哮喘发生及加重的个体危险因素，制订环境干预措施和确定变应原特异性免疫治疗方案。可采用变应原皮肤点刺试验（skin prick test，SPT）或血清变应原特异性 IgE 测定等方法进行检测。需注意，过敏状态检测阴性不能排除哮喘的诊断。

3. 胸部影像学检查　主要用于鉴别诊断，对反复喘息、咳嗽的儿童怀疑哮喘以外的其他疾病如呼吸道慢性感染（如肺结核）、气道异物及其他有影像学检查指征的疾病时，根据临床线索选择进行胸部 X 线片或 CT 检查。

4. 其他　气道炎症指标检测（如呼出气一氧化氮、诱导痰检测等）、支气管镜检查等对哮喘的鉴别诊断、治疗反应评估等有临床价值，可根据情况选择。

▶▶▶ 三、诊断标准

（一）典型哮喘的诊断标准

2016 年中华医学会儿科学分会呼吸学组发表的我国儿童支气管哮喘诊断标准为：

1. 反复喘息、咳嗽、气促、胸闷，多与接触变应原、冷空气、物理或化学性刺激、呼吸道感染、运动及过度通气（如大笑和哭闹）等有关，常在夜间和（或）凌晨发作或加剧。

2. 发作时双肺可闻及散在或弥漫性，以呼气相为主的哮鸣音，呼气相延长。

3. 上述症状和体征经抗哮喘治疗有效，或自行缓解。

4. 除外其他疾病所引起的喘息、咳嗽、气促和胸闷。

5. 临床表现不典型者（如无明显喘息或哮鸣音），应至少具备以下1项：

（1）证实存在可逆性气流受限

1）支气管舒张试验阳性：吸入速效 β_2 受体激动剂（如沙丁胺醇压力定量气雾剂 200～400μg）后 15min 第一秒用力呼气量（FEV_1）增加≥12%。

2）抗炎治疗后肺通气功能改善：给予吸入糖皮质激素和（或）抗白三烯药物治疗 4～8 周，FEV_1 增加≥12%。

（2）支气管激发试验阳性。

（3）最大呼气峰流量（PEF）日间变异率（连续监测 2 周）≥13%。

符合第 1～4 条或第 4、5 条者，可诊断为哮喘。

（二）咳嗽变异性哮喘的诊断标准

（1）咳嗽持续>4周，常在运动、夜间和（或）凌晨发作或加重，以干咳为主，不伴有喘息。

（2）临床上无感染征象，或经较长时间抗生素治疗无效。

（3）抗哮喘药物诊断性治疗有效。

（4）排除其他原因引起的慢性咳嗽。

（5）支气管激发试验阳性和（或）PEF 日间变异率（连续监测 2 周）≥13%。

（6）个人或一级、二级亲属过敏性疾病史，或变应原检测阳性。

以上第（1）～（4）项为诊断基本条件。

▶▶ 四、鉴别诊断

本病需常规与喘息为主要症状的疾病相鉴别，常需鉴别的疾病如下。

（一）毛细支气管炎

即急性感染性细支气管炎，是主要发生于 2 岁以下、尤其是 2～6 月龄的婴幼儿的一种疾病，最常见的病因为呼吸道合胞病毒感染。以流涕、咳嗽、阵发性喘息、气促、三凹征、双肺可闻及哮鸣音及细湿啰音为主要临床表现。哮喘患儿咳嗽、喘息症状反复发作，常有过敏性疾病家族史及临床表现，对支气管舒张剂反应较好，可与之鉴别。

（二）气道异物

大多数患儿有异物吸入病史，其后出现不同程度喘息、咳嗽、呼吸困难甚至窒息缺氧等表现。查体可闻及喘息，呼吸音降低，继发感染可有湿啰音，胸部影像学主要表现为肺气肿或肺不张，可与支气管哮喘鉴别。

（三）气管支气管软化

多见于 1 岁及以下婴儿，临床表现为反复出现喘息，对吸入糖皮质激素和支气管舒张剂治疗效果欠佳，支气管镜下可见呼气时气管或支气管直径缩窄超过 1/2 即可诊断。没有特殊治疗，年龄增长症状自行缓解。

▶▶▶ 五、哮喘分期及分级

（一）哮喘分期

根据哮喘临床表现可分为三期：

急性发作期：突然发生喘息、咳嗽、气促、胸闷等症状，或原有症状急剧加重。

慢性持续期：近 3 个月内不同频度和（或）不同程度地出现过哮喘症状。

临床缓解期：经过治疗或未经治疗症状、体征消失，肺功能恢复到急性发作前水平，并持续 3 个月以上。

（二）哮喘分级

哮喘的分级包括哮喘控制水平分级、病情严重程度分级和急性发作严重程度分级。

1. 哮喘控制水平分级　哮喘控制水平的评估包括对目前哮喘症状控制水平的评估和未来危险因素评估。通过评估近 4 周的哮喘症状，将控制水平分为良好控制、部分控制和未控制 3 个水平。未来危险因素的评估包括未来出现急性发作、不可逆肺功能损害和药物相关不良反应风险的评估（表 25-1、表 25-2）。

表 25-1　≥6 岁儿童哮喘症状控制水平分级

评估项目 [a]	良好控制	部分控制	未控制
日间症状>2 次/周			
夜间因哮喘憋醒	无	1～2 项	3～4 项
应急缓解药物使用>2 次/周			
因哮喘出现活动受限			

a. 评估近 4 周的哮喘症状。

表 25-2　<6 岁儿童哮喘症状控制水平分级

评估项目 [a]	良好控制	部分控制	未控制
持续至少数分钟的日间症状>1 次/周			
夜间因哮喘憋醒或咳嗽	无	1～2 项	3～4 项
应急缓解药物使用>1 次/周			
因哮喘出现活动受限（较其他儿童跑步/玩耍减少，步行/玩耍时容易疲劳）			

a. 评估近 4 周的哮喘症状。

2. 哮喘病情严重程度分级　哮喘病情严重程度应依据达到哮喘控制所需的治疗级别进行回顾性评估分级，因此通常在控制药物规范治疗数月后进行评估。其可分为间歇性哮喘、轻度持续性哮喘、中度持续性哮喘、重度持续性哮喘。哮喘严重度并非固定不变，随着治疗时间长短可能出现变化。

3. 哮喘急性发作严重度分级　接触变应原、刺激物或呼吸道感染可诱发哮喘急性发作，常表现为哮喘症状进行性加重，呼气流量降低，其起病缓急和病情轻重不一，可在数小时或数天内出现，偶尔可在数分钟内危及生命，因此应及时正确地评估病情，并立即给予有效的处理和治疗。根据哮喘急性发作时的症状、体征、肺功能及血氧饱和度等情况进行严重度分型，≥6 岁及<6 岁儿童急性发作严重度指标略有不同（表25-3、表 25-4）。

表 25-3　≥6 岁儿童哮喘急性发作严重度分级

临床特点	轻度	中度	重度	危重度
气短	走路时	说话时	休息时	呼吸不整
体位	可平卧	喜坐位	前弓位	不定
讲话方式	能成句	成短句	说单字	难以说话
精神意识	可有焦虑、烦躁	常焦虑、烦躁	常焦虑、烦躁	嗜睡、意识模糊
辅助呼吸肌活动及三凹征	常无	可有	通常有	胸腹反常运动
哮鸣音	散在，呼气末期	响亮、弥散	响亮、弥散、双相	减弱乃至消失
脉率	略增加	增加	明显增加	减慢或不规则
PEF 占正常预计值或本人最佳值的百分数（%）	SABA 治疗后：>80	SABA 治疗前：>50~80 SABA 治疗后：>60~80	SABA 治疗前：≤50 SABA 治疗后：≤60	无法完成检查
血氧饱和度（吸空气）	0.90~0.94	0.90~0.94	0.90	<0.90

注：①判断急性发作严重度时，只要存在某项严重程度的指标，即可归入该严重度等级；②幼龄儿童较年长儿和成人更易发生高碳酸血症（低通气）。PEF，最大呼气峰流量；SABA，短效 β_2 受体激动剂。

表 25-4　<6 岁儿童哮喘急性发作严重度分级

症状	轻度	重度[c]
精神意识改变	无	焦虑、烦躁、嗜睡或意识不清
血氧饱和度（治疗前）[a]	≥0.92	<0.92
讲话方式[b]	能成句	说单字
脉率（次/分）	<100	>200（0~3 岁）>180（4~5 岁）
发绀	无	可能存在
哮鸣音	存在	减弱，甚至消失

a. 血氧饱和度是指在吸氧和支气管舒张剂治疗前的测得值。

b. 需要考虑儿童的正常语言发育过程。

c. 判断重度发作时，只要存在一项就可归入该等级。

▶▶▶ 六、治疗

（一）治疗原则

1. 支气管哮喘的治疗　要坚持长期、持续、规范、个体化的治疗原则。

2. 分期治疗

（1）急性发作期须快速缓解症状，如平喘、抗炎治疗。

（2）慢性持续期和临床缓解期：防止症状加重和预防复发，如避免触发因素、抗炎、降低气道高反应性、防止气道重塑，并做好自我管理。

（3）积极处理哮喘危重状态。

3. 药物治疗和非药物治疗相结合。

4. 重视哮喘防治教育和管理　　强调基于症状控制的哮喘管理模式，避免治疗不足和治疗过度，治疗过程中遵循"评估–调整治疗–监测"的管理循环，直至停药观察。

5. 儿童哮喘的长期治疗方案　　根据年龄分为≥6 岁和<6 岁儿的治疗方案，对未经正规治疗的初诊哮喘患儿根据病情严重程度选择第 2 级、第 3 级或更高级别治疗方案，每 1～3 个月审核 1 次治疗方案，根据病情控制情况适当调整治疗方案；如哮喘控制并已维持治疗 3 个月，可考虑降级治疗，直到可维持哮喘控制的最小剂量；如部分控制，可考虑升级治疗以达到控制；如未控制，可考虑升级或越级治疗直到达到控制（图 25-1、图 25-2）。

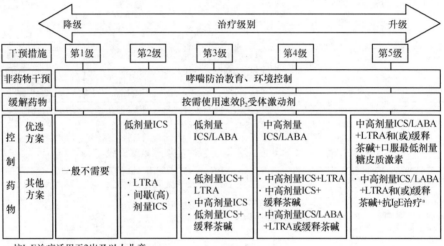

图 25-1　≥6 岁儿童哮喘的长期治疗方案

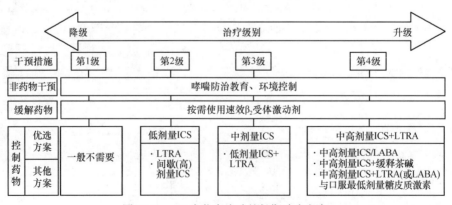

图 25-2　<6 岁儿童哮喘的长期治疗方案

6. 临床缓解期的处理　通过加强哮喘患儿管理，监测病情变化，坚持规范治疗，避免诱发因素，治疗变应性鼻炎、鼻窦炎等并存疾病，以维持患儿病情长期稳定，提高其生命质量。

（二）治疗方法

目前治疗哮喘最好的方法是吸入治疗。吸入方法及吸入装置因年龄而异，压力定量气雾剂（pMDI）适用于 7 岁以上儿童，干粉吸入剂（DPI）适用于 5 岁以上儿童，pMDI 加储物罐及雾化器各年龄儿童均可使用。同时不同装置的选择还与病情有关，哮喘严重发作时应借助储物罐吸入 pMDI 或用雾化器吸入溶液。此外，还可以通过口服、静脉、经皮等途径给药相应药物治疗哮喘。

（三）常用治疗药物

哮喘的药物分为控制药物和缓解药物。

1. 常用的控制药物

（1）吸入糖皮质激素（inhaled corticosteroid，ICS），如布地奈德混悬液或干粉剂、氟替卡松、丙酸倍氯米松等，是哮喘长期控制的首选药物，常用药物剂量见表 25-5。

表 25-5　儿童常用吸入糖皮质激素的每日剂量（μg）

药物	低剂量		中剂量		大剂量	
	≤5 岁	>5 岁	≤5 岁	>5 岁	≤5 岁	>5 岁
丙酸倍氯米松	100~200	200~500	200~400	500~1000	>400	>1000
布地奈德	100~200	200~600	200~400	600~1000	>400	>1000
布地奈德混悬液	250~500		500~1000		>1000	
氟替卡松	100~200	100~250	200~500		>500	

（2）长效 β_2 受体激动剂（long acting β_2 receptor agonist，LABA），如沙美特罗、福莫特罗，该类药不能单独使用，需与其他控制药物如 ICS 联合使用。

（3）白三烯受体拮抗剂（LTRA），如孟鲁司特钠，2~5 岁 4mg 每晚 1 次、6~14 岁 5mg 每晚 1 次。

（4）缓释茶碱。

（5）肥大细胞膜稳定剂，如色甘酸钠。

（6）全身性糖皮质激素，常用泼尼松 1~2mg/（kg·d）、氢化可的松 5~10mg/（kg·次）、甲泼尼龙 1~2mg/（kg·次）等。

2. 常用的缓解药物

（1）吸入型速效 β_2 受体激动剂，如沙丁胺醇、特布他林，是临床应用最广泛的支气管扩张剂。

（2）口服短效 β_2 受体激动剂，如丙卡特罗 1.25μg/（kg·次），每天 2 次。

（3）抗胆碱能药物，如异丙托溴铵。

（4）短效茶碱。

（四）特异性免疫治疗

特异性免疫治疗（specific immunotherapy，SIT）是目前唯一的对因治疗，对有花粉、尘螨等过敏的患儿可在哮喘控制良好的基础上进行，改变哮喘病程。治疗途径包括皮下注射和舌下含服两种方案。

（五）哮喘急性发作期的治疗

1. 一般治疗

（1）氧疗：哮喘急性发作时，如果患儿经皮测氧饱和度低于92%，需给予氧疗，可通过鼻导管、面罩或头罩给氧，使患儿氧饱和度到达94%以上。

（2）液体疗法：液体摄入不足、不显性失水增加、呕吐等可导致患儿脱水，可选用生理盐水或者乳酸Ringer液治疗，此外还应注意纠正电解质紊乱，如低钾血症等。

2. 药物治疗

（1）吸入型速效 β_2 受体激动剂：是治疗儿童哮喘急性发作的首选药物。常用雾化吸入沙丁胺醇或特布他林，体重≤20kg，每次 2.5mg；体重＞20kg，每次 5mg；第 1 小时可每 20min 1 次，以后根据治疗反应逐渐延长给药间隔，根据病情每 1～4h 重复吸入治疗。

（2）糖皮质激素：全身应用糖皮质激素是治疗儿童哮喘重度发作的一线药物，可予静脉滴注琥珀酸氢化可的松 5～10mg/（kg·次），每 6～8 小时 1 次或甲泼尼龙 1～2mg/（kg·次），每 6～8 小时 1 次。此外，可选用雾化吸入布地奈德混悬液 1mg/次，可每 20min 吸入 1 次，连续 3 次，待病情缓解每 6～8 小时雾化 1 次。

（3）抗胆碱能药物：短效抗胆碱能药物（SAMA）是儿童哮喘急性发作联合治疗的组成部分，可选用异丙托溴铵治疗，体重≤20kg，每次 250μg；体重＞20kg，每次 500μg，加入 β_2 受体激动剂溶液作雾化吸入，间隔时间同吸入 β_2 受体激动剂。

（4）硫酸镁：25～40mg/（kg·d）（≤2g/d），分 1～2 次，加入 10%葡萄糖溶液 20ml 缓慢静脉滴注（20min 以上），酌情使用 1～3 天。

（5）茶碱：在哮喘急性发作的治疗中，一般不推荐静脉使用茶碱；如经上述药物治疗后仍不能有效控制时，可酌情考虑使用，但治疗时需密切观察，并监测心电图、血药浓度，警惕药物不良反应。常用氨茶碱首剂 5mg/kg，20～30min 静脉滴入，其后予 0.7～1mg/（kg·h）维持。

（6）抗菌药物：哮喘急性发作期若有细菌感染的征象如发热、脓痰、胸部 X 线片有阴影或实变等改变时可根据需要应用抗菌药物，并根据痰培养及药敏试验结果合理选用。

（7）其他：如无条件使用吸入型速效 β_2 受体激动剂，可使用 1∶1000 肾上腺素 0.01ml/kg 皮下注射（≤0.3ml），必要时可每 20min 1 次，不超过 3 次。

3. 机械通气辅助治疗

（1）无创通气：适用于有严重呼吸困难、又无紧急气管插管指征的患儿，有利于减少呼吸功、减轻呼吸肌疲劳、为药物治疗发挥作用争取时间。可采用面罩行持续气道正压通气（CPAP）。如果应用无创通气后患儿病情无改善甚至恶化，应尽早改为气管插管通气，以免贻误治疗时机。

（2）有创通气

1）适应证：①绝对适应证包括心跳呼吸骤停、严重缺氧、意识状态急剧恶化等；②相对适应证：尽管积极治疗 $PaCO_2$ 仍持续增高（＞40mmHg）伴进行性呼吸性酸中毒，并伴发严重代谢性酸中毒，持续低氧血症，烦躁不安或反应迟钝、呼吸窘迫、大汗淋漓提示严重呼吸肌疲劳或衰竭，既往曾因哮喘危重状态行气管插管机械通气等。

2）气管插管：①方式为推荐经口气管插管，优点在于操作相对简单、快速；导管口径相对较大，便于吸痰和降低气道阻力；哮喘患儿常伴有鼻部疾病如鼻窦炎等，经鼻插管可能增加鼻窦炎、中耳炎的发生率；哮喘患者上机时间一般较短，无须长期进行口腔护理。②插管前先给100%氧气吸入，吸痰清理呼吸道，对烦躁不安的患儿可先应用镇静剂如地西泮对症治疗，由操作熟练的医生完成插管。

3）呼吸机参数的设定：设置呼吸机参数需结合重症哮喘的病理生理学特点进行考虑，患者因存在气道阻力增高、呼吸功和静态肺容量增加，而伴有气体陷闭（air-trapping）和增加的 auto-PEEP。气体陷闭是由于支气管痉挛、炎症、分泌物等形成的活瓣阻塞气道。静态肺容量增加可导致 auto-PEEP 增高。所以，应采用小潮气量、高吸气流速、低呼吸频率以避免气压伤和过高的 auto-PEEP。同时采用"允许性高碳酸血症"策略，即在进行低通气纠正低氧血症的同时，允许 $PaCO_2$ 有一定程度的升高，血液 pH 在允许的范围内（一般为 pH＞7.2），而不强调使 $PaCO_2$ 迅速降至正常。采用"允许性高碳酸血症"是为了避免并发症的过渡方式，只在常规通气方式和相应措施无效时才考虑使用。

机械通气模式可选择压力控制或者容量控制。压力控制模式采用递减气流，有利于达到吸气峰压（PIP），但是随着气道阻力的变化，潮气量也随之变化，可能导致通气不足、二氧化碳潴留。容量控制模式在没有明显漏气的情况下可输送恒定潮气量，通过测量 PIP 和平台压可动态观察气道阻力的变化，避免气压伤产生，但是不足之处是由于潮气量恒定，如果呼气不完全则可造成肺过度膨胀，严重时导致气胸等并发症的发生。PEEP 的应用目前存在争议。但是对于有自主呼吸的患儿，若 PEEP 小于 auto-PEEP 则有利于萎陷的肺泡复张，改善通气/血流值，增加肺的顺应性，减少呼吸功，缓解呼吸困难。呼吸机参数的初始设置见表25-6。

表 25-6　危重哮喘患者呼吸机参数的初始设置

参数	推荐
通气模式	A/C
容量/压力控制	容量控制或者压力控制
呼吸频率	低频率，各年龄段正常呼吸频率的 1/2
潮气量	6ml/kg
平台压	＜30cmH₂O
吸呼比	1∶3，吸气时间 0.75～1.5s
PEEP	0～3cmH₂O
FiO₂	开始 100%，此后选择维持 PO₂＞60mmHg 最低的浓度

4）镇静剂、麻醉剂和肌松剂的应用

A. 镇静剂：过度焦虑、需要插管的患儿可应用，使用时需严密观察病情。常用地西泮 0.3～0.5mg/kg、咪唑安定等。

B. 麻醉剂：与镇静剂联用可给予患儿舒适感，防止人机对抗，降低氧耗和二氧化碳产生。首选氯胺酮，其具有镇静、镇痛和舒张支气管的作用，首剂 2mg/kg，之后 0.5～2mg/（kg·h）维持；但氯胺酮有扩张脑血管作用，颅内高压患儿慎用。

C. 肌松剂：如果已用镇静、麻醉药物后仍然存在人机对抗，气道压力高，可考虑使用肌松剂抑制患儿自主呼吸。常用维库溴铵，参考用量为 4 个月内小儿（包括新生儿）首剂 0.01～0.02mg/kg，5 个月以上小儿 0.08～0.1mg/kg，静脉注射，速度为 0.8～1.4μg/（kg·h）。使用时间不宜过长，尤其是与糖皮质激素合用时容易发生急性肌病综合征。

5）撤机：气道阻力下降，PaO_2 正常，镇静药、麻醉药和肌松剂已撤除，症状体征明显好转后考虑撤机。

6）常见并发症：包括低血压、气压伤、低氧、气胸、皮下气肿、心搏骤停等。

（陈莉娜）

参 考 文 献

钱素云. 2006. 小儿重症哮喘的机械通气治疗. 中国小儿急救医学，13：506-508.

俞森洋. 2008. 机械通气临床实践. 北京：人民军医出版社，62-633.

中华医学会儿科学分会呼吸学组. 2016. 儿童支气管哮喘诊断与防治指南（2016 年版）. 中华儿科杂志，54：167-181.

Saharan S，Lodha R，Kabra S K. 2010. Management of status asthmaticus in children. Indian J Pediatr, 77：1417-1423.

The Global Strategy for Asthma Management and Prevention. Global Initiative for Asthma（GINA）2017 [EB/OL]. 2017. http：// ginasthma. org/ 2017-gina-report- global-strategy-for-asthma-management-and-prevention/

第二十六章

儿童睡眠性呼吸障碍病

儿童睡眠性呼吸障碍（sleep-disordered breathing，SDB）是一组具有一定潜在危害，影响儿童身心健康的疾病。主要表现为睡眠打鼾、睡眠时呼吸暂停、张口呼吸、白天嗜睡等，临床上分为原发性鼾症、上呼吸道阻力综合征、阻塞性睡眠呼吸暂停低通气综合征（obstructive sleep apnea hypopnea syndrome，OSAHS）三种类型，其中以 OSAHS 最为常见。本章重点介绍 OSAHS。

▶▶ 一、定义

儿童 OSAHS 是指儿童在睡眠过程中频繁发生部分或全部上气道阻塞，扰乱正常通气和睡眠结构而引起的一系列病理生理变化，是儿童时期较常见的疾病之一。

▶▶ 二、流行病学

儿童 OSAHS 具有发病率高、地区和种族的差异性等特点。由于儿童 OSAHS 定义及抽样方法的不同，不同文献报道的发病率不一样。国外 OSAHS 流行病学研究显示总体发病率为 1.2%～5.7%，并呈上升趋势。美国儿童 OSAHS 的发病率约为 2%。一项我国香港的流行病学调查显示儿童 OSAHS 发病率为 1%～4%，2014 年上海市普陀区 6000 例 4～7 岁儿童 OSAHS 患病率及相关危险因素调查研究中，OSAHS 的患病率估计为 3.91%。其他调查结果，如广州市荔湾区 OSAHS 患病率为 7.24%。中国大陆流行病学调查显示儿童 OSAHS 的发病率为 4.3%～5.4%，2～5 岁年龄段最为普遍，肥胖的男性儿童比较容易罹患。报告显示儿童在 1 岁半到 2 岁半年龄段罹患习惯性打鼾的概率较其他年龄段明显增加，而且 3 岁以下年龄段儿童更容易发生重度的 OSAHS 病症。

▶▶ 三、病因与危险因素

儿童 OSAHS 最常见的病因包括气道阻塞或气道阻力增加引起顺应性改变、影响呼吸中枢或神经肌肉调节异常等因素。大部分儿童 OSAHS 是由扁桃体与腺样体肥大引起，特别是腺样体的肥大。

（一）扁桃体和腺样体肥大

扁桃体和腺样体肥大是儿童 OSAHS 的主要病因。婴儿出生后，扁桃体和腺样体随年龄增长不断增大，5～6 岁以后体积逐渐缩小。其中，2～6 岁是腺样体及扁桃体的增生期，也正是儿童 OSAHS 的发病高峰期，儿童 OSAHS 患者的扁桃体和腺样体往往大于同龄儿，可引起吸气时上呼吸道阻力增加，咽腔形成负压，软腭和舌根向咽后壁贴近，尤其是在仰卧位时更明显，导致睡眠呼吸不畅。反复的呼吸道感染使扁桃体、腺样体持续肿大，黏膜肥厚，咽腔狭窄，OSAHS 症状也随之加重，不易缓解。

（二）鼻腔疾病

鼻腔多种疾病可导致上呼吸道阻塞，鼻腔通气阻力增高，诱发打鼾和呼吸暂停，常见疾病有慢性鼻炎（感染性、变应性）、鼻窦炎、鼻息肉、鼻腔肿物、鼻中隔偏曲和后鼻孔闭锁等。

（三）上呼吸道疾病

喉部及气管包括先天性喉软骨软化、喉蹼、喉囊肿、喉气管新生物和气管狭窄等。

（四）颜面部发育异常

颜面部发育异常包括面中部发育不良（唐氏综合征、Crouzon 综合征、软骨发育不全等）；下颌骨发育不全，如皮尔罗宾综合征、下颌骨颜面发育不全、Shy-Drager 综合征等。其他，如黏多糖贮积症 Ⅱ 型和 Ⅰ（H）型（Hunter 综合征和 Hurler 综合征），代谢性疾病（如骨硬化症）等均伴有颜面结构的异常。

（五）小儿肥胖

肥胖是 OSAHS 的高危因素之一。其原因可能为肥胖者上呼吸道周围软组织脂肪堆积，致使上呼吸道相对狭窄，且肥胖儿童中枢呼吸调节系统相对迟钝而易发生肺换气不足，产生气流阻塞、张口呼吸。近期的研究表明肥胖与低龄儿童发生 OSAHS 轻度相关，与大龄儿童及青少年发生 OSAHS 高度相关。

（六）神经肌肉因素

由于咽部的气道没有骨性支架，需要依赖神经和肌肉的反射活动，正常生理解剖情况下，咽部肌肉收缩并保持一定的肌张力把气道打开，使气道通畅，若咽部神经肌肉异常，入睡后咽肌和舌肌紧张性下降造成咽壁肌张力下降，舌后坠致气道塌陷，气道狭窄又引发气流压力坡度增加和上呼吸道内负压增加，阻塞加重。睡眠状态下，OSAHS 儿童比正常儿童有更多的塌陷气道，上气道塌陷减少了每分通气量，OSAHS 儿童对高碳酸血症的反应减弱，不能在高碳酸血症的刺激下提高每分通气量。神经肌肉疾病（如脑瘫、脊髓性肌萎缩、脊柱裂等）、镇静药物、酒精等均可影响神经肌肉调控，从而引起 OSAHS。

其他如遗传、种族、性别等因素也可能与儿童 OSAHS 的发生有关。

▶▶ 四、病理生理

儿童和成人呼吸生理存在许多不同点，如儿童胸廓上下径短、膈肌位置高呼吸肌发育不成熟，这些都影响儿童呼吸系统的功能。儿童代谢率高，婴儿的肺泡通气量与功能残气量之比为 5：1，而成人仅为 1.5：1，所以其发生低氧血症的危险性增高。另外，婴儿对低氧血症的反应性降低，导致呼吸系统做功的能力降低，同时气道阻力增加。综上所述，儿童较成人更易发生呼吸功能不全、低氧血症和二氧化碳潴留。

儿童各系统处于生长发育阶段，新陈代谢旺盛，需氧量相对较大，神经系统发育尚未成熟。正常情况下，咽旁肌肉收缩以保持气道通畅，气道周围组织压迫和呼吸时产生的气道内负压促使气道塌陷，两者保持动态平衡。当这一平衡被打破时，可导致气道阻塞、呼吸暂停。OSAHS 患儿在夜间睡眠中出现反复的上气道梗阻呼吸暂停可引起夜间低氧及高碳酸血症。缺氧和高碳酸血症发作频繁或持续时间过长可进一步导致神经调节功能失衡，血管活性物质释放，血流动力学和微循环改变，最终组织器官缺血、缺氧，表现为多系统损害。

▶▶ 五、发病机制

儿童 OSAHS 主要与上呼吸道解剖结构上的狭窄和呼吸控制功能失调有关。由于咽部气道无软骨或骨组织支持，清醒状态时，可借助一系列反射使咽部肌肉收缩，依靠咽扩张肌群（颏舌肌、舌腭肌、咽腭肌等）的张力维持咽腔的通畅，即使咽部气道有部分阻塞，也能保持气道通畅，不引起气道塌陷或完全阻塞。睡眠时，当上呼吸道有狭窄时，气流进入下呼吸道的阻力加大，肺泡、气管内和咽部负压增大，咽扩张肌群张力不能对抗负压，使咽部内陷，舌根部后移，导致上呼吸道阻塞加重，尤其是睡眠 REM 期，咽扩张肌群张力明显降低，加上咽腔本身的狭窄，更易发生阻塞。此外，在睡眠状态下，呼吸中枢对二氧化碳的反应性降低，引起对呼吸的控制异常。这在 OSAHS 发病中也起一定的作用。

儿童 OSAHS 可导致夜间缺氧及高碳酸血症，如果反复发作，会引起神经调节功能失衡，儿茶酚胺、肾素–血管紧张素、内皮素分泌增加，引发肺动脉高压、右心衰竭、心律失常及其他心血管疾病；低氧可使交感神经兴奋，中心静脉血回流增加，小动脉收缩，心排血量改变，引起体和（或）肺循环压力增高，也可使内分泌系统及睡眠结构发生障碍；长期慢性缺氧可以干扰脑能量代谢，引起神经行为的改变，如认知缺陷、记忆力减退、学习困难、行为异常；睡眠障碍和慢性缺氧还能使生长激素相对不足，导致生长发育落后。所以，儿童 OSAHS 的病理生理过程是上气道的通气、神经肌肉调节等生理因素和气道结构等解剖因素共同作用的结果。

▶▶ 六、临床表现

儿童的生长代谢、呼吸生理、睡眠觉醒节律等方面与成人有很大差异，儿童 OSAHS 在临床表现也与成人不同，可危及儿童机体多个系统。儿童 OSAHS 与成人 OSAHS 患者临床特点比较见表 26-1。患儿常有反复发作的呼吸道感染或急性扁桃体炎病史。儿童 OSAHS 在不同年龄临床表现有所差异，小于 5 岁的儿童以夜间症状为主，需要父母对患儿睡眠的细心观察及医生的仔细询问才能引起注意。5 岁以上的患儿白天可表现为非特异性行为异常，但早期常为夜间表现。

夜间症状主要表现为睡眠时鼾声响亮，张口呼吸，呼吸暂停，睡眠不安，反复惊醒，多汗，四肢躁动，伴有异常的呼吸运动模式和异常的睡眠体位，如颈项过伸、俯卧、膝胸卧位、半坐位、高枕支撑等。部分患儿伴有磨牙、梦游、遗尿等睡眠行为异常。打鼾是患儿就诊的主要症状，也是儿童 OSAHS 中最常见的症状，严重的儿童 OSAHS 除了睡眠中鼾声响亮，可有发绀和心率减慢，甚至轻微活动时呼吸也有鼾声。需要注意的是大多数患儿在持续阻塞性呼吸暂停的终末期，伴有异常响亮的鼾声，但亦有部分患儿无明显的打鼾症状。如儿童在夜间出现反复打鼾、呼吸困难和呼吸暂停三个核心症状，应高度重视。

表 26-1　儿童 OSAHS 与成人 OSAHS 患者临床特点比较

儿童患者	成人患者
1. 一般为持续均匀打鼾	1. 打鼾有变化、间歇
2. 一般无白天嗜睡	2. 白天嗜睡为主要症状
3. 一般无肥胖	3. 一般有肥胖
4. 生长迟缓、低体重	4. 未见报道
5. 常见白天张口呼吸	5. 少见白天张口呼吸
6. 发病无性别差异	6. 男女比率为（8～10）∶1
7. 常见扁桃体腺样体肥大	7. 扁桃体腺样体肥大不常见
8. 以低通气为主	8. 以呼吸暂停为主
9. 低通气结束时一般不伴微觉醒	9. 呼吸暂停结束时一般伴有微觉醒
10. 睡眠紊乱不常见	10. 睡眠紊乱常见
11. 并发症：心血管和呼吸系统、发育迟缓、行为异常	11. 并发症：心血管和呼吸系统
12. 以手术治疗为主，即腺样体扁桃体切除，很少采用持续正压通气治疗	12. 选择病例手术，持续正压通气治疗很重要
	13. 睡眠死亡，心血管疾病

　　由于夜间睡眠不足，患儿白天症状表现为晨起头痛、易疲劳、偶有白天嗜睡，需要说明的是夜间反复呼吸暂停、睡眠不宁的患儿，白天很少出现嗜睡，与成人患者不同，白天嗜睡在儿童 OSAHS 中并不多见。学龄期儿童为注意力不集中，学习成绩下降，有叛逆和攻击行为等。

　　由于胸腔负压增高导致睡眠中胃食管反流，分泌物误吸入肺，可引起喘鸣、咳嗽、反复上呼吸道感染等。特别是腺样体肥大者，表现为鼻咽部和口咽部黏脓性分泌物明显增多，反过来导致反复上呼吸道感染。儿童 OSAHS 的症状和体征见表 26-2。

表 26-2　儿童 OSAHS 的主要症状和体征

症状	体征
经常打鼾（每周≥3 个夜晚）	体重过轻或者过重
睡眠中呼吸费力	扁桃体肥大
喘息、嗤鼻的响声、可观察到发作性呼吸暂停	腺样体肥大
遗尿（尤其是继发性遗尿）	颌面狭长、下颌后缩
固定体位或头颈过伸体位的睡眠	高腭弓
发绀	发育迟滞
清醒时感觉头痛	高血压
白天瞌睡	
注意力缺陷或多动障碍综合征	
学习困难	

七、并发症

（一）生长发育迟缓

30%～50%OSAHS 患儿生长发育不同程度落后于同龄儿。发育迟缓是生长发育期儿童 OSAHS 患者的主要特征之一，特别是 3 岁以下的患儿表现为身材矮小、体重偏低，甚至生长发育停滞。幼小的儿童治疗后发生可逆转，腺样体切除后，食欲改善，生长速度增加。可能的机制有巨古引起的吞咽困难；REM 期睡眠减少、低氧、高碳酸血症等因素引起生长激素的分泌不足；或使组织器官对生长激素反应性降低；腺样体肥大导致鼻阻塞，呼吸做功的增加使能量消耗过多等。

（二）腺样体面容

长期上呼吸道阻塞，张口呼吸可导致明显的颌面部发育异常。约有 15% 的儿童 OSAHS 出现腺样体面容，表现为面中部发育不良、颌面狭长、腭弓高拱、下颌后缩、长度较短、颅颈角较大、上切牙外突并伴有牙列不齐等特征。因大多数儿童的颅面骨发育在 4 岁时完成 60%，到 11 岁时完成约 90%，儿童期是呼吸模式形成的重要阶段，并且一旦确立难以改变，多数 OSAHS 患儿经腺样体切除后 5 年，能由经口呼吸转变为经鼻呼吸模式，原有的颌面特征可有不同程度的恢复。

（三）认知行为问题

长期缺氧和频繁觉醒的患儿，在学习能力、注意力、心理-社会适应能力等方面均可受到影响。容易发生因低氧血症导致的脑功能损害，表现为认知缺陷智能障碍、智力行为及学习能力下降、注意力分散、性格孤僻、表情呆板、害羞、多动、易激惹、攻击倾向或叛逆行为等。

（四）心血管系统

严重的低氧血症、高碳酸血症还会引起心血管并发症，危及患儿生命，如发作频繁或持续时间过长可引起肺动脉高压、右心衰竭及肺源性心脏病，缺氧发作时还可引起心动过缓、心律失常甚至心跳停止、缺氧性晕厥。

（五）内分泌代谢紊乱

OSAHS 患儿容易发生 2 型糖尿病、高胰岛素血症、代谢综合征、胰岛素抵抗，其发生机制与中心性肥胖、缺氧、炎性因子介入有关。研究发现 OSAHS 患儿的睡眠暂停低通气指数（apnea hypopnea index，AHI）、夜间血氧浓度与空腹胰岛素水平之间明显相关。

（六）肾功能影响

小儿肾脏由于发育尚未成熟，整个机体和肾脏生理的调节能力较弱，其功能仅能满足健康状况下的需要而缺乏储备，当患 OSAHS 时，睡眠过程中反复的低氧血症或低氧伴高碳酸血症，易引起静脉系统压力升高，不可避免地对肾脏功能产生影响。涉及滤过功能、重吸收功能和分泌功能等多方面。表现为夜间多尿、蛋白尿、肾素-血管紧张素-醛固酮系统分泌增加等。

▶▶▶ 八、辅助检查

（一）纤维鼻咽镜检查

纤维鼻咽镜可以观察鼻腔、鼻咽部、软腭后截面积、舌根、会厌咽气道、喉腔等结构，以及腺样体堵塞后鼻孔的程度。腺样体堵塞后鼻孔的程度可分为 4 度：堵塞<25%为 1 度；堵塞 26%～50%为 2 度；堵塞 51%～75%为 3 度；堵塞 76%～100%为 4 度。3 度或 3 度以上伴有临床症状的即可诊断为腺样体肥大。

（二）鼻咽影像学检查

鼻咽侧位 X 线片或 CT 用来观察腺样体肥大和鼻咽通气道、舌根肥厚和会厌咽气道阻塞情况。记录头颅侧位摄片腺样体堵塞鼻咽通气道的范围，以腺样体最突出点至颅底骨面的垂直距离为腺样体厚 A，硬腭后端至翼板与颅底焦点间的距离为鼻咽部宽度 N，若 A/N≥0.71 即为病理性肥大。

（三）多导睡眠监测

前述各种检查手段虽然对儿童 OSAHS 的诊断都有一定的价值，但都存在一定的局限性。多导睡眠监测（polysomnograph，PSG）自 20 世纪 80 年代应用于临床以来，被认为是睡眠呼吸障碍性疾病诊断的"金标准"。

对 2 周岁以下、伴颅面畸形或其他综合征、发育迟缓、心肺功能异常、病态肥胖、夜间血氧饱和度低于 70%、气道张力减低、上气道外伤史或考虑存在严重的中枢神经系统疾病者，必须依靠 PSG 监测进行诊断与鉴别诊断。对有高度怀疑患有 OSAHS 的患儿，有条件者应常规行 PSG 监测，以便及时治疗。

美国胸科协会推荐多导睡眠图用于以下情况：

（1）鉴别良性或原发性打鼾（不伴有呼吸暂停、低通气，或心血管、中枢神经系统表现，很少需要治疗的打鼾）。

（2）评价儿童，特别是打鼾儿童睡眠结构紊乱。

（3）睡眠期间显著的气流阻塞。

（4）确定阻塞性呼吸是否需要外科治疗或需要监测。

（5）喉软骨软化患者睡眠时症状恶化或生长困难或伴有肺源性心脏病。

（6）肥胖患者出现不能解释的高碳酸血症、长期打鼾、白天高度嗜睡等。

（7）镰状细胞贫血患者出现 OSAHS 表现。

（8）既往被诊断为 OSAHS，而有持续打鼾或有相关症状。

（9）持续正压通气时参数的设定。

（10）监测肥胖 OSAHS 患者治疗后体重下降是否引起 OSAHS 严重程度的降低。

儿童做多导睡眠监测较成人难度更大。目前由于 PSG 的检查大多需要在特殊的实验室环境中进行。儿童可能会因为环境的改变产生恐惧心理而影响正常的睡眠。因此，儿童睡眠监测的理想环境是选用经过特殊训练的、对儿童睡眠有一定研究的专业睡眠技师，他们能够赢得患儿的信任并分担父母的焦虑，监测当晚父母应在同一室内的不同床位与患儿同眠。检查时应尽可能减少环境因素的影响，将睡眠实验室布置得接近家庭温馨的环境，从而减少儿童的恐惧心理。

（四）微动敏感床垫式睡眠监测系统

微动敏感床垫式睡眠监测系统（micro-movement sensitive mattress sleep monitoring system，MSMSMS）属于便携式睡眠监测仪的一种，其利用敏感的压力传感器来获取与脑电图相关的各种睡眠结构和参数，实现对睡眠的监测和分析。在不用粘贴电极的情况下可分别感受各个部位的呼吸、心冲击图和体动信号，采集受检者卧床时的呼吸率、心率、体动、呼吸事件、动脉血氧饱和度（SaO_2）及睡眠分期等生理信号，因不同睡眠期心脏搏动和呼吸有着不同的特征，因此，可以通过监测获得呼吸紊乱相关参数，从而分析出睡眠结构及睡眠状态下相关的呼吸事件，实现对睡眠、睡眠呼吸障碍、呼吸功能和心血管功能的干扰监测。由于 MSMSMS 为完全不带电结构，因而更安全。根据文献报道 OSAHS 症状越重的患者，MSMSMS 的诊断符合率越高、越准确。但由于监测过程中可能存在误差和对 OSAHS 严重程度的低估，尤其是对轻度 OSAHS 的筛查诊断率偏低，因此必要时仍需进行 PSG 监测。MSMSMS 能可靠的诊断 OSAHS 并判断严重程度，与传统的 PSG 监测相比灵敏度更高，其在诊断成人 OSAHS 中已有较高的符合率，作为一种近几年新型的睡眠监测系统，值得在儿科临床进一步推广，并进行多中心大规模的临床研究，获得更多数据。

（五）其他检查

如胸部 X 线片、心电图等检查可以用于排除心肺等并发症的存在。

▶▶▶ 九、诊断和鉴别诊断

在病史方面，儿童与成人有很大差别，多数患儿有睡眠打鼾、张口呼吸、睡眠中反复惊醒、呼吸困难、遗尿、多汗、多动等病史，而白天嗜睡的情况不多见。睡眠打鼾是家长带孩子就诊的重要主诉。对睡眠打鼾、呼吸运动增强、张口呼吸、生长发育迟缓的可疑患儿应仔细询问睡眠时间、睡眠质量、睡眠行为及体位、打鼾性质及强度、呼吸及其伴随声响、晨起时间、白天打盹规律及行为功能等，并全面记录身高、体重等生长发育史，详细的病史是发现儿童 OSAHS 的重要手段。打鼾虽为患儿就诊的首要症状，但其在儿童 OSAHS 诊断中尚不具备特异性，若打鼾、睡眠不安、呼吸暂停伴有生长发育迟缓、烦躁、容易激惹，注意力不集中和记忆力差等表现，则高度怀疑 OSAHS。

体检是诊断儿童 OSAHS 的重要环节，特别是对于存在腺样体、扁桃体肥大、颅面部发育异常、肥胖等危险因素的儿童。此外，血压、生长发育情况和心肺功能可用来判定疾病的严重程度。扁桃体通过张口压舌就可以观察到其大小，一般扁桃体Ⅱ～Ⅲ度并伴有临床症状的即可诊断为扁桃体肥大。腺样体的大小由于其位于鼻咽部很难直接观察到，因此要通过纤维鼻咽镜、鼻咽侧位 X 线片等来帮助诊断。

（一）我国儿童 OSAHS 诊断标准

依据中华医学会耳鼻喉科分会 2006 年儿童 OSAHS 诊断标准，阻塞性睡眠呼吸暂停（obstructive sleep apnea，OSA）是指睡眠时口和鼻气流停止，但胸腹式呼吸仍存在。低通气（hypopnea）定义为口鼻气流信号峰值降低 50%，并伴有 0.03 以上血氧饱和度下降和（或）觉醒。呼吸事件的时间长度定义为大于或等于 2 个呼吸周期。

PSG 监测：每夜睡眠过程中阻塞性呼吸暂停指数（obstructive apnea index，OAI）>1 次/时或呼吸暂停低通气指数（apnea hypopnea index，AHI）>5 次/时为异常。最低动脉血氧饱和度（lowest oxygen saturation，$LSaO_2$）<0.92 定义为低氧血症。满足以上两条可以诊断 OSAHS。

夜间 PSG 检查是目前诊断睡眠呼吸疾病的标准方法，任何年龄的患儿均可实施。没有条件行 PSG 检查的患儿，可参考病史、体格检查、鼻咽部 X 线侧位摄片、鼻咽喉内镜、鼾声录音、录像、脉搏血氧饱和度仪等手段协助诊断。鼻咽部 X 线侧位摄片或 CT 有助于气道阻塞部位的确定，鼻咽喉内镜可动态观察上气道狭窄的情况。儿童 OSHAS 病情程度分级见表 26-3。

表 26-3　儿童 OSHAS 病情程度判断依据

病情程度	AHI 或 OAI（次/时）	$LSaO_2$
轻度	5～10 或 1～5	0.85～0.91
中度	10～20	0.75～0.84
重度	>20	<0.75

注：AHI 为呼吸暂停低通气指数；OAI 为阻塞性呼吸暂停指数；$LSaO_2$ 为最低血氧饱和度。

儿童 OSAHS 的诊断手段各种各样，PSG 仍是目前国内外公认的诊断儿童 OSAHS "金标准"，尽管尚缺乏统一的评价标准。在对病情进行评估时还应结合病史、体征及其他实验室检查的结果进行综合判断。由于 PSG 检查条件要求颇高，程序复杂，费用较贵，目前在国内中小医院难以得到普及，临床医生有必要在儿童 OSAHS 的诊断方面进一步研究，以寻求更好地确诊儿童 OSAHS 的方法。

（二）鉴别诊断

OSAHS 需与下列疾病鉴别：单纯鼾症、中枢性睡眠呼吸暂停综合征、癫痫、发作性睡病、甲状腺功能减退症、肢端肥大症、神经肌肉疾病。

1. 单纯鼾症　鼾声规律，没有睡眠结构，肺泡低通气及低血氧改变特点，无明显呼吸暂停或低通气（AHI<5 次/时）。

2. 中枢性睡眠呼吸暂停综合征　根据呼吸事件类型所占比例判断以阻塞性为主或中枢性为主。

3. 夜间癫痫发作　表现为夜间憋气、呼吸困难的癫痫与 OSAHS 的区别在于夜间癫痫发作时多伴有无意识的肌肉抽动或肢体抽搐，睡眠脑电图有病性脑电波。

4. 发作性睡病 因有与 OSAHS 相似的日间嗜睡症状，而被误诊为 OSAHS，但发作性睡病除嗜睡症状外，还伴有情绪激动时猝倒等症状。

5. 其他疾病 甲状腺功能减退症、肢端肥大症、喉痉挛及声带麻痹患者均可以睡眠打鼾为主诉而就诊，应注意病因诊断。

十、治疗

儿童 OSAHS 患病率高、并发症多、对儿童健康危害大，如早期发现且进行合理有效的治疗，可以减轻或完全缓解打鼾、呼吸暂停等症状，还可控制或治愈 OSAHS 引发的多系统并发症，提高患儿的生活质量。治疗原则：早诊断、早治疗，解除上气道梗阻因素，预防和治疗并发症。治疗方法：①外科治疗；②持续正压通气治疗；③内科治疗；④其他治疗。治疗计划应依靠临床检查和实验室监测资料，特别强调因人而异、依时而异，选择个体化、有针对性的治疗方案。

（一）手术治疗

1. 扁桃体切除术和腺样体切除术 扁桃体和腺样体肿大是引起儿童上气道局限性阻塞最常见原因，根据美国儿科学会 2012 年儿童 OSAHS 治疗指南，符合扁桃体或腺样体肥大同时无手术禁忌证，推荐腺样体切除术和（或）扁桃体切除术（adenotonsillectomy，AT）为首选治疗方式。研究表明，不论扁桃体或腺样体的大小，AT 术后均可使患儿上气道开放，而对于合并扁桃体及腺样体肥大的患儿，仅切除单一扁桃体或腺样体的疗效远不如两者同时切除；多数患儿特别是 3~6 岁年龄段者，手术后病情可明显改善，治愈率达 85%~90%。婴幼儿扁桃体、腺样体肥大达重度 OSAHS 者，保守治疗无效，也应该考虑采取手术切除。

扁桃体切除有常规扁桃体剥离法，电刀扁桃体切除法，低温等离子扁桃体消融切除法等。近年来，应用较多的是二氧化碳激光扁桃体部分切除术（carbon dioxide laser tonsillotomy，CLTT）和等离子射频消融扁桃体部分切除术（tonsillotomy with radiofrequency technique），该手术具有手术时间短、术中出血少、周围组织损伤轻、局部反应轻、切除彻底、疗效好等优点，既可解除上呼吸道阻塞症状，又可保留部分扁桃体免疫功能，是较理想的治疗方法。

对扁桃体较小、会厌咽气道狭窄、上颌骨发育不良、下颌骨后缩、年龄小于 12 个月、Down 综合征、有神经系统缺陷的患儿手术疗效不佳。发生术后并发症的高危人群是年龄小于 3 岁、AHI＞20 次/时的重症 OSAHS 患儿或伴有颅面畸形、病态肥胖、心血管疾病、营养不良、神经肌肉疾病的患儿。对此，术前必须进行详细评估，建议术后 1~3 个月进行 PSG 复查和手术后再评价，以确定是否进行其他治疗。

2. 其他外科治疗 合并颅面畸形应配合正颌治疗如牵张成骨术、快速扩弓术；悬雍垂腭咽成型术、下鼻甲减容术；腭咽成形术；颏舌肌前移术；舌根射频消融术；气管切开术等。考虑到手术对儿童面部的骨骼发育及生活质量的影响，这些手术应谨慎选择。

（二）持续正压通气治疗

持续正压通气（CPAP）能改善睡眠及白天症状，减少胃食管反流，在成人中已广泛应用，能避免气管切开，对于有外科手术禁忌证、腺样体扁桃体不大、扁桃体腺样体切除术后效果不佳者，可选择 CPAP。与成人相比，儿童耐受率高，CPAP 治疗成功率约为 90%，使用的年龄范围也很广，从出生 5 天到 19 岁 4 个月都有报道。甚至对 6 个月至 2 岁的婴幼儿，只要有良好的家庭环境和父母细心周到的护理，亦可取得良好效果。

CPAP 治疗儿童 OSAHS 的压力范围为 4～20cmH$_2$O。所需平均压力的高低与患者年龄、肥胖、颅面异常等无明显相关，而与 OSAHS 的严重程度是否相关尚有待证明。因所需的压力具个体差异，因此在应用 CPAP 之前应在 PSG 监测的指导下进行最适的 CPAP 压力水平测定。据国外报道，8cmH$_2$O 的压力水平对 86% 患儿能起到克服阻塞性呼吸暂停、改善氧饱和度降低和高碳酸血症的作用。

对有明显颅面畸形的患儿 CPAP 成功率约为 62%，青春期前的孩子 CPAP 平均治疗压力相对较低。因儿童治疗后生长发育迅速，家用 CPAP 使用时，需进行认真的压力测定，每隔 3～6 个月对治疗压力和面罩大小进行常规随访、调整，以适应儿童生长发育的变化，防止出现面罩漏气、胃肠胀气、误吸等并发症，并引导和督促患者接受治疗。

注意事项：睡眠有间歇性或轻微呼吸障碍的大龄儿童不适合使用 CPAP，因为其依从性差。有基础疾病如肺大疱、气胸、纵隔气肿、脑脊液漏、颅脑外伤或颅内积气、急性中耳炎、鼻炎鼻窦炎感染未控制时应慎用或禁用。

常见的不良反应：面罩漏气、流涕、鼻干、鼻出血等鼻部不适，上呼吸道感染，以及由于面罩与脸型不合引起的眼部发炎、结膜充血、皮炎、皮肤溃疡、胃肠胀气，机器噪声引起的夜间觉醒等。

（三）内科治疗

药物治疗的作用在儿童 OSAHS 是有限的，鼻腔局部应用糖皮质激素治疗 OSAHS 合并变应性鼻炎，如丙酸氟替卡松鼻喷雾剂或布地奈德鼻喷剂，可减少呼吸暂停和呼吸减慢的频率，有助于改善患儿阻塞性睡眠呼吸暂停症状。

（四）其他治疗

扩弓及口腔矫形器（oral appliance，OA）治疗：对于腭盖高拱及牙弓窄小的 OSAHS 患儿，可进行扩弓治疗，凡能使上气道扩张的 OA 治疗，均能改善上气道通气功能。单独治疗对大多数重症患儿疗效不佳。吸氧能减轻睡眠中低血氧的程度，但不能减少呼吸暂停、低通气的次数，对患有中度 OSAHS 或严重的低氧血症但不能进行手术同时不能耐受 CPAP 治疗的婴幼儿，单纯低流量吸氧能帮助维持较为正常的血氧水平。肥胖患儿鼓励减肥、调整睡眠体位等。

▶▶▶ 十一、预后

儿童 OSAHS 的诊断和治疗失败可导致严重的后果，但对于儿童来说结果还是可逆的，包括生长发育迟缓和心血管问题，然而，OSAHS 在神经认知和行为功能异常方面的影响目前还不清楚。

随访时间：所有患儿在初始治疗后应进行临床随访。建议术后 8 周进行再评估，随访应持续 6 个月以上。治疗后 6 个月随访判断疗效。未做 PSG 监测者，则以临床症状改善的程度作为疗效评定的依据。疗效程度评价参考表 26-4。

表 26-4　儿童 OSAHS 疗效评定

疗效评价	AHI（次/时）	OAI（次/时）	LSaO$_2$	临床症状
治愈	<5	<1	>0.92	基本消失
显效	降低≥50%	降低≥50%		明显好转
有效	降低≥25%	降低≥25%		减轻
无效	降低<25%	降低<25%		无明显变化甚至加重

（罗　蓉　马　丹）

参 考 文 献

陈振江，多力坤，陈军. 2008. 儿童阻塞性睡眠呼吸暂停低通气综合征对肾功能影响的研究进展. 中国实用儿科杂志，23（11）：869-872.

付丽，王岩，李延忠. 2009. 腺样体、扁桃体切除术对睡眠呼吸障碍儿童行为异常的治疗意义. 山东大学学报：医学版，47（2）：92-95.

高雪梅. 2013. 扩弓治疗阻塞性睡眠呼吸暂停低通气综合征. 中国临床医生，41（7）：6-7.

胡亚梅，江载芳. 2002. 诸福棠实用儿科学. 北京：人民卫生出版社，1263-1265.

黄小娜，刘玺诚，蒋竞雄，等. 2007. 中国城市 2～5 岁儿童睡眠障碍影响因素分析. 中国公共卫生，23（2）：151-152.

亢丹，叶京英，张玉焕，等. 2011. 微动敏感床垫式睡眠监测系统对阻塞性睡眠呼吸暂停低通气综合征诊断作用的研究. 中国耳鼻咽喉头颈外科，18：403-406.

李延忠. 2010. 儿童睡眠呼吸障碍诊断与治疗中的相关问题. 山东大学耳鼻喉眼学报，24（1）：1-6.

刘玺诚，卢秀英，崔振泽，等. 2004. 全国 8 城市 2-12 岁儿童睡眠状况流行病学调查. 睡眠医学，1（1）：4-7.

苏苗赏，李昌崇. 2009. 儿童睡眠呼吸障碍性疾病的诊断和治疗进展. 国际呼吸杂志，29（23）：1465-1469.

中华耳鼻咽喉头颈外科杂志编委会中华医学会耳鼻咽喉科学分会. 2007. 儿童阻塞性睡眠呼吸暂停低通气综合征诊疗指南草案（乌鲁木齐）. 中华耳鼻咽喉头颈外科杂志，42（2）：83-84.

Aurora RN, Zak RS, Karippot A, et al. 2011. Practice parameters for the respiratory indications for polysomnography in children. Sleep, 34（3）：379-388.

Costa DJ, Mitchell R. 2009. Adenotonsillectomy for obstructive sleep apnea in obese children：a meta-analysis. Otolaryngol Head Neck Surg, 140（4）：455-460.

Don DM, Geller KA, Koempel JA, et al. 2009. Age specific differences in pediatric obstructive sleep apnea. Int J Pediatr Otorhinolaryngol, 73（7）：1025-1028.

Guilleminault C, Lee J H, Chan A. 2005. Pediatric obstructive sleep apnea syndrome. Arch Pediatr Adolesc Med, 159（8）：775-778.

Hill CA, Litvak A, Canapari C, et al. 2011. A pilot study to identify pre-and peri-operative risk factors for airway complications following adenotonsillectomy for treatment of severe pediatric OSA. Int J Pediatr Otorhinolaryngol, 75（11）：1385-1390.

Jaryszak EM, Shah RK, Vanison CC, et al. 2011. Polysomnographic variables predictive of adverse respiratory events after pediatric adenotonsillectomy. Arch Otolaryngol Head Neck Surg, 137（1）：15-18.

Kuehni C E, Strippoli M P, Chauliac E S, et al. 2008. Snoring in preschool children：prevalence, severity and risk factors. Eur Respir J, 31（2）：326-333.

Li AM, So HK, Au CT, et al. 2010. Epidemiology of obstructive sleep apnoea syndrome in Chinese children：a two-phase community study. Thorax. 65（11）: 991-997.

Marcus CL. 2008. Childhood obstructive sleep apnea syndrome: unanswered Questions. Chest, 134（6）: 1114-1115.

Marcus CL, Brooks LJ, Draper KA, et al. 2012. Diagnosis and management of childhood obstructive sleep apnea syndrome. Pediatrics, 130（3）: 576-584.

Marshall NS, Almqvist TC, Grunstein RR, et al. 2007. Predictors for snoring in children with rhinitis at age 5. Pediatr Pulmonol, 42（7）: 584-591.

Nolan J, Brietzke SE. 2011. Systematic review of pediatric tonsil size and polysomnogram-measured obstructive sleep apnea severity. Otolaryngol Head Neck Surg, 144（6）: 844-850.

Redline S, Amin R, Beebe D, et al. 2011. The Childhood Adenotonsillectomy Trial（CHAT）: rationale, design, and challenges of a randomized controlled trial evaluating a standard surgical procedure in a pediatric population. Sleep, 34（11）: 1509-1517.

Sanders JC, King MA, Mitchell RB, et al. 2006. Perioperative complications of adenotonsillectomy in children with obstructive sleep apnea syndrome. Anesth Analg, 103（5）: 1115-1121.

Urschitz MS, Eitner S, Wolff J, et al. 2007. Risk factors for sleep-related hypoxia in primary school children. Pediatr Pulmonol, 42（9）: 805-812.

Walker P, Whitehead B, Gulliver T. 2008. Polysomnographic outcome of adenotonsillectomy for obstructive sleep apnea in children under 5 years old[J]. Otolaryngol Head Neck Surg, 139（1）: 83-86.

Ye J, Liu H, Zhang GH, et al. 2010. Outcome of adenotonsillectomy for obstructive sleep apnea syndrome in children. Ann Otol Rhinol Laryngol, 119（8）: 506-513.

第二十七章

急性肺水肿

急性肺水肿是肺脏内血管与组织之间液体交换功能紊乱所致的肺含水量增加，是一种肺血管外液体增多的病理状态，浆液从肺循环中漏出或渗出，当超过淋巴引流能力时，多余的液体进入肺间质或肺泡中，形成肺水肿。其临床主要表现为突然出现严重的呼吸困难，端坐呼吸，伴咳嗽，常咳出粉红色泡沫样痰，患者烦躁不安，口唇发绀，大汗淋漓，心率增快，两肺布满湿啰音及哮鸣音，严重者可引起晕厥和心搏骤停。

一、分类

以发病机制为基础分类。

流体静压性肺水肿：此类肺水肿是毛细血管流体静压增高所引起，又称血液动力性肺水肿。它又分心源性肺水肿和非心源性血液动力性肺水肿。前者见于左心衰竭或二尖瓣狭窄；后者见于肺静脉阻塞或狭窄、过量输液或体循环血转移致肺循环等。

通透性肺水肿：此类肺水肿是由肺泡上皮和（或）微血管内皮通透性增高所引起。见于吸入毒气、细菌性病毒性肺炎、吸入性肺炎、吸入火灾烟雾、呼吸窘迫综合征、免疫反应（如药物特应性）等，也称肺泡中毒性水肿。

此外，还有一些肺水肿的分类不够明确，如神经源性肺水肿（如小儿手足口病所致）、高原性肺水肿、肺栓塞、低血糖、子痫、呼吸道烧伤等引起的肺水肿。

二、急性肺水肿病因

（一）肺毛细血管内压增高

见于各种原因引起的左心衰竭（尖瓣狭窄高血压性心脏病、冠心病、心肌病等）、输液过量、肺静脉闭塞性疾病（肺静脉纤维化、先天性肺静脉狭窄、纵隔肿瘤、纵隔肉芽肿、纤维纵隔炎等）可压迫静脉引起肺毛细血管内压力增高，致血管内液外渗产生肺水肿。

（二）毛细血管通透性增高

生物、物理和化学物质都能直接和间接损伤通透膜细胞，导致肺水肿。临床上常见的原因为细菌性或病毒性肺炎、放射性肺炎、过敏性肺泡炎、吸入有害气体，如光气、臭氧、氯气、氮氧化合物、尿毒症、氧中毒、弥散性血管内凝血（DIC）、严重烧伤、淹溺等。

（三）血浆胶体渗透压降低

如肝病、肾病综合征、蛋白丢失性肠病营养不良性低蛋白血症等，其由于血白蛋白的降低，导致胶体渗透压降低，当肾衰竭时发生肺水肿又与毛细血管通透性改变有关。

（四）淋巴循环障碍

当某些病变如矽肺等，致肺内淋巴引流不畅，肺间质就可能有水液滞积，发生肺水肿。

（五）组织间隙负压增高

突然大气道闭塞，或短时间内除去大量气胸和胸腔积液，均可使肺内压骤降，形成肺组织负压和对毛细血管产生吸引作用，从而发生肺水肿。

（六）其他

综合性因素或原因不明的急性呼吸窘迫综合征、高原性肺水肿、神经性肺水肿、麻醉药过量、肺栓塞、电击复律等，导致肺水肿。

▶▶▶ 三、发病机制

（一）解剖基础

肺泡表面为上皮细胞，约有 90% 的肺泡表面被扁平肺泡 I 型上皮细胞覆盖，少部分被肺泡 II 型上皮细胞覆盖。这些肺泡上皮细胞排列紧密，正常情况下液体不能透过。肺泡 II 型上皮细胞含有丰富的磷脂类物质，主要成分是二软脂酰卵磷脂，其分泌物进入肺泡，在肺泡表面形成一薄层具有降低肺泡表面张力的表面活性物质，使肺泡维持扩张，并有防止肺泡周围间质液向肺泡腔渗漏的功能。肺毛细血管内衬着薄而扁平的内皮细胞，内皮细胞间的连接较为疏松，允许少量液体和某些蛋白质颗粒通过。

电镜观察可见肺泡的上皮与血管内皮的基膜之间不是完全融合，与毛细血管相关的肺泡壁存在一侧较薄和一侧较厚的边。薄侧上皮与内皮的基膜相融合，即由肺泡上皮、基膜和毛细血管内皮三层所组成，有利于血和肺泡的气体交换。厚侧由肺毛细血管内皮层、基膜、胶原纤维和弹力纤维交织网、肺泡上皮、极薄的液体层和表面活性物质层组成。上皮与内皮基膜之间被间隙（肺间质）分离，该间隙与支气管血管束周围间隙、小叶间隔和脏层胸膜下的间隙相连通，以利于液体交换。进入肺间质的液体主要通过淋巴系统回收。在厚侧肺泡隔中，电镜下可看到神经和点状胶原物质组成的感受器。当肺间质水分增加，胶原纤维肿胀刺激"J"感受器，传至中枢，反射性地使呼吸加快加深，引起胸腔负压增加，淋巴管液体引流量增多。

（二）生理基础

控制水分通过生物半透膜的各种因素可用 Starhing 公式概括。当将其应用到肺并考虑到滤过面积和回收液体至血管内的机制时，可改写为下面公式：

$$EVLW=\{(SA\times L_p)\left[(P_{mv}-P_{pmv})-\sigma(\pi_{mv}-\pi_{pmv})\right]\}-F_{lymph}$$

式中，EVLW 为肺血管外液体含量；SA 为滤过面积；L_p 为水流体静力传导率；P_{mv} 和 P_{pmv} 分别为微血管内和微血管周围静水压；σ 为蛋白反射系数；π_{mv} 和 π_{pmv} 分别为微血管内和微血管周围胶体渗透压；F_{lymph} 为淋巴流量，概括了所有将液体回收到血管内的机制。

这里需要指出的是，之所以使用微血管而不是毛细血管这一术语，是因为液体滤出还可发生在肺小动脉和肺小静脉处。此外，$SA\times L_p=K_f$，是水传导力的滤过系数。虽然很难测定 SA 和 L_p，但其中强调了 SA 对肺内液体全面平衡的重要性。反射系数表示血管对蛋白质的通透性。如果半透膜完全阻止，可使渗透压的蛋白质通过，σ 值为 1.0，相反，如其对蛋白的滤过没有阻力，σ 值为 0。因此，σ 值可反映血管通透性变化影响渗透压梯度，进而影响肺血管内外液体流动的作用。肺血管内皮的 σ 值为 0.9，肺泡上皮的 σ 值为 1.0。因此，在某种程度上，内皮较肺泡上皮容易滤出液体，导致肺间质水肿发生在肺泡水肿前。

从公式可看出，如果 SA、L_p、P_{mv} 和 π_{pmv} 部分或全部增加，其他因素不变，EVLW 即增多。P_{pmv}、σ、π_{mv} 和 F_{lymph} 的减少也产生同样效应。由于重力和肺机械特性的影响，肺内各部位的 P_{mv} 和 P_{pmv} 并不是均匀一致的。在低于右心房水平的肺区域中，虽然 P_{mv} 和 P_{pmv} 均可升高，但 P_{mv} 的升高大于 P_{pmv} 升高的程度，这有助于解释为什么肺容水肿容易首先发生在重力影响最明显的部位。

正常时，尽管肺微血管和肺间质静水压力受姿势、重力、肺容量乃至循环液体量变化的影响，但肺间质和肺泡均能保持理想的湿润状态。这是由于淋巴系统、肺间质蛋白质和顺应性的特征有助于对抗液体潴留和连续不断地清除肺内多余的水分。肺血管静水压力和通透性增加时，淋巴流量可增加 10 倍以上。然后要作用的是肺间质蛋白质的稀释效应。它是由微血管内静水压力升高后致液体滤过增多引起，降低 π_{pmv}，反过来减少净滤过量，但对血管通透性增加引起的肺水肿不起作用。预防肺水肿的另一个因素是顺应性变化效应。肺间质中紧密连接的凝胶结构不易变形，顺应性差，肺间质轻度积液后压力迅速升高，阻止进一步滤过。但同时由于肺间质腔扩大范围小，移除肺间质水分的速度赶不上微血管滤出的速度时，易发生肺泡水肿。

（三）发病机制

尽管上面列举了影响肺血管内外液体交换的各自因素，但实际上肺水肿通常是多种发病机制的综合效应。下面仅就几种临床常见肺水肿的发病机制作一简要介绍。

1. 肺微血管静水压力升高性肺水肿　临床常见于心肌梗死、高血压和主动脉疾病等引起的左心衰，二尖瓣狭窄及肺静脉闭塞性疾病引起肺静脉压升高时，引起肺微血管静水压升高。同时还可扩张已关闭的毛细血管床，造成通透系数增加。当这两种因素引起的液体滤过量超过淋巴系统清除能力时，即可发生肺水肿。

2. 微血管和肺泡壁通透性增加性肺水肿　弥漫性肺部感染，吸入有毒气体和休克（特别是革兰氏阴性杆菌败血症和出血性胰腺炎）均可损害毛细血管内皮和肺泡上皮，增加通透性而引起肺水肿。

3. 血浆胶体渗透压降低　虽然肝肾疾病可引起低蛋白血症，降低胶体渗透压，但由于同时伴有微血管周围的胶体渗透压下降，因此很少产生肺水肿。只有同时伴有微血管内静水压力升高时，才诱发肺水肿。

4. 肺淋巴回流障碍　据推测，成人肺淋巴流量稳态时可达 200ml/h，是阻止肺水肿最重要的因素。急性微血管静水压力或通透性增加时，肺淋巴流量可增加 10 倍以上，由此减慢肺水肿形成的速度。当其引流不畅或淤滞时，即可诱发肺间质水肿甚至肺泡水肿。

5. 复张后肺水肿　胸穿排气或抽液速度过快、量过多时，可骤然加大胸腔负压，降低微血管周围静水压，增加滤过压力差。同时由于过大胸腔负压的作用，肺毛细血管开放的数量和流入的血流量均增多，使滤过面积和滤过系数均增加。另外，肺组织萎缩后表面活性物质生成减少，降低肺泡上皮的蛋白质反射系数，诱发形成肺泡水肿。

6. 高原肺水肿　易发生在 3000m 以上高原，过量运动或劳动为诱发因素，多见于 25 岁以下年轻人。机制尚不清楚。可能与肺小动脉或肺静脉收缩有关。患者吸氧或回到平原后病情改善，提示低氧的作用，但低氧本身并不改变肺微血管的通透性。因此，运动后心排血量增多和肺动脉压力升高与低氧性肺小动脉收缩一起，产生这一典型的前小动脉压力，从而引起升高性肺水肿。

7. 神经源性肺水肿　可发生在患中枢神经系统疾病但没有明显左心衰的患者中。很多研究提示与交感神经系统活动有关。肾上腺素能大量释放介质导致末梢血管收缩，升高血压，将血液转移到循环中，同时可发生左心室顺应性降低。两种因素均升高左房压，诱发肺水肿。此外，刺激肾上腺素能受体可直接增加毛细血管通透性，但与升高压力比较，这一作用相对较小。

（四）病理改变

肺表面苍白，含水量增多，切面有大量液体渗出。显微镜下观察，可将其分为间质期、肺泡壁期和肺泡期。

间质期是肺水肿的最早表现，液体局限在肺泡外血管和传导气道周围的疏松结缔组织中，支气管、血管周围腔隙和叶间隔增宽，淋巴管扩张。液体进一步潴留时，进入肺泡壁期。液体蓄积在厚的肺泡毛细血管膜一侧，肺泡壁进行性增厚。发展到肺泡期时，可见充满液体的肺泡壁丧失环形结构，出现褶皱。无论是微血管内压力增高还是通透性增加引起的肺水肿，肺泡腔内液体的蛋白质均与肺间质内蛋白质相同，提示表面活性物质破坏，而且上皮丧失了滤网能力。

肺水肿的病理生理改变可影响到顺应性、弥散、通气/血流值及呼吸类型。其程度与上述的病理改变有关，间质期最轻，肺泡期最重。肺含水量增加和肺表面活性物质破坏，可降低肺顺应性，增加呼吸功。肺间质和肺泡壁液体潴留可加宽弥散距离。肺泡内部分或全部充满液体可引起弥散面积减少和通气/血流值降低，导致肺泡动脉血氧分压差增加和低氧血症。区域性肺顺应性差易使吸入气体进入顺应性好的肺泡，增加通气/血流值。同时由于肺间质积液刺激了感受器，呈浅速呼吸，进一步增加每分钟无效腔通气量，减少呼吸效率、增加呼吸功耗。当呼吸肌疲劳不能代偿性增加通气量保证肺泡通气后，即出现二氧化碳潴留和呼吸性酸中毒。

肺水肿间质期即可表现出对血流动力学的影响。肺间质静水压力升高可压迫附近微血管，增加肺循环阻力，升高肺动脉压力。低氧和酸中毒还可直接收缩肺血管，进一步恶化血流动力学，加重右心负荷，引起心功能不全。如不及时纠正，可因心力衰竭、心律失常而死亡。

四、临床表现

典型的急性肺水肿，可根据病理变化过程分为 4 个时期，各期的临床症状、体征分述如下。

1. 间质性水肿期　主要表现为夜间发作性呼吸困难被迫端坐位伴出冷汗及不安，口唇发绀，两肺可闻及干啰音或哮鸣音，心动过速，血压升高，此时因肺间质水肿而使压力增高，细小支气管受压变窄及缺氧而致支气管痉挛。X 线表现主要为肺血管纹理模糊，增多，肺门阴影不清，肺透光度降低，肺小叶间隔增宽。两下肺肋膈角区可见与胸膜垂直横向走行的 Kerley B 线，偶见上肺呈弧形斜向肺门较 Kerley B 线长的 Kerley A 线。血气分析为 $PaCO_2$ 偏低，pH 升高，呈呼吸性碱中毒。

2. 肺泡性水肿期　主要表现严重的呼吸困难，呈端坐呼吸伴恐惧窒息感，面色青灰，皮肤及口唇明显发绀，大汗淋漓，咳嗽，咳大量粉红色泡沫样痰，大小便可出现失禁，两肺满布突发性湿啰音。如为心源性者，心率快速，心律失常，心尖部第一心音减弱可听到病理性第三心音和第四心音。X 线检查主要表现为腺泡状致密阴影，呈不规则相互融合的模糊阴影，弥漫分布或局限于一侧或一叶，或从肺门两侧向外扩展逐渐变淡成典型的蝴蝶状阴影。有时可伴少量胸腔积液。但肺含量增加 30%以上才可出现上述表现。血气分析为 $PaCO_2$ 偏高和（或）PaO_2 下降，pH 偏低，表现为低氧血症和呼吸性酸中毒。

3. 休克期　在短时间内大量血浆外渗导致血容量短期内迅速减少出现低血容量性休克，同时由于心肌收缩力明显减弱引起心源性休克，出现呼吸急促、血压下降、皮肤湿冷、少尿或无尿等休克表现，伴神志意识改变。

4. 终末期　呈昏迷状态往往因心肺功能衰竭而死亡。

五、诊断和鉴别诊断

（一）诊断

肺水肿的诊断主要根据症状、体征和 X 线表现。

肺水肿发展至严重程度或出现肺泡水肿，临床表现都很典型，诊断并不困难。但病情发展至危重程度，治疗就事倍功半，因此要争取在轻度肺间质水肿阶段做出早期诊断。早期诊断方法：测定肺小动脉楔压和血浆胶体渗透压，如压差小于 4mmHg 时不可避免地出现肺水肿。连续测定胸部基础阻抗（胸腔液体指数，TFI），TFI 下降揭示肺水增多。

（1）有发生肺水肿的原发病因。

（2）患者出现极度呼吸困难、咳嗽、大量白色或粉红色泡沫痰从口鼻涌出。

（3）查体见端坐呼吸、烦躁不安、大汗淋漓、皮肤湿冷、面色苍白、口唇青紫、心率快、两肺湿啰音、休克、昏迷等。

（4）胸部 X 线片表现肺门阴影加深增宽，肺纹增多。

（5）心电图可有心脏原发性或继发性改变。

（6）血气分析 PaO_2 下降，$PaCO_2$ 正常或降低，晚期则增高。

（二）鉴别诊断

1. 间质性肺水肿　早期呼吸困难、浅速，但发绀较轻，可闻及哮鸣音或干啰音，无湿啰音。胸片为诊断重要根据：肺纹理增多变粗，边缘模糊不清；肺野透亮度低而模糊；肺门阴影模糊；有 Kerley B 线征。

2. 肺泡性肺水肿　呼吸困难更为严重，剧烈刺激咳嗽、咳大量白色或血性泡沫样痰。肺有湿啰音、哮鸣音。胸片呈多样性改变，大小不等的片状模糊阴影，广泛散布于两侧或一侧肺野。典型表现为肺门"蝴蝶状"阴影，多见于心脏病和尿毒症性肺水肿。

肺水肿还应与支气管哮喘和肺部感染等病相鉴别。支气管哮喘对支气管扩张剂（如氨茶碱、肾上腺皮质激素）治疗有良好反应；心源性哮喘对强心剂、利尿剂有显效。X 线和心电图检查可区别两者。肺部感染伴有感染的征象，如发热、脓痰且用抗菌药物有效等以作区别。

▶▶▶ 六、治疗

急性肺水肿的治疗原则：病因治疗，缓解和根本消除肺水肿的积极措施；维持气道充分供氧和机械通气治疗，纠正低氧血症；降低肺血管静水压，提高血浆胶体渗透压，改善肺毛细血管通透性；保持患者镇静，预防和控制感染；应该采取坐位，双腿下垂。

（一）具体治疗措施

1. 吸氧　加压高流量给氧 6～8L/min，可流经 25%～70%乙醇溶液后用鼻管吸入，加压可减少肺泡内液体渗出，乙醇能降低泡沫的表面张力使泡沫破裂，从而改善通气，也可使用有机硅消泡剂消除泡沫。

2. 镇静　皮下或肌内注射吗啡，可引起周围血管扩张，减少静脉回心血量，降低前负荷，同时可缓解患儿焦虑，降低基础代谢。对于神志不清，已有呼吸抑制，休克或合并肺部感染者禁用。

3. 强心药　如近期未用过洋地黄类药物者，可静脉注射快速作用的洋地黄类制剂，如去乙酰毛花苷、毒毛旋花子苷 K 等，对二尖瓣狭窄所引起的肺水肿，除伴有心室率快的心房颤动外，不可用强心药，以免因右心室输出量增加而加重肺充血。近年来常使用硝普钠以减轻心脏前后负荷，增强心肌收缩力，降低高血压，对肺水肿有好处。

4. 减少静脉回流　患者取坐位或卧位，两腿下垂，以减少静脉回流，必要时，可加止血带于四肢，轮流结扎三个肢体，每 5min 换一肢体，平均每肢体扎 15min，放松 5min，以保证肢体循环不受影响。

5. 皮质激素　氢化可的松 5～10mg/（kg·d）或地塞米松 1～2mg/（kg·d）加入葡萄糖液中静脉滴注亦有助肺水肿的控制。

6. 利尿　静脉给予作用快而强的利尿剂，如呋塞米 0.5～1mg/kg，以减少血容量，减轻心脏负荷，还应注意防止或纠正大量利尿时所伴发的低血钾症和低血容量。

7. 血管扩张剂　静脉滴注硝普钠或酚妥拉明以降低肺循环压力，但应注意勿引起低血压。

8. 血液净化治疗　近年来，血液净化在儿童危重症的抢救中起着重要作用，而对于儿童急性肺水肿这一危重症，连续性肾替代治疗（continuous renal replacement therapy，CRRT）挽救了许多患儿生命，并日益得到重视。CRRT 是近年来危重症医学领域最重要的进展。

CRRT 的主要原理在于模拟肾小球滤过和肾小管重吸收，从而达到治疗目的。首先将血液中能透过滤器半透膜的部分溶质及水分以对流的形式排出体外，再将置换液补充回体内，经过数小时或更长时间的连续治疗，将毒物、代谢废物及水分清除体外，并将机体需要的营养物质、药物、电解质输入体内。

CRRT 优点：

（1）稳定血流动力学：为连续性治疗，可缓慢、等渗地清除水和溶质，容量波动小，净超滤率明显较低，胶体渗透压变化程度小，基本无输液限制，能随时调整液体平衡，对血流动力学影响较小，更符合生理情况。

（2）消除组织水肿：CRRT 可以在跨膜压的作用下，将水和部分溶质通过滤器半透膜排出体外。由于蛋白质等大分子物质保留在血管内，胶体渗透压上升，间质和细胞内水分被"拉"入血管内，使蓄积在细胞内、间质和血管内的水分同时排除。

（3）清除炎症介质：在一些感染的急性肺水肿患儿血液中存在着大量中小分子的炎性介质，其存在可导致机体组织器官功能严重的损害，危及生命。CRRT 使用无菌或无致热原溶液及高生物相容性滤器，滤器半透膜的溶质截留分子质量达 50kDa，多数中小分子物质均可被滤出。CRRT 滤器可清除物质包括各种炎症介质和细胞因子（TNF-α、IL-1、IL-6、IL-8 等）、活化的补体成分（补体片断 C3a）、β_2-微球蛋白（β_2-MG）、甲状旁腺激素、多种药物及毒物、尿素氮、肌酐、胍类等小分子溶质。

（4）营养改善：大多数急性肺水肿患儿由于病情危重、消化吸收功能差、极度消耗等，一般都存在热卡摄入不足。CRRT 能满足大量液体摄入，不存在输液限制，有利于营养支持治疗，保证了每日的能量及各种营养。

（5）个体化补充置换液：CRRT 时根据患儿血气分析和电解质情况，可配制个体化置换液，能较好地解决水、电解质和酸碱平衡等内环境紊乱问题和物质的供给，并维持正氮平衡。

CRRT 的治疗可以在患儿床旁进行，这对于一些使用人工辅助通气的患儿则非常方便。

9. 呼吸机治疗

（1）急性肺水肿时采用机械通气的作用

1）正压通气利于克服呼吸道阻力，使通气改善。

2）若使用呼气末正压（PEEP），可扩张呼吸道和肺泡，增加功能残气量和有效气体交换面积，减轻肺内分流，改善低氧血症。

3）可避免呼吸肌疲劳，减轻氧耗和酸中毒。

4）缺氧改善后，心肌收缩力增强，洋地黄及利尿药能充分显效。

5）胸内正压可减少回心流量，减轻心脏前负荷，缓解肺淤血，使肺毛细血管压力下降。

6）肺泡内正压对肺间质有挤压作用，可减少血浆的渗出，利于肺间质水肿的消退。

（2）在临床常采用的通气方式

1）先用同步间歇强制通气（SIMV）辅助呼吸。

2）若低氧血症改善不明显，可加用 PEEP 与持续正压通气（CPAP），从小开始，逐渐增加，一般用 5～15cmH$_2$O。

3）若伴有呼吸肌疲劳，可加用压力支持通气（PSV），即 SIMV+PSV。

4）呼吸机的撤离不宜过早，应待肺水肿液吸收后 2～4h，缓慢、间断撤机，并注意肺水肿的再次发生。撤机后应继续给予其他治疗和吸氧。

（董丽群　唐　军）

参 考 文 献

Bartsch P，Swenson ER，Maggiorini M. 2001. Update：high altitude pulmonary edema. Adv Exp Med Biol，502：89-106.

Baumann A，Audibert G，McDonnell J，et al. 2007，Neurogenic pulmonary edema. Acta Anaesthesiol Scand，51：447-455.

Penaloza D，Sime F，Ruiz L. 2008. Pulmonary hemodynamics in children living at high altitudes. High Alt Med Biol，9：199-207.

Wang SM，Ho TS，Shen CF，et al. 2008. Enterovirus 71，one virus and many stories. Pediatr Neonatol，49：113-115.

第二十八章

溺　水

溺水是一个被忽视的全球性公共健康问题。根据 WHO 报告,每年溺水身亡人数达 37.2 万,溺水是儿童最主要的十大死亡原因之一。在美国,溺水是 12 岁以下儿童意外身亡的第二大原因, 仅居于交通事故之后。90% 以上溺水身亡事件发生在中、低等收入国家,占其儿童死亡的 39%～50%。另外,溺水后 1/3 的幸存者存在神经系统后遗症。不同地区溺水死亡率差异较大, 与受害者居住环境、当地气候和游泳文化有关。

文献中,关于溺水的定义和术语有 20 余种。既往主要把溺水定义为人淹溺于水中导致的继发性窒息性死亡。2002 年,在阿姆斯特丹举行的世界溺水大会上,为了对溺水更加准确的比较研究,形成有临床意义的研究结果,以便指导溺水的监测和预防,专家组对溺水的定义形成了新的共识。

新的溺水定义是指由于人淹溺在液体介质中导致的原发性呼吸道阻塞的一个过程。该定义包含两层含义:一是在溺水者的气道内形成液体–空气界面,阻止其氧气的吸入;二是溺水时反射性咽喉和气道痉挛,导致原发性呼吸道阻塞。专家组建议不再使用干性和湿性溺水、主动和被动溺水、原发性和继发性溺水等定义。

溺水可以进一步分为冷水性或温水性溺水。水温＜20℃的溺水称为冷水性溺水,水温＞20℃溺水称为温水性溺水。尽管有报道称冷水对婴幼儿具有保护作用,但是,如果长时间的浸泡,仍将威胁溺水者的生命。也有根据水的性质分类,如淡水性溺水、海水性溺水、自然水性溺水、非自然水性溺水。尽管初期治疗与水的性质无关,但是,血电解质紊乱与水中的盐含量有关,特别是水的大量吸入,而溺水并发感染常常与污染的水密切相关。

溺水所致低氧血症主要损伤中枢神经系统和心血管系统。中枢神经系统损伤的严重程度与缺氧的严重程度和持续时间有关,严重者导致植物状态,甚至死亡。而严重低氧血症可导致心律失常、心室纤颤和心搏骤停。因此,初期治疗时应采取有效的措施纠正低氧血症。

▶▶▶ 一、病因

溺水的主要病因包括有抽搐、颅脑或脊柱外伤、心律失常、低温、饮酒、晕厥、窒息、过度换气、低血糖、自杀等。不同年龄组溺水病因不完全相同。

(一)婴幼儿溺水

婴幼儿溺水主要发生在浴缸或水桶中。由于有父母等监护人的监护,溺水时间往往小于 5min。溺水原因可能是父母等监护人责任心不强,也可能存在虐待,因此,应仔细查体,寻找受害的证据，了解孩子既往史，详细了解事件的细节及孩子与父母或监护人之间有无冲突。

（二）年长儿溺水

年长儿溺水主要发生在游泳池。根据美国消费品安全委员会报道，一个游泳池导致 5岁以上儿童溺水身亡人数是一辆汽车发生意外交通事故身亡的 14 倍。70%的游泳池溺水身亡发生在未设置障碍或警示标志的游泳池。另外，在沟渠和池塘中溺水的发生与当地的文化和地理特点有关。

（三）青少年溺水

青少年溺水通常发生在池塘、湖泊、河流和海洋。大约90%的溺水发生在设置安全范围以外 10m 内。主要原因是在浅水区、有岩石和其他危险的区域内潜水，导致头颈部外伤所致。根据澳大利亚、苏格兰和加拿大的研究表明，青少年在划船事故中溺水，30%～50%与饮酒有关。

（四）所有年龄组溺水

以下病因可能导致任何年龄组发生溺水：
（1）癫痫发作。
（2）心肌梗死或晕厥发作。
（3）神经、肌肉、关节性疾病，如关节炎、帕金森病或其他神经系统疾病。
（4）重度抑郁或自杀。
（5）焦虑或恐慌症。
（6）糖尿病，低血糖。
（7）水上运动，如冲浪、滑水和水上摩托艇导致的颈椎、头部外伤。
（8）判断力差和药物滥用（酒精或其他软性毒品）。
（9）潜水事故和其他损伤（如咬伤、刺伤、割伤）。

（五）自然灾害

溺水与自然灾害有密切关系，如飓风、地震产生的海啸、洪水等。对美国"卡特里娜"飓风中死亡 771 例的死亡原因分析表明，最主要的死亡原因是溺水。对于夏季洪水泛滥中溺水的原因分析提示，溺水死亡率伴随水深增加而增加。

▶▶ 二、发病机制

溺水导致组织损伤的主要原因是低氧血症和代谢性酸中毒。

溺水初期患者本能屏气，喉部和气道反射性痉挛，以避免水进入气道，此时，由于未吸入空气，机体内氧气将逐渐消耗，并导致二氧化碳潴留。血液中的氧分压逐渐下降，喉部和气道痉挛解除，溺水者出现喘息或过度通气，将吸入大量水，肺通气和肺换气功能障碍进一步加重，血氧分压进一步下降。尽管大多数溺水者吸入肺部的水量<4ml/kg，但是，

由此所致的低氧血症和代谢性酸中毒可引起心肌功能障碍、心律失常、心搏骤停、中枢神经系统缺氧缺血损伤。溺水时吸入肺部的水体量＞11ml/kg，才可能引起血容量变化；溺水时吸入肺部的水体量＞22ml/kg，才可能导致电解质紊乱，如低钠血症，因此，溺水所致血容量变化和电解质紊乱不是溺水死亡的主要原因。

另外，10%～20%的溺水者保持喉痉挛直到出现心搏骤停，肺部没有明显积水（以前被称为"干性溺水"）。

婴幼儿突然浸泡在冷水中（＜20℃），可能诱发哺乳动物的潜水反射，出现呼吸暂停、心动过缓，毛细血管收缩，血液再分布，分流到心脏和大脑，对机体具有保护作用，但是，较长溺水时间仍可能危及受害者的生命。

（一）溺水对肺部的影响

溺水损伤的主要靶器官是肺。肺部吸入1～3ml/kg水便可以导致显著的气体交换障碍。其他系统的损伤主要是由于继发于缺氧、缺血和代谢性酸中毒所致。

水吸入肺后可以导致迷走神经介导的肺血管收缩和肺动脉高压。淡水也可以通过肺泡-毛细血管膜快速进入微循环，而致血容量增加，严重病例可引起溶血，出现高钾血症和血红蛋白尿。淡水吸入还可以灭活肺泡表面活性物质，使肺顺应性下降、肺泡表面张力增加、肺泡容积急剧减少、肺泡塌陷萎缩、呼吸膜破坏、发生通气/血流值失调。即使迅速复苏后，肺损伤过程也将继续发展，直到逐渐出现广泛肺水肿或肺不张。此外，肺泡内液体也妨碍正常气体交换，影响血的氧合作用，75%以上血容量未能进行充分的氧合。

吸入肺泡的高渗性盐水，一方面稀释肺泡表面活性物质，另一方面形成渗透压梯度，富含蛋白质的血浆迅速进入肺泡和肺间质，肺泡顺应性下降，肺内分流，肺泡-毛细血管基膜损伤，影响肺泡的通气和换气功能，导致严重的低氧血症。

继发炎症介质释放可以导致肺动脉高压。吸入呕吐物、沙子、淤泥或污水均可能阻塞支气管，导致支气管痉挛、肺炎和肺脓肿，肺泡-毛细血管膜炎性损伤。喉痉挛所致的梗阻性肺水肿和继发性神经源性肺水肿对肺部也将产生重要影响。

由于肺泡表面活性物质的破坏和神经源性肺水肿所致的急性呼吸窘迫综合征（ARDS）是溺水幸存者中最常见的并发症，机械通气性肺损伤可以加重其病情。新的机械通气模式，如高频振荡通气、气道压力释放通气、6～8ml/kg低潮气量通气有助于血液氧合，降低传统机械通气模式所致的肺损伤。

是否发生感染性肺炎与淹溺的水性质有关，如在淡水中溺水发生感染性肺炎比较少见，但是，在死水或污染水中溺水者容易发生感染性肺炎，建议针对病原学早期合理使用抗生素，防治病情恶化。

化学性肺炎比感染性肺炎常见，特别是在有化学物质的池子中发生溺水。

（二）对中枢神经系统的影响

溺水幸存者最容易出现中枢神经系统损伤，溺水2min，出现意识丧失，4～6min出现不可逆的脑损伤。溺水幸存者多数在溺水2min以内被救治，而溺水死亡的多数在10min以上才被发现。

溺水时持续低氧血症可以导致原发性中枢神经系统损伤，如果缺氧缺血时间短，患者康复后，无神经系统后遗症或有轻微神经系统后遗症，相反，可以导致严重的原发性和继发性神经系统损伤，甚至死亡。溺水所致的心律失常，持续肺损伤，再灌注损伤和多器官功能障碍也可导致继发性中枢神经系统损伤。继发性损伤的机制为再灌注损伤、代谢性酸中毒、脑水肿、高血糖、兴奋性神经递质的释放、癫痫发作、低血压和脑血管自主调节功能受损。

外伤、缺氧缺血性脑损伤常常导致自主神经功能失调（间脑或下丘脑），患者表现出交感神经兴奋的症状和体征，如室性心动过速、高血压、呼吸急促、多汗、易激惹、肌肉强直和应激性心肌病等。

大脑缺氧导致抽搐，而抽搐所致意识丧失和呼吸困难可以加重溺水者的病情。

（三）对心血管的影响

血容量减少主要是由于毛细血管通透性增加，液体丢失所致，严重者可以出现低血压，尤其是复温时血管舒张更容易发生。

低氧血症、低体温、酸中毒和电解质紊乱（较少见）均可以导致室性心律失常、肌电分离（pulseless electrical activity，PEA）和心搏骤停。此外，低氧血症也可直接影响心肌的收缩功能，降低心排血量。

溺水时致命性原发性心律失常包括长 QT 综合征（尤其是 I 型）和儿茶酚胺敏感性多形性室性心动过速（catecholaminergic polymorphic ventricular tachycardia，CPVT）。健康的患者在游泳时，突然发生严重的心血管虚脱，心脏可能存在严重的传导阻滞。

肺部炎症介质的释放可以导致肺动脉高压，右心室后负荷增加，从而减少肺灌注和左室前负荷。尽管心血管的影响可能很严重，但是，通常是暂时性、可逆的，而严重的中枢神经系统损伤是不可逆的。

（四）感染

溺水时泥土和水中的细菌、阿米巴和真菌可以导致鼻窦、肺和中枢神经系统感染。感染通常是隐匿性的，临床症状大多出现在溺水后 30 天以后，而波氏假霉样真菌感染治疗较困难，并且是致命的。

（五）其他影响

长时间缺氧、酸中毒、横纹肌溶解症、急性肾小管坏死等可能导致多器官功能衰竭。同时，临床中也必须注意弥散性血管内凝血（DIC）、肝肾功能障碍和胃肠道损伤，并给予适当的治疗。

▶▶▶ 三、临床表现

（一）病史

首先应了解受害者与溺水的相关的因素：

（1）受害者年龄。

（2）溺水的时间。

（3）水温。

（4）水张力。

（5）水的污染程度。

（6）受害者的相关症状。

（7）相关损伤（尤其是颈椎和头）。

（8）饮酒或药物的使用情况。

（9）救援和复苏情况。

（二）既往史

了解可能与溺水有关的既往病史：

（1）癫痫，研究发现癫痫患者溺水的风险是普通人的 15～19 倍。

（2）糖尿病。

（3）精神疾病。

（4）严重的关节炎。

（5）心脏疾病，如 Brugada 综合征、QT 间期延长综合征。

（6）神经肌肉疾病。

（三）临床症状和体征

溺水者常表现为神志丧失、呼吸停止及大动脉搏动消失，处于临床死亡状态。溺水的临床表现个体差异较大，与溺水持续时间、吸入水量、吸入水的性质及器官损害程度有关。临床表现可分为以下 4 组：

1. 无临床症状　如溺水时间短暂，及时复苏，患者可能无症状。

2. 有临床症状

（1）症状：溺水者可能出现头痛、视觉障碍、剧烈咳嗽、咳粉红色泡沫样痰、胸痛、呼吸困难的症状。溺入海水者，口渴感明显，最初数小时可有寒战、发热。

（2）体征：生命体征改变（如低体温、心动过速或过缓），焦虑，意识不清，皮肤发绀，颜面肿胀，球结膜充血，口鼻充满泡沫或泥污。常出现精神状态改变，烦躁不安、抽搐、昏睡、昏迷和肌张力增加。呼吸表浅、急促或停止，肺部可闻及干湿啰音，偶尔有喘鸣音。心律失常、心音微弱或消失。腹部膨隆，四肢厥冷。有时可伴头、颈部外伤。

3. 心跳呼吸骤停　患者表现为窒息、心搏停止（55%）、室性心动过速或心室纤颤（29%）、心动过缓（16%）、浸泡后综合征（Immersion syndrome）。

4. 死亡　溺水死亡可能存在的表现为心跳停止，窒息，四肢僵硬，全身发紫，四肢冰冷，瞳孔散大，各种反射消失。

（四）实验室及其他检查

1. 血尿检查　溺水者，常有白细胞轻度增高。吸入淡水较多时，可出现血液稀释，甚至红细胞溶解，血钾升高，血和尿中出现游离血红蛋白。吸入海水较多时，可出现短暂性血液浓缩，轻度高钠血症或高氯血症。幸存者，10～30min 后恢复正常血容量和电解质浓度。无论淡水或海水溺水，致命性电解质紊乱较少见，但溶血或急性肾衰竭时可有严重高钾血症。重者出现 DIC 的实验室监测指标异常。

2. 心电图检查 心电图常见表现有窦性心动过速、非特异性 ST 段和 T 波改变，通常数小时内恢复正常。出现室性心律失常、完全性心脏传导阻滞时提示病情严重。

3. 动脉血气检查 约 75% 病例有明显混合性酸中毒；几乎所有患者都有不同程度的低氧血症。

4. 胸部 X 线片检查 常显示斑片状浸润，有时出现典型肺水肿征象。住院 12～24h 吸收好转或进展恶化。约有 20% 病例胸片无异常发现。疑有颈椎损伤时，应进行颈椎 X 线等检查。

四、治疗

（一）院前急救

院前急救是影响溺水者预后的一个重要因素。发现溺水，应立即拨打"120"或类似的医疗服务，以便及时救援、及早复苏。

1. 水中救援 溺水时，必须尽早从水中救出溺水者。援救过程中，尽可能保持患者俯卧位，如有头面部外伤，应注意保护颈椎，减少搬动。尽管此时胸部按压效果较差，但是，仍应早期实施心肺复苏术（CPR）。除非已经证明溺水者身亡相当长一段时间，任何情况都不能放弃援救。

2. 保持呼吸过通畅 院前急救必须首先保持呼吸道通常，以便进行有效的人工呼吸，因此，溺水时应立即清除口鼻中的污泥、杂物。如有意识障碍，应及时检查气道和口腔有无异物和呕吐物，并用手指或变换体位清除口咽鼻内污泥、痰涕，有义齿则取下义齿，并应及时倒出胃及气管内积水，其方法有：

（1）救护人员单腿屈膝，将溺水者俯卧于救护者的大腿上，拍击背部或挤压胸，借体位使溺水者体内的水由气管口腔中排出。

（2）双手叉抱溺水者的腰部，使背部向上，头部下垂，摇晃溺水者。

（3）抱住患者双腿，腹部置于抢救者肩上，快步奔跑使积水倒出。

然后，在严密观察下送往医院。按压腹部并不能有效地清除吸入气管和肺部的积水，并且，可能因此延迟 CPR 和呕吐物的误吸，延误救治，加重病情。

3. 心肺复苏 对呼吸心跳停止的患者应立即实施 CPR，尽快施行胸外按压及口对口呼吸。如有条件，应尽早进行气管插管，正压给氧及人工机械通气。

（二）院内急救

20 世纪 60～70 年代，专家对溺水的病理生理学、病情评估和治疗进行了大量的研究，但是，近年来，相关的研究已经落后于心、肺、脑复苏，如新的 CPR 和亚低温治疗并未在溺水者中进行相关临床研究。

1. 吸氧和气管插管 溺水导致机体损伤的最主要原因是低氧血症,因此,尽早给予氧气面罩或无创 CPAP 吸入 100%氧气,如缺氧或呼吸困难仍然不能纠正,应及时气管插管,以保证吸入充分的氧气。

气管插管的其他指针:

(1)意识不清,不能保持呼吸道通常或排除分泌物。

(2)面罩吸氧下,动脉血氧分压<60~70mmHg(儿童<80mmHg)。

(3)呼吸衰竭,二氧化碳分压>45mmHg。

2. 维持循环功能 密切监测血压、心电图和脉搏,维持循环血量及动脉血压。如血压不稳定,应分析病因。必要时补充胶体溶液,如血浆与全血。适当应用血管活性药物,维持正常血压,保证重要脏器的血液供应。有心力衰竭时,及时应用强心剂和血管扩张剂,以增加心肌收缩力、降低心脏的阻力负荷,增加心排血量,改善和控制心力衰竭。

3. 纠正水、电解质和酸碱紊乱 水、电解质与酸碱平衡是维持内环境稳定的重要环节,也是保障重要脏器功能的前提。低血容量时,应快速使用等渗晶体溶液或胶体溶液(20ml/kg)扩容。高渗血症为主时,输等渗葡萄糖液,加适当比例的胰岛素,直至高渗血症被纠正。低渗血症为主时,补充所缺的电解质,控制输液量,防止大量补液后并发急性呼吸窘迫综合征(ARDS)。

由于纠正血容量不足和低氧血症后,大多数酸中毒将改善,一般不需要特殊处理,如纠正血容量不足和低氧血症后,酸中毒仍未改善,应寻找病因,在去除原发病因的基础上,可静脉输入 5%碳酸氢钠。应注意低温会加重心动过缓,酸中毒和低氧血症。

4. 脑复苏 溺水后常出现缺氧性脑损害和脑水肿,应注意脑复苏治疗:

(1)及早进行头部降温;一般主张降至 33~35℃,持续 1~3 天,以后保持体温在 35~37℃。

(2)过度通气以维持 $PaCO_2$ 25~30mmHg,可减少脑血流量以降低颅内压。

(3)复苏早期,24h 内给予较高浓度(80%)氧气吸入,以后降至 40%左右。

(4)静脉输注 20%甘露醇,减轻脑水肿。

(5)大剂量肾上腺皮质激素,如地塞米松 20~40mg 静脉注射,以后 10mg 每 6 小时 1 次,连续 2~3 天。

(6)抗惊厥治疗可用安定、苯妥英或巴比妥等类药物。

(7)高压氧治疗,高压氧可提高动脉血氧分压、物理溶解氧量和氧弥散能力。

5. ARDS 救治 ARDS 是溺水最常见的并发症。ARDS 产生的原因是溺水后大量水分进入呼吸道和肺泡,肺表面活性物质被冲洗与消耗,造成肺表面活性物质减少、小灶性肺不张、肺内分流增加,出现难以纠正的低氧血症。具体救治参见 ARDS 章节。

6. 抗生素 是否发生感染性肺炎与溺水时的水类型有关,如在淡水中溺水,发生感染性肺炎较少见,目前,并无循证医学证据支持预防性使用抗生素,但是,在死水或污染水中溺水,感染性肺炎比较常见,建议针对病原学早期使用抗生素,防止病情恶化。

7. 糖皮质激素 对肺水肿症状严重和合并 ARDS 的患者,糖皮质激素应用能获得较好疗效。一般选用地塞米松 0.5~1mg/(k·d),分次静脉注射,维持 2~3 天。激素治疗的目的是纠正缺氧，如果机械通气后，缺氧很容易纠正，此时，应尽量避免使用激素，以免激素应用后出现应激性溃疡和感染扩散。

8. 复温　低温时，原始哺乳动物将出现潜水反射，抑制呼吸中枢（可出现呼吸暂停），心动过缓和毛细血管收缩，以保持心脏和大脑的血液循环和减少氧耗，抑制细胞的新陈代谢，降低缺氧和代谢性酸中毒对机体的有害影响，从而延长生命。当人体体温低于核心温度34℃时，对心、脑、肺具有一定的保护作用，但是，较长时间的低温可以增加心室纤颤和神经损伤的风险。因此，对冷水溺水者，应积极进行复温治疗。复温的方式有：

（1）保温毯。

（2）鼻饲。

（3）40℃液体持续膀胱灌洗。

（4）静脉输注40℃等渗液体。

（5）机械通气时吸入加热的空气。

（6）严重低体温可以采用腹腔灌洗复温。

（7）难治性低体温可以行开胸手术，进行纵隔灌洗复温。

（8）体外循环血液复温主要用于灌洗或开胸手术复温效果差的难治性低体温。

由于中央静脉通路刺激可以导致心律失常，低温时中央静脉通路建立应慎用。

关于溺水复温治疗，2002年，世界溺水大会专家小组形成以下共识：

（1）建议尽量采用自主循环复温，并持续监测核心温度和（或）脑的温度。

（2）自主循环已经恢复，体温在32～34℃的昏迷患者不应采用被动的复温治疗。

（3）如果核心温度＞34℃，应给予亚低温治疗，并持续12～24h。

（4）其他治疗的注意事项，如及时治疗低血糖、电解质紊乱、癫痫发作、支气管痉挛、心律失常、低血压等。

9. 呼吸机治疗

（1）指针：溺水患者出现下列情况，应及时给予呼吸机机械通气。

1）心搏、呼吸骤停。

2）并发急性心源性或非心源性肺水肿。

3）并发ARDS。

4）合并胸部外伤。

（2）人工气道选择：在心肺复苏过程中，气道开放是急救的重要措施。因为病程短，一般首先选择经口或鼻气管插管；之后根据病情发展，酌情选择气管切开。

（3）呼吸机模式的选择：一般早期均采用容量控制模式，之后根据患者自主呼吸恢复的情况，采用同步间歇指令通气（SIMV）和（或）压力支持通气（PSV），直至脱机。溺水机械通气要求给予适当的PEEP，如有条件可给予高频通气、双水平气道正压通气（BiPAP），以保证氧气的吸入。PEEP主要通过以下机制改善肺的通气和换气功能：

1）肺间质水转移到毛细血管。

2）增加肺容积，预防气道塌陷。

3）提高肺泡通气量和减少毛细血管血流量。

4）增加大、小气道的直径，以改善通气功能。

（4）呼区机参数设置：溺水者以往多无慢性肺部疾病．呼吸机参数设置可参照肺功能正常的患者设置，如高潮气量、慢呼吸频率，吸：呼<1：1.5，而 PEEP 可设置为 5～10cmH$_2$O 以上。合并 ARDS 时，参见 ARDS。

（5）脱机指针：溺水者一般无心肺基础疾病，一旦自主呼吸恢复即应考虑脱机，脱机步骤可相应加快，以免继发呼吸机相关性肺炎。

10. 体外膜肺氧合　下列情况可以考虑使用体外膜肺氧合（ECMO）：

（1）呼吸系统损伤，常规机械通气或高频通气无效。

（2）患者神经功能恢复概率较大。

（3）冷水溺水者持续低温。

11. 其他

（1）鼻胃管：可以吸出胃内水和误食的异物。建议头、面部损伤者常规安置鼻胃管。

（2）支气管镜检查：可以清除误吸的异物，如碎片或呕吐物等。

（3）表面活性物质治疗：由于表面活性物质可以改善肺通气和换气功能，建议呼吸衰竭时使用。

五、预防

为了预防溺水，2014 年 WHO 提出了十条建议：

（1）在池塘等周围设置障碍物。

（2）为学龄前儿童提供远离水源的、有人照顾的安全地方，如托儿所。

（3）对学龄儿童应进行基本的游泳、救援技能训练。

（4）旁观者的安全救援和复苏训练。

（5）加强溺水的公共意识，并突出儿童容易受伤害性。

（6）制定和执行安全的划船、运输和渡轮制度。

（7）建立洪灾及其他威胁地方安全的弹性风险管理。

（8）多部门协调预防溺水。

（9）制订国家水安全计划。

（10）对溺水进行合理的科学研究。

（李熙鸿）

参 考 文 献

Bell GS, Gaitatzis A, Bell CL, et al. 2008. Drowning in people with epilepsy: how great is the risk. Neurology, 71（8）: 578-582.

Brett M, Doppalapudi A, Respicio-Kingry LB, et al. 2012. Francisella novicida bacteremia after a near-drowning accident. J Clin Microbiol, 50（8）: 2826-2829.

Claesson A, Lindqvist J, Ortenwall P, et al. 2012. Characteristics of lifesaving from drowning as reported by the Swedish fire and rescue services 1996～2010. Resuscitation, 83（9）: 1072-1077.

Cubattoli L, Franchi F, Coratti G. 2009. Surfactant therapy for acute respiratory failure after drowning: two children victim of cardiac arrest. Resuscitation, 80（9）: 1088-1089.

Culp WC Jr, Brewster BC, Wernicki P. 2010. Drowning: lifeguard rescue and resuscitation. Anesthesiology, 112（1）: 245-256.

Deakin CD. 2012. Drowning: more hope for patients, less hope for guidelines. Resuscitation, 83（9）: 1051-1052.

Ecklund MM, Wahl G, Yamshchikov AV, et al. 2012. Journey of a survivor of near drowning, polymicrobial pneumonia, and acute respiratory distress syndrome. Crit Care Nurs Clin North Am, 24（4）：601-623.

Jonkman S N, Maaskant B, Boyd E, et al. 2009. Loss of life caused by the flooding of New Orleans after Hurricane Katrina：analysis of the relationship between flood characteristics and mortality. Risk Anal, 29（5）：676-698.

Layon AJ, Modell JH. 2009. Drowning：Update 2009. Anesthesiology, 110（6）：1390-1401.

Meddings D, Hyder AA, Ozanne-Smith J, et al. 2014. Global report on drowning：preventing a leading killer. World Health Organization 2014.

Morgan D, Ozanne-Smith J, Triggs T. 2008. Descriptive epidemiology of drowning deaths in a surf beach swimmer and surfer population. Inj Prev, 14（1）：62-65.

Morgan D, Ozanne-Smith J, Triggs T. 2009. Direct observation measurement of drowning risk exposure for surf beach bathers. J Sci Med Sport, 12（4）：457-462.

Purandare N, Voshaar RC, Rodway C, et al. 2009. Suicide in dementia：9-year national clinical survey in England and Wales. Br J Psychiatry, 194（2）：175-180.

Turgut A, Turgut T. 2012. A study on rescuer drowning and multiple drowning incidents. J Safety Res, 43（2）：129-132.

Warner DS, Bierens JJ, Beerman SB, et al. 2009. Drowning：a cry for help. Anesthesiology, 110（6）：1211-1213.

Youn CS, Choi SP, Yim HW, et al. 2009. Out-of-hospital cardiac arrest due to drowning：An Utstein Style report of 10 years of experience from St. Mary's Hospital. Resuscitation, 80（7）：778-783.

第二十九章

急性呼吸窘迫综合征

急性呼吸窘迫综合征（acute respiratory distress syndrome，ARDS）是在严重感染、休克、创伤及烧伤等疾病过程中，肺毛细血管内皮细胞和肺泡上皮细胞炎症性损伤造成弥漫性肺泡损伤，导致急性低氧性呼吸功能不全或衰竭。以肺容积减少、肺顺应性降低、严重的通气/血流值失调为病理生理学特征，其临床特征是进行性低氧血症和呼吸窘迫，肺部影像学表现为非均一性的渗出性病变。尽管成人和儿童在 ARDS 存在相似的病理生理学改变，但在危险因素、病因、合并症、呼吸机设置及预后等方面均有较大差异。

一、流行病学

儿童 ARDS 的发病率约为每年 3.5/10 万。在儿童重症监护病房（pediatric intensive care unit，PICU）患儿中 ARDS 的发病率为 1.44%～2.30%，病死率为 33.7%～61.0%。随着疾病严重等级的增加，病死率也随之升高。

与其他危重症相比，ARDS 有更高的病死率、更长的 PICU 住院时间和机械通气时间。根据 2005 年中国 25 家儿童医院 PICU 调查，国内儿童 ARDS 的患病率为 1.42%，ARDS 病死率为 62.9%，占同期 PICU 病死率的 13.1%，死亡相对风险性是 PICU 平均水平的 9.3 倍，救治代价为一般危重患儿的 4～5 倍。

二、病因

ARDS 病因复杂多样，有 100 余种，包括气道直接（如吸入胃内容物或毒性物质）或经血流间接（如脓毒症或创伤）等致病因素。

ARDS 常见的危险因素：肺炎、脓毒症、非心源性休克、误吸胃内容物、严重创伤、肺挫伤、急性胰腺炎、严重烧伤、药物过量、多次输血、肺血管炎和溺水。其中，严重感染是导致 ARDS 最常见的原因。最近的流行病学研究还提出多种医院内可预防的危险因素，如多种血液制品输血、高潮气量机械通气、高浓度吸氧、过多的液体复苏、医院获得性肺炎及高风险的手术（特别是主动脉、心脏和急腹症）。慢性肝病、免疫抑制、低蛋白血症和肥胖也与 ARDS 有关。

Flori 等报道，在儿童 ARDS 的危险因素中，肺部感染、误吸胃内容物和脓毒症分别占 35%、15% 和 13%。危险因素不同，ARDS 患病率也不同。严重感染时 ARDS 患病率可高达 25%～50%，大量输血可达 40%，多发性创伤达到 11%～25%；而在严重误吸时，ARDS 患病率达 9%～26%。如同时存在 2 个或 3 个危险因素，ARDS 患病率将进一步升高。危险因素持续时间越长，ARDS 患病率越高，持续 24h、48h、72h，ARDS 发病率分别为 76%、

85%和93%。

遗传因素在 ARDS 易感性、发病和治疗反应中也具有重要作用。目前已报道 ARDS 易感性与表面活性物质蛋白-B、血管紧张素转换酶、TNF-α 和 NF-κB 等几十种基因多态性有关。

三、发病机制

尽管 ARDS 病因各异，但是发病机制相似。其共同的基础是各种原因导致的肺泡毛细血管急性损伤。在致病因子的作用下，中性粒细胞等炎症细胞黏附在血管内皮细胞表面并被招募到肺部，继而释放出氧自由基、蛋白分解酶和花生四烯酸代谢产物，激活多种炎症细胞（如肺内巨噬细胞），释放出大量的细胞因子和炎症介质（如 IL-1、IL-6、IL-8 和 TNF-α），形成"瀑布样"链锁炎症反应。因此，ARDS 是由多种病因激发的全身炎症反应在肺的表现。

强烈的肺部炎症导致肺泡毛细血管内皮细胞和肺泡上皮细胞受损，引起肺泡毛细血管通透性增加，使体液和大量含蛋白质液体从毛细血管间隙流向肺泡和肺间质，形成急性肺间质水肿和肺泡水肿。肺泡Ⅱ型上皮细胞损伤将减少肺泡表面活性物质的生成，导致透明膜形成和肺泡群陷闭。肺部不断释放的毒素和炎症介质经循环带到肺外脏器，导致全身炎症反应综合征和多器官障碍综合征。

四、病理改变

各种原因所致 ARDS 的病理改变基本相同。其特点是肺水肿和透明膜形成，并伴有肺间质纤维化。典型的 ARDS 病理变化可分为急性期、亚急性期和慢性期，这三期相互关联且部分重叠，常伴随有其他并发症。

（一）急性期

急性期见于发病后 1～3 天。先后可见肺泡上皮细胞广泛坏死和基膜脱落，肺泡上皮细胞和肺泡毛细血管内皮细胞通透性增加导致的肺水肿，在肺泡腔由纤维蛋白质和基质蛋白质构成的透明膜形成，中性粒细胞和巨噬细胞等炎症细胞渗出并聚集在肺泡。

（二）亚急性期

亚急性期见于发病后 3～7 天，显著增生出现在发病后 2～3 周。部分的肺水肿被重吸收，肺泡Ⅱ型上皮细胞大量增生，伴有纤维细胞增生和胶原沉积。

（三）慢性期

若病变迁延不愈超过 3～4 周，则进入纤维化期。中性粒细胞浸润减少，肺泡间隔内纤维组织增生而致肺泡隔增厚，Ⅲ型弹性纤维被Ⅰ型胶原纤维替代，肺容积明显缩小。

五、病理生理改变

（一）肺容积减少

由于肺水肿、肺泡塌陷、肺泡内渗出导致不同程度肺容积减少，肺总量、肺活量、潮气量和功能残气量明显低于正常。其中，以功能残气量减少最为明显。1986年，Gattinoni对ARDS患儿行胸部CT扫描，结果发现大量肺泡塌陷，参与通气的肺泡仅占肺容积20%～30%，其功能仅相当于5～6岁儿童的肺，称为"婴儿肺"。

（二）肺顺应性降低

由于肺水肿和肺泡塌陷引起肺不张，导致ARDS肺顺应性降低，表现为肺压力-容积曲线向右下方向移位，即获得同样潮气量，需要较高气道压。肺顺应性降低是ARDS患儿呼吸困难的主要机制。

（三）通气/血流值降低

广泛的肺泡水肿、肺泡萎陷、小气道闭塞和潮气量降低引起肺泡通气不足。而循环于毛细血管内的静脉血却照常灌注，不能充分氧合，会造成动脉血内有静脉血混杂和通气/血流值降低，产生肺内分流。ARDS早期肺内分流率可达10%～20%，后期高达30%以上。大量肺内分流和通气/血流值降低引起顽固性低氧血症。

（四）肺动脉高压

ARDS早期的肺动脉高压主要与缺氧性肺血管收缩、肺微小血栓形成和具有缩血管作用的炎症因子有关。ARDS后期的肺动脉高压不但与炎症因子有关，还与肺血管的重塑相关。

六、临床表现

临床表现取决于原发病和受累脏器的数目与类型。典型的ARDS分为急性肺损害期、潜伏期、急性呼吸衰竭期、严重生理异常期或终末期。由于原发病引起的肺损伤过程隐匿且难以辨别或病情发展迅速，往往不易确定急性肺损害期及潜伏期，多到急性呼吸衰竭才明确诊断。对于有潜在肺损伤易感因素的患儿，应尽早识别并处理ARDS。

（一）症状

大多在各种原发病过程中逐渐出现。脓毒症和创伤在24h内发生ARDS的概率分别为54%和29%，90%以上患儿发病在危险因素出现后的5天内，100%在7天内达到诊断标准。在此期间的临床表现多为原发病的表现。

呼吸频速和呼吸窘迫是ARDS最常见的症状，其严重程度与基础呼吸频率和肺损伤严重程度有关。有些婴儿呼吸急促不明显，但很快出现潮式呼吸等中枢呼吸衰竭。除非有严重贫血或恰当治疗纠正了低氧血症，否则很容易见到发绀。这种发绀常常不能被鼻导管或面罩吸氧所缓解，需要用持续气道正压通气（CPAP）才能纠正，也不能用原发病来解释。肺顺应性进行性下降，常需要依赖较高气道压力进行机械通气。

（二）体征

可无明显的肺部体征。有的出现发绀、双肺湿啰音和哮鸣，后期可有肺实变。

（三）辅助检查

1. 影像学 早期病变以间质性改变为主，胸部 X 线片常无明显改变。病情进展后，可出现肺内实变，可见散在斑片状密度增高阴影，有时可见支气管充气征，实变影呈区域性重力性分布，以中下肺野和肺外带为主。后期为大片实变，支气管气相明显，呈"白肺"改变。如果既往存在呼吸系统疾病或 ARDS 的病因为中毒性肺炎、吸入毒性气体或胃内容物，可有明显影像学变化或与上述改变重叠。值得注意的是，ARDS 胸片改变较临床症状延迟 4～24h，而且受治疗干预的影响很大。

胸部 CT，尤其是高分辨 CT，可清晰地显示病变部位、范围和形态。ARDS 胸部 CT 表现显示病变分布不均匀，在重力依赖区（仰卧位在背部）呈实变影，常见支气管充气征，中间区域呈毛玻璃样影。通过 CT 扫描评估的肺重量在 ARDS 时增加，并且与 ARDS 的严重程度呈正相关。CT 有利于对肺泡出血、急性间质性肺炎、过敏性肺炎、急性嗜酸细胞性肺炎、支气管炎伴机化性肺炎等疾病进行鉴别诊断。胸部 CT 有助于评估肺复张和合理设置呼气末正压（PEEP）。

2. 血气分析 PaO_2 和 PaO_2/FiO_2 是主要的客观诊断指标。顽固性低氧血症（$PaO_2<$60mmHg 和 $PaO_2/FiO_2<$300mmHg）是常用的诊断依据。ARDS 早期至急性呼吸衰竭期，常表现为呼吸性碱中毒和不同程度的低氧血症，肺泡–动脉血氧分压差升高（＞35～45mmHg）。除表现为低氧血症外，ARDS 换气功能障碍表现为无效腔通气增加，ARDS 后期往往表现为动脉 $PaCO_2$ 升高和 pH 下降。

3. 超声心动图 美国欧洲共识会议（American-European Consensus Conference，AECC）标准中将肺动脉楔压（pulmonary artery wedge pressure，PAWP）≥2.4kPa（18mmHg）作为排除心源性肺水肿的指标。测定 PAWP 需要置入 Swan-Ganz 气囊漂浮导管。临床无法做到对每例患儿进行该检查。建议采用超声心动图对 ARDS 患儿进行床旁心功能检查，测定时间为胸片显示有肺水肿时，间隔不超过 24h。若＞18mmHg，考虑心源性肺水肿，不能诊断 ARDS。肺静脉血流频谱 AR 波流速＞0.3m/s 或时间＞30ms，不能诊断 ARDS。射血分数＜50%或短轴缩短率＜30%，不能诊断 ARDS。

4. 肺超声 评估胸腔积液、气胸、肺间质综合征、肺实变、肺脓肿、肺复张或再萎陷等情况，可以在床旁准确判断肺形态的变化和帮助调节 PEEP。

5. 生物学标志物 肺泡灌洗液中 IL-8、血清脂多糖结合蛋白都能作为判断 ARDS 高危因素的指标。血浆中克拉拉细胞蛋白（clara cell protein，CC16）显著高于无 ARDS 患儿。如果以 CC16≥18ng/ml 作为诊断 ARDS 的标准，敏感性为 80%，特异性为 92%。

七、诊断与鉴别诊断

ARDS 诊断标准必须联合危险因素、临床表现、氧合指标、影像学变化甚至生物学标志物等进行综合考虑。1994 年，AECC 提出 ARDS 及急性肺损伤（acute lung injury，ALI）的诊断标准。然而，该标准缺乏判断急性的明确标准、动脉血氧分压（PaO_2）/吸入氧体积分数（FiO_2）值对机械通气设置的改变较敏感、胸部影像学缺少可靠的评判标准、较难判断是否存在由静水压升高引起的肺水肿等。2012 年，欧洲危重病医学会与美国胸科学会组成的委员会发表的柏林标准在 AECC 标准基础上提出更加详细的诊断标准（表 29-1）。但是，柏林标准也有一定局限性：儿童使用动脉导管的频率少于成人，需要增加动脉血氧饱和度（SpO_2）等无创性的监测指标；对于存在慢性心源性肺疾病或机械通气的患儿，没有具体说明诊断细节；以 5cmH_2O（$1cmH_2O=0.098kPa$）定为 PEEP 最小值可能不合适；使用高频振荡通气时，缺乏 PEEP 数据。

表 29-1　2012 年 ARDS 柏林诊断标准

诊断指标	轻度	中度	重度
发病时机	有已知危险因素或加重呼吸道症状，1 周内急性发作		
低氧血症（PaO_2/FiO_2）[a]	201～300mmHg 且 PEEP≥5cmH_2O	≤200mmHg 且 PEEP≥5cmH_2O	≤100mmHg 且 PEEP≥5cmH_2O
肺水肿原因	无法用心功能衰竭或液体负荷过多解释的呼吸衰竭；如果没有危险因素，则需要客观评估（如心脏超声检查）排除静水压升高的肺水肿		
胸部影像学[b]	双肺浸润影	双肺浸润影	累及 3 个象限的浸润影
生理改变	无	无	VECorr>10L/min 或 CRS<40ml/cmH_2O

a. 如果海拔超过 1000m，应根据如下公式进行校正：$PaO_2/FiO_2 ×（大气压/760）$。

b. 胸片或 CT 扫描。VECorr = VE×$PaCO_2$/40 为校正分钟呼出通气量，VE 呼出潮气量，CRS 为静息时呼吸系统顺应性。

为了解决儿童 ARDS 诊疗方面的问题，2015 年，由来自 8 个国家的 27 名专家组成的儿童肺损伤诊疗专家组对儿童 ARDS 诊断、治疗及预后等 9 个方面提出 151 条专家建议，制订儿童 ARDS 的诊断标准（表 29-2）及高危人群的识别标准（表 29-3），弥补了 2012 年柏林标准的不足。

表 29-2　儿童 ARDS 诊断标准

项目	定义
年龄	除外围生期相关性肺疾病患儿
发病时间	病因明确的损害发生在 7 天以内
肺水肿原因	无法完全用心力衰竭或者液体超负荷来解释的呼吸衰竭
胸部影像学	胸部影像学发现与肺实质疾病一致的新发浸润影
氧合程度	无创机械通气，无严重程度分级，全面罩双水平正压通气或 CPAP>5cmH_2O，P/F 值≤300，S/F 值≤264 有创机械通气，轻度 4≤OI<8，5≤OSI<7.5；中度 8≤OI<16，7.5≤OSI<12.3；重度 OI≥16，OSI≥12.3
特殊疾病	
紫绀型心脏病	符合以上关于年龄、发病时间、肺水肿原因及胸部影像学的标准，且急性氧合障碍不能用自身的心脏疾病来解释
慢性肺疾病	符合以上关于年龄、发病时间、肺水肿原因、胸部影像学表现为新发浸润影，且氧合水平从患儿自身基线水平有明显下降，符合以上氧合障碍标准

项目	定义
左心功能障碍	符合以上关于年龄、发病时间、肺水肿原因、胸部影像学表现为新发浸润影，氧合障碍符合以上标准且不能用左心功能障碍来解释

注：CPAP，持续气道正压通气；PaO_2，动脉血氧分压；FiO_2，吸入氧体积分数；SpO_2，动脉血氧饱和度；OI，氧合指数，OI=FiO_2×平均气道压×100/PaO_2；OSI，血氧饱和度指数，OSI=FiO_2×平均气道压×100/SpO_2；对于使用无插管辅助通气或鼻导管吸氧的患儿，具体见高危患儿识别标准；当 PaO_2 可被获取时，优先使用基于 PaO_2 的氧合参数；当 PaO_2 不能被获取时，暂停 FiO_2 维持 SpO_2≤97%并计算出 OSI 或 SpO_2/FiO_2 值。ARDS 根据 OI 或 OSI 的严重程度分级不适用于常规接受有创机械通气的慢性肺疾病儿童或紫绀型先天性心脏病的儿童。

表 29-3 ARDS 高危患儿识别标准

项目	定义
年龄	排除早产相关肺疾病的患儿
时间	7 天内出现已知的临床损害
肺水肿原因	呼吸衰竭不能完全以心力衰竭或液体超负荷解释
胸部影像	胸部影像出现符合急性间质性肺炎表现的新发浸润性改变
氧合程度	无创通气，经鼻或面罩 BiPAP 或 CPAP FiO_2≥40%才使 SpO_2 达到 88%～97%
	面罩、鼻导管或高流量吸氧，以最小吸氧流量维持 SpO_2 为 88%～97%。<1 岁：2L/min；1～5 岁：4L/min；5～10 岁：6L/min；>10 岁：8L/min
	有创通气，通过氧供维持 SpO_2≥88%但 OI<4 或 OSI<5

注：BiPAP，双水平气道正压通气；CPAP，持续气道正压通气；PaO_2，动脉血氧分压；FiO_2，吸入氧体积分数；SpO_2，动脉血氧饱和度；OI，氧合指数，OI=FiO_2×平均气道压×100/PaO_2，OSI，血氧饱和度指数，OSI=FiO_2×平均气道压×100/SpO_2；考虑到可获取的数据不足，当患儿使用混合氧气吸氧时，风险氧流量=FiO_2×氧流量（L/min）；当 PaO_2 不能被获取时，暂停 FiO_2 维持 SpO_2≤97%并计算出 OSI。

（一）儿童 ARDS 诊断标准

2015 年，儿童 ARDS 诊断标准具有以下特点：抛弃先前的 ALI 和 ARDS 分类，根据 ARDS 的严重程度进行分级；选择氧合指数（OI），在动脉血气不可获取的情况下采用氧饱和度指数（OSI），而不是以 PaO_2/FiO_2（P/F）值去判定儿童 ARDS 的严重程度；去除辨别双肺和单肺浸润的差别；不设年龄划分，新生儿达到标准也可诊断；增加非侵入正压支持治疗的使用；强调 ARDS 的早期干预；提出先天性心脏病和慢性肺疾病合并 ARDS 的定义。

1. 年龄 包括从新生儿到青春期所有年龄段。ARDS 的排除标准包括围生期特有的急性低氧血症原因，如早产儿相关性肺疾病、围生期肺损伤（如胎粪吸入综合征及分娩期间获得的肺炎和脓毒症）、其他先天异常（如先天性膈疝或肺泡毛细血管发育不良）。

2. 发病时间 必须在 7 天以内。

3. 在满足所有其他 ARDS 标准的情况下，如果急性低氧血症和近期的胸部影像学变化不能由急性左心衰竭或液体超负荷来解释时，可以诊断儿童 ARDS。

4. 胸部影像学上出现与急性肺实质病变一致的新浸润影是诊断 ARDS 的必要条件。

5. 确定低氧血症 对于进行有创通气治疗的患儿，推荐 OI，即 OI=FiO_2×平均气道压

（P_{aw}）×100/PaO_2，作为肺疾病严重程度的主要指标，优于 P/F 值。对于接受无创面罩通气（CPAP 或者 BiPAP）且 CPAP 不小于 5cmH$_2$O 的患儿，P/F 值应该用于诊断 ARDS。对于接受有创机械辅助通气的患儿，当 OI 指数无法获得时，应用 OSI，即 OSI=FiO$_2$×P_{aw}×100/SpO$_2$，评估低氧血症对患儿 ARDS 的风险程度分层。对于接受无创面罩通气（CPAP 或者 BiPAP）且 CPAP 不小于 5cmH$_2$O 的患儿，当 P/F 值无法获取时，SpO$_2$/FiO$_2$ 可以作为 ARDS 的诊断指标。

6. 慢性心肺疾病　对于存在慢性肺部疾病接受吸氧、无创通气或者气管切开术进行有创通气治疗的患儿，如果出现符合 ARDS 标准的急性表现（急性起病、损害病因明确、影像学表现为新发的肺实质改变），氧合情况从基础值急剧恶化符合 ARDS 氧合诊断标准，可以考虑 ARDS。对于紫绀型先天性心脏病患儿，如果出现符合 ARDS 标准，氧合情况急剧恶化且不能用基础疾病解释，可以考虑存在 ARDS。接受机械通气的慢性肺部疾病或紫绀型先天性心脏病的患儿，若急性发作时满足 ARDS 标准，不应依据 OI 或 OSI 进行风险分层。

（二）鉴别诊断

1. 重症肺炎　主要产生 Ⅱ 型呼吸衰竭，经过控制感染、改善通气和换气功能，多数患儿可以迅速好转。如果肺炎过程中或肺炎一度好转后，呼吸困难又明显加重，临床症状与肺部体征不相符合；肺部湿啰音突然广泛或增多；在肺炎病变基础上出现肺部弥散浸润影或增厚影；血气分析仅有 PaO$_2$ 降低，PaCO$_2$ 早期降低，晚期升高；一般方法给氧无效，不能解除发绀和呼吸困难等症状；有效镇静、强心、利尿不能改善病情时，就应考虑 ARDS。

2. 心源性肺水肿　有心血管病史或过量快速输液史，因左心衰竭使肺循环静脉压增高而致血管内液体外漏产生压力性肺水肿。急性起病，不能平卧，咳粉红色泡沫痰，呼吸困难，双肺可闻及大量湿啰音和哮鸣音，胸部 X 线片检查心脏影显著增大，双肺蝶翼样阴影。可产生轻度低氧血症，经吸氧后明显好转，对强心、利尿和扩血管等治疗反应好。对于鉴别困难者，可行肺动脉导管血流动力学检测，PAWP<18mmHg 可排除心源性肺水肿，但 PAWP>18mmHg 并不能只诊断为心源性肺水肿而除外 ARDS，也要考虑两者同时存在的可能性。如肺水肿液蛋白浓度明显增高而 PAWP>18mmHg，提示可能同时存在压力性肺水肿和渗透性肺水肿，需慎处理。

3. 其他疾病　与肺弥漫性病变（如急性间质性肺炎、特发性肺纤维化）和肺栓塞等鉴别。

▶▶▶ 八、治疗

（一）综合性治疗和药物治疗

1. 积极治疗原发病和避免医源性高危因素　积极控制原发病和遏制其诱导的全身失控性炎症反应是治疗的关键。严重感染是引起 ARDS 首位高危因素，也是影响 ARDS 的首要原因。因此，应积极控制感染，抢救休克，尽量少用库存血，及时的进行骨折复位和固定等措施也很重要。

2. 液体管理 ARDS 患儿在最初 3 天的液体量呈负平衡，可显著降低患儿的病死率。2006 年，美国心肺和血管研究院公布了 ARDS 协作网"水分与导管治疗项目"（Fluids and Catheters Treatment Trial，FACTT）结果，限制性液体管理策略使呼吸机脱机天数缩短，肺生理学指标得到相应的改善，ICU 外的治疗天数延长，并且使 60 天内的死亡率下降，这些数据表明限制性液体管理策略对于 ARDS 患儿的预后效果更好。应用利尿剂减轻肺水肿能改善氧合、减轻肺损伤、缩短 ICU 住院时间。但是，应用利尿剂减轻肺水肿可能会导致有效循环血量下降和器官灌注不足。因此，在维持循环稳定和保证组织器官灌注前提下，以最低有效血容量来维持循环功能，实施限制性液体管理（利尿和限制补液），保持体液负平衡，一般按生理需要量的 70% 给予。必要时可放置 Swan-Ganz 漂浮导管，动态监测 PAWP，保持 PAWP 在 14～16cmH$_2$O。若无测定 PAWP 条件，应仔细观察患儿尿量、血压，随时调整输入液体量，避免输液过多过快。值得注意的是，尽管在 FACTT 研究中表明限制性液体管理策略有较好的预后，但休克的患儿是否如此，尚待进一步研究；对于脓毒症的早期治疗不宜限制液体量，进行早期有目标性的治疗（大量液体复苏）可以改善预后；由于没有将需要透析治疗的患儿考虑在 FACTT 的研究之中，关于这类患儿还没有明确的液体管理策略可供参考。

采用晶体液还是胶体液进行液体复苏存在争论。低蛋白血症是严重感染发生 ARDS 的独立危险因素，可导致 ARDS 病情恶化，机械通气时间延长，病死率增加。尽管白蛋白联合呋塞米治疗未能明显降低伴低蛋白血症 ARDS 患儿的病死率，但与单纯应用呋塞米相比，氧合明显改善、休克时间缩短。对于有低蛋白血症的患儿，在补充白蛋白等胶体液时联合应用呋塞米，有助于实现液体负平衡。

3. 营养支持 应尽早给予营养支持，首选肠内营养，强调个体化治疗和采用持续泵入。在 ARDS 早期应采用允许性低热卡的能量供给原则，避免过度喂养。适当降低糖类比例，降低呼吸商。采取充分措施，避免反流和误吸。

Puntes-Arruda 等 Meta 分析显示，给予含有高浓度的二十碳五烯酸和 γ-亚油酸和 ω-3 脂肪酸的肠内营养能增加氧合、减少 ICU 停留时间和降低 28 天死亡率。在标准营养配方基础上，添加鱼油、亚麻酸与抗氧化剂的营养配方可能为 ALI 患儿更理想的选择。最近 Rice 等发现，每天 2 次给予 n-3 脂肪酸、γ-亚油酸和抗氧化剂并不能缩短机械通气时间和降低 60 天死亡率。

4. 糖皮质激素 作用于 ARDS 的多个发病环节，糖皮质激素很早就已经用于 ARDS 的治疗。但是，糖皮质激素给药的时机和剂量备受争议。

Peter 等使用多层贝叶斯模型方法对 1996～2007 年所有随机对照试验进行 Meta 分析，结果显示糖皮质激素在预防 ARDS 方面并没有明显优势，高危患儿使用糖皮质激素反而易使患儿发展为 ARDS，并增加死亡率，不建议常规使用糖皮质激素防治 ARDS。Kim 等对来自韩国 2009 年 245 名 H1N1 流感患儿进行研究，糖皮质激素治疗组 30 天的病死率高于非激素治疗组，笔者认为对于 H1N1 流感病毒感染而导致的 ARDS 患儿不建议早期给予糖皮质激素治疗，可能与糖皮质激素可延长病毒的复制有关。然而，对于其他因素导致的 ARDS，早期给予糖皮质激素可能改善预后，Seam 等对美国 4 家三级医院 ICU 共 79 名患儿实施 2∶1 随机对照研究（randomised control trial，RCT），结果显示早期给予甲基泼尼松龙持续性治疗可通过明显降低重要炎症和凝血指标改善临床症状和预后，但需要进一步大规模 RCT 进行证实。

既往应用糖皮质激素治疗 ARDS 的研究中，所采用的甲泼尼龙剂量不一。Tang 等对 1967～2007 年所有使用低剂量甲泼尼龙 0.5～2.5mg/（kg·d）治疗 ARDS 的研究进行 Meta 分析，结果显示低剂量持续使用糖皮质激素治疗 ARDS 有利于改善患儿的预后（包括死亡率），并且未见糖皮质激素相关不良反应增加。Lamontagne 等进行应用糖皮质激素高、低剂量组之间预后的比较，发现对于 ARDS 及重症肺炎使用低剂量糖皮质激素持续治疗可降低病死率，改善预后。

5. 粒细胞-巨噬细胞集落刺激因子（GM-CSF）　维持肺稳态的重要成分，也是肺泡上皮细胞生长因子、肺泡细胞修复来源物质。目前的研究结果存在争议，需要更大样本量研究 GM-CSF 在 ARDS 中的疗效和安全性。

6. 输血　在临床稳定、有充分氧输送证据（除外紫绀型心脏病、出血、严重低氧血症）的患儿，建议将血红蛋白浓度 70g/L 作为 ARDS 患儿红细胞输注的临界值。

7. 血液净化　在高容量血液滤过的情况下，连续性血液净化可清除 1 万～30 万的中分子量细胞因子，通过吸附机制清除 IL-6 等细胞因子，减少肺血管外的肺水含量、维持内环境稳定和机体容量调节，改善氧合。但是，血液净化确切疗效尚待进一步研究。

8. 干细胞治疗　儿科报道较少。大部分成果为病例报道或动物实验，证据可信度不高。因此，2015 新指南未将干细胞治疗纳入治疗措施中。

9. 其他　研究表明，β_2 受体激动剂并不能降低 ARDS 死亡率。因此，不推荐使用 β_2 受体激动剂。前列腺素 E_1、酮康唑、己酮可可碱、内毒素和细胞因子单克隆抗体、重组人活化蛋白 C 等药物的作用不确定，需要进一步研究明确。

（二）呼吸支持治疗

呼吸支持治疗是纠正或改善顽固性低氧血症的关键手段，可以防止肺泡塌陷、减轻肺水肿、改善肺泡氧合和防止呼吸肌疲劳。

1. 氧疗　是纠正 ARDS 低氧血症的基本手段，使 PaO_2 达到 60～80mmHg。根据低氧血症改善的程度和治疗反应调整氧疗方式。首先使用鼻导管，当需要较高的吸氧浓度时，可采用面罩或头罩吸氧。但是，氧疗常常难以奏效。

2. 无创支持通气　在 ARDS 高危患儿中，早期无创正压通气可以改善气体交换、降低呼吸功，避免潜在的有创通气并发症。对于免疫功能低下的 ARDS 患儿，早期可以首先试用无创支持通气。但是，2015 年指南不推荐有严重疾病的 ARDS 患儿进行无创支持通气。

接受无创支持通气患儿若临床症状无明显改善或有恶化的表现，包括呼吸频率增加、呼吸功增加、气体交换障碍、意识水平改变，则需要气管插管和有创机械通气。ARDS 患儿接受无创通气时，应该使用口鼻或全面罩，实现最有效的人机同步，应该密切监测潜在的并发症，如皮肤破裂、胃腹胀满、气压伤及结膜炎等。接受无创正压通气时，强烈推荐进行加温加湿。

3. 常频机械通气

（1）时机选择：ARDS 患儿经高浓度吸氧（＞50%）不能改善低氧血症（$PaO_2 <$ 60mmHg）时，应气管插管。早期机械通气能更有效地改善低氧血症、降低呼吸功、缓解呼吸窘迫、改善全身缺氧和防止肺外器官损害。

（2）体位：气管插管可导致声门关闭功能丧失、胃内容物反流并误吸到下呼吸道。因此，平卧位机械通气容易出现呼吸机相关肺炎（VAP），而半卧位则显著降低 VAP。如果没有脊髓损伤等体位改变的禁忌证，ARDS 患儿应采用 30°～45°角半卧位。

（3）通气模式：压力限制型通气模式易于与患者的自主呼吸同步，可减少或避免应用镇静剂和肌松剂；提供的气流为递减波型，有利于气体的交换和增加氧合；压力波形近似方形，产生同样潮气量所需压力明显要比容量限制型通气模式低；ARDS 肺部病变多为不均匀分布，若有一持续压力平台，可率先使一些顺应性好的肺泡得到充气，随着压力的持续及时间的推移，另一些顺应性稍差的肺泡亦得到充气而不致压力过高，从而避免了呼吸机相关肺损伤（VALI）。

在压力限制型通气模式的常用通气模式，如压力辅助通气（pressure assisted ventilation, PAV）、压力控制通气（pressure controlled ventilation, PCV）、压力支持通气（PSV）和压力控制–同步间歇指令通气（pressure controlled-synchronized intermittent mandatory ventilation, PC-SIMV）中，在 ARDS 的早期阶段，选用 PCV，因为 PCV 比 PAV、PSV 和 PC-SIMV 可提供更多的通气辅助功，从而减少患儿自主呼吸功和氧耗量。在撤机时，可改用 PC-SIMV 或 PSV，以锻炼患儿的呼吸肌力量。

采用保留部分自主呼吸的通气模式是 ARDS 呼吸支持的趋势。部分通气支持模式可部分减少对机械通气的依赖，降低气道峰值压，通过提高心排血量而增加全身氧的输送，改善通气/血流值，保留患儿主动运动能力和呼吸道清洁排痰能力，减少对血流动力学和胃肠运动的干扰。一项前瞻性对照研究显示，与控制通气相比，保留自主呼吸的患儿镇静剂使用量、机械通气时间和 ICU 住院时间均明显减少。因此，在循环功能稳定、人机协调性较好的情况下，ARDS 患儿机械通气时有必要保留自主呼吸。常用的自主呼吸模式：

1）压力支持通气（PSV）：需要自主呼吸触发，触发后每次吸气时呼吸机给予一定支持压力，呼吸频率完全决定于患儿，潮气量大小决定于压力大小和患儿呼吸力量。该模式除有定压型模式的优点外，尚有比较完善的自主呼吸特点，需患儿有较好的自主呼吸触发能力。PSV 非常符合 ARDS 患儿具有较强的自主呼吸、较大的吸气流速、较快的呼吸频率和较大通气量的特点。早期研究提示，ARDS 患儿应尽早使用 PSV+PEEP 治疗，以减轻呼吸肌营养不良和缩短呼吸机时间。近年来，PSV 改善 ARDS 观点受到挑战。随着 PSV 支持水平增加，潮气量明显增加，吸–呼气转换时间明显延迟，触发延迟时间显著延长，人机难以同步。神经电活动辅助通气（neurally adjust ventilation, NAVA）是应用实时监测膈肌电活动信号实施机械通气的新技术，通过膈肌电活动信号触发吸气和呼气切换，根据膈肌电活动信号的幅度决定通气支持水平。吴晓燕等研究提示，与 PSV 相比，NAVA 通气支持时间、通气支持水平与自身呼吸形式更加匹配，应用 NAVA 更能改善 ARDS 患儿人机同步性。

2）反比通气（invers ratio ventilation, IRV）：当吸气时间超过 1/2 呼吸周期，称为

IRV。IRV 可使气道平均压增高，肺内分流减少，而伴以较低的 PEEP 和 PIP 水平。因为呼气时间缩短，产生内源性 PEEP，可增加功能残气量。但是，IRV 与自主呼吸不协调，且可能对血流动力学产生影响，并不能降低死亡率，主要用于正比通气无效的患儿。

3）双相正压通气（biphasic positive airway pressure，BiPAP）：让患儿的自主呼吸交替地在两种不同的气道正压水平上进行，以两个压力水平间转换引起呼吸容量的改变而达到机械通气辅助的作用，其实质是自主呼吸+双水平的持续气道正压。BiPAP 可满足从指令到间歇指令和自主呼吸的不同需要，不仅允许自主呼吸间断出现，也允许在两个压力水平上持续存在，克服传统机械通气自主呼吸和控制通气不能并存的特点，改善人机对抗。研究表明，肺复张手法联合 BiPAP 比单纯小潮气量容量控制/辅助通气具有迅速改善氧合、肺顺应性明显增加、缩短带机时间、稳定血流动力学及减少镇静药物的使用等优点。

（4）镇静、镇痛和肌松：机械通气需要考虑用镇静镇痛剂，以缓解焦虑、躁动、疼痛，减少过度的氧耗。镇静方案包括镇静目标和评估镇静效果的标准。根据镇静目标来调整镇静剂的剂量，常用 Ramsay 评分来评估镇静深度、制订镇静计划。以 Ramsay 评分 3～4 分作为镇静目标。每天均需中断或减少镇静药物剂量直至患儿清醒，以判断患儿的镇静程度和意识状态。

恰当的肌松剂应用能增加胸壁顺应性，促进人机同步，减少机体氧耗和呼吸功，甚至可能会降低呼吸机相关肺损伤（VALI）。不合理应用肌松剂会导致痰液引流障碍、肺不张、通气/血流值失衡和 ICU 获得性衰弱等严重并发症，延长机械通气时间和住院时间。机械通气的 ARDS 患儿应尽量避免使用肌松剂。如确有必要使用肌松剂，应监测肌松水平，以预防膈肌功能不全。

（5）肺保护性通气策略（限制潮气量和平台压）：自 1972 年以来，应用大潮气量（10～15ml/kg）一直是 ARDS 正压通气的标准用法。20 世纪 90 年代，VALI 受到重视，并提出保护性机械通气策略。其中，小潮气量通气是最为接受的一种模式。研究显示，肺保护性通气措施可明显减少 VALI。大潮气量通气可引起肺泡过度扩张和呼气时肺泡萎陷，反复的潮气性肺泡过度牵拉可诱发病理改变与 ARDS 相似的弥漫性肺泡损伤；损伤的肺可诱导释放炎性细胞因子进入循环，引起多器官功能衰竭。2000 年，美国 ARDS 协作网进行的大样本多中心 RCT 显示，小潮气量（6ml/kg 理想体重）的病死率（31%）比常规通气组（12ml/kg 理想体重）的病死率（39.8%）降低 9%，28 天内平均上机天数明显减少。小潮气量通气还能降低炎性介质和细胞因子水平，对 ALI 患儿具有良好的抗炎和屏障保护作用。Meta 分析显示，小潮气量通气可显著降低气胸发生率和病死率。

气道平台压是指吸气平台时的气道压力。气道峰压包括用于扩张肺泡的压力（约等于平台压）和用于扩张气道的压力。因此，肺泡压以平台压而不是气道峰压表示更为准确，平台压能更直接地反映 VALI 的危险程度，高平台压不仅可引起气压伤，也可引起类似 ARDS 的弥漫性肺损伤。Terragni 等研究发现，大约 1/3 的严重 ARDS 患儿，尽管用 6ml/kg 理想体重的潮气量进行通气，根据胸部 CT 扫描，仍有肺泡过度扩张的证据；对于使用 6ml/kg 潮气量，气道平台压仍在 28～30cmH$_2$O 以上的患儿，逐步减小潮气量至 4ml/kg，以控制气道平台压在 25～28cmH$_2$O，72h 后肺泡灌洗液中 IL-1b、IL-6、IL-8 及 IL-Ra 等炎症因子的表达均显著下降。对于重症 ARDS 患儿即使设定 6ml/kg 的潮气量，若平台压仍在 28～30cmH$_2$O 以上，仍有可能导致 VALI，需要结合平台压进一步降低潮气量。

由于不同 ARDS 患儿的正常通气肺组织容积差异较大，可能出现同一潮气量通气时不同 ARDS 肺组织所受应力水平存在显著差异。因此，ARDS 患儿潮气量的选择应强调个体化，还应综合考虑患儿病变程度、平台压水平、胸壁顺应性和自主呼吸强度等因素的影响。如对于胸壁顺应性显著降低的患儿（如严重肥胖、腹腔高压），常因胸腔内压力异常增加导致大量肺泡塌陷，为增加跨肺泡压复张塌陷肺泡，此时平台压水平有可能会超过30cmH$_2$O。对于重度 ARDS 患儿，过强的自主吸气会显著增大跨肺泡压和增加肺泡过度牵张的风险，此时应适当降低平台压水平或抑制自主呼吸强度。

对于任何机械通气的患儿，在控制通气模式下，应该根据肺的病理状态和呼吸系统顺应性设置潮气量。2015 年指南推荐，以患儿的年龄或者体重为依据（5～8ml/预计千克体重），控制潮气量在患儿生理潮气量范围之内或以下。呼吸系统顺应性差的患儿，潮气量应为预测每千克体重 3～6ml。对于肺顺应性保持较好的患儿，潮气量应更接近生理范围（5～8ml/预测千克体重）。在没有跨肺压数值的情况下，吸气平台压力不超过 28cmH$_2$O。胸壁弹性增加（即胸壁顺应性减小）的患儿可以允许吸气平台压稍高（29～32cmH$_2$O）。

（6）允许性高碳酸血症：在保证 ARDS 患儿氧合的同时，允许 PaCO$_2$ 在一定范围内缓慢升高，即允许性高碳酸血症（permissive hypercapnia，PHC）。应用小潮气量通气难免发生高碳酸血症和呼吸性酸中毒。PHC 是肺保护性通气策略的结果，并非 ARDS 的治疗目标。目前采用 PHC 策略的安全性还有争议。大多数研究提示实施 PHC 策略是安全的。但在缺血性心脏病、左心衰竭或右心衰竭、肺动脉高压和颅脑损伤时应禁用。目前尚无理想的PaCO$_2$ 上限值，一般主张保持 pH>7.2，PaCO$_2$ 不超过 9.33kPa（70mmHg）。对于非常严重的二氧化碳潴留患儿（经积极处理后 pH 仍低于 7.2），不推荐常规补充碳酸氢盐。有条件单位此时可考虑联合应用体外膜肺氧合（ECMO）、体外二氧化碳清除技术。

（7）确定最佳 PEEP：ARDS 肺泡塌陷不但可导致顽固性低氧血症，且部分可复张的肺泡周期性塌陷开放而产生的剪切力会导致或加重呼吸机相关肺损伤。PEEP 在具有导致肺复张效应的同时，也具有肺泡过度膨胀的双刃剑效应。肺复张与高 PEEP 联合使用有可能使原来正常通气的肺泡过度膨胀，导致 VALI 和加重 ARDS。ARDS 应采用防止肺泡塌陷的最佳 PEEP。

在过去 10 余年，已有 3 个 RCT 研究评价两种不同 PEEP 法对 ARDS 患儿病死率的影响，在应用小潮气量通气的基础上积极加用高 PEEP 可明显改善 ARDS 患儿的氧合，但是不能降低 ARDS 的死亡率和 VALI 的发生率。Meta 分析显示，高 PEEP 加小潮气量通气不能改善成人 ARDS 的病死率。虽然高 PEEP 与低 PEEP 法的 RCT 未能证明降低 ARDS 的病死率。然而，从总体上看，最佳 PEEP 的选择应强调个体化设置。高 PEEP 对于重度 ARDS患儿是有好处的。对于轻度 ARDS（或急性肺损伤）患儿，应慎重使用高 PEEP。

设置最佳 PEEP 的方法有很多，包括 FiO$_2$/PEEP 递增法、低位转折点法、最大顺应性法、肺牵张指数法、胸部 CT 导向的 PEEP 递减法和最佳氧合法。Amato 和 Villar 研究显示，在小潮气量通气的同时，以静态压力-容积（P-V）曲线低位转折点压力+2cmH$_2$O 来确定

PEEP 能遏制肺部炎症介质的释放，降低 ARDS 的死亡率。Villar 多中心 RCT 显示，用 FiO_2/PEEP 递增法治疗 ARDS 的住院死亡率为 55.5%，而低位转折点设置 PEEP 治疗 ARDS 的住院死亡率明显降低为 34%。若有条件，应根据静态 P-V 曲线低位转折点压力+$2cmH_2O$ 来确定最佳 PEEP。

2015 新指南推荐：通过缓慢增减 PEEP 达到肺复张目的，同时严密监测氧合水平和血流动力学改变；而对于 PEEP 的调节，重度 ARDS 患儿使用中等水平的 PEEP（$10\sim15cmH_2O$）并缓慢增加直至出现可被观察到的氧合水平和血流动力学反应；当 PEEP 水平高于 $15cmH_2O$ 时，平台压需要一定限制。一般情况下，PEEP 初调时，可用 $3\sim5cmH_2O$，FiO_2 维持在 30%～50%；若氧合不佳，可参考 FiO_2 逐步上调 PEEP，每次可调 $2cmH_2O$，儿童 PEEP 一般用 $10\sim15cmH_2O$ 已经足够，最高根据年龄可调至 $16\sim20cmH_2O$。

（8）肺复张：是在设定潮气量的基础上，在短暂时间内（一般是 $30\sim120s$）以较高的 CPAP 或 PEEP，一般是 $30\sim45cmH_2O$，使萎陷的肺泡尽可能复张，促使塌陷肺泡复张、增加肺容积、改善氧合。肺复张是肺保护性通气策略的重要手段。

常用的肺复张手法包括控制性肺膨胀、PEEP 递增法及压力控制法。尽管研究显示肺复张联合高 PEEP 保持肺泡开放可持续改善患儿的氧合状况，儿童患儿应用肺复张手法（采用恒压通气、吸气压 $30\sim40cmH_2O$，持续时间为 $15\sim20s$）后 6h，FiO_2 可降低 6.1%。但是，ARDS 协作网经 550 例的临床验证，认为肺复张手法可短暂改善氧合而不能改善病死率，可增加气胸发生率肺复张的效果与 ARDS 的病因、肺损伤的严重程度、ARDS 病程、实施肺复张的压力和时间、患儿的体位及肺的可复张性等因素有关。肺复张治疗 ARDS 是否安全也无定论。Fan 等发现肺复张手法还可引起 8%～12%患儿出现短暂而显著的低血压及低氧血症，实施过程中需要密切关注正常通气肺泡是否出现过度膨胀甚至发生气压伤。

2015 年指南不推荐常规应用肺复张，仅用于威胁生命的难治性低氧血症，建议对中重度 ARDS 患儿实施肺复张，不建议对 ARDS 患儿进行持续肺复张，对血流动力学不稳定和有气压伤高危风险患儿实施肺复张应慎重。

（9）吸入气氧浓度（FiO_2）：对于不同病情的 ARDS 患儿，氧合目标的设定应根据患儿是否存在组织缺氧的危险因素（如血红蛋白下降、血容量不足和心排血量降低）进行适当调整 FiO_2 水平并维持 SpO_2 为 88%～95%和 PaO_2 为 $55\sim80mmHg$。一旦氧合改善，应及时降低 FiO_2。对于严重的低氧血症，为达到该目标可能需进行高浓度吸氧，甚至需要 100%吸氧。尽管可能出现氧中毒，但是没有研究证实单独高浓度吸氧会加重 ARDS 肺损伤。如果不及时纠正严重的低氧血症，则会危及患儿的生命安全。

（10）俯卧位通气：通过减少肺组织压缩，促进肺内液体移动，改善通气/血流值，明显增加氧合。PALISI 研究显示，俯卧位通气可显著改善急性肺损伤儿童的氧合，但是对脱离呼吸机天数、死亡率、肺损伤恢复时间、无肺外器官衰竭天数和认知功能损害等无显著改善。最近研究显示，俯卧位通气优于仰卧位通气，可以降低严重 ARDS 患儿的死亡率。Rival 等研究发现，俯卧位通气联合肺复张可显著改善氧合。

俯卧位通气主要用于治疗早期重度 ARDS（PaO_2/FiO_2<$100mmHg$），尤其对于 PEEP 水平>$10cmH_2O$ 患儿，2015 年指南不推荐将其作为常规治疗。如果无严重低血压和室性心律失常等禁忌证，可考虑俯卧位通气作为短期的抢救措施。需要注意预防婴儿猝死综合征、气道阻塞、低血压、呕吐和意外拔管。

（11）撤离机械通气：不同病种导致的呼吸衰竭儿童中，拔管失败率为2%～20%，最常合并上气道水肿。对于儿科患儿（包括新生儿），预防使用糖皮质激素既能减少拔管后喘鸣的发生，又减少再插管的次数。只要患儿一般情况好，神志清醒，有较强的咳痰能力，PEEP降至5cmH$_2$O以下，FiO$_2$降至40%以下，PaO$_2$>60～70mmHg，即可停机。一旦达到撤机指征，应立即撤机，无须感染完全控制或病变完全恢复正常；避免加用经面罩机械通气"康复"或"过渡"，或进行所谓的"序贯通气"。

4. 高频震荡通气（high-frequency oscillatory ventilation，HFOV）　是一种完全不同于传统机械通气的呼吸支持方式，气道内气体在设定的平均气道压力水平上进行高频振荡，从而产生小于解剖无效腔的潮气量（1～4ml/kg）和高通气频率（3～15Hz，即 180～900次/分）。HFOV通过较高的平均气道压持续维持肺泡开放，改善氧合；因其潮气量很小，能避免肺泡过度牵张，减少VALI发生。

Meta分析显示，HFOV虽可改善氧合但不能改善患儿病死率。2015新指南推荐，在低氧性呼吸衰竭患儿的呼吸道平台压超过28cmH$_2$O而又没有胸壁弹性下降证据的情况下，HFOV可作为一种替代的通气模式，且应被考虑在中重度急性呼吸窘迫综合征（PARDS）患儿中使用。

在HFOV时，可调节的参数有FiO$_2$、平均气道压力（mean airway pressure，MAP）、振幅及呼吸频率（1Hz=60次/分）。参数调整需要根据患儿实际情况、胸部X线片和血气结果来进行。HFOV参数初设时，应用稍高于常频通气时的MAP（2～3cmH$_2$O），以达到合适的肺容量（功能残气量），保持肺泡扩张和良好的氧合。若氧合不满意，可每次 1～2cmH$_2$O的幅度提高MAP。FiO$_2$可先设置为100%，后根据患儿的血氧饱和度调整。振幅可先置于30～35cmH$_2$O，以可触及良好的胸廓抬举为准，根据患儿的二氧化碳潴留情况调整。呼吸频率初设需按不同的年龄段设置（婴儿10～15Hz，儿童6～10Hz，成人4～7Hz），每次调整不超过0.5～1.0Hz；吸/呼值通常为0.33。每次调整好参数后，应及时复查血气，定期复查胸片。

当病情稳定好转后，使用HFOV的患儿很少直接撤机，通常转为常频机械通气。转为常频机械通气时，应考虑患儿原发病的治疗情况及氧合、通气状况。当原发病好转，FiO$_2$降至60%以下，MAP降至10～20cmH$_2$O，若能维持正常氧合，无二氧化碳潴留，可转为常频通气。

HFOV的危险主要有肺泡过度膨胀、气漏。尽管气胸是应用HFOV的适应证，但是有报道HFOV气压伤总体发病率与常频通气相近或更高。在使用HFV时，气道湿化不充分、MAP过高、感染或气管供血减少，则可能出现呼吸道黏膜缺血坏死，导致坏死性气管支气管炎；使用较高的MAP可能会导致静脉回流减少而出现低血压，对于接受HFOV的患儿需加强对循环系统的监测。HFOV可增加脑室内出血和脑室周围白质软化的机会，增加颅内出血的危险。HFOV治疗早期过度通气会造成低二氧化碳血症，使脑血流减少，造成缺血性脑损伤，还存在继发呼吸机相关性肺炎、高浓度氧所致氧中毒的风险。

5. 体外膜肺氧合（ECMO） 是重症 ARDS 的救援措施。目前静脉–静脉 ECMO 是较理想的选择，对新生儿、儿童的治疗效果优于成人。体外生命支持组织报道 1990~2010 年共 44 824 例用 ECMO 治疗患儿，接受 ECMO 的 ARDS 儿童存活率为 54%。2009 年英国的常规通气支持与 ECMO 治疗成人重型呼吸衰竭的多中心研究显示，ARDS 早期接受 ECMO 治疗 6 个月生存率 63%，而传统机械通气组 6 个月存活率仅 47%，对于严重 ARDS 接受高浓度氧吸入或较高压力支持治疗超过 7 天的患儿，ECMO 的疗效明显下降；建议 Murray 评分＞3 或 pH＜7.2 的成人重症 ARDS 都有指征者早期进行 ECMO 治疗。在 2009 年 H1N1 大流行性期间，多个研究显示，采用 ECMO 治疗的成人和儿童严重 ARDS 存活率都在 70%以上，ECMO 能够降低严重 ARDS 患儿住院死亡率，改善远期预后。然而，对现有的 9 篇（包括 3 篇随机对照研究）文献的 Meta 分析表明，ECMO 不能改善成人 ARDS 的预后。2015 新指南建议，重度 ARDS 患儿如果呼吸衰竭被考虑是可逆的或适合进行肺移植的，应该考虑接受 ECMO；对可能从中获益的患儿不应作太多限制，但若其生存分析结果有限的话，则不建议使用。

6. 体外二氧化碳清除技术（extracorporeal CO_2 removal，$ECCO_2R$） 能有效清除二氧化碳。目前临床上可选择无泵式体外肺辅助系统（pumpless extracorporeal lung assist device，pECLA）或低流速泵驱动静脉二氧化碳清除系统。

与单独使用小潮气量通气或高频通气相比，$ECCO_2R$ 能减少肺损伤和显著改善 ARDS 预后。Terragni 等以 pH 作为启动指征，当 ARDS 患儿平台气道压在 28~30cmH₂O 时，按每千克体重 1ml 降低潮气量直到平台气道压在 25~28cmH₂O，同时为保证清除二氧化碳和缓冲 pH，可以增加呼吸频率直到 40 次/分及每小时 20mmol 输注碳酸氢钠，如经过上述治疗后，pH 仍小于 7.25，立即启动 $ECCO_2R$。

7. 非机械通气辅助治疗

（1）肺表面活性物质：ARDS 患儿多伴有肺表面活性物质（PS）减少或功能缺失，易引起肺泡塌陷。1980 年日本 Fuji-wara 等首次用牛 PS 治疗 10 例新生儿呼吸窘迫综合征患儿获得成功。PS 能增强肺顺应性、减少呼吸功，维持肺泡稳定性，促进肺水清除，降低前脉细血管张力，对肺泡上皮细胞有保护作用。2005 年，Willson 等对 153 例 1~21 岁的 ARDS 患儿采用 2 次经气管滴入 80ml/m² 小牛 PS，显示小牛 PS 可显著增加氧合和降低病死率。但是，Meng 等 Meta 分析纳入 9 个临床试验共 2575 例 ARDS 患儿，给予外源性 PS 仅能改善给药后 24h 内的氧合，并不能改善患儿死亡率，而且氧合超过给药后 120h，会有较高的不良反应发生率。此外，也尚未解决 PS 最佳用药剂量、给药时间和间隔等问题。2015 新指南推荐，外源性 PS 不能作为常规治疗。

（2）一氧化氮吸入：是内源性血管扩张剂。吸入一氧化氮可选择性扩张肺血管，显著降低肺动脉压，减少肺内分流，改善通气/血流值失调，同时具有抗炎的特性。Afshari 等 Meta 分析 14 个随机对照研究，共纳入 1303 例 ARDS 患儿，结果显示吸入一氧化氮仅能一过性提高开始 24h 氧合，不能降低死亡率、机械通气时间和住院时间，反而可能增加肾功能不全风险。2015 新指南推荐，吸入一氧化氮不作为儿童 ARDS 的常规治疗，可用于被证实有肺动脉高压或严重右心室功能不全的患儿和作为重度患儿的抢救措施或转换体外生命支持的桥梁。

九、监测

（1）监测所有 ARDS 患儿或者 ARDS 高危人群生命体征，评估潮气量及肺顺应性。

（2）有创通气的 ARDS 患儿，持续监测呼出潮气量和吸气压，避免损伤性肺通气。在压力控制模式时，以峰值压力为基础监测吸气压。在容量控制模式时，以平台压为基础监测吸气压。对于怀疑胸壁顺应性异常或有自主呼吸的患儿，评估吸气压要谨慎。监测流速–时间曲线和压力–时间曲线，检测呼气流量受限程度或人机是否不同步。在婴儿和低龄儿童中，应在气管插管末端监测呼气相潮气量，并对呼吸通路的顺应性进行适当补偿。

（3）监测氧合参数、严重程度评分及二氧化碳。监测 FiO_2、SpO_2、P_{aw} 和 PEEP，评估 ARDS 的严重程度。根据 ARDS 严重程度、无创监测指标，调整监测血 pH 和 $PaCO_2$ 频率；不推荐采集外周静脉血气监测 ARDS 患儿病情。

（4）对于有创机械通气的儿童，建议采用呼气末二氧化碳-时间曲线、二氧化碳体积图和（或）经皮二氧化碳测量连续监测二氧化碳水平。

（5）至少每天对患儿的临床和生理条件进行评估，避免不必要的长时间机械通气，尽早脱离呼吸机。

（6）复查胸部影像学的频率要根据临床情况决定。

（7）血流动力学监测可用于评价机械通气及疾病对于心功能的影响或氧转运情况。对疑似伴有心功能不全的 ARDS 患儿，建议完善超声心动图，评估心功能、前负荷状态及肺动脉压力。对于严重的 ARDS 患儿，要留置外周动脉导管，连续监测动脉血压和血气分析。

（陶于洪　卢　婧）

参 考 文 献

刘春峰，卢志超. 2015. 2015 国际小儿急性呼吸窘迫综合征专家共识解读. 中国小儿急救医学，22（12）：829-835.

Adhikari NK，Dellinger RP，Lundin S，et al. 2014. Inhaled nitric oxide does not reduce mortality in patients with acute respiratory distress syndrome regardless of severity：systematic review and meta-analysis. Crit Care Med，42（2）：404-412.

Dalton HJ，Macrae DJ. 2015. Extracorporeal support in children with pediatric acute respiratory distress syndrome：proceedings from the pediatric acute lung injury consensus conference. Pediatr Crit Care Med，16（5 Suppl 1）：S111-S117.

Duggal A，Ganapathy A，Ratnapalan M，et al. 2015. Pharmacological treatments for acute respiratory distress syndrome：systematic review. Minerva Anestesiol，81（5）：567-588.

Grissom CK，Hirshberg EL，Dickerson JB，et al. 2015. Fluid management with a simplified conservative protocol for the acute respiratory distress syndrome*. Crit Care Med，43（2）：288-295.

Khemani RG，Smith LS，Zimmerman JJ，et al. 2015. Pediatric acute respiratory distress syndrome：definition, incidence, and epidemiology：proceedings from the pediatric acute lung injury consensus conference. Pediatr Crit Care Med. 2015. 16（5 Suppl 1）：S23-S40.

Nardi N，Mortamet G，Ducharme-Crevier L，et al. 2017. Recent Advances in Pediatric Ventilatory Assistance. F1000Res，6：290.

Ranieri VM，Rubenfeld GD，Thompson BT，et al. 2012. Acute respiratory distress syndrome：the Berlin Definition. JAMA，307（23）：2526-2533.

Silva PL，Pelosi P，Rocco PR. 2014. Fluids in acute respiratory distress syndrome：pros and cons. Curr Opin Crit Care，20（1）：104-112.

Sud S，Friedrich JO，Adhikari NK，et al. 2014. Effect of prone positioning during mechanical ventilation on mortality among patients with acute respiratory distress syndrome：a systematic review and meta-analysis. CMAJ，186（10）：E381-E390.

Ye S，Li Q，Yuan S，et al. 2015. Restrictive Fluid Resuscitation Leads to Better Oxygenation than Non-Restrictive Fluid Resuscitation in Piglets with Pulmonary or Extrapulmonary Acute Respiratory Distress Syndrome. Med Sci Monit，21：2008-2020.

第三十章

呼 吸 衰 竭

呼吸衰竭（respiratory failure）是指由于各种原因导致的呼吸生理功能严重障碍而失代偿，使机体动脉血氧分压（PaO_2）降低和（或）二氧化碳分压（$PaCO_2$）增加。儿童呼吸系统发育尚不充分，当受到各种致病因素损害时容易引起失代偿而发生呼吸衰竭，急性呼吸衰竭是儿科临床最常见的危重急症之一。

一、分类

1. 按照发病时间和病情进展情况分类 可分为急性呼吸衰竭和慢性呼吸衰竭。慢性呼吸衰竭是由慢性呼吸系统疾病所致，如慢性阻塞性肺疾病、慢性肺纤维化、重度肺结核等，患者的呼吸功能损害是渐进性的，因此，呼吸功能障碍逐渐发生，而使机体出现缺氧或伴二氧化碳潴留。当机体有较长时间的代偿和适应仍能满足个人的生活及基本活动称为代偿性慢性呼吸衰竭；当并发呼吸道感染或因其他因素所致代偿失调时称为失代偿性慢性呼吸衰竭。儿童期多以急性呼吸衰竭为主，因此本章节主要讨论急性呼吸衰竭。

2. 按照引起呼吸衰竭的原发病变部位分类 可以分为中枢性呼吸衰竭（神经中枢病变）、外周性呼吸衰竭（外周呼吸器官病变）和混合性呼吸衰竭（神经中枢及呼吸器官均有病变）。

3. 按照动脉血气的结果分类 可以分为Ⅰ型呼吸衰竭和Ⅱ型呼吸衰竭。Ⅰ型呼吸衰竭又称为低氧血症型呼吸衰竭或换气障碍型呼吸衰竭，血气结果为 PaO_2 降低，见于肺实质严重损伤的各种病变。Ⅱ型呼吸衰竭又称为通气功能衰竭，血气表现为 PaO_2 降低的同时伴 $PaCO_2$ 升高，见于各种肺内病变（呼吸道梗阻或生理无效腔增大）和肺外因素（中枢性呼吸衰竭、呼吸肌疾病、胸廓疾病）引起肺泡通气量不足。Ⅰ型呼吸衰竭患儿病情继续加重可转变为Ⅱ型呼吸衰竭，而Ⅱ型呼吸衰竭经治疗好转后，也可能转变为Ⅰ型呼吸衰竭并最终治愈。

二、病因

（一）气道梗阻

1. 儿童常见的气道梗阻原因

（1）过敏反应：常见过敏原包括动物毛发、皮屑，蜜蜂或昆虫叮咬，食物（如坚果、鱼、虾、蟹及贝类），药物，花粉，植物等。过敏诱发气道黏膜发生血管神经性水肿导致呼吸道阻塞，引起通气功能障碍。

（2）化学灼伤：气道黏膜、肌层、软骨和浆膜组织结构被化学性物质（酸、碱）损害导致通气功能障碍。

（3）急性喉炎：多见于病毒、细菌感染。喉部黏膜发生炎症、水肿及炎症分泌物阻塞导致通气功能障碍。

（4）急性会厌炎：常见于 B 型嗜血流感杆菌（Haemophilus influenzae type B，HiB）感染，也可见于其他细菌或病毒感染。会厌炎性肿胀阻塞气管导致通气功能障碍。

（5）烟火吸入灼伤：气道黏膜灼伤肿胀坏死导致通气功能障碍。

（6）异物吸入：儿童容易因为好奇或意外将异物吸入呼吸道，如花生、食物、气球残片、纽扣、硬币或小玩具等。阻塞气道导致通气功能障碍。

（7）扁桃体周围脓肿：多见于 A 组 β 溶血性链球菌感染。巨大脓肿会阻塞气道导致通气功能障碍。

（8）咽后壁脓肿：儿童容易发生咽部淋巴组织化脓性感染，局部形成脓肿阻塞气道导致通气功能障碍。

（9）气管软化：原发性气管软化系软骨发育不良所致，继发性气管软化见于气管外的巨大血管压迫、气管食管瘘术后或长期气管插管的患儿。吸气时气管管径明显缩小导致通气功能障碍。

（10）创伤：儿童多动而且缺乏自我保护意识，容易发生颈部和上呼吸道创伤。

（11）声带病变：如声带严重水肿、发育异常。

（12）天性气道畸形：如后鼻孔闭锁，小下颌畸形（Pierre Robin 综合征），会厌畸形，喉部畸形、囊肿，气管畸形等。

（二）肺部及胸部疾病

新生儿期以呼吸窘迫综合征（RDS）、胎粪吸入综合征、气漏综合征、肺不张、肺出血、先天性膈疝、先天性乳糜胸、支气管肺发育不良、新生儿肺炎、支气管肺先天发育异常等为主要病因。儿童期以细菌或病毒感染性肺炎、闭塞性气管炎、毛细支气管炎、哮喘、张力性气胸、脓胸、血气胸等疾病常见。

（三）心脏疾病

严重先天性心脏病、严重心律失常、心肌炎、心内膜弹力纤维增生症等伴心力衰竭和肺水肿时容易所致呼吸功能不全甚至衰竭。

（四）神经系统及肌肉疾病

新生儿期的常见疾病包括严重窒息所致呼吸衰竭、早产儿频发呼吸暂停、严重颅内出血、破伤风、膈神经麻痹等。儿童期的常见疾病为脑炎、脑膜炎、惊厥持续状态、中枢神经系统畸形、脊髓病变、重症肌无力、药物中毒等。

（五）其他

严重营养不良，遗传性代谢病，中毒等。

▶▶▶ 三、缺氧与二氧化碳潴留的发生机制

呼吸衰竭的主要病理生理改变是缺氧和二氧化碳潴留。

（一）通气功能障碍

气道内的病变，如气道黏膜肿胀，分泌物、血、异物堵塞，气道外的病变导致气道受压变形，严重时均会导致气道梗阻，使呼吸阻力明显增加，肺泡通气量下降。由于肺泡通气量决定了二氧化碳的排出速率，因此，当气道梗阻使肺泡二氧化碳排出减少时就会导致二氧化碳在肺泡内累积；同时，气道梗阻导致的通气功能障碍还会使肺泡通气量减少和吸入的氧减少，结果导致肺泡内氧分压降低。新生儿气道细小，毛细支气管缺乏平滑肌，气管和支气管壁软弱，更容易塌陷，使气道阻力增加。由于这些生理上的不足，即使气道黏膜只有轻微炎症和水肿，也会大大增加呼吸道阻力，在肺部疾病时更易于发生阻塞性通气功能障碍，因此新生儿极易发生急性呼吸衰竭。

通气功能障碍引起的肺泡内氧分压降低和二氧化碳分压增高会破坏肺泡-血液之间氧和二氧化碳气体交换的生理平衡状态，导致机体氧供应不足和二氧化碳排出不够。肺泡内的氧、二氧化碳与血液间的梯度决定了肺气体交换的效率。常用肺泡气体方程式来表示 FiO_2、$PaCO_2$ 与肺泡氧分压（alveolar oxygen partial pressure，P_AO_2）的关系：$P_AO_2 = [FiO_2(760-47)] - PaCO_2/R$。R 为呼吸商（常为 0.8）。根据 P_AO_2 与 PaO_2 的差值可以分析呼吸衰竭程度。

（二）弥散障碍

肺泡内的二氧化碳与氧气通过分子弥散，顺着压力差的方向运动，肺泡毛细血管内游离的二氧化碳与氧气也通过分子弥散，顺着压力差的方向运动。在生理情况下，肺泡内的氧压力高于毛细血管内，因此氧气向着毛细血管内弥散；而二氧化碳的运动方向相反。二氧化碳和氧气的运动速度与肺泡膜两侧的气体分压差、单位时间内弥散量的大小、肺泡膜面积与气体弥散常数及血液与肺泡的气体接触时间相关。当肺实质病变时，如 RDS 时，肺泡膜增厚，弥散距离变大导致弥散量减小；肺炎时，肺泡壁由于炎性渗出而增厚，也会导致弥散距离增大，弥散量减小；另外血液与肺泡气体接触时间变短也会影响气体的弥散。由于二氧化碳的弥散能力很强，所以肺泡二氧化碳分压（alveolar partial pressure of carbon dioxide，P_ACO_2）几乎与 $PaCO_2$ 相同，而且肺实质轻度病变时对其影响很小。氧气的弥散能力明显弱于二氧化碳，因此，一般临床上肺组织病变导致气体的弥散功能障碍首先影响的是氧气。

（三）通气/血流值失调

肺泡内氧气通过弥散进入肺泡毛细血管，同时肺泡毛细血管内的二氧化碳弥散进入肺

泡内，这个过程称为肺换气。换气过程能否顺利进行不仅与肺泡内与肺泡毛细血管内的氧气与二氧化碳分压梯度密切相关（这个压力梯度依赖于肺泡保持正常的通气量），还与肺泡毛细血管能否保持正常的血流速度密切相关。例如，当肺泡通气正常而肺泡的血流障碍（肺血管栓塞或肺灌注不良）时，尽管肺泡内的氧气和二氧化碳与肺泡毛细血管内的氧气和二氧化碳的压力能够保持平衡，但是完成了气体交换的血液量少于正常，而导致机体实际有部分血液未能完成气体交换，这种情况称为无效腔通气；又如，当肺泡通气不足（肺泡萎陷）而肺泡血流正常时，流经肺泡的血流中有部分不能进行气体交换，这种情况称为肺内分流。因此通气（V）与血流（Q）比值必须相互适应才能保证正常的气体交换。上述无效腔通气和肺内分流的情况会导致通气与血流比值（V/Q）失调。在肺内分流情况下，由于二氧化碳的排出有可能通过肺泡通气的增加或缓冲系统所代偿，从而使得 $PaCO_2$ 无明显增加；但是未经肺氧合的分流血液的混入，可使 PaO_2 明显降低，此时必须吸入较高浓度的氧气才能纠正低氧血症。

（四）肺外分流

除呼吸系统本身病变所致的通气和弥散障碍所出现的低氧和高碳酸血症外，先天性心脏病或早期新生儿动脉导管和卵圆孔尚未解剖性关闭，当肺部疾病导致肺动脉压力增高时（PPHN），可出现动脉导管和（或）卵圆孔水平的右向左分流。此时严重的低氧血症与肺部病变不成比例，一般吸氧难以纠正低氧血症。

▶▶▶ 四、缺氧与二氧化碳潴留时人体的影响

低氧、高碳酸血症和继发的酸中毒均会引起机体各脏器功能异常。轻度的低氧和高碳酸血症即可引起心率和心排血量增加，此种情况称为机体的代偿性反应。当缺氧程度继续加重时，细胞的能量代谢迅速衰竭，细胞出现水肿，从而导致脏器出现功能障碍。如果细胞能量代谢不能及时扭转，细胞开始出现不可逆性的坏死时，各脏器的功能逐渐衰竭。

低氧和高碳酸血症可引起肺血管阻力增加甚至导致肺动脉高压，使右心负荷增加；同时，低氧引起心肌细胞损伤，心脏收缩能力降低，结果导致循环衰竭和血压降低，进一步加重全身组织氧气供应不足而形成代谢性酸中毒、肾衰竭。低氧和高碳酸血症还可引起脑水肿，严重时导致呼吸中枢损伤，引起中枢性呼吸衰竭。

▶▶▶ 五、临床表现

（一）呼吸困难

呼吸困难表现为不同程度的频率、节律和幅度改变。外周性呼吸衰竭主要表现为气促、辅助呼吸肌做功（点头样呼吸、鼻翼扇动、三凹征），而疾病的终末期却表现为呼吸变浅，呈喘息样。中枢性呼吸衰竭主要表现为呼吸节律明显异常，出现潮式、间歇或抽泣样呼吸。

（二）发绀

发绀系缺氧所致。当动脉血氧饱和度低于85%时，即可出现皮肤、黏膜发绀即临床所

见的口唇、甲床发绀。

（三）精神神经症状

急性呼吸衰竭的精神症状较明显，缺氧和二氧化碳潴留均引起烦躁不安、意识障碍、精神错乱、狂躁、昏迷、抽搐等症状。症状轻重与呼吸衰竭发生速度有关。严重二氧化碳潴留可出现腱反射减弱或消失、锥体束征阳性等。

（四）循环系统症状

缺氧和二氧化碳潴留早期会引起心率增快，血压升高的代偿反应；严重缺氧和二氧化碳潴留会导致心排血量下降、血压降低、心律不齐、休克；还可引起肺动脉高压，引发右心衰竭，伴有体循环淤血体征。

（五）消化系统

严重呼吸衰竭会导致胃肠道黏膜充血水肿、糜烂渗血、应激性溃疡、消化道出血，还可引起肠麻痹出现腹胀、呕吐；还会导致肝功能损伤、肝脏长大。

（六）泌尿系统

由于肾小球及肾小管缺氧坏死可导致肾功能异常或衰竭，蛋白尿，管型尿，尿中出现红细胞。

（七）原发疾病的表现

引起呼吸衰竭的原发疾病不同，其临床表现各异，同时要注意有无需要紧急处理的呼吸系统急症，如张力气胸、大量胸腔积液、大片肺不张或大量痰堵等。

▶▶▶ 六、诊断

（一）呼吸衰竭的诊断及注意事项

血气分析是诊断呼吸衰竭的主要手段。但应该对患儿的病情全面评价，要根据病史、临床表现和其他检查手段做出全面的诊断分析，而不能只靠血气分析就做出最终诊断。另外，还要重视对患儿呼吸衰竭的持续评估。

呼吸衰竭的血气诊断标准：Ⅰ型呼吸衰竭，PaO_2 降低，儿童 < 8.0kPa（60mmHg），婴幼儿 < 6.67kPa（50mmHg）。Ⅱ型呼吸衰竭，PaO_2 降低的同时伴 $PaCO_2$ 升高，儿童 > 6.67kPa（50mmHg），婴幼儿 > 6.0kPa（45mmHg）。

具有引起呼吸衰竭潜在可能的原发病时，当患儿出现缺氧的临床表现就应该立即对患儿进行全面评估，强调及时获取和监测血气资料。对于突发性事件或意外事件，接诊时应该根据临床的缺氧表现及时做出临床诊断和处理，而不应该等待血气分析结果后才对患儿进行处理。

临床工作中注意不要轻易将气促患儿诊断为呼吸衰竭，虽然有时候患儿有呼吸困难和气短的感觉、鼻翼扇动、呼吸费力和吸气时胸骨上、下与肋间凹陷等临床表现，都反映呼吸阻力增大，患儿正在竭力维持通气量，但并不都代表呼吸衰竭。反之，患儿发生呼吸衰竭时不一定都有上述表现，呼吸衰竭早期或程度未到最重时呼吸频率以增快为主，伴有容易发现的呼吸困难，而呼吸衰竭终末期的患儿表现为呼吸减慢、微弱呈喘息样。尤其是中枢性呼吸衰竭以呼吸节律的改变为主，患儿呼吸困难的临床表现并不一定十分明显，而主要出现的是呼吸节律异常和意识改变，应该注意观察。

血气分析不仅是诊断呼吸衰竭的主要手段，而且也是病情评估的重要指标。但是在进行结果分析时一定要结合临床表现，尽可能排除各种可能的干扰因素，还要注意新生儿、婴幼儿的血气结果是否有其各自的特征，因此，不同年龄患儿呼吸衰竭的诊断应根据该年龄组血气正常值判断，忽略婴幼儿与儿童的不同，而应用同一标准诊断呼吸衰竭是不妥的，容易发生误判。

$PaCO_2$ 可以反映患儿的通气功能，当患儿通气功能障碍时 $PaCO_2$ 增高；PaO_2 反映换气功能，如果患儿肺换气功能障碍则 PaO_2 减低。如果 PaO_2 下降而 $PaCO_2$ 不增高提示患儿的当前状态为单纯换气障碍。$PaCO_2$ 增高提示患儿通气不足，同时可伴有一定程度 PaO_2 下降，此时不能简单地认为患儿合并有换气障碍，而应该计算肺泡/动脉氧分压差（P_AO_2/PaO_2）。还可以简便地计算 PaO_2 和 $PaCO_2$ 之和，如此值小于 14.6kPa（110mmHg），包括吸氧患儿，提示患儿可能有换气功能障碍。

通气不足导致的呼吸衰竭，需要进一步区分是中枢性呼吸衰竭还是外周性呼吸衰竭。中枢性病变导致的通气不足常表现为呼吸节律异常，呼吸减弱、减慢；外周性病变（颈部、胸部各种器官病变）导致的通气不足，常见呼吸道梗阻，胸部呼吸幅度受限制，肺部气体分布不均匀等异常因素，患儿大都有明显的呼吸困难表现。

换气障碍所致的呼吸衰竭，需要根据吸入氧浓度与 PaO_2 的相关性进一步判断换气障碍的性质和程度。

（1）当吸入低浓度（30%）氧时，患儿的 PaO_2 即明显改善，为弥散功能障碍；如患儿的 PaO_2 有一定程度改善，为通气/血流值失调；如患儿的 PaO_2 无改善，为病理性的肺内分流。

（2）可以根据吸入高浓度（60%以上）氧后患儿 PaO_2 的改变，初步判断肺内分流量的大小。

还应注意对呼吸衰竭患儿病情进行全面评价。例如，要结合患儿的循环状况和血红蛋白含量对机体氧气运输能力做出评价。另外，患儿是否缺氧，不能只看 PaO_2，还要看组织的氧供应能否满足其代谢需要，所以需要结合血乳酸值进行判断，当组织缺氧时乳酸堆积，还可参考剩余碱（BE）的改变来判断有无组织缺氧。另外，要结合血气分析的其他指标（pH、HCO_3^- 等）对患儿进行综合判断，强调动态监测血气，结合患儿临床变化，及时了解患儿代偿情况。急性呼吸衰竭的代偿需要 5～7 天，因此，要注意患儿既往呼吸和血气改变，才能对目前病情做出准确判断。

新生儿呼吸衰竭的判断更为复杂，迄今尚无统一诊断标准，需要结合临床和实验室多方面的指标进行判断。临床表现为呼吸困难（呻吟、三凹征），中心性发绀，顽固呼吸暂停，肌张力明显降低，呼吸频率＞60 次/分。血气分析指标包括：

1）在 FiO_2 为 100%时，$PaO_2 < 60mmHg$ 或氧饱和度＜80%。

2）$PaCO_2 > 60mmHg$。

3）动脉血 pH＜7.25。还有人认为凡是需要接受机械通气（不包括 CPAP）的新生儿均可考虑有呼吸衰竭。

要注意，单凭血气分析结果中显示的血氧分压降低和（或）二氧化碳分压增加就定义新生儿呼吸衰竭是不够全面的。低氧可由呼吸衰竭引起，但也可以由先天性心脏病或心力衰竭所致，所以不能单纯以低氧血症就断定患儿需要呼吸支持。高碳酸血症是判断呼吸衰竭相对可靠的指标，$PaCO_2$ 进行性增高（＞65mmHg）伴动脉血 pH 下降（＜7.25）是可能需要辅助机械通气的指征。

（二）呼吸衰竭的评估

1. 临床评估　儿童，尤其是婴幼儿、新生儿的呼吸系统代偿能力有限，因此，呼吸衰竭的发生和进展常较迅速，不易早期被发现，所以早期认识呼吸衰竭很重要，只有早期发现或尽可能预测呼吸衰竭，才能避免气体交换障碍的发生和恶化。当怀疑患儿有呼吸衰竭时，应对患儿的通气状态进行快速评估，包括呼吸运动的强弱、呼吸频率、是否存在上呼吸道梗阻。此外，要注意患儿是否存在低氧及高碳酸血症时引起的意识状态改变，如少哭少动、嗜睡与激惹等。在处理已出现的呼吸衰竭伴低氧时，不必等待患儿只吸空气（21%氧）状态下的血气分析结果，而应该立即纠正低氧血症，并针对引起呼吸衰竭的原发病进行诊断和治疗。

2. 肺气体交换状态评估　PaO_2 降低和 $PaCO_2$ 增高伴 pH 降低是诊断呼吸衰竭的重要指标，可反映通气和氧合状态。但 PaO_2 还可能受心脏右向左分流的影响，而 $PaCO_2$ 可能在慢性碱中毒时代偿性增加，这些情况本身并非呼吸系统问题，因此，不能仅仅凭血气分析指标异常就诊断为呼吸衰竭。当患儿因呼吸衰竭需要用氧时，单凭 PaO_2 不能完全反映患儿低氧程度和判断肺部病变的恶化或好转，此时应结合患儿 FiO_2 值进行评估，如肺泡-动脉氧分压差（alveolar-arterial oxygen difference，$A\text{-}aDO_2$），$A\text{-}aDO_2 = （713mmHg \times FiO_2）-[（PaCO_2/0.8）+PaO_2]$。当肺弥散功能正常时，肺泡氧分压（$P_AO_2 = 713mmHg \times FiO_2 - PaCO_2/0.8$）与 PaO_2 的差值很小（＜10mmHg），而肺部疾病严重时，会影响气体弥散，此时 P_AO_2 与 PaO_2 差值增大。另外，当存在肺内或肺外（心脏水平）分流时，也是如此，差值越大提示疾病程度越重。因此，该指标可以作为病情转归的动态评估指标。

综上所述，在评估氧合状态时需要同时考虑 PaO_2 和给氧浓度，而 $A\text{-}aDO_2$ 能反映呼吸衰竭的严重程度及其变化趋势，并能做出定量判断。另外，在临床上还可以用 P_AO_2/PaO_2 值或 P_AO_2/FiO_2 值作为呼吸衰竭严重程度的评估指标，其意义与 $A\text{-}aDO_2$ 类似，P_AO_2/PaO_2 值或 P_AO_2/FiO_2 值越小提示肺部疾病越重。

动脉血 $PaCO_2$ 水平可以直接反映肺泡通气量的状态，它受 FiO_2 的影响很小。$PaCO_2$ 显著增高往往是需要机械辅助通气的指征。判断是代谢性酸碱平衡紊乱还是呼吸性酸碱平衡紊乱时，需要结合血 pH 与 $PaCO_2$ 才能得出正确判断，这对呼吸衰竭的正确评估也十分重要。

▶▶▶ 七、治疗

呼吸衰竭治疗目的是改善呼吸功能，纠正血气和电解质紊乱，维持脏器功能，为解决原发疾病争取时间。在处理急性呼吸衰竭时，要从临床入手，根据病史、体格检查分析引起呼吸衰竭的原因和病情严重程度；结合临床表现、辅助检查和血气分析结果，首先要判断主要是通气障碍还是换气障碍，这样才能决定治疗方案和步骤。要注意婴儿和新生儿、早产儿尤其容易发生呼吸衰竭，因此，在临床工作中要注意预先处理，对早期呼吸衰竭及时识别和积极处理，防止发生严重呼吸衰竭，减少并发症，改善患儿预后。另外，也要注意在接诊重症患儿时，需要紧急抢救，不能因为等待检查结果而耽误时机，应该根据临床表现、病史做出初步判断，及时处理。还需要强调的是，呼吸衰竭的治疗是患儿整体治疗的一部分，在治疗呼吸衰竭的同时要进行原发病治疗。

呼吸衰竭的治疗重点是改善血气，由于引起呼吸功能障碍的原发病不同，治疗的侧重点也会各异。呼吸道梗阻患儿的治疗重点在于改善通气，帮助机体排出二氧化碳，降低 $PaCO_2$；对于肺实质病变，如 NRDS、ARDS，治疗重点在于增加肺泡换气功能，提高 PaO_2；而对于混合性病变，如重症肺炎，则需要同时注意改善通气和换气功能。

呼吸衰竭的治疗原则：保持呼吸道通畅，纠正缺氧，呼吸支持，改善通气；治疗呼吸衰竭的病因和诱因；重要脏器功能的监测及支持。

（一）保持呼吸道通畅

保持呼吸道通畅是最基本、最重要的治疗措施。具体措施包括：

（1）保持昏迷患者处于仰卧位，轻度头后仰，托起下颌保持口微开。

（2）清除口腔及气道内的分泌物及异物。

（3）通过上述处理病情不能很快好转，就需要建立人工气道。人工气道的建立分三种方法，即简便人工气道、气管插管及气管切开。简便人工气道主要有口咽通气道、鼻咽通气道和喉罩，为临时使用或病情危重不具备插管条件时应用，待病情和条件允许后再行气管插管或切开。

（4）当患者有支气管痉挛时，需积极使用支气管扩张药物，如 β₂-肾上腺素受体激动剂、糖皮质激素、抗胆碱药、茶碱类药物。

（二）氧疗

1. 吸入氧浓度　纠正缺氧是保护重要器官和成功救治呼吸衰竭的关键，但要避免长时期高浓度给氧引起氧中毒、急性肺损伤和 ARDS，尤其是新生儿和早产儿。因此氧疗的原则为以尽可能低的吸入氧浓度确保 PaO_2 迅速提高到 60mmHg 或经皮血氧饱和度（SpO_2）达 90%以上。Ⅰ型呼吸衰竭可用较高浓度（＞35%）氧迅速缓解低氧血症。对于伴有高碳酸血症的Ⅱ型呼吸衰竭，则需要低浓度给氧，这样有利于减轻二氧化碳潴留。

2. 吸氧装置

（1）鼻导管或鼻塞：简单、方便，不影响患儿咳痰、进食。吸入氧浓度与氧流量的大致关系：吸入氧浓度（%）=21+4×氧流量（L/min），但易受患儿呼吸影响，使吸入氧浓度不恒定。另外，高流量时对鼻黏膜有明显刺激，氧流量一般不能大于 2L/min。

（2）面罩（口罩）：主要优点为吸氧浓度相对稳定，可按需调节，对于鼻黏膜刺激小；氧流量儿童 3～5L/min，婴幼儿 2～4L/min，新生儿 1～2L/min，吸入氧浓度可以达到 45%～60%。缺点为患儿不容易合作。

（3）头罩：吸入氧浓度比较稳定，可以达到 40%～50%，氧流量儿童 4～6L/min，缺点是会影响患儿咳痰、进食，还可能加重患儿的恐惧感。

（三）呼吸支持

呼吸支持可以有效增加通气量、减少二氧化碳潴留。

1. 呼吸兴奋剂　适用于中枢性呼吸抑制伴通气量不足的呼吸衰竭，患儿的呼吸肌功能基本正常，必须保持气道通畅，否则会促使呼吸肌疲劳，加重二氧化碳潴留。对以肺换气功能障碍为主所导致的呼吸衰竭患者不宜使用；因脑缺氧、水肿出现频繁抽搐的患儿慎用；不可突然停药。常用的药物有尼可刹米和洛贝林。随着无创通气技术的提高，目前儿童使用呼吸兴奋剂的情况越来越少。但是对于预防和治疗新生儿呼吸暂停导致的呼吸衰竭，咖啡因或氨茶碱等呼吸兴奋剂一直是新生儿的常用治疗措施。

2. 机械通气　有严重的通气和（或）换气功能障碍时，需要以人工辅助通气或机械通气来改善通气和（或）换气功能。机械通气能维持必要的肺泡通气量，降低 $PaCO_2$，改善肺换气能力，减少呼吸肌做功，有利于呼吸肌功能恢复（具体见呼吸机治疗）。

（四）病因和（或）诱因治疗

由于呼吸衰竭的原发疾病多种多样，在解决呼吸衰竭本身造成危害的同时须针对不同病因采取适当的治疗措施，只有原发疾病好转或诱因去除后呼吸衰竭才能从根本解决。

（五）其他重要脏器功能的监测与支持

纠正电解质紊乱和酸碱平衡失调，加强液体管理，保证充足的营养及热量供给，维持机体的正常代谢。呼吸衰竭往往会累及各个重要脏器，应及时加强对重要脏器功能的监测，包括脑、心脏、肾脏、消化道、血液系统等多器官系统，特别要注意防治多器官功能障碍综合征（MODS）。

（六）呼吸机治疗

经鼻或面罩无创正压通气：简便易行，无须建立有创人工气道，能较好地减少与机械通气相关的严重并发症，效果明显优于普通氧疗，由于新生儿，尤其是早产儿特别容易发生呼吸衰竭，因此，无创通气技术在新生儿呼吸治疗中有着非常重要的地位，强调对于新生儿应该早期使用无创通气，这样有利于预防严重呼吸衰竭的发生，改善预后。儿童患者往往会由于恐惧，不配合使用鼻塞或面罩，导致治疗失败。

气管插管机械通气指征因病而异，呼吸衰竭患儿经内科一般治疗不见好转，呼吸困难程度逐渐加重、昏迷加深，或患儿呼吸不规则、出现暂停，呼吸道分泌物增多、阻塞气道，咳嗽和吞咽反射明显减弱或消失时，应及时行气管插管使用机械通气。

1. 气管插管　操作简单,创伤较气管切开小。经口插管操作较简单,但气管导管较易活动,容易滑脱。经鼻插管便于固定,脱管机会少,但气管导管可压迫鼻腔造成损伤,插管操作和吸痰不如经口插管方便。插管后将气管插管和牙垫固定好,保持插管的正确位置,防止其滑入一侧总支气管或自气管脱出。要尽量避免碰动气管导管,减少对喉头的刺激,须注意定时吸痰,保持管腔和呼吸道通畅。

气管导管长时间留置可能会导致永久性喉损伤,在年长儿中以不超过 1 周时间为好,如需要更长时间保留气管导管则应该考虑气管切开。气管切开可有效减少呼吸道解剖无效腔,便于吸痰,不妨碍经口进食,可长时间应用,但手术创伤较大,肺部感染和气管损伤等并发症机会增多。气管切开的适应证随年龄和病种的不同而不同。婴儿气管切开并发症较多,切口愈合困难,容易拖延疾病恢复,应尽量争取不用,若病情在 7 天内无明显好转,或仍需较长时间使用呼吸器治疗时,应考虑进行气管切开。

2. 机械通气　呼吸机的治疗作用在于改善通气功能和换气功能,减少呼吸肌负担,也有利于保持呼吸道通畅。

(1)应用呼吸机的指征:呼吸衰竭患儿难以自行维持气体交换时,应使用呼吸机。适应证包括:

1)严重呼吸困难,保守治疗无改善。

2)呼吸衰竭恶化,出现意识障碍。

3)极微弱的呼吸,肺部呼吸音减低,呼吸次数明显减少。

4)严重中枢性呼吸衰竭,频繁或顽固的呼吸暂停。

5)吸入高浓度氧气亦难以缓解的发绀(需除外心脏或血红蛋白异常引起的发绀)。

6)严重惊厥状态影响呼吸。

7)需要维持良好的呼吸功能以保证氧供应和通气的疾病状态,如心源性肺水肿,严重代谢性酸中毒等。禁忌证为张力性气胸、大量胸腔积液未进行闭式引流前,肺大疱。

血气分析对决定应用呼吸机时机有重要参考价值。吸入 60%氧时 $PaO_2 < 8.0kPa$(60mmHg);急性呼吸衰竭患儿 $PaCO_2 > 8.0kPa$(60mmHg),慢性呼吸衰竭 $PaCO_2 > 9.3kPa$(70mmHg)时可考虑应用呼吸机。但不能简单地把上述血气数值当作应用呼吸机的标准,而应该结合原发病及患儿具体情况做出判断。临床上既可以在患儿血气改变尚未到上述范围,但根据原发病及患儿具体情况考虑而应用呼吸机;也有些患儿血气数值已超过上述范围,但是仍然以保守疗法治愈。如有多发性神经根炎合并呼吸肌麻痹、先天性心脏病术后等情况,为了预防呼吸衰竭和病情恶化,保护心功能,常在 $PaCO_2$ 未增高前立即开始应用呼吸机。有时尽管 PaO_2 下降较明显但 $PaCO_2$ 不高,患儿通气功能尚可,主要为换气障碍,可通过吸氧(包括 CPAP)解决,不一定需用呼吸机。

机械通气的并发症包括通气过度,通气不足,气道压力过高或潮气量过大,可导致气压伤(如气胸、纵隔气肿或间质性肺气肿)和心排血量下降、血压下降等循环功能障碍;气道导管长期安置,可并发呼吸机相关肺炎(VAP)。

(2)呼吸机的类型:根据吸气转换至呼气的方式,可将呼吸机分为定容型、定压型和定时型三种基本类型。定容型呼吸机每次输入气量恒定,当送气达到设定的容量后呼吸机停止送气转换为呼气。定压型呼吸机每次输入气体达到设定的压力后停止送气转换为呼气。定时型呼吸机按设定的时间定时送气给患者。目前临床使用的呼吸机性能越来越完善，可任意选择呼吸模式，与患者的同步性越来越好，保护设置也越来越安全。但是在临床使用时，对呼吸机性能的要求并不是性能越复杂越好，而应该以操作简单、耐用、安全为原则。

婴儿呼吸机：婴儿呼吸特点与成人呼吸特点差别很大，因此，对呼吸机要求，成人和儿童就有很大不同。婴儿适用的呼吸机的特点是定时、限压、恒流型。这类呼吸机可以按一定时间以间歇方式正压送气，达到预设压力后，并不立即转换为呼气，而是维持在该压力水平，直到预定的吸气时间后才转换为呼气模式；在设置的呼气相仍按预设的压力持续向患儿供气，以便随时进行自主呼吸；还可采用限压阀保证足够进气量而又不致压力过高。

（3）呼吸机通气模式：呼吸机基本通气模式分为控制通气与辅助通气两大类。控制通气患儿呼吸完全交给呼吸机控制，呼吸机按照预设的呼吸频率、吸气峰压、呼气末压、潮气量、吸气时间、呼气时间等参数恒定不变均匀送气；辅助通气是指由患者自身的吸气做功启动呼吸机按照预设的上述参数送气。

临床常用的通气模式：

1）呼气终末正压（PEEP）：作用原理与 CPAP 相同，在呼气末期仍维持一定正压而非生理状态时的零压力，有利于防止肺不张而保持肺泡扩张，有利于提高 PaO_2。PEEP 可在 PaO_2 下降较多，增加吸入氧浓度改善不明显时应用。PEEP 设置以 0.3～0.8kPa（3～8cmH$_2$O）为宜，压力过高会阻碍静脉血回心，增加气压伤机会。

2）间歇强制呼吸（IMV）：患者除了得到预设参数的强制机械通气外，在呼吸机不进行正压通气时，由于呼吸机仍然有持续气流供气，患者可进行自主呼吸。IMV 通气方式适用于有一定自主呼吸能力的患儿，或用于准备脱离呼吸机的患儿。随着病情的恢复，可逐渐减少强制呼吸的次数，使得患儿自主呼吸的比例逐渐加大，最后完全由患者自主呼吸。

3）同步间歇强制通气（SIMV）：每次强制通气均与自主呼吸同步，由传感器感知到患儿自己的吸气动作后，触发呼吸机同步送气，这种方式更符合呼吸生理，临床引用更为广泛，并逐渐取代了 IMV 模式。

4）压力支持通气（PSV）：由患者的吸气做功触发呼吸机送气，以预先调定的压力支持帮助患儿吸气，吸气时间和呼吸频率均可由患者控制。有利于发挥患儿自身呼吸功能，减少呼吸肌做功，促进疲劳的呼吸肌恢复。

5）高频通气：以近于或小于潮气量，远远高于正常通气频率的方式维持气体交换。其机制尚不完全清楚，在呼吸衰竭的治疗上，有时能在一些过去难以解决的病例中取得效果，因此受到重视。常用的高频通气有两种类型，高频喷射通气（HFJV）和高频振荡通气（HFOV）。效果肯定的适应证主要包括支气管镜检查，气胸、支气管胸膜瘘，间质性肺气肿、ARDS、肺水肿、NRDS、手术后呼吸功能不全等，或在常规机械通气无效时可试用。

（4）呼吸机初设参数及调节

1）影响通气的因素：通气决定 $PaCO_2$ 水平，对 PaO_2 也有一定影响。①呼吸频率，通常采用正常的呼吸频率（儿童 20 次/分、婴儿 40 次/分），如患儿有自主呼吸，应使用较低的呼吸频率。②潮气量，由于需要补偿机械无效腔和漏气及受肺病变的影响，呼吸机所需的潮气量需要大于正常潮气量（为 8～15ml/kg 体重）。③通气压力，采用能维持有效通气的最低压力，肺内轻度病变时 1.5～2.0kPa（15～20cmH$_2$O），中度病变时 2.0～2.5kPa（20～25cmH$_2$O），重度病变时 2.5～3.0kPa（25～30cmH$_2$O）；PEEP 水平分为生理 PEEP 0.2～0.3kPa（2～3cmH$_2$O），中度 PEEP 0.4～0.7kPa（4～7cmH$_2$O），高水平 PEEP 0.8～1.0kPa（8～10cmH$_2$O）。高水平的 PEEP 可影响循环，增加气胸机会，故而很少使用。④流速，为保持持续气流，至少要设为每分通气量的 2 倍，一般在 4～10L/min。⑤吸/呼值，通常在 1：2 或 2：1，个别病例可达 1：3 或 3：1。

改变通气量的方法主要是调节呼吸频率和潮气量。在潮气量不变情况下，通气压力大小受肺顺应性和呼吸道阻力影响，也与流速和吸/呼值有关。通常流速越大，潮气量越大，压力也越高。吸气时间长对扩张肺泡有利，但增加循环阻力。

2）影响氧合的因素：氧合作用决定 PaO$_2$ 水平。①吸入氧浓度，最好在 50% 以下，通常不宜超过 60%～70%，80% 氧的时间不宜超过 24h，100% 氧的时间不宜超过 2h，以防氧中毒，但不能因担心氧中毒而让患者死于缺氧，应具体分析。②平均气道压，初设值一般为 8～12cmH$_2$O。

增加吸入氧浓度是提高 PaO$_2$ 最直接的方法，不论通气障碍或换气障碍，提高吸入氧分压对改善氧合都有明显效果。如果提高吸入氧浓度后患儿 PaO$_2$ 改善不明显，应考虑肺内分流增大。增加平均气道压的方法包括增加 PEEP、倒置吸/呼比（延长吸气时间）、提高通气压力。

（夏　斌）

参 考 文 献

江载芳，申昆玲，沈颖. 2016. 诸福棠实用儿科学. 8 版. 北京：人民卫生出版社：2502.

Conti G，Piastra M. 2016. Mechanical ventilation for children. Curr Opin Crit Care，22（1）：60-66.

Heidemann SM，Nair A，Bulut Y，et al. 2017. Pathophysiology and Management of Acute Respiratory Distress Syndrome in Children. Pediatr Clin North Am，64（5）：1017-1037.

Khemani RG，Smith LS，Zimmerman JJ，et al. 2015. Psediatric acute respiratory distress syndrome：definition，incidence，and epidemiology：proceedings from the pediatric acute lung injury consensus conference. Pediatr Crit Care Med，16（5 Suppl 1）：S23-40.

Mandal A，Kabra S K，Lodha R. 2015. Upper Airway Obstruction in Children. Indian J Pediatr，82（8）：737-744.

Morley S L. 2016. Non-invasive ventilation in paediatric critical care. Paediatr Respir Rev，20：24-31.

Schibler A，Franklin D. 2016. Respiratory support for children in the emergency department. J Paediatr Child Health，52（2）：192-196.

第三十一章

儿童先天性心脏病术后的呼吸治疗

儿童呼吸系统生理解剖特点表现为喉腔血管丰富，气管、支气管的管腔相对狭窄，缺乏弹力组织，黏液腺分泌不足，纤毛运动差，气管、支气管易有痰潴留，易发生肺部感染。先天性心脏病患儿由于心血管畸形造成血流动力学改变，常常导致肺血流的异常，出现肺血增多或减少，常可发展成呼吸系统的病变。体外循环导致肺血管和肺实质发生改变，肺在术中长时间不能进行正常代谢，体外循环中的炎症反应、缺血再灌注损伤、微血栓等病理改变均可导致肺血管通透性增大，通气/血流值失调，肺顺应性下降，肺水肿和浸润，而使呼吸功能严重受损。随着医疗条件的改善和外科手术技术的发展，术后如何更好的保护肺功能，减少相关并发症，已越来越成为人们关注的热点。

一、先天性心脏病术后机械通气的应用

气管插管和呼吸支持是新生儿及婴幼儿心脏手术后重症监护的重要组成部分。根据不同年龄、不同心脏畸形的肺部特点，正确评估气道，选择适宜的呼吸模式及参数，并配合熟练的操作，可保证气管插管和机械通气的顺利，对手术后早期将要发生或已经发生的呼吸衰竭具有良好的治疗效果。呼吸支持的手段不充分或不及时，会造成或加重术后低心排血量、代谢紊乱及心律失常严重的血流动力学障碍，甚至危及患儿的生命。

（一）先天性心脏病术后机械通气的目的及指征

1. 先天性心脏病围术期呼吸功能障碍的原因

（1）先天性心脏病同时合并先天性呼吸道发育异常。

（2）心脏扩大或血管异常导致气管、支气管受压或肺发育不良。

（3）心内分流或反流导致肺充血或者肺淤血，并发肺内感染和肺不张。

（4）手术打开胸膜腔致局限肺不张、肺容积缩小。

（5）体外循环通过激活和释放多种炎症介质，导致肺毛细血管通透性增加、广泛的内皮损伤及肺血管阻力增加，造成肺顺应性降低和肺泡的萎陷。

（6）术后因疼痛、麻醉及镇静、肌肉松弛药物的应用使呼吸及咳痰无力，继发肺不张和小气道萎陷。

（7）重症复杂的畸形术后血流动力学改变大，心功能减低，导致肺淤血，小气道阻力增加。

2. 机械通气的主要目的

（1）维持适当的通气量，减少肺不张。

（2）改善肺的换气功能，提供足够的氧合。

（3）减少呼吸做功，减少全身的氧耗量，从而减少心脏负担。

（4）减少术后肺动脉高压。

（5）对一些特殊的心脏手术如体–肺分流术，可以通过呼吸机参数的调节控制分流量的大小。

3. 机械通气的指征　儿童心脏手术后需要进行机械通气的指征主要包括两种情况：其一，因呼吸、心脏或神经系统功能障碍不能自主进行充分的气体交换；其二，内源性或外源性原因导致的气道阻塞。具体指标如下。

（1）符合急性呼吸衰竭的诊断标准

1）呼吸停止或呼吸暂停>20s，反复发作经内科治疗无效。

2）二氧化碳潴留：$PaCO_2>70mmHg$，或 $PaCO_2>60mmHg$，但上升速度大于 10mmHg。

3）低氧血症：吸入 100% 的氧气或 CPAP 吸入 60%，而 $PaO_2<50mmHg$。

（2）需要确保气道通畅

1）中枢神经功能不全（大量镇痛药物、昏迷、顽固性癫痫发作等）。

2）上消化道大出血，有误吸的危险。

3）肺出血。

4）严重上呼吸道梗阻，气道水肿、损伤。

（3）减少呼吸做功

1）严重的充血性心力衰竭。

2）顽固性代谢性酸中毒。

3）肺水肿。

4）严重感染，败血症。

5）呼吸或循环衰竭。

（4）需要控制性通气

1）术后早期。

2）急性反应性气道疾病或支气管哮喘。

3）各种原因引起的肺实质病变。

4）一侧或双侧膈神经损伤。

5）颅内高压。

（二）儿科气道管理的特点

小儿呼吸系统的解剖及生理特点　呼吸道分为传导区、运输区、呼吸区三个部分，完成通气和换气。因不同的年龄段具有不同的解剖生理特点，在机械通气治疗过程中，熟悉并掌握这些特点，有利于获得最佳的治疗效果。

（1）婴幼儿时期，由于头面部颅骨发育不成熟，鼻和鼻腔相对短小，后鼻道狭窄，缺少鼻毛，鼻黏膜柔嫩，富于血管组织，感染时鼻黏膜充血肿胀使鼻腔更加狭窄，甚至堵塞，引起呼吸困难及吮吸困难。鼻甲相对肥厚，两侧不对称，个体差异较大。因此，经鼻气管插管时要注意上述特点，动作要轻柔，一侧插管困难可换另一侧，不可硬性插入。

（2）小儿喉部相对较长，喉腔狭窄，呈漏斗形，软骨柔软，声带及黏膜柔嫩，覆于血管和淋巴组织，容易发生炎性肿胀、梗阻而致吸气性呼吸困难。

（3）气管和支气管管腔相对狭小，软骨柔软，缺乏弹力组织，婴幼儿毛细支气管无软骨，平滑肌发育不完善，黏膜柔嫩，血管丰富，黏液腺发育不良，分泌黏液不足而较干燥，黏膜纤毛运动差，清除吸入的微生物等作用不足，易引起呼吸道狭窄与阻塞。

（4）新生儿肺泡数量较少，应付代谢增高所需的呼吸储备能力较小；早产儿因肺泡血管发育不完善，肺泡壁较厚，对气体弥散有一定影响。婴儿肺泡间无侧支通道，当发生小支气管不完全梗阻时易发生过度充气；完全梗阻时发生肺泡萎陷，加重肺内分流。

（5）新生儿及婴儿胸廓较短小，膈肌位置较高，使心脏呈横位，胸腔狭小，但肺脏相对较大，几乎充满胸廓；加上胸部呼吸肌不发达，主要靠膈肌呼吸，易受腹胀等因素影响，肺的扩张受到限制不能充分地进行气体交换，使儿童的呼吸在生理和病理方面经常处于不利的地位。儿童纵隔相对较成人大，占胸腔的空间较大，因此肺的活动受到一定限制。纵隔周围组织柔软而疏松，富于弹性，当胸腔大量积液、气胸、肺不张时，易引起纵隔器官（气管、心脏及大血管）的移位；在缺氧、心排血量降低及能量不足时，肌肉能量供应减少，更易发生疲劳。长期应用呼吸机的患儿，可发生一定程度的失用性萎缩，呼吸机依赖。另外，心脏手术可能造成的膈神经损伤引起膈肌麻痹，是婴幼儿术后早期除外心肺功能不全仍反复撤机困难的主要原因。

（6）代谢水平及氧的需求相对较高，氧耗量的增加使患儿很早就易发展成低氧血症和高碳酸血症。

（三）机械通气

生命支持的基本条件是有足够的气体交换，术前和术后患者的心肺支持都需要机械通气。虽然在普通患儿中，通常先出现呼吸衰竭，然后继发心跳停止，但在先天性心脏病患儿中常常会同步出现。因此，迅速鉴别出病情恶化并早期干预可得到更好的疗效。

1. 机械通气的基本原理　机械通气可由时间、流速或压力触发，调整这些参数的触发敏感度，可触发一次送气。在一个呼吸周期后，可通过流速或时间终止一次正压呼吸。患儿大多数是时间切换的，吸/呼时间值决定了正压通气时送气的时间比。如果不监测，机械通气将使肺泡持续扩张，直到吸气末为止。通过对流量和压力的参数设置可防止肺过度膨胀。

儿童呼吸机回路多安置多种触发系统，包括流速触发和压力触发。在流量触发机制，新生儿和婴幼儿必须分别产生 0.5L/min 和 1.0L/min 的流量，才能触发 1 次呼吸机送气。同样，在压力触发机制，新生儿和婴幼儿必须分别产生 $0.5cmH_2O$ 和 $1.0cmH_2O$ 的压力，才能触发一次呼吸机送气。为了能扩张肺泡，气体有一个从胸外到胸内呼吸道的压力梯度。气流可因持续送气而形成方波（容量控制）或因流速的变化而形成降波（压力控制）。

每个肺泡都将按照各自的时间常数不同程度地扩张。时间常数由顺应性和阻力决定，是每个肺泡单位达到平衡的时间。在 1 个、2 个、3 个时间常数后，分别有 63%、87% 和 95% 的通气量将达到平衡。肺实质疾病和气道损伤都能令时间常数差异很大，导致部分性或完全性的肺不张或肺过度充气。为了避免肺的异常扩张，标准的吸气时间和呼气时间应该约为 4 个时间常数。

2. 关于通气模式的选择　心脏术后的呼吸支持需要兼顾呼吸干预对循环和呼吸系统的双重影响，在不同的病理生理状态下，由于心肺间相互作用的复杂性，一种单一的、一成不变的呼吸模式和参数并不适用于所有术后患儿。大部分先天性心脏病患儿能在术后 24h 内撤机，但对婴幼儿、术前伴肺功能不全或肺动脉高压（PAH）、复杂型先天性心脏病、姑息性手术患儿，呼吸力学的改变对血流动力学有较明显的影响，所以必须全面了解心脏手术的特点和心肺之间的相互作用，选择使血流动力学最优化的机械通气模式。

目前各种高端呼吸机的模式是多样化的，就其工作机制而言，大致分成压力目标通气模式、容量目标通气模式和压力容量双重调节通气模式。至于选择何种通气模式，一般没有严格规定，主要是需要了解各种通气模式的特点，结合各种类型先天性心脏病术后肺功能、血流动力学特点，贯彻肺保护通气策略，合理应用。而根据患儿–呼吸机之间的关系，大致可将通气模式分成控制呼吸模式、辅助呼吸模式、自主呼吸模式等，目前呼吸机软件技术日新月异，大部分呼吸机可以实现控制–辅助–自主呼吸模式联合应用。在患儿气管插管泄漏小于 20% 的情况下，应用同步间歇指令通气下压力容量双重调节模式联合压力支持通气，能为大部分患儿提供良好的机械通气（MV）效果。2007 年有报告认为，压力调节容量控制呼吸模式下，以尽可能低的气道峰压满足先天性心脏病术后患儿通气要求，显示出在心排血量上的优势。

3. 关于呼吸参数的设置　呼吸参数的设置因人而异，根据患儿手术前的肺功能状况，体外循环后的急性肺损伤程度，决定不同患儿的参数选择，总的原则是肺保护通气策略。

基本呼吸参数设置如下所述。

1）吸入氧浓度：患儿返回 ICU 初始，应设置较高的吸入氧浓度以缓解转运途中可能造成的缺氧，然后根据动脉血气或脉搏血氧饱和度逐渐降低吸入氧浓度至安全范围（一般 <60%）。对严重低氧血症，应积极寻找可能的原因，并适当增加吸入氧浓度，维持脉搏氧饱和度在 90%～92%。撤机前吸入氧浓度应减至 50% 以下。

2）潮气量：一般而言，无论选择何种模式，潮气量的设定以实现 6～8ml/kg 为目标，最大不超过 15ml/kg，注意先天性心脏病部分患儿常合并重度营养不良，在设定潮气量时需要考虑实际体重与理想体重之间的差异，目前使用参照 WHO 标准。

3）呼吸频率：初始呼吸频率的设定范围为 16～35 次/分，实际应用中可根据患儿相应年龄的生理呼吸频率预置，通常设定呼吸频率与生理呼吸频率之比为 2∶3。

4）吸气时间：在吸气时间的设定中一般为 0.5～1.0s，根据新生儿或年长儿的年龄特点适当缩短或延长，对存在小气道痉挛的患儿，在预置时应该考虑提供足够长的呼气时间，防止因呼气时间不足导致肺内残气量增多而使有效通气量下降。

5）吸入氧体积分数：通常设定在 0.30～0.40，注意长期高浓度的氧可对机体产生不同程度的毒性反应，新生儿和婴幼儿更需警惕氧中毒，只需维持适宜的动脉血氧分压（PaO_2）即可。值得注意的是，某些姑息手术或术后仍存在心室或大血管水平分流，需要控制肺循环血流量，患儿应将 PaO_2 控制低一些；相反，术后仍存在较严重的肺动脉高压的患儿应

维持稍高的 PaO_2，有利于降低肺血管阻力。在具体实行肺保护通气时，必须充分认识与先天性心脏病相关的血流动力学特点和呼吸功能特点，如肺动脉高压患儿对于允许性高碳酸血症的许可程度，呼气末正压的应用和胸内压的变化对心脏前负荷影响导致的心排血量变化等。

4. 机械通气中的镇静与舒适度问题　　对于部分依赖正压 MV，且不能在短时间内撤机的患儿，应增加患儿 MV 时的舒适度，维持呼吸中枢兴奋性和良好的人机关系。人机对抗或人机不协调是 MV 中比较常见的问题，盲目追求镇静效果，过度使用镇静剂，可能致撤离呼吸机延迟，甚至血流动力学波动。婴儿对镇静剂的代谢存在个体差异，而有效剂量也存在个体差异。人机同步性问题，可以通过合理的模式选择，合理的参数设定来解决，如何设定合理的呼吸机触发灵敏度、合理的压力支持水平、合理的呼气切换等，需要临床医生在实际应用中不断摸索。近年来，一种新型的基于膈神经电活动（electrical activity of the diaphragm，EAdi）信号的通气模式–神经调节辅助通气（neurally adjusted ventilatory assist，NAVA），真吸气触发和呼气切换均由 EAdi 变化决定，改变了原有的辅助呼吸模式通过气道内力学改变触发的历史，并且 NAVA 可以按照 EAdi 信号的强弱，成比例地给予通气辅助，从理论上最大程度地降低了触发延迟和人机不协调的发生。

5. 术后呼吸功能不全的呼吸机调整

（1）低氧血症：体外循环心脏手术对重症和复杂畸形患儿的心、肺功能会造成严重的打击。一方面，长时间体外循环造成血小板聚集和多种炎症介质释放，损伤肺毛细血管膜，造成通透性增加，蛋白质渗漏增加，导致肺外水增加和肺间质水肿。另一方面，重症的患儿由于心肌创伤及水肿，心肌收缩力明显降低，如合并术后早期补液过量，极易诱发左心衰、肺水肿，造成肺内渗出增加，气体交换障碍。适量应用呼气末正压（PEEP）可有效增加呼气末肺容量，促进肺泡复张及肺水重新分布而改善氧合。临床通常从 $2\sim3cmH_2O$ 开始，逐渐增加至氧分压开始上升。需要注意的是，超过 $6cmH_2O$ 可能会引起心排血量的下降，尤其在合并有低血容量或心功能不全的情况下。另外，高水平的 PEEP 可导致肺血流自通气较好的肺泡向通气不良的肺泡分流，加重通气/血流值失调。

在增加 PEEP 的同时，应密切观察潮气量和胸廓运动情况，通常应增加一些潮气量以保证适宜的通气。如果监测的气道峰压超过 $30\sim35cmH_2O$，应该改为压力控制模式。待临床症状稳定，呼吸机吸气峰压降至 $30cmH_2O$ 以下，可重新转至容量辅助模式，有利于通气参数的稳定及便于脱机。

对于顽固性低氧血症，应重新评价患儿状态，在无心内分流情况下，吸入氧浓度＞60%、PEEP＞$6cmH_2O$、吸气峰压＞$35cmH_2O$、平均气道压＞$15cmH_2O$ 时，提示肺部病变严重。应首先借助各项检查排除残余瘘或漏诊的心内分流、肺血流分布异常或严重的左心功能不全。排除上述情况后，可逐渐增加 PEEP 至 $8\sim10cmH_2O$，并适当延长吸气时间，或加用高频通气等。

（2）高碳酸血症：与术后低氧血症相比，二氧化碳分压的增高更多见于撤离呼吸机前后。严重的高二氧化碳血症会对机体的多种器官功能产生不良影响，包括增加肺血管阻力、抑制心肌收缩功能及促进内源性儿茶酚胺释放等。发生在大气道、小气道及肺泡本身的梗阻性病变均可导致二氧化碳分压的升高。加强气道湿化、胸部理疗及气管内吸痰，对大气道梗阻可起到明显改善效果。小气道和肺泡病变以缓解气道痉挛、促进肺泡气体排出为主，在呼吸机调整上应适当降低呼吸次数，延长呼气时间，并适当加大潮气量。

6. 心脏手术后特殊情况的呼吸机管理

（1）新生儿：尤其是早产儿，PaO_2 不可太高，维持在 $60\sim80cmH_2O$，SaO_2 维持在 $88\%\sim94\%$，如过高可能导致早产儿视网膜病变和严重的肺功能损害。

（2）肺动脉高压（PAH）：鉴于我国目前的医疗现状，仍有部分先天性心脏病患儿手术前存在严重的 PAH，随着 PAH 治疗手段的不断更新，部分已发生梗阻性肺血管病变的患儿得以手术，但是这些患儿于术后可能出现反应性 PAH 及危象，最好能够持续监测肺动脉压力，并通过心脏超声了解解剖以纠正不良情况。当然，PAH 的治疗手段是多样的，应用选择性的肺血管扩张剂十分重要。机械通气是早期治疗策略中的一部分，通常机械通气需要维持 $48\sim72h$，维持适当过度通气和良好的氧合，但不能过分追求过度通气，大潮气量可引起机械通气相关肺损伤。呼气末正压（PEEP）（的应用对于改善氧合，防止肺不张的产生十分重要。术后早期维持 $PaCO_2$ 在 $35mmHg$ 左右，PaO_2 为 $90\sim100mmHg$，pH 为 $7.45\sim7.55$，结合选择性肺血管扩张剂的应用，可以使大部分患儿度过术后心肌水肿高峰期和体外循环相关的炎症反应期。

（3）增加肺血流量的姑息手术：这类手术一般是为了增加肺血流量，使一部分肺动脉发育较差、计划分期进行根治手术患儿的肺血管得以发育，主要包括体肺分流术（blalock-taussig shunt，B-Ts）和右室流出道重建术。B-Ts 后，维持适宜的动脉血氧饱和度，控制体循环血流和肺循环血流比例十分重要。一般认为，SaO_2 超过 90% 则有肺循环血流过多的可能，需要通过机械通气的调整，适当提高肺血管阻力；反之，如果 $SaO_2<80\%$，肺循环血流量可能不足，机械通气应适当降低肺血管阻力。但是必须明确，B-Ts 是体动脉向肺动脉的分流，分流管道的直径和体循环阻力的高低对体、肺血流变化的影响远大于对 $PaCO_2$、PaO_2 变化的影响。

在右室流出道重建手术后的呼吸机管理中要注意肺血管阻力的调节，控制肺循环的平衡，既要防止过多的左向右分流出现充血性心力衰竭，又要注意肺血管阻力过高时右向左分流增多而加重青紫。此类患儿 SaO_2 不宜超过 95%，如发现这样的趋势，必须降低吸入氧浓度，必要时可以应用空气进行通气；同时可通过呼吸机参数的调整，造成轻度通气不足，肺血管阻力相对处于较高水平，以限制左向右分流。如果患儿 $SaO_2<80\%$，则需通过呼吸机参数调整，降低肺血管阻力以减少右向左分流。必须指出的是，此类患儿的术后治疗是一系列综合措施，肺血管阻力首先是由肺血管床发育情况所决定，如果通过药物、机械通气等调整短期内无法达到满意的临床状况，则应该考虑外科介入。

（4）单心室生理：对于单心室生理患儿无论是一期双向腔静脉-肺动脉吻合（bidirectional glenn，BDG）术，还是最终的全腔静脉-肺动脉吻合（Fontan）术，术后血流动力学特别是肺循环异于正常的双心室循环，术后早期拔出气管插管，撤离呼吸机，恢复至负压通气，适用于绝大部分患儿。但是在术后早期，正压机械通气必不可少，所以在该阶段合理使用机械通气，防止胸内压过高，将有利于在麻醉苏醒期维持良好的心脏前负荷，保证心排血量。BDG 术在肺循环血流动力学上具有较大的特殊性，上腔静脉大部分血流来源于脑循环。充分理解肺血管阻力和脑循环阻力对 H^+ 浓度、PaO_2、$PaCO_2$ 的不同反应，在通气管理中有重要的指导意义，机械通气中随着 $PaCO_2$ 的降低，脑血管的阻力上升，脑循环血量减少，肺血流量相应减少，患儿由于氧合血减少而青紫加重。机械通气时应该注意兼顾肺循环阻力和脑循环阻力的重要性。有报道，BDG 术后患儿过度通气不能使氧合改善；相反，维持 $PaCO_2$ 为 50～55mmHg，可以提高动脉血氧饱和度。

对于单心室生理患儿设定个体化的"适宜 PEEP" 3～4cmH₂O，不会对腔静脉回流造成具有血流动力学意义的影响，相反有利于保持肺功能残气量（FRC），防止肺不张和缺氧性肺血管收缩，从而降低肺血管阻力，有利于腔静脉血回流，增加肺血流量和心排血量。另外，如果临床上表现体循环心室功能不全，更应该放松 PEEP 应用的指征，并且适当推迟撤离呼吸机的时间。

（5）左心功能不全在先天性心脏病术后较常见，尤其在某些先天性心脏病，如完全性肺静脉异位引流、室间隔完整型大血管错位等，术后肺部可表现出与体外循环不相符的肺间质渗出，呼吸道淡血性分泌物，严重时可表现出快速进展的肺出血。此类患儿治疗的关键是通过正性肌力药物的调整改善左心功能，此时的机械通气也是必不可少的手段。由于肺间质的大量渗出，导致严重的低氧血症和高碳酸血症，对心肌收缩力造成继发性的损伤，所以此类患儿不宜过早撤离呼吸机，并且需要在辅助通气时给予适宜的 PEEP，减少渗出，改善氧合。选择 PEEP 时，以不对血流动力学造成严重影响为限，当左心功能有所改善时，再逐步撤离，并在撤离过程中注意肺部情况变化，肺部分泌物的性状等，有时这些变化甚至可以早于血压等血流动力学指标。至于在此期间的模式选择，可以根据患儿的血流动力学稳定程度和意识程度选择控制模式或辅助通气模式，甚至有些患儿可以给予自主呼吸模式，如压力支持通气等。而在撤离呼吸机后如果怀疑或确实存在因左心功能不全依赖正压通气，可以尽早地给予无创持续气道正压通气，以减少肺泡渗出。有些肺部渗出严重，通气氧合严重受影响的患儿可以尝试高频振荡通气。但必须强调的是，左心功能不全的治疗关键是改善左心功能，辅助通气仅是心功能恢复期的辅助手段之一，某些重症患儿，如果药物调整不能使左心功能改善，尽早应用心室辅助装置或体外膜肺氧合等体外生命支持技术可能是拯救患儿生命的唯一手段。

（6）右心功能不全正压通气时，右心房压力随着胸内压增高而增高，导致静脉回流减少，右室前负荷和心排血量也相应减少。PEEP 的应用使胸内压在呼吸相时也不能恢复至大气压，从而使回心血量在整个呼吸周期中均减少，可能使心排血量下降。肺血管阻力是右室后负荷的决定因素，肺血管阻力直接受到肺容量的影响。当肺容积超过功能残气量时，由于肺泡的膨胀，肺泡毛细血管受压，当肺容量从全肺容量向残气量减少时，可以发生两种情况，均可增加肺血管阻力。

1）肺泡外毛细血管变得扭曲甚至塌陷。

2）肺容量很小时，终末气道塌陷可能导致肺泡缺氧，当肺泡内氧分压低于 60mmHg 时，将出现低氧并导致肺血管收缩，肺血管阻力也将增加，这点可能更重要。鉴于以上因素，当患儿存在右心功能不全时，不合理的辅助通气可能导致右心室后负荷增加，而前负荷不足，可能影响右心排血量，继而导致左心的前负荷不足而影响心排血量，所以对右心功能不全的患儿，如法洛四联症（TOF）、肺动脉闭锁等手术后患儿，应注意给予尽可能低的胸内压，且 PEEP 不宜过高。一般接近 FRC 的通气而 PEEP＜10cmH₂O 时，通常不会发生具有临床意义的右室前负荷的改变而影响心排血量。

二、先天性心脏病术后体外膜肺氧合的应用

体外膜肺氧合（ECMO）是以体外循环系统为其基本设备，采用体外循环技术进行操作和管理的一种辅助治疗手段。ECMO 是将静脉血从体内引流到体外，经膜式氧合器氧合后再用血泵将血液灌入体内。临床主要用于呼吸功能不全和心脏功能不全的支持，使心脏和肺得到充分休息，有效地改善低氧血症，避免长期高氧吸入所致氧中毒，以及机械通气所致气道损伤。心脏功能得到有效支持，增加心排血量，改善全身循环灌注，为心肺功能的恢复赢得时间，为呼吸机和心脏起搏器等其他辅助治疗不能改善的心肺功能衰竭提供有效的治疗手段。但在我国小儿心脏外科领域应用经验还比较少，尤其是婴幼儿，因此下面主要是关于 ECMO 的指征、建立 ECMO 需要注意的问题及并发症。

（一）先天性心脏病术后 ECMO 辅助的指征

1. 低心排综合征　即低心排血量综合征（low cardiac output syndrome，LCOS），是心脏外科最严重的生理异常，是导致术后患者死亡主要原因之一。术后发生 LCOS 的主要病因常见于：

（1）心脏畸形矫治不满意：是产生术后低心排血量的重要原因。

（2）血容量不足或有效循环血量不足。

（3）心内操作期间，需阻断心脏循环，缺血、缺氧可对心肌造成损害，致使心肌收缩不全。

（4）术后如有换氧不足，缺氧或酸血症均可加重心肌收缩不全。

（5）心动过速或心动过缓均可导致房室舒张不全，心律失常如缺氧性或手术创伤所引起的三度房室传导阻滞，也常是术后低排出的原因。

（6）心脏受压影响心室的充盈，如心脏压塞或心包缝合后紧束等也是术后低排出的原因之一。

（7）术前心功能较差的患儿全身状况差，心、肺、肝、肾功能均有不同程度的损伤，容易发生低心排综合征。

（8）心脏左向右分流量大的患者容易引起肺动脉高压，严重肺动脉高压的患者会出现肺小动脉壁硬化及管壁增厚和管腔狭窄，常伴有肺泡与毛细血管间组织增厚、间质水肿，而使肺血管阻力增高，右心室肥厚扩大，因术前心肌氧的供需平衡已处于代偿状态，术中处理不当亦可成为低心排综合征的促发因素。

低心排综合征发生率为 3%～5%。尽管多数患者可经血管活性药物和主动脉内球囊反搏治疗，但仍有 1% 患者的心肌功能无法通过上述治疗改善，ECMO 可以为这类患者辅助支持衰竭的心脏，从而减少心室壁的压力和心肌的负荷，为心肌恢复建立一个有利的环境，保持对心脏、大脑、肾脏和其他器官的充足灌注。

2. 心脏术后呼吸功能不全　婴幼儿心脏术后由于先天畸形的矫治、手术创伤打击、患儿本身肺发育不健全、体外循环非生物表面接触、全身炎症反应等诸多因素的综合作用，很可能导致术后急性肺损伤，甚至快速发展成为以肺透明膜形成为代表的呼吸窘迫综合

征，此类患儿术后在常规机械通气无法满足机体供氧及二氧化碳排出时，应积极采用ECMO 辅助支持，以求达到良好的呼吸循环支持，为肺脏恢复创造条件。

3. 稳定手术患儿的循环状态，以便进一步手术矫正残留解剖异常。

4. 术后静态肺顺应性＜0.5ml。

5. 呼吸机支持造成的气压伤。

（二）婴幼儿心脏术后行 ECMO 的管理

ECMO 转流方式有两种，一是静脉–静脉转流，又称 VV-ECMO，适合单纯肺功能受损；二是静脉–动脉转流，又称 VA-ECMO，是可以同时支持心肺功能的连接方式。

1. ECMO 辅助支持的建立

（1）插管：当进行完全心肺支持时，选择 VA-ECMO 转流方式，动脉插管可选择升主动脉、右颈总动脉或者股动脉中的任一条。管径较粗的右颈总动脉是新生儿及婴幼儿的最佳位置。插管过程中避免过粗的插管，以防止损伤颈动脉内皮或者造成灾难性的血管破裂。

（2）辅助流量：初始流量一般较高，可达到全流量的 1/3～1/2，新生儿为 100～150ml/（kg·min），儿童为 80～120ml/（kg·min），目的是尽快改善氧合，改善微循环，使心肺得到休息。维持平均动脉压为 60～80mmHg，CVP 为 5～12cmH$_2$O，静脉 SpO$_2$＞75%。随着生命体征的逐渐稳定，流量逐渐下调，维持在心输出总量的 80%。

（3）氧合与通气调节：当 ECMO 开始运转，先将膜肺氧浓度调至 70%～80%，气流量与血流量比为（0.5～0.8）:1。机械通气方面要求降低参数，尽量使肺得到休息，ECMO 稳定期膜肺氧浓度下调至 40%～50%，定期监测血气，保持较好的氧供和酸碱平衡。

2. ECMO 建立需要注意的问题

（1）抗凝：达到充分抗凝与过度抗凝之间的平衡分别是预防 ECMO 回路血栓形成和出血并发症的关键。通常使用肝素，用量为 4～30U/（kg·h），随 ACT 值调整用量。

（2）血管活性药物的调整：观察动脉血压和 CVP，可给予少量多巴胺和多巴酚丁胺来维持较满意的血流动力学指标，让心脏得到休息。

（3）营养：营养支持对 ECMO 患儿是很重要的，除了传统的静脉营养外，及早开始肠道内营养是安全有益的。

3. ECMO 的并发症　主要包括机械原因和生理原因两大类。机械原因如出现回路血栓堵塞或脱落、氧合器功能不良、置管拔管相关并发症等，尽快脱离 ECMO，恢复治疗前的机械通气，同时处理相应回路问题。生理原因主要与 ECMO 扰乱了凝血功能和动脉搏动灌注方式有关，可能导致脑损伤、听力损害、出血、栓塞、心脏压塞等多系统损害。

因此，作为一种操作复杂、管理烦琐、费用昂贵的治疗手段，临床通常在常规呼吸支持和辅助治疗无效后才考虑使用。

（王晓琴　陈大鹏）

参 考 文 献

龙村. 2010. ECMO-体外膜肺氧合. 北京：人民卫生出版社，226-235.

徐卓明，朱丽敏，王莹. 2010. 危重先天性心脏病术后机械通气策略. 中国实用儿科临床杂志，25（2）：107-109.

喻文亮，钱素云，陶建平. 2012. 小儿机械通气. 上海：上海科学技术出版社，575-578.

朱丽敏，徐卓明，史珍英. 2007. 压力调节容量控制通气模式对婴幼儿复杂先天性心脏病术后心肺功能的影响.中华小儿外科杂志，28（7）：370-373.

第三十二章

儿童外科围术期呼吸管理

围术期呼吸管理与麻醉风险及手术安全密切相关。文献报道，麻醉相关并发症首要原因与呼吸管理不当有关，50%以上的严重麻醉相关并发症，包括死亡、不可逆昏迷是由呼吸管理不当引起的，呼吸管理是围术期管理过程中的首要任务。儿童与成人呼吸系统相比，儿童头部相对较大，颈短，鼻腔、声门、环状软骨及气管均较为狭窄，舌体大，喉头位置较成人高，会厌软骨相对较长，呈"U"形，这些解剖特征不仅容易发生呼吸道梗阻，而且给人工呼吸和气管插管带来困难。同时，处于围术期的儿童由于手术创伤、麻醉、体外循环等因素作用，呼吸功能受到抑制。因此，在围术期间加强呼吸管理对减少术后并发症及住院时间，提高手术治疗效果，改善远期预后具有重要的意义。本章将介绍术前呼吸功能评价，常见儿童外科术后患者的呼吸治疗与管理。

▶▶▶ 一、术前肺功能评估与监测

由于手术创伤、麻醉和术后疼痛会限制患者的呼吸运动幅度和咳嗽反射，尤其是脑、颈、上腹部手术对呼吸中枢、膈神经和膈肌的影响较大，导致术后通气量不足，呼吸道分泌物排除受限，引起术后肺炎和呼吸衰竭等并发症。所以，肺功能检测是评估患者手术耐受程度、麻醉风险、手术方式选择及预测是否发生术后并发症的重要方法。

（一）肺容量的测定

肺容量反映外呼吸的空间，是呼吸道与肺泡的总容量，胸肺部疾病引起呼吸生理的改变常表现为肺容量的变化，是具有静态解剖意义的指标。肺总量（total lung capacity，TLC）实测最高值与预计值相比差异为 15%～20%，肺总量增加见于肺气肿、支气管哮喘等，减少见于限制性肺部疾病，如弥漫性肺间质纤维化、肺占位性病变、肺组织受压、充血性心脏病等。肺活量实测最高值与预计值相比，差值小于 20%者属于正常范围，能够耐受外科手术，但如果差值过大，则需要进行检查并明确相应原因（如胸廓/肺扩张受限、气道阻塞、肺组织损害等），进而进行治疗（图 32-1）。

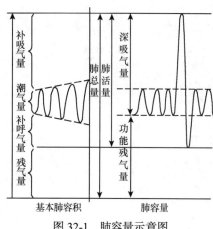

图 32-1　肺容量示意图

（二）通气功能测定

肺泡通气量和有效通气量有助于了解肺部疾病对呼吸功能损害的严重程度，在术前明确患者的肺通气功能状态对术中及术后的呼吸治疗非常重要，如慢性阻塞性肺部疾病使生理无效腔量增加，肺泡通气量下降。肺泡通气不足，将导致缺氧与二氧化碳潴留，肺泡通气量增加可以导致呼吸性碱中毒。

最大通气量是一项简单的负荷试验，用以衡量肺组织弹性、气道阻力、胸廓弹性及呼吸肌力量，并可用做检测能否进行胸科手术的指标。最大通气量实测值＞预计值的80%属于基本正常，＜50%胸科手术应当慎重考虑或列为禁忌。用力肺活量是一项优良的测定项目，可以反映较大气道的呼吸期阻力。呼气高峰流速是一项简单的肺功能测定方法，实测值＞预计值的20%属于正常。肺通气功能指标明显异常则需要进行进一步相关检查明确原因、评价异常的状态及进行治疗。

（三）肺换气功能

肺换气的影响因素为呼吸膜的厚度和面积、气体分子的分子量、溶解度及通气/血流值。肺换气功能监测包括以下几个方面：

1. 脉搏血氧饱和度监测 用于监测氧合功能，早期发现低氧血症。脉搏血氧饱和度与有创血氧饱和度有良好的相关性，在特定条件下脉搏氧饱和度也能较好地间接反映动脉血氧分压的变化。

2. 呼末二氧化碳分压监测（$PetCO_2$） 肺泡气中的二氧化碳分压和动脉血二氧化碳分压几乎相等，通过无创方法准确测定呼末二氧化碳分压，从而间接动态了解了动脉血二氧化碳分压，指导呼吸机的合理调节，避免反复动脉穿刺造成的损伤。

3. 弥散功能 弥散功能降低是由于弥散面积减少引起的肺气肿、肺切除、肺部感染、肺水肿等，亦可由肺泡毛细血管阻滞（肺泡膜增厚）引起，可见于肺间质纤维化、硬皮病、结节病等，其他如贫血、碳氧血红蛋白血症也可使肺弥散功能下降。弥散功能增加见于真性红细胞增多症、心内左向右分流导致的肺动脉压力增高等。单纯由于弥散功能减退引起的缺氧并不多见，在弥散功能减退时往往早已有通气/血流值失衡，因此，术前发现弥散功能障碍应当进行综合评估。

4. 通气/血流值 通气/血流值升高表示有部分肺泡气不能与血液中的气体充分交换，生理无效腔增大，主要见于肺气肿、肺栓塞、低心排血量性循环衰竭等。通气/血流值下降表示有部分血液经过通气不良的肺泡，得不到充分气体交换，相当于功能性动静脉短路，见于左向右分流型先天性心脏病、肺动静脉瘘、气胸、肺不张、胸腔积液等。

（四）儿童肺功能评估

肺功能检查通常包括通气功能、换气功能、呼吸调节功能及肺循环功能，肺功能结果的判断应结合临床病史、体检及其他辅助检查（如胸部影像学、纤维支气管镜等）综合分析。孤立地以肺功能检查做出临床诊断的价值有限。

儿童肺功能特点：①因年龄而异，10岁以上儿童容易配合，7～9岁较好配合，6～7岁部分配合，小于 5 岁较难配合；②呼气时间较成人短（一般小于 3s）；③变异性大（重复性差）；④生长变化因素的影响。以下三个方面需要特别注意：

1. 用力依赖性肺功能测试（MEFV）　　受到儿童年龄的限制。测试需要受试者的主动配合，年龄过小的儿童由于配合欠佳，如不能快速、用力呼吸，且重复性差等，会使肺功能测试应用受到限制。因此，进行 MEFV 时应考虑到该儿童是否能做该试验。

对某些儿童不能配合作肺功能测试或某些需要连续监测其肺功能改变率的情况，可以最高呼气流速仪（峰速仪）作呼气峰流速测定。

对婴幼儿（＜3 岁）儿童，由于他们不能主动配合，不能应用目前常规的 MEFV。非用力依赖性肺功能如潮气量、每分通气量、功能残气量、重复呼吸法肺弥散量、呼吸力学如气道阻力、胸肺顺应性等可应用于这些儿童，但由于仪器复杂和需受特殊训练的人员操作，上述多数指标未能被临床广泛使用。

2. 潮气呼吸流速容量环（TBFV）测定　　此项技术不需受试者主观用力配合，连接咬口器后只需作潮气呼吸，肺功能仪可连续记录流速容量环。气道通畅时该环呈椭圆形，而气道阻塞者呼气相流速受限，呼气相出现凹陷，峰流速提前出现。峰流速时呼气量与潮气量的比值（VPEF/VT）及 1/2PEF 时呼气量与潮气量的比值在气道阻塞疾病患者中减少。

3. 脉冲振荡频谱分析法测定气道阻力　　通过外加信号源的脉冲振荡技术，患儿只需接咬口器作潮气呼吸数个周期，即可对气道黏性阻力、弹性阻力和惯性阻力，以及胸肺支气管顺应性等多个参数做出评估。

▶▶ 二、常见外科手术后呼吸管理

（一）儿童外科术后呼吸管理概况

儿童颅脑、胸部、心脏及腹部外科手术等儿童外科手术常需要全身麻醉，对全身麻醉外科手术后的肺功能监测与心脏功能监测具有同样重要的地位，手术相关肺功能损害表现为低氧血症、高碳酸血症、肺不张、肺炎、呼吸机依赖等手术麻醉结束后，全身麻醉患儿拔出气管导管前，应仔细吸引呼吸道及口腔分泌物，并先拔出食管听诊器和测温探头，以减小刺激性，防止发生拔管后喉痉挛。严重喉痉挛可引起缺氧，加压呼吸如无效，有时需用琥珀胆碱静脉注射后再次行气管插管。

在麻醉苏醒期发生舌后坠而引起上呼吸道阻塞，应置患儿于侧卧位或放置口咽通气道。苏醒期由于全身麻醉药、麻醉性镇痛药，特别是肌松药残余作用，可抑制呼吸而引起通气不足，导致低氧血症。早期低氧血症常无发绀出现，需做血气分析或应用脉率氧饱和度仪测定发现，并根据病因及时处理，麻醉复苏期间患儿应常规吸氧。必要时面罩加压吸氧。对气管内麻醉患儿，术后要注意有无声门下水肿，如有发生，应静脉注射地塞米松并用麻黄碱或肾上腺素雾化治疗。

1. 临床观察和胸部体格检查　　临床仔细观察术后患儿呼吸是简单而又实用的方法，包括：

（1）呼吸频率、幅度和呼吸类型。

（2）胸腹运动的协调性，有无矛盾呼吸和辅助呼吸肌参与呼吸，是否出现吸气性三凹征、鼻翼扇动、发绀等。

（3）听诊呼吸音是否对称，有无哮鸣音、啰音、喉鸣音等。

（4）叩诊胸部两侧声音是否一致，有无咳嗽反射与烦躁不安。

2. 胸部 X 线检查　术后入 ICU 的患儿应当常规床旁胸部 X 线摄片了解：

（1）气管插管、心内监测管、纵隔胸腔引流管、胃管、起搏导线等位置。

（2）胸腔内有无积液或气胸；肺野是否存在肺不张、肺间质水肿、炎性改变。

（3）了解心脏大小，有无心包积液，纵隔尤其是上纵隔宽度，注意皮下气肿是否存在等。

3. 动脉血气分析　常规血气分析可作为肺功能监测指标，反映肺氧合和通气功能，在心脏手术当中，应当注意到不同病种及手术方式（姑息术与根治术）预期血气分析指标不同。

（1）动脉血氧分压（PaO_2）：与年龄、体位和吸入氧浓度有关，可反映肺部病变程度，也可以作为呼吸衰竭的诊断依据之一。临床上引起氧分压降低的原因有很多，常见有通气/血流值失调、肺内分流；肺泡低通气和弥散功能障碍；心内右向左分流；发热、寒战、抽搐、呼吸商降低及中枢性低通气等，在术后检测中应当仔细分析。

（2）动脉血氧饱和度（SaO_2）：是指单位动脉血液中血红蛋白实际结合氧量与血红蛋白氧含量之比，反映血流氧合情况。

（3）动脉血二氧化碳分压（$PaCO_2$）：$PaCO_2$ 升高提示肺通气量减少，呼吸功能减退，二氧化碳在体内集聚，常见于慢性支气管炎、肺气肿、肺源性心脏病等，可造成呼吸性酸中毒。超过 50mmHg（6.65kPa），表示呼吸衰竭；高达 70～80mmHg（9.31～10.64kPa）可引起脑水肿，昏迷，危及生命，称为肺性脑病（二氧化碳麻醉）。$PaCO_2$ 降低较少见，多表示通气过度呼出过多二氧化碳，如哮喘，可产生呼吸性碱中毒，引起头晕、肌肉颤动等。

4. 无创动脉血氧监测　具有连续性，能反映瞬间动态变化，并可以避免多次采血。

（1）经皮氧分压（$PtCO_2$）：经皮氧分压监测仪可连续测定 $PtCO_2$，反映组织氧供状况，及早发现低氧血症和避免高血氧的发生，与 PaO_2、末梢灌注和皮肤厚度有关。

（2）脉搏血氧饱和度（SpO_2）：SpO_2 和 SaO_2 有高度的相关性和一致性，但 $SaO_2 < 65\%$，两者存在一定的误差，一般 SpO_2 读数偏高。由于该监测温度低，耐受性好，应用方便，并且从脉搏容积图也可观察末梢循环的灌注和脉率，间接了解循环功能，因此，已广泛应用于临床监测。

5. 换气功能监测

（1）肺泡–动脉氧分压差（$A\text{-}aDO_2$）：是评价氧通过肺泡壁进入毛细血管的能力，也是判断氧弥散能力的重要指标。其影响因素包括通气/血流值、弥散功能和心内或肺内分流等。

（2）氧合指数（OI，PaO_2/FiO_2）：随 FiO_2 的增大而增大，其正常值为 430～560mmHg，理论上的最大值为 660mmHg。由于测定方法简单易行，已成为衡量氧气交换能力的最常用指标。

（3）呼吸指数（RI）：可作为肺换气功能的指标，不受 FiO_2 的影响。

（4）肺内分流（$\dot{Q}s/\dot{Q}t$）：是指未经肺内氧合直接进入左心的血流量和心排血量的比值。最简单的测定方法是在吸入纯氧 20min 后，以 PaO_2 700mmHg 作为动脉血氧分压的最高值，PaO_2 降低 100mmHg，$\dot{Q}s/\dot{Q}t$ 大约增加 5%。

6. 通气功能的测定

（1）动脉血二氧化碳分压（$PaCO_2$）：是监测通气功能的重要指标，且可反映呼吸性酸碱平衡。二氧化碳弥散能力很强，肺泡内的二氧化碳和动脉血中的二氧化碳几无差别，因此，$PaCO_2$ 可直接反映肺泡通气量的变化。

（2）动脉二氧化碳的无创性监测

1）经皮二氧化碳分压（$PtcCO_2$）：$PtcCO_2$ 监测是将电极直接放在皮肤上连续监测二氧化碳分压，当电极加热到 40～45℃并维持此水平时，测得的 $PtcCO_2$ 和 $PaCO_2$ 的相关系数较 $PtcO_2$ 与 PaO_2 的相关系数更高。

2）呼气末二氧化碳分压（$PetCO_2$）：因能反映 $PaCO_2$ 的变化，可提供连续、无创的数据和图形，对判断肺通气具有重要的临床意义。

3）生理无效腔与潮气量比值（VD/VT）：其计算需要先测定 $PetCO_2$ 和 $PaCO_2$，其正常值为 0.33～0.45。临床用于评价通气效率和脱离呼吸机的指标。

7. 呼吸机参数的调节

（1）纠正低氧血症：与纠正低氧血症、改善肺血氧合有关的呼吸机参数有三个方面，即吸入氧浓度（FiO_2）、平均气道压（MAP）、压力波形（Wave form）。

（2）纠正高碳酸血症：二氧化碳弥散能力强，在机械通气时 $PaCO_2$ 主要受每分通气量影响。每分通气量为实际潮气量与呼吸频率的乘积。

1）潮气量（VT）：在 PCV 模式下，VT 主要受 PIP、PEEP、Ti、Te、FR 的影响，增加 PIP 和减低 PEEP 是纠正高碳酸血症的方法之一。VCV 模式中，在相同 VT 情况下，提高 FR、缩短 Ti 与降低 FR、延长 Ti 所产生的压力波形不同，即前者陡峭，PIP 和 MAP 较高，多适用于肺和气道有疾病的患者；后者低平，PIP 和 MAP 较低，可在较低压力下保证 VT，不致产生气压伤，适用于肺及气道正常的患者。

2）呼吸频率（RR）：在一定范围内提高 RR 将增加 MV 和二氧化碳的排出，降低 $PaCO_2$，升高 pH。一般呼吸频率应接近不同年龄组的生理呼吸频率，但如有肺部病变则应根据病变类型做相应调整。单独改变 RR 而不改变 I/E 值，通常并不影响 MAP，对 PaO_2 也无明显影响；但改变 RR 伴 I/E 值变化时，可影响压力波形和 MAP，进而影响氧合过程和 PaO_2。

（二）胸部手术及先天性心脏病术后呼吸管理

各类胸部手术，凡进入胸膜腔操作者，术中及术后呼吸管理需要考虑开胸后如何克服呼吸功能生理紊乱的问题。胸部手术及先天性心脏病外科手术后肺功能监测除上述指标外，还需注意以下几点：

1. 术后 SaO_2 与患儿心脏疾病及手术方式密切相关

（1）双心室修补后 SaO_2 应当处于正常范围，若低于此值，排除心内分流后，可能是由于各种原因导致的肺静脉低血氧饱和度，如肺水肿、肺部感染、肺不张、胸腔积液等。

（2）对术后存在右室舒张功能不全，心房水平右向左分流的患儿，需等待右心室顺应性改善或 PVR 降低，右向左分流量减少后，SaO_2 才逐渐提高。

（3）改良 Fontan 手术，SaO_2 可在 90%～95% 范围。如果 SaO_2 比预知值更低，可能由于有效肺血流量的减少，肺动、静脉侧支血管形成分流，低心排综合征或新的左右心房水平的开窗存在导致的低氧血症。

（4）行 B-Ts，Glenn 姑息术的患儿，SaO_2 范围在 75%～85%，如 SaO_2 过低则考虑为低血压，PVR 阻力增高，肺血管发育差，吻合口狭窄，B-Ts 管道阻塞等。

2. 混合静脉血氧分压（PvO_2）和氧饱和度（SvO_2）　是指肺动脉血的氧分压和 SvO_2。如无心内分流，PvO_2 和 SvO_2 是了解氧合、循环功能及组织利用氧能力的综合指标，两者结合对判断组织缺氧的环节和原因有重要价值，$PvO_2 < 60mmHg$ 时，与 SvO_2 有良好的线性关系。当心排血量下降、组织灌注不足、缺氧和摄氧量增加时，SvO_2 下降先于 PaO_2，因此 PvO_2 能及时反映组织缺氧。SvO_2 异常升高可由于吸入氧浓度高、心排血量增加、氧耗量降低及残余左向右分流等引起。

3. 肺内分流（$\dot{Q}s/\dot{Q}t$）　是指肺组织只有灌注而无通气。最简单的测定方法是在吸入纯氧气 20min 后，以 PaO_2 700mmHg 作为动脉血氧分压的最高值，PaO_2 降低 100mmHg，$\dot{Q}s/\dot{Q}t$ 大约增加 5%。

4. 动脉血二氧化碳分压（$PaCO_2$）　可直接反映肺泡通气量的变化。对肺动脉高压患儿，术后 2 天维持 $PaCO_2$ 为 28～30mmHg 能降低 PVR，预防反应性肺高压和肺高压危象。

5. 肺泡–动脉氧分压差（$A\text{-}aDO_2$）　在心脏外科体外循环尤其是长时间转流后，术初 3 天中 50% 以上的患儿 $A\text{-}aDO_2$ 增加，同时伴有低氧血症，这与体外循环后血管外肺水增多、肺不张、肺水肿、气道内分泌物增多等有关。因此，$A\text{-}aDO_2$ 增大提示血液从肺泡摄取氧的能力低下，即换气功能障碍，动态观察极有价值。

（三）颅脑手术与呼吸治疗

神经外科手术麻醉期间患者的呼吸功能改变常常受到不同原因和不同程度的干扰，这种干扰往往来自中枢病变本身，或者麻醉药物的影响，另一个重要问题是气道的维持，颅额面部损伤可能存在鼻窦开放，进行颅脑手术血液冲洗及胃内容物反流等可能阻塞气道，导致呼吸系统梗阻并发症的发生。此外，麻醉期间和麻醉苏醒期的呼吸道阻塞，多为急性阻塞，临床上最常见于以下几种情况：

1. 舌后坠　多发生在全身麻醉诱导期，特别是垂体腺瘤肢端肥大的患者，由于舌体过大，肥厚，全身麻醉诱导使用肌松剂以后，气道可能被后坠的舌阻塞，用面罩行人工呼吸挤压呼吸囊时阻力很大，应立即托起下颌，如仍不能缓解应立即放置口咽通气道，同样如发生在麻醉恢复期，应尽早使患者清醒，必要时使用拮抗剂，放置口咽及鼻咽通气道。

2. 分泌物及呕吐物堵塞气道　颅脑外伤手术患者由于外伤后胃内容物滞留，极易发生反流或误吸。头面部骨折，颅底骨折，血液、脑脊液及骨折移位均可阻塞呼吸道。坐位手术时，口腔内分泌物可沿气管导管外壁流入肺内，造成误吸或气管导管发生扭曲脱落。额部开颅时，如切口损伤额窦，使术野的血液和冲洗液由开放的窦腔流入咽部，也可沿气管外壁流入肺内，特别在术后拔管前放松套囊时。

3. 操作失误或麻醉装置有误　垂体腺瘤经口腔蝶窦入路时，为了防止血液流入气道，通常采用纱布条进行口咽部填塞，如填塞过深，用力不当，可压迫气管导管，形成扭曲变形梗阻，此时应立即取出纱条，顺导管方向依次填塞，并密切注意气道压力的变化，最好采用钢丝螺旋加固导管。

颅脑外科手术中头位变动较大，即使采用头钉固定，术中钻颅咬骨等操作亦可产生影响，使气管导管发生移动、滑脱甚至扭曲，特别在婴儿麻醉时。因此，麻醉插管后要反复听诊双肺呼吸音监测气道，以免发生呼吸道梗阻或通气障碍。一旦出现异常呼吸动作或不易解释的低氧血症，应仔细检查气管导管位置、麻醉机活瓣、螺纹管及麻醉机供气、排气回路。针对原因逐一解决。

4. 喉与支气管痉挛　喉痉挛是严重的麻醉并发症之一，任何使咽部应激性反应增高的条件和药物均可诱发，多发生在全身麻醉诱导期及术中拔管清醒期，因此，应强调预防的重要性，支气管痉挛是一种致命性的并发症，由于支气管平滑肌过度敏感，同时气管内受到刺激，也可因手术刺激产生反射性支气管痉挛，任何气道梗阻和通气不足均可导致颅内压增高，术中急性颅内压增高脑膨出是致命的并发症，其危害和后果的严重性远远大于其他部位手术，应尽量避免。

（四）腹部手术与呼吸治疗

1. 腹部手术后影响呼吸功能的因素　麻醉药物和镇痛药物的使用对呼吸功能有较大的影响，术后早期，麻醉药物的残余效应和镇痛药物过量可降低呼吸中枢对缺氧、二氧化碳蓄积反应的敏感性，减少肺泡通气。局部麻醉比全身麻醉对肺功能的影响为轻，无明显缺氧，二氧化碳蓄积和酸碱平衡失调。阿片类镇痛药能减少通气造成轻度二氧化碳蓄积。术后寒战、发热致氧耗和呼吸做功增加。术中操作时可压迫下位肺，若膨胀不全，术后则会发生呼吸性肺萎陷，可出现低氧血症。有些药物如茶碱、咖啡因、β_2 受体阻滞剂会影响膈肌功能，氨茶碱有增加中枢神经系统对膈神经传出冲动的作用，但还没有证据说明这些药物对降低术后呼吸并发症的死亡率有临床作用。

2. 腹部手术后呼吸功能改变的机制　腹部外科手术对呼吸功能的影响是常见的，其中最重要的原因是功能残气量（FRC）下降，但一般患者术后数天内即可逐渐恢复。腹部大手术，肺部基础疾病存在等因素会加重这一影响，其结果是低氧血症。如果低氧血症得不到及时有效的纠正，势必进一步恶化，严重时可伴发二氧化碳分压升高，导致呼吸衰竭的发生。

3. 腹部手术肺部并发症的预防和和治疗

（1）对术后患者进行镇痛，以部分恢复肺活量（VC）和 FRC。

（2）术后早期鼓励患者适当的活动，主动深呼吸以增加患者的潮气量，扩张肺脏，保持正常的跨肺压力，使肺良好膨胀。

（3）近年来，连续正压通气被认为是预防术后呼吸并发症的有效方法，它能提高 FRC、VC 和吸气容量，如患者配合，可进行深呼吸锻炼，不合作患者则行鼻塞或气管插管持续呼吸道下压（CPAP）。

（五）术后镇痛与呼吸治疗

由于术后伤口剧烈疼痛，可能给术后呼吸治疗带来不同程度的影响，加重呼吸功能障碍程度，因此，进行恰当的术后镇痛非常必要，良好的镇痛可以患者改善呼吸功能，防治术后呼吸功能障碍发生或加重。胸部、上腹部、背部、大关节、肛门直肠等部位切口术后疼痛明显，需要在术后进行镇痛对症治疗，尤其术后 24～48h。疼痛导致的术后呼吸功能障碍主要表现为浅表呼吸，肺活量、用力肺活量、第 1 秒用力呼气流速的下降等，经恰当的镇痛处理，上述疼痛相关呼吸功能障碍可以明显改善。此外，术后严重疼痛将直接影响儿童患者术后情感、活动能力恢复，甚至影响到正常发育和成长。

由于儿童对疼痛表达困难，难以对小儿疼痛的程度及镇痛效果进行准确的评估，再加上对镇痛药物的不良反应如阿片类药物的呼吸抑制作用的惧怕，儿童术后镇痛需要不断发展与完善。目前，疼痛解除方法有药物治疗和物理治疗，其中以药物治疗为主，其疗效确切、可靠、安全，而且给药方法也很多，可根据实际情况选择。

1. 儿童疼痛评估　完善而安全的儿童术后镇痛不仅有赖于应用先进的技术方法，更需要准确的疼痛评估、严密的观察和及时有效的处理。儿童疼痛评估包括自我评估、面部表情评估、行为学（包括生理学）评估，根据疼痛相关行为学表现或对患儿照顾者提供疼痛相关行为的叙述进行评估。大于 7 岁或 8 岁（＞7～8 岁）儿童可以自己描述疼痛的程度，可以采用成人常用的模拟视觉量表（VAS）进行评估。大于 4 岁而小于 8 岁（4～8 岁）的儿童虽然不能准确地描述疼痛，但医护人员可以通过小儿的行为反应从有无哭闹、面部表情、语言、体位、触摸伤口的表现、腿部的运动来判断小儿有无疼痛，镇痛效果如何，即使用 OPS 疼痛评估。对于这年龄段的儿童，也常采用 CHEOPS 疼痛评估（children's hospital of eastern ontario pain scale）。小于 4 岁（＜4 岁）的婴幼儿既不能自己表达疼痛，行为反应与疼痛评估的相关性也较差，只能通过生理反应如心率的快慢、脉搏氧饱和度的高低、有无出汗来评价疼痛，即使用 CRIES 疼痛评估。

2. 儿童术后镇痛的方法　由于儿童在生理和心理上尚未成熟，因而在术后镇痛药物的应用途径及剂量、镇痛方法的选择上也与成人不同。术后儿童疼痛的程度因手术的部位、手术的大小而有所不同。腹部手术术后的疼痛又分为两种类型：一种是持续并伴有恶心呕吐的钝痛，这种疼痛对阿片类药物敏感；另一种是由于咳嗽、活动所致的锐痛，这种疼痛对吗啡不敏感而对神经阻滞及非甾体抗炎药敏感。根据手术的部位和大小选择作用部位及机制各不相同的不同药物和不同的方法联合的平衡镇痛方式，不仅可以使镇痛效果更为确切、更为完善，而且可以减少各种药物的剂量，以减少其不良反应。

（1）持续静脉注射阿片类镇痛药：较传统的间断肌内注射来说可以提供更为恒定的镇痛水平。吗啡是最常用的阿片类镇痛药，对大于 1 个月的婴儿，10～30μg/（kg·h）吗啡可以提供充分的镇痛,而且不良反应不大。大于 1 个月的足月产婴儿对吗啡的清除率与 1 岁以上的幼儿相当，而 1～7 天的新生儿对吗啡的清除率仅仅只有较大婴儿的 1/3，消除半衰期约为后者的 1.7 倍，因而输注的速度也应有所降低，一般降至 5μg/（kg·h）。吗啡用于年纪较大的儿童其半衰期至少为3h，用于新生儿时间就更长，因此，要通过加大静脉注射的速度来改善镇痛效果或通过减慢速度来消除不良反应需要相当长的时间，所以在临床上，如果出现镇痛效果欠佳时应及时给予负荷剂量，再调大维持量；而出现呼吸抑制时，应先停止用药直到不良反应消除再重新设置一个较低的剂量，通常改为原剂量的一半。必须牢记在使用阿片类药物时，所有阿片类药物的镇痛效果与呼吸抑制作用相伴存在。当出现吗啡药物导致的呼吸抑制时可采用纳洛酮 $0.5\sim2\mu g/kg$ 静脉注射。

（2）术后局部麻醉镇痛方法：常用局部浸润麻醉、硬膜外给药等。

1）局部浸润麻醉：简单易行，缝皮前在切口皮下注射长效局部麻醉药，适用于各类小型和中型手术，还可以局部皮下埋管持续泵注局部麻醉药。

2）周围神经阻滞：应重视儿童术后周围神经阻滞的镇痛方法。周围神经阻滞单独应用，可以达到良好的术后镇痛效果，不需要增加复合其他的镇痛药物，并且明显降低术后呕吐的发生率。周围神经阻滞也通常是作为平衡镇痛的一种方法联合应用。

3）硬膜外给药麻醉：通过骶裂孔或棘间留置的硬膜外腔导管持续给药，适于胸部、腹部、下肢术后镇痛，不影响神志，镇痛效果较好。可加入阿片类药物，降低两类药物不良反应，减轻运动阻滞，是目前常用的镇痛方式，多以患儿自控、家长控制或护士控制方式给药，适于术后中、重度疼痛，药物情况见表32-1。

表32-1　硬膜外自控的局部麻醉药和阿片药物配方

局部麻醉药/阿片药	罗哌卡因 0.065%～0.12%	舒芬太尼 0.5μg/ml
	布比卡因 0.065%～0.1%	芬太尼 2μg/ml
	左旋布比卡因 0.065%～0.2%	吗啡 10μg/ml
	氯普鲁卡因 0.8%～1.4%	
PCEA 方案	首次剂量 0.1～0.3ml/kg	
	维持剂量 0.1～0.3ml/（kg·h）	
	冲击剂量 0.1～0.3ml/kg	
	锁定时间 20～30min	

（3）非甾体抗炎药（NSAID）：现已广泛用于儿童各种手术的术后镇痛。NSAID 用于儿童时，胃肠道症状较成人少见，且安全剂量范围大，因此在儿童镇痛时应首先考虑。目前常用对乙酰氨基酚、酮洛酸、罗非昔布。有些麻醉医生建议术前通过直肠给予对乙酰氨基酚栓剂 40mg/kg，可以减少术后疼痛，血浆药浓度 $10\sim25\mu g/ml$，并每 6h 加用 20mg/kg 直肠肛栓。对乙酰氨基酚每天总量 90mg/（kg·d），并连续使用 72h。酮咯酸是一种强效的镇痛药，其镇痛作用相当于中等剂量的阿片类药物的作用，但是用于腹部大手术时仍然需要与阿片类药物合用，并不能完全取代阿片类药物。有研究表明腹部手术使用酮洛酸行术后镇痛的患者较使用芬太尼的患者胃肠道功能恢复要快。NSAID 之所以能成为术后镇痛重要的辅助用药，成为平衡镇痛中最常用的药物，主要在于它与阿片类药物具有协同作用，合用时可以减少阿片类药物的用量，加快撤药过程，从而降低其不良反应如呼吸抑制、恶心、呕吐、皮肤瘙痒及尿潴留等的发生率。

（4）平衡镇痛：痛觉的传导可以通过药物在不同的作用部位进行阻断，如非甾体抗炎药或阿片类药物作用于外周伤害性感受器，降低其对伤害性刺激的敏感性；局部麻醉药在外周、硬膜外腔或蛛网膜下腔作用于传入神经通路；阿片类药物作用于脊髓或脊髓以上中枢的阿片受体。对于腹部大手术，联合应用多种方法的平衡镇痛仪可以达到最佳的镇痛效果，而且可以使不良反应的发生减至最低。对于门诊的腹部小手术，可以采取以下的方法使术后镇痛切实做到安全有效。术前口服 NSAID，术始行髂腹股沟神经和髂腹下神经阻滞及手术切口浸润麻醉，术中少量辅以阿片类药物，术后使用对乙酰氨基酚栓剂。

（5）表皮局部麻醉：经典的表皮局部麻醉药是恩纳（EMLA），可应用包皮环切等手术后的疼痛治疗。

（6）非药物疗法：儿童术后镇痛处理除前述药物治疗外，情感支持、精神抚慰、心理干预等非药物疗法也有很好的治疗作用。这些方法通过调节思想、行为和感受来达到减轻疼痛和相关应激，其中分散注意力和催眠治疗最有效。

（7）小儿术后疼痛治疗注意事项

1）术后镇痛是外科治疗的一部分，麻醉期间，应给予充分的镇痛药物，包括阿片类药物、局部麻醉药和其他药物。患儿的麻醉医生有责任制订具体的术后镇痛方案。术后疼痛治疗应该在麻醉复苏室（PACU）就开始，证实镇痛方案安全有效后才能让患儿离开PACU。

2）术前告知家长术中给予的镇痛药药效术后会较快消失，所以患儿需要进一步的镇痛治疗。疼痛在术后 24～72h 内最为严重，个别患儿可能持续数日或更长。

3）术后早期可定时给药，后期可以根据疼痛评估结果按需给药。

4）术后宜多模式镇痛（神经阻滞和静脉内用药、几种镇痛药联合应用）。

5）不同患儿对镇痛药物的敏感性不同，镇痛药物应用应个体化。

6）必须评估镇痛效果和可能的不良反应。使用阿片类药物的患儿，应定时监测呼吸频率，最好监测 SpO_2。

7）应积极预防和治疗术后恶心呕吐，而不是简单取消镇痛药物的使用。

8）不是成人使用的所有镇痛药物都能够用于小儿，须注意药物使用说明和相关文献，决定用药。

总之，儿童术后镇痛应根据患儿年龄、手术类型和临床情况合理给药，提供安全、有效、个体化的镇痛方案，努力达到最大的镇痛效果、最小的不良反应和最佳的生理功能恢复。

（周开宇　唐　军）

参 考 文 献

凯克马瑞克，迪马斯，麦克；译：袁月华，郭丰. 2015. 呼吸治疗学精要. 4 版. 人民军医出版社. 468-483.

宋志芳. 2009. 实用呼吸机治疗学. 3 版. 北京：科学技术文献出版社，143-361.

Cairo JM，Pilbeam SP. 1999. Mosby's Respiratory Care Equipment. 6 th ed. St Louis，Mosby. 340-656.

Tobin MJ. 2001. Advances in mechanical ventilation. N Engl J Med. 344：1985-1996.

第三十三章

新生儿先天性膈疝

先天性膈疝（congenital diaphragmatic hernia，CDH）是由于胚胎时期膈肌闭合不全，出现单侧或双侧膈肌缺陷，部分腹部脏器通过膈肌缺损处进入胸腔，从而引起一系列病理生理变化的一种先天性疾病，分胸腹裂孔疝（Bochdalek 疝）、食管裂孔疝和胸骨后疝（Morgagni 疝）。疝内容物的容积可能较小，也可能大到足以容纳大部分的胃肠道、脾脏或肝脏。由于疝发生于肺发育的关键时期，此时支气管和肺动脉形成分支，所以突入的肠道压迫肺部会导致肺发育不全。随着肺压迫严重程度的增加，支气管分支形成也随之减少，从而导致形成的支气管和肺组织减少。肺发育不全在同侧最为严重，但如果发生纵隔移位和对侧肺组织受压，也会出现对侧肺发育不全。根据文献报道，每 2200 名新生儿中会发生 1 例 CDH，约 80%发生在左侧，11%在右侧，2%双侧累及。新生儿 CDH 患者通常在出生后最初几个小时内便出现轻度或严重到危及生命的呼吸窘迫。随着产前诊断的到来和新生儿护理的改善，新生儿 CDH 生存率也随之提高，但 CDH 患者仍然存在显著的死亡和并发症风险。

▶▶▶ 临床特征

（一）病因和分型

先天性胚胎发育中膈肌缺损是 CDH 发病的基础解剖结构原因，膈肌周边附着三部分，即胸骨部、肋骨部及脊柱部。依据膈疝的好发部位分为三种常见类型。

1. 胸腹裂孔疝（Bochdalek 疝）　在人体双侧肋骨后缘与腰部肋弓外缘之间各有一个三角形小间隙称为 Bochdalek 孔，此处可形成后外侧疝，即胸腹裂孔疝或 Bochdalek 疝。CDH 中 85%～90%是胸腹裂孔疝，新生儿期出现症状者多为此型。

2. 胸骨后疝（Morgagni 疝）　胸骨外侧缘与双侧肋骨内侧缘之间各形成三角形小间隙，称 Morgagni 孔，正常有结缔组织充填，此孔发生膈疝称胸骨后疝或 Morgagni 疝。在临床上比较少见。

3. 食管裂孔疝　呈梭形，周缘与食管壁之间有较坚韧的结缔组织连接，其前后壁连接紧密而两侧较弱，如有缺损，称食管裂孔疝。

（二）发病机制

在妊娠第 10 周左右，肠管通过脐带基底返回腹腔时，因胸腹裂孔的存在，肠管可经胸腹裂孔进入胸腔，甚至缺损大到连胃、脾、结肠、肝左叶等均一同带入到胸腔内。肺发育不良与膈疝有密切联系，是先天性膈疝患儿存活率低的根本原因。肺发育不良的严重程度与内脏疝形成的时间和程度有关。不同程度的肺发育不良由于内脏疝入、压迫使支气管生长阻滞，肺泡总量减少，肺动脉分支总数量亦减少，并且出现肺小动脉肌层增厚，阻力增加，造成新生儿肺高压，肺高压导致卵圆孔未闭和动脉导管的右向左分流，出现低氧血症和高碳酸血症，由此又促使肺血管痉挛，形成恶性循环，临床上称为新生儿持续肺高压（PPHN）。

（三）临床表现

CDH新生儿最常在出生后最初几小时或几日内发生呼吸窘迫。其表现各有不同，呼吸窘迫的程度取决于肺发育不全和PPHN的严重程度。常见的是出生时发生的急性呼吸窘迫，少数患儿症状轻微或无症状。

体格检查表现为桶状胸、因腹内容物进入胸腔而出现的舟状腹及同侧呼吸音消失。大多数CDH患儿（由于病变位于左侧）因纵隔移位而使心搏移向右侧。

CDH患儿中有约50%可见相关异常，这些异常包括染色体异常、先天性心脏病和神经管缺陷。

CDH患儿因宫内发育时血管解剖学改变而发生PPHN风险增加。分娩后，低氧血症、酸中毒和低血压通过诱导已有的固化的动脉肌性增生成分发生反应性血管收缩来增加PPHN风险。

有研究报道，肾上腺皮质功能减退症也是CDH患儿的合并表现。肾上腺皮质功能减退症的患儿更可能有肝脏疝入，且疾病会更严重。

（四）诊断

随着产前超声使用的增加，许多CDH患儿在产前就能得出诊断。超声检测在妊娠20～25周可以检测到胎儿解剖结构异常和肺部发育情况，并且能成像显示膈肌缺损的面积、疝入器官的外形和肺部受压的情况。磁共振（MRI）具有更清晰的分辨率和诊断优势，适用于超声无法明确者，MRI作为备用选择的辅助产前检查手段。

患儿临床表现呼吸急促和呼吸困难，血氧饱和度下降，面色青紫、口唇发绀，听诊发现有单侧呼吸音降低或者消失，腹腔肠鸣音减弱或消失或同时在胸腔听到肠鸣音，腹腔空虚、外观体积减小（由于腹腔内含气肠道减少或消失），有以上表现者应怀疑有CDH。应该快速进行胸片检查，结果提示腹内容物（通常是含有空气或液体的肠道）突入单侧胸腔就可以做出CHC的诊断（图33-1），可以看到疝气一侧有少量或无明显的充气肺组织，并且注意查看是否有心脏和其他纵隔结构向对侧移位、对侧肺受压及腹部外观体积减少。如果CDH发生在右侧，肝脏是唯一可能疝入的器官，胸片上会表现为大面积的胸部软组织肿块，腹腔内缺失肝脏影。

（五）鉴别诊断

当产前通过超声做出CDH的诊断时，也应考虑鉴别诊断其他胸部病变，如膈膨出、先天性囊性腺样畸形、支气管肺隔离症、支气管囊肿、支气管闭锁、肠源性囊肿和畸胎瘤。

对于伴有严重呼吸窘迫的足月儿，其鉴别诊断包括其他原发性病因或继发性病因引起的肺发育不全（如羊水过少）和持续肺动脉高压，通过疝入胸腔的腹内容物的典型胸片检查，可迅速将 CDH 与这些疾病相鉴别。

（六）治疗

1. 产前治疗

（1）糖皮质激素：因为现代医学产前诊断水平的提升，为产前治疗奠定了基础。产前使用糖皮质激素可以促进胎儿肺组织的蛋白质合成，提高肺组织顺应性，减小胎肺腺泡内血管壁的厚度，促进血管生成。同时，注意检测孕妇血糖水平。

（2）甲状腺素：有研究报道，甲状腺素补充对于促进胎儿膈肌发育有效，但是治疗机制不明确，不良反应风险大。

2. 一般治疗　新生儿膈疝一旦诊断明确，应立刻开始暖箱保暖、生命体征监测、血气分析监测、建立静脉通路、营养支持、纠正酸碱平衡及液体补充，同时插置鼻胃管、持续胃肠吸引，减少胃肠因充气和液体积聚对肺部的压迫。

3. 正性肌力药　新生儿 CDH 死亡的主要决定因素是肺发育不全和肺动脉高压。因此，治疗重点从早期手术干预转为术前针对肺发育不全和肺动脉高压进行最佳处理，随后再进行手术修补。应给予血压支持将平均动脉压维持在 ≥50mmHg 的水平，以最大程度地减少任何右向左分流。血压支持包括等张液和正性肌力药，如多巴胺和（或）多巴酚丁胺的使用。

4. 气管插管　在产房中，CDH 患儿应立即进行气管插管，因为球囊-面罩会导致胃或腹部膨胀和肺受压，所以应避免使用。患儿应在低峰压下（目标值，<25cmH_2O）进行通气，以最大程度地减少肺损伤。延迟建立气道可加剧随之而来的酸中毒和缺氧，由此会增加肺动脉高压的风险。

5. 表面活性物质　对胎龄 ≤34 周早产儿，且胸片提示为肺泡性肺不张、呼吸窘迫综合征可以考虑使用表面活性剂。

（七）机械通气

CDH 患者出生后治疗以往是通过紧急外科手术，将疝入胸腔的腹内脏器复位并修补缺损的膈肌。现在认为如果在手术前经过多种手段处理使患儿病情稳定数小时（4～16h），纠正缺氧低灌注状态则更利于手术成功，提高患儿存活率。

1. 常频通气　治疗目标：有足够的压力来维持导管前血氧饱和度大于 80%、导管前氧分压（PaO_2）大于 60mmHg。为防止发育不全的肺组织出现气压伤，尽量用最低气道压进行通气支持。

开始采用压力限定性通气，每分钟呼吸 30～100 次，吸气峰压为 20～25cmH_2O。超过 28cmH_2O 的吸气峰压可暂时作为 ECMO 的桥接点。只要可能，呼气末正压通气（PEEP）应维持在生理水平 3～5cmH_2O。在 CDH 中，过度通气、低碳酸血症和碱中毒可能会减少导管分流并控制肺动脉高压，但这可能加重气压伤。也有研究报道，允许性高碳酸血症已用于治疗 CDH 新生儿，与过度通气和碱性化相比，允许性高碳酸血症可提高生存率。

2. 高频通气（HFV） 用于治疗常规通气难以治疗的持续存在缺氧和高碳酸血症的新生儿。HFV 可有效降低 CDH 新生儿的二氧化碳分压并提高生存率。

3. 体外膜肺氧合（ECMO） 主要指征是机械通气治疗失败。采用以下标准：

（1）出生体重>2kg；孕龄>34 周。

（2）没有其他先天性畸形或者染色体异常。

（3）无大于 I 级的颅内出血。

（4）不能维持导管前血氧饱和度>85%或导管后 PaO_2 大于 30mmHg。

（5）吸气峰压>28cmH_2O 或平均气道压>15cmH_2O。

（6）补液和正性肌力药物不能纠正的低血压。

（7）供氧不足伴持续代谢性酸中毒。

因为所有接受 ECMO 的患者会接受持续肝素抗凝治疗，所以患儿具有颅内出血风险。在开始 ECMO 之前先进行头部超声检查，在 ECMO 支持的前 5 天每天检查 1 次，随后隔日检查 1 次，如果发现颅内出血扩大就会停止 ECMO 支持。

（八）手术

先天性膈疝外科修补术手术包括还纳腹部脏器和一期缝合膈肌缺损。膈肌缺损可仅用缝合修补，但这会增加张力，损害整个胸廓顺应性，通常需要 Gore-Tex 补片来修补缺损。使用暂时腹壁 silo 袋或补片可能有帮助。当一期缝合不可行时，可以使用游离的腹壁肌瓣来修补大的膈疝。

手术的时机取决于呼吸窘迫的严重程度：

（1）只有轻微症状，患者可以在 48～72h 后进行修补。

（2）在没有或有轻度肺发育不全、可逆性肺高压患者中，修补的时机延迟到获得最大益处为止，达到肺动脉高压暂时缓解和肺顺应性的改善。可以在 5～10 天后可进行修补。

（九）并发症

CDH 最严重的并发症是复发性肺动脉高压，其他早期术后并发症包括出血、乳糜胸和补片感染，晚期并发症包括慢性呼吸系统疾病、复发疝或补片问题、脊柱或胸壁异常、胃肠道困难及神经系统后遗症。CDH 存活者应接受长期的随访和胸片检查。

（王慧卿　陈大鹏）

参 考 文 献

刘文英. 2017. 先天性膈疝的临床诊治进展. 临床小儿外科杂志, 16（1）: 1-3.

Bloss RS, Aranda JV, Beardmore HE. 1981. Congenital diaphragmatic hernia: pathophysiology and pharmacologic support. Surgery, 89: 518.

Kamath BD, Fashaw L, Kinsella JP. 2010. Adrenal insufficiency in newborns with congenital diaphragmatic hernia. J Pediatr, 156: 495.

Lotze A, Knight GR, Anderson KD, et al. 1994. Surfactant（beractant）therapy for infants with congenital diaphragmatic hernia on ECMO: evidence of persistent surfactant deficiency. J Pediatr Surg, 29: 407.

Wilcox DT, Glick PL, Karamanoukian HL, et al. 1994. Pathophysiology of congenital diaphragmatic hernia. IX: correlation of surfactant maturation with fetal cortisol and triiodothyronine concentration. J Pediatr Surg, 29: 825.

Wilcox DT, Glick PL, Karamanoukian HL, et al. 1995. Pathophysiology of congenital diaphragmatic hernia. XII: amniotic fluid lecithin/sphingomyelin ratio and phosphatidylglycerol concentrations do not predict surfactant status in congenital diaphragmatic hernia. J Pediatr Surg, 30: 410.

Wynn J, Krishnan U, Aspelund G, et al. 2013. Outcomes of congenital diaphragmatic hernia in the modern era of management. J Pediatr, 163: 114.

第四篇

呼吸系统的诊疗方法

第三十四章

儿童呼吸系统疾病的影像学检查

随着医学物理学、工程技术和计算机技术的飞速发展，医学影像技术日新月异，影像诊断学成为医学领域发展最快的学科之一。超声、数字化 X 线摄影、造影检查、CT、MRI、核医学及 PET-CT 或 PET-MR 等影像检查对儿科疾病的诊断和鉴别诊断有重要价值。儿科医生及儿科影像医生应熟悉每一种影像诊断方法的成像原理、影像特点及其应用限度，合理选择或联合使用多种不同影像学检查方法，结合患儿年龄、生理特点、病变解剖部位，以无损伤或少损伤的影像检查替代损伤性的影像检查，以简单替代复杂，扬长避短，减少损害，以期实现早期诊断，并尽量减轻患者经济负担。

儿童胸部正常组织结构有高密度胸段脊柱、肋骨、胸骨及肩胛骨，有中等密度的软骨、肌肉、神经、胸腺、纵隔及横膈，还有低密度的肺内气体及脂肪组织。组织病理变化也可使人体组织密度发生改变；密度差异较大。常规 X 线检查能够显示这种密度差异，对许多疾病可提供有价值的诊断信息，而且方法简便，成本较低，所以迄今仍然是儿童胸部影像诊断最常用、最基础的检查手段。儿童期胸部影像的检查方法、诊断思维等均具有年龄、疾病种类的特殊性。在检查过程中应遵循快速、准确、适用的原则，根据各种影像检查的成像原理、难易程度、优点及限度，在不影响诊断的前提下优先选择那些简单而无或少损伤的检查方法，尽最大努力缩短检查时间，减少射线损害，特别是要加强儿童性腺器官的防护。

一、X 线检查方法

（一）透视

胸部透视（chest fluoroscopy）简称胸透。经济、简便易行。透视下可任意转动患儿，选择最佳体位观察肺、心脏、横膈、肋骨的呼吸运动状态，同时还可转动患者体位，作多方位观察，以显示病变及其特征，便于分析病变的性质。支气管异物患儿可见纵隔异常摆动；膈疝患儿透视则可见胸腔内充气及蠕动肠道。儿童呕吐性疾病需要行钡餐了解有无食管闭锁、食管反流、膈疝、幽门肥厚性梗阻或肠旋转不良等。

但胸透的空间分辨率和密度分辨率不如胸部 X 线片，不易发现细小病变（如粟粒型肺结核等），透视图像不便于永久记录，且由于胸透辐射剂量偏大，目前大多数医院已将胸透作为一种辅助检查方法偶尔应用。

（二）X 线

胸部 X 线（chest radiography）为儿童呼吸系统疾病常用和最基本的检查方法。随着现代医学、电子学和计算机技术的发展，计算机 X 线成像（computed radiography，CR）和数字化 X 线成像（digital radiography，DR）打破了传统的 X 线摄影方式，是 X 线技术的重大发展，现在已得到较广泛的应用。CR 是将 X 线摄影的影像信息记录在影像板（image plate，IP）里，通过读取装置将影像板的荧光信号转换为数字化信号，再由计算机计算出数字化图像。DR 的基本原理是将所摄影像通过模或数转换器转换成影像信息。CR 和 DR 使 X 线进入数字化影像的范畴，由于具有相当大的曝光宽容度，从根本上解决了 X 线图像质量问题，克服了儿童常规胸片曝光过度或不足的缺陷，通过调节亮度和对比度对局部病变的密度和胸部解剖组织重叠区进行优化处理，提高了胸片的诊断准确率，同时大大降低了辐射剂量。

正常小儿胸部 X 线摄影，尤其是婴幼儿胸部摄影，常用仰卧前后位，横膈位置较高，再加上放大效应，胸腺影及心影一般较宽。摄片时应耐心等待患儿平静吸气时或哭闹换气深吸气瞬间曝光，以得到较高质量的胸部 X 线片；结合正侧位胸片可以帮助胸部病变的定位。对于呼吸系统感染性疾病、胸部创伤、肺发育不良、支气管肺发育不良、支气管异物或食管异物等疾病的诊断和鉴别诊断具有重要价值。胸腺位于前上纵隔，正位片其外缘因含气肺组织对比而能清晰显示，从出生后到 2 岁左右发育迅速，典型表现为"帆形"。足月新生儿因受围生期血流动力学影响，心胸比例常常大于 0.5，心脏大小于出生后 3 天内变化最大，心胸比例以 0.6 为上限，称为生理性心脏增大，随动脉导管功能性关闭，分流量减少而逐渐消失，有报道提出在良好的吸气条件下，心胸比例大于 0.57 即提示心脏增大。

二、计算机体层成像

（一）概述

计算机体层成像（computed tomography，CT）密度分辨率远远高于平片，再加上宽探测器多层螺旋 CT 快速扫描技术、低剂量扫描技术、能谱成像技术及后处理技术等的巨大进步，已经广泛应用于临床，在儿科影像诊断中占有重要地位。CT 具有较高的密度分辨率和时间分辨率，扫描时间短，辐射剂量低，可以快速薄层扫描，还能获得清晰后处理图像，如多层面重组（multiplanar reconstructions，MPR）及多层面容积重组（multiplanar volume reconstructions，MPVR）等。对肺部感染性病变（图 34-1）、支气管或肺发育畸形（图 34-2）、肺间质病变、肺小结节病变、肺动脉栓塞、纵隔病变等相较 X 线优势明显。尤其是对胸部 X 线盲区部位如胸膜、纵隔和纵隔旁肺组织的显示很有帮助；对肺部转移病变（图 34-3），气道异物定位，纵隔和肺门淋巴结病变（图 34-4）的诊断具有较大的优越性。

1. 扫描前准备　对于年龄较大的合作患儿，扫描前应进行呼吸训练，可减少运动伪影，提高图像质量，提高小病变的检出率。年龄较小又不合作的患儿扫描前应给予必要的镇静，口服水合氯醛按每次 0.5ml/kg 口服或肛门注射，总量不超过 10ml。服药后 20～30min 见效，作用可持续 30～90min，个别患儿可有呕吐，兴奋等不良反应。需要 CT 增强者应在镇静前做碘过敏试验和开放静脉通道。

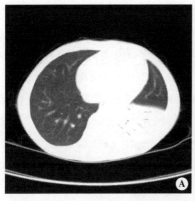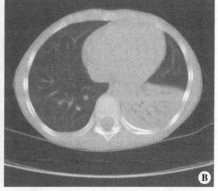

图 34-1　左肺下叶大叶性肺炎

女，9 岁，CT 胸双窗示左肺下叶呈大片状实变，可见明显支气管气相。A. 肺窗；B. 胸双窗

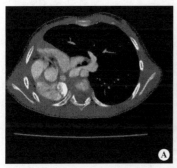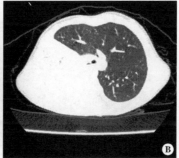

图 34-2　右肺未发育

女，4 岁，右侧胸廓较左侧稍小，纵隔心脏及胸部大血管明显右移，右肺动脉、右肺静脉及其分支未见显示，右主支气管近端显影后中断，右主支气管以远及分支、右肺组织未见显示，提示右肺未发育。A. 纵隔窗；B. 肺窗

图 34-3　纵隔恶性畸胎瘤伴肺内
转移

男，11 岁，CT 肺窗示双肺散在多发大小不等结节影

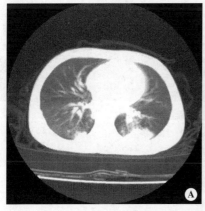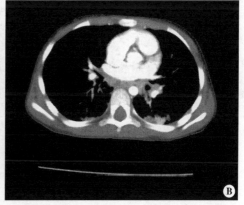

图 34-4　纵隔及左侧肺门淋巴结增大

女，4 岁，CT 肺窗示双肺多发斑片影、点片状影及片状影，以左肺下叶为著，提示双肺感染；纵隔窗示气管隆凸下及左侧肺门淋巴结增大。A. 肺窗；B. 纵隔窗

2. CT 平扫　胸部 CT 扫描常规取仰卧位，两臂自然上举，置于头两侧，以减少肩部及两上肢的伪影。平扫范围从肺尖到肋膈角。层厚间隔：新生儿及婴幼儿为 5mm，3～6 岁

儿童为 7mm，6 岁以上儿童为 10mm，必要时薄层重建，这样可以减少辐射剂量。为分别观察密度相差较大的解剖部位和病灶应选择恰当的、相对固定的窗宽和窗位，这对胸部病变的显示、定位及定性都较重要。观察肺部病变宜用肺窗，肺窗窗宽为 1000～2000HU，窗位为 -700～-500HU；观察纵隔病变用纵隔窗，窗宽为 350～500HU。

3. CT 增强　多数胸部疾病 CT 平扫即可满足诊断要求。但是部分病变需增强扫描，显示肺门与纵隔结构，了解肺内病灶与肺门、纵隔及心脏大血管的关系，以及肺门、纵隔淋巴结有无增大，并借助增强观察异常血供情况以鉴别血管性病变，如肺隔离症（图 34-5）、肺动静脉瘘（图 34-6）等。增强扫描一般采用快速团注法，对比剂常选用非离子型造影剂，剂量 1.5～2ml/kg，速率为 1.5～2.5ml/s，注药后立即扫描。

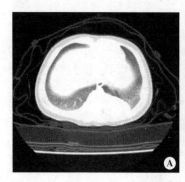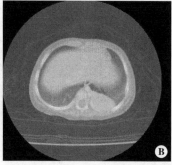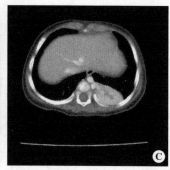

图 34-5　左下肺隔离症

女，8 个月，左肺下叶邻近脊柱旁可见软组织影，边界清楚，增强扫描血供丰富，明显不均匀性强化，其内可见来自主动脉供血血管。A. 肺窗；B. 胸双窗；C. 纵隔窗增强

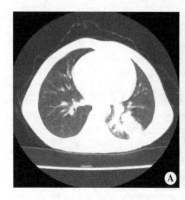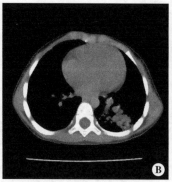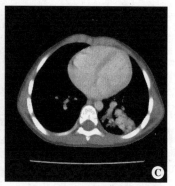

图 34-6　左下肺动静脉瘘

男，3 岁，左肺下叶后基地段可见不规则团片影，边界不清，形态不规则，增强后呈明显强化，可见左肺下动脉供血和左肺下静脉引流。A. 肺窗；B. 纵隔窗平扫；C. 纵隔窗增强

（二）高分辨率 CT

高分辨率 CT（high resolution computed tomography，HRCT）具有良好的空间分辨率，能清楚地显示肺部的细微结构如肺小叶等，是目前检查肺结构最敏感的无创性检查手段，是常规 CT 检查的一种补充。它主要包括两个内容，即薄的扫描层厚（1.5～2mm）和高空间分辨率算法（骨算法）重建。其适应证包括：

（1）胸片正常但有严重或不能解释的症状，如发热、呼吸困难、喘息、严重的或非典型的气急。

（2）肺间质性病变（图34-7）。

（3）肺部感染后遗症如闭塞性细支气管炎（图34-8）、支气管扩张（图34-9）。

（4）囊性纤维化（图34-10）。

（5）支气管肺发育异常（图34-11）等。HRCT扫描间隔的选择一般是根据患儿的年龄确定，10岁以上用10mm，2～10岁用7mm，2岁以下用5mm。

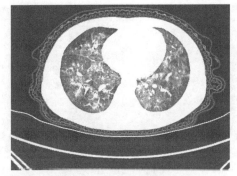

图34-7　肺含铁血黄素沉积症

女，10岁，贫血、咳嗽，胃液查见吞噬含铁血黄素的巨噬细胞，HRCT示双肺透光度减低，肺内可见广泛分布斑片状高密度及弥漫磨玻璃样变，部分肺小叶间隔增厚，双肺广泛肺间质改变，考虑肺含铁血黄素沉积症急性出血期可能

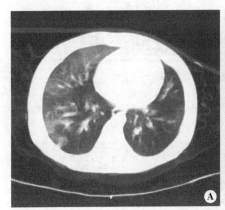
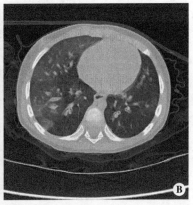

图34-8　闭塞性细支气管炎

男，1岁，发热、咳嗽1个月，双肺可见多发片状磨玻璃样影，其间有密度降低区，呈马赛克灌注征，伴有气体滞留，高分辨率CT横断面可见双肺下叶小支气管壁增厚。A. 肺窗；B. 高分辨率薄层扫描

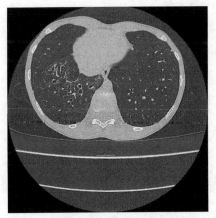

图34-9　支气管扩张

男，11岁，咳嗽、咳痰7个月，HRCT横断面示右肺下叶基底段支气管扩张，管壁增厚

（三）低剂量CT扫描的应用

低剂量的CT扫描在儿童胸部应用较多。儿童处于生长发育期，组织细胞分裂更新的速度和比例远高于成人，对于射线较成人更敏感，在儿童胸部CT检查时应尽量选择低剂量扫描参数。儿童体积小，对X线吸收性低，会有更多X线到达探测器，用相同剂量的扫描参数，儿童的图像噪声比成人低，同时气管和肺组织含气量多，与周围组织具有良好的自然对比，为儿童胸部低剂量CT扫描提供了基础。应当注意降低儿童辐射剂量必须以保证图像质量、满足诊断要求为前提。Lucacy等在HRCT扫描时用标准计量180mAs

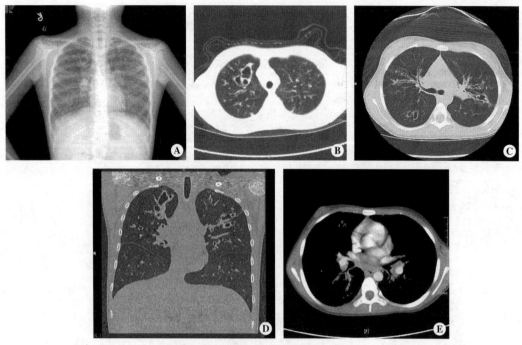

图 34-10　胰腺囊性纤维化合并肺内改变

女，7岁，咳嗽，咳绿色脓痰9天，咯血2天，X线示双肺散在斑片影、结节及空洞影，以双上肺为主，双肺门增大；胸部普通 CT 及 HRCT 示双肺多发支气管扩张伴感染，增强扫描示双肺门、纵隔多发淋巴结肿大。A. X线；B. 胸部普通扫描；C. HRCT 横断位；D. 高分辨率 CT 冠状位；E. 纵隔窗增强

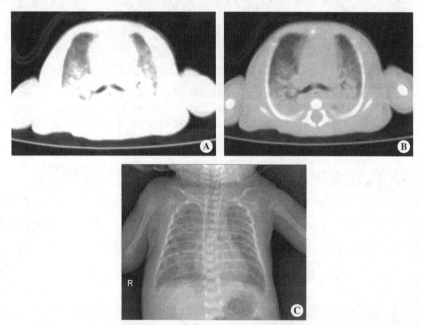

图 34-11　支气管肺发育不良

男，16天，早产儿，新生儿呼吸窘迫综合征治疗后，双肺透光度弥漫性降低，呈磨玻璃样改变，并多发实变、渗出及弥漫性小叶间隔增厚，提示支气管肺发育不良。A. 肺窗；B. 胸双窗；C. X线

和低剂量 50mAs、34mAs 进行对比研究，发现后两者辐射剂量分别减少72%和80%，50mAs 和180mAs 在影像质量方面差别不大。目前儿童胸部低剂量 CT 扫描的主要方法是降低管电流。

因此，在对儿童 CT 扫描时应遵循可合理达到的最低量（as low as reasonably achievable，ALARA）原则，即在不影响诊断质量的前提下，尽量选择低毫安秒，减少辐射剂量。

（四）螺旋 CT 图像的后处理

图像后处理技术主要包括：多层面重组（multiplanar reconstructions，MPR），其中包括曲面重组（curved multiplanar reformation，CMPR）；多层面容积重组（multiplanar volume reconstructions，MPVR），包括最大密度投影（maximum intensity projection，MIP）和最小密度投影（minimum intensity projection，MINP）；表面遮盖显示（surface shaded display，SSD）；仿真内镜（virture endoscopy，VE）；容积再现（volume rendering，VR）等后处理技术。

MPR 属二维显示技术，对肺内病变的定位准确，可清晰显示支气管管腔内外结构和毗邻关系，显示气道狭窄优于横断位图像（图 34-12）。CMPR 可将扭曲支气管伸展拉直，在同一平面上显示。MINP 和 SSD 用于气道显示，立体感强，但 SSD 的容积资料丢失较多，分支结构显示少或不能显示，且受阈值影响较大，如阈值高时，可造成管腔狭窄的假象。VE 技术可显示气管、支气管及亚段支气管或更远部位，对了解气道有无阻塞及气管解剖变异、狭窄远端的支气管情况将有所帮助。

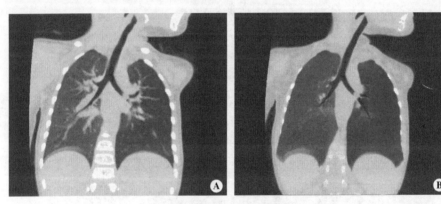

图 34-12　左主支气管异物

女，1岁，咳嗽 1 周，发热 4 天，MPR 示左主支气管远端管腔内约平左肺上叶及下叶支气管分叉水平见等密度影，局部管腔变窄，提示支气管异物，伴左肺明显阻塞性气肿。A. MPR；B. MPR

三、磁共振成像

磁共振成像（magnetic resonance imagine，MRI）是利用一定的射频信号对处于静磁场内的人体选定层面进行激发，产生磁共振信号，经数据采集与处理，重建成像的一种成像技术。MRI 图像软组织分辨率高，多参数成像；具有无创伤、无辐射和多平面成像的优点；信号强度与组织的弛豫时间、氢质子密度、血液或脑脊液流动、化学位移及磁化率有关。不仅可获得人体的横断面、冠状面和矢状面图像，而且可获得任意选定层面的图像，较全面显示组织器官的解剖结构。MRI 具有独特的血液流空效应，可以不使用对比剂而得到心脏、血管图像。因此在胸部，MRI 已经广泛应用于纵隔病变、心脏和大血管异常，尤其是大血管的先天性发育异常或后天性病变。

MRI 在儿童含气肺部的应用，目前处于研究阶段。研发具有生命指征监测系统的恒温暖箱磁共振线圈，早产儿 MR 扫描将成为可能。采用超短回波时间（UTE）脉冲序列解决气道和肺野显示。采用三维快速稳态进动（FIESTA/True FISP/Balance FFE）脉冲序列结合膈肌门控导航缩短 MRI 检查时间和减少呼吸运动伪影。T_1WI、T_2WI 及 T_2-Flair 序列可显示肺部基本病变，如渗出、实变、不张、纤维化、胸膜增厚、胸腔积液等信息；磁敏感加权成像（SWI）序列可能鉴别肺出血。相信在不久的将来，无辐射、无创伤和快速多平面成像的磁共振扫描将会更加广泛地应用于儿童呼吸系统疾病的诊断和鉴别诊断。

MRI 在胎儿肺部畸形的诊断已经广泛应用，尤其是当有羊水过少、孕妇腹部脂肪遮挡、胎儿体位限制或病变较小等原因时，超声难以显示胎儿胸部结构。胎儿肺部处于非呼吸状态，肺内充满羊水及分泌物，在 T_2WI 上呈高信号，胎龄越大，胎儿肺信号越高（图 34-13）；在 T_1WI 上，胎龄越大，肺信号越低。胎儿肺体积随胎龄增加而增大。胎儿主气管、隆凸和左右支气管 T_2WI 上表现为高信号管状影。随着肺体积增大和信号增高，妊娠中晚期可以看到与一级支气管伴行的肺动脉有流空效应，在 SSFSE 序列呈低信号。还可以观察到主动脉、上下腔静脉和动脉导管。横膈表现为分隔胸部与腹部圆顶状薄膜，在 T_2WI 上表现为稍低信号的带状影；冠状位和矢状位更便于观察横膈。胎儿期胸部 MRI 可用于诊断胎儿支气管肺隔离症（图 34-14）和肺囊性腺瘤样畸形。

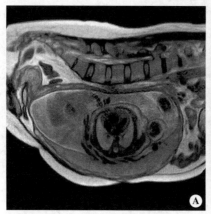
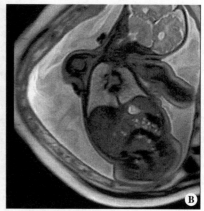

图 34-13　正常胎儿胸部

A. 轴位（SSFSE）；B. 冠状位（SSFSE）

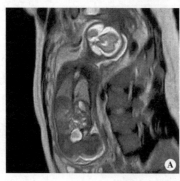
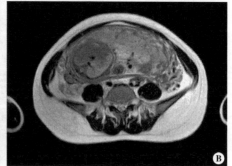

图 34-14　胎儿支气管肺隔离症

妊娠 26+5 周，胎儿左肺下叶可见大片状异常信号影，SSFSE 序列上信号高于右肺和左肺上叶，信号较均匀，可见从降主动脉发出的供血血管。A. 冠状位（SSFSE）；B. 轴位（SSFSE）

四、核医学显像

(一)概述

核医学显像是将放射性核素显像剂引入体内,在体外利用显像设备探测由体内放射性显像剂发出的射线,从而获得其在体内的空间分布或随时间变化的情况,由于放射性显像剂在正常组织器官或同一组织器官显像目的不同,所应用的放射性显像剂有所不同,而组织器官对显像剂的摄取能力主要取决于它们的血流、功能或代谢等状态,所以核医学显像在获得组织器官形态学资料的同时,更重要的是获得其血流、功能或代谢等方面的信息,而这正是核医学显像的特色和优势所在。核医学显像仪器经历了扫描仪、γ相机阶段,目前已进入单光子发射型计算机断层(single photon emission computed tomography,SPECT)、正电子发射型计算机断层(positron emission computed tomography,PET)时代。SPECT以其价格相对便宜、所使用的显像剂容易获得、操作简单、应用范围广泛而在临床普遍应用,它成像方式多样,既可以动、静态显像,又可以平面、断层显像,还能进行全身显像。与此同时,新的放射性核素及其显像剂的开发进一步促进了核医学的发展,特别是钼-锝发生器的使用,大量锝标记的显像剂的研制和广泛应用,极大地促进了核医学显像的发展。随着核医学的迅猛发展,核素显像在儿童疾病中的应用日益受到临床上的重视。儿童核素显像在检查方法、显像原理、显像剂方面与成人核素显像并无太大的区别,但在给药剂量、给药方法、适应证的选择及图像分析上仍有不同之处。对儿童使用放射性核素时,要考虑到放射性药物的剂量和所使用的显像设备情况。能够施行单光子发射断层显像和图像放大是进行儿童核医学检查的基础。

(二)核医学在呼吸系统中的临床应用

放射性核素在呼吸系统中的显像技术包括肺灌注显像和肺通气显像。肺灌注显像用于检查肺动脉的血流分布情况,而肺通气显像用于检查气道的通畅性和肺通气情况。

肺灌注显像原理是静脉注入直径大小适当的放射性颗粒,与血液混合后随血流进入右心,经肺动脉进入肺循环,由于其颗粒直径大于肺毛细血管直径,放射性颗粒不能通过肺循环,暂时嵌塞在肺毛细血管床中,并且局部放射性颗粒的分布与局部肺血流成正比,所以肺内放射性分布代表肺血流分布。由于肺灌注显像中被堵塞的毛细血管只占毛细血管总数的十万分之一,被堵塞的肺小动脉只占动脉总数的千分之一,不会改变肺动脉的血流动力学,一般来说此项检查是安全的。最常用的肺灌注显像剂有 ^{99m}Tc-MAA(大颗粒人血清白蛋白)和 ^{99m}Tc-HAM(人血清白蛋白微球)。

正常肺灌注显像:平面显像前位两肺野放射性分布均匀,边缘光滑且放射性分布较低,两肺中间可见一放射性降低区,为心脏所在区域。后位两肺野显示良好,放射性分布均匀,两肺中间呈现条状放射性缺损区域为纵隔,左肺下部放射性减低,为心脏影像。另外还可以进行左侧位、右侧位、前斜位和后斜位显像,也可以进行断层显像。

肺通气显像原理是指放射性气体或气溶胶经呼吸道被吸入,随气流分布于全肺,肺内各部位放射性气体的浓度与该部位通气量成正比；随后放射性气体又可以被肺清除而呼出，各部位放射性气体的清除率与换气量有关。肺通气显像分三个时相，即吸入相反映肺各部位的吸气功能和气道通畅情况；平衡相反映肺各部位的容量；洗脱相反映肺各部位的呼吸功能和气道通畅情况。由于肺通气显像需要被检查者合作，所以只适用于年龄较大能合作的患儿。常用的显像剂有氙（^{133}Xe）和氪（^{81m}Kr）。正常肺通气显像于吸入相和平衡相可见两肺放射性分布均匀，两肺的轮廓与前后位肺灌注影像一致。洗脱相可见两肺放射性迅速清除，无局灶性放射性滞留。

肺灌注显像和肺通气显像通常联合使用对肺部疾病进行诊断或鉴别诊断，并评估肺功能。在儿科中可用来诊断肺栓塞或肺动脉高压。

（三）患儿准备和注意事项

1. 扫描前准备 因为大多数核素显像要使用 SPECT 断层，所以对患儿镇静包括麻醉是必要的。在施行镇静过程中要注意观察、检测患儿的各项生理指标，并尽量取得患儿的合作。6 个月至 5 岁的患儿自主活动多，对语言理解力差，语言安慰劝导很难奏效，受检时多需使用镇静剂。水合氯醛按每次 0.5ml/kg 口服或肛门注射，总量不超过 10ml。服药后 20～30min 见效，作用可持续 30～90min，个别患儿可有呕吐、兴奋等不良反应。对小于 6 个月或大于 5 岁的患儿视配合情况而定。

2. 甲状腺的封闭 儿童处于生长发育阶段，对辐射较成人更敏感，尤其要注意对骨髓和生殖腺的影响。所以要选择半衰期短、不含 β 射线、γ 射线能量低而能从体内迅速排出的放射性药物，而且显像（甲状腺显像或甲状腺癌转移灶寻找显像除外）前一定要用复方碘溶液或过氯酸钾封闭甲状腺。一般在检查前 2 天服药，根据受检时所用放射性碘的剂量多少，可连续服用 3～5 天。

3. 放射性药物的剂量及注射技术 儿童放射性药物的剂量计算要科学、准确，尽量减少剂量，避免不必要和过量的照射。应用原则是给予最小剂量而获得可靠结果。儿童与成人的静脉穿刺部位不同，需视具体情况而定。手背和足背是大部分患儿注药的部位，肘前静脉仅适用于较大儿童，新生儿和婴儿头发稀少头皮薄，宜选择头皮静脉。在早产儿或新生儿胸内负压低时，用肘前静脉或头皮静脉也能得到好的"弹丸"。注射放射性药物的器具要适合儿科的特点，最好用头皮针和三通管。要注意在静脉穿刺成功后，宜先注入放射性药物，然后再用生理盐水冲洗，以保证药物全部进入。若行"弹丸式"注射，要选择相对粗大的静脉，并且在头皮针与三通管之间连接容积约 1.5ml 延长管。注射时先将药物注入延长管，然后用生理盐水快速推注。如果没有三通管，选择注射器针头大小一定要依据患儿血管的粗细及检查的要求。

▶▶▶ 五、超声在新生儿肺脏疾病中的应用

多年以来，肺脏超声被公认为"禁区"，随着技术的发展及认识水平的提高，超声在新生儿肺脏疾病中的诊断价值逐渐显现出来，其对呼吸窘迫综合征、肺炎、肺间质综合征等的诊断价值为临床医生所接受和认可。

（一）设备与检查方法

一般采用线阵探头，通常采用的探头频率为 7.5～14MHz，根据患儿体重和病变位置深度选择适当探头频率。采取分区扫查法，即安静状态下患儿取仰卧位或侧卧位，以腋前线、腋后线为界，将单侧肺脏分为前、侧、后三区，探头与肋骨平行或垂直，分别对每个区域进行扫查。

（二）新生儿正常肺脏超声表现

胸膜线呈清晰、光滑、规则的线性高回声，厚度小于 0.5mm。可见脏、壁胸膜随呼吸产生相对运动，称为肺滑。正常充气肺组织在二维超声下呈低回声，M 型超声下呈"沙滩征"。

两条重要的线：

1.A 线　混响伪像，超声波在探头与肺表面、胸膜脏层之间形成多次反射，表现为多条平行于胸膜的高回声横线（图 34-15）。

2. B 线　振铃伪像，由肺泡气–液界面产生的反射波形成，表现为自胸膜发出与 A 线垂直的线状高回声（图 34-16）。正常情况下仅新生儿出生后 24～36h 内可见。

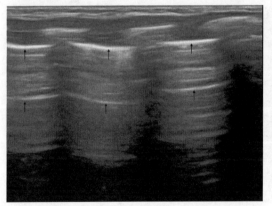

图 34-15　新生儿正常肺超声表现 A 线

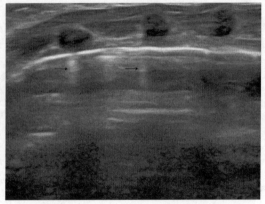

图 34-16　新生儿正常肺超声表现 B 线

（三）新生儿常见肺部疾病超声表现

1. 呼吸窘迫综合征（RDS）　又称肺透明膜病（HMD），主要病理改变是肺不张、缺氧及肺水肿。超声征象包括：

（1）肺实变伴动态支气管充气征，即肺实质内点片状低回声，内可见随吸气增强的点线状高回声（图 34-17）。

（2）胸膜线增厚、模糊或不规则。

（3）A 线消失。

（4）肺泡–间质综合征，即肺野内散在或弥漫性分布的 B 线。

肺野内大面积实变区，内支气管充气征明显，胸膜线显示不清、A 线消失。

2. 新生儿感染性肺炎　引起新生儿呼吸衰竭及死亡的主要原因。超声征象包括：

（1）肺实变伴支气管充气征，通常实变范围较大，边界不清，严重者呈"肝样变"，彩色多普勒于实变区内可探及条状血流信号（图 34-18）。

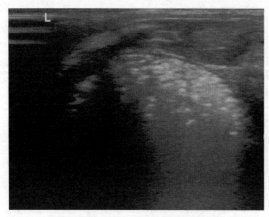
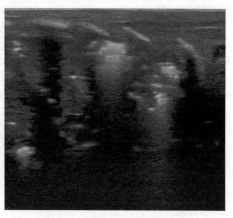

图 34-17　新生儿呼吸窘迫综合征　　　　　　　图 34-18　新生儿感染性肺炎

（2）肺泡–间质综合征改变。

（3）胸膜线改变、胸腔积液。

3. 胎粪吸入综合征　病理改变是局部肺组织化学性炎症和间质性水肿，诊断主要依靠病史及临床表现。超声征象包括：

（1）肺实质内局灶性实变区。

（2）肺泡–间质综合征改变。

（3）胸膜线异常、A 线消失、胸腔积液等。

4. 新生儿暂时性呼吸增快　又称新生儿湿肺，为自限性疾病，预后好。超声征象包括：

（1）双肺点，即正常肺野与白肺肺野间形成明显的分界点，此征象对该疾病的诊断敏感性和特异度均接近 100%。

（2）肺泡–间质综合征改变。

（3）胸腔积液。

（4）无肺实变和支气管充气征。

5. 肺不张　超声征象包括：

（1）边界清楚、大小不等的实变区，伴平行排列的支气管充气征，特异性接近 100%，实变区内可探及血流信号。

（2）肺滑动症消失或伴肺搏动。

（3）胸膜线及 A 线消失。

6. 气胸　随着人工呼吸机的广泛应用，气胸发生率逐渐增加，发病急，病死率高。超声征象包括：

（1）"沙滩征"消失。

（2）肺点存在，即 M 型超声所示平流层征与沙滩征影像交界点。

（3）B 线及肺搏动消失。

作为起步不久的新生儿肺脏超声，在有些方面显示出较 X 线和 CT 的优越性，对新生儿肺脏疾病的诊断具有良好的敏感性和特异度，可与放射检查互相补充，提高疾病诊断率及评估疗效。

六、影像学检查中的防护问题

X线穿透人体将产生一定的生物效应，如果曝射剂量过大，超过了容许曝射剂量，将可能产生放射反应，甚至导致一定程度的放射损害，但如果X线剂量在容许范围内，一般少有影响。因此，只要在检查中控制曝光量，同时采取有效的防护，没有必要对X线检查产生疑虑和恐惧。辐射防护的主要原则为时间、距离和防护装置，也就是用最短的曝光时间，尽可能远离辐射源和有效运用防护装置，其中距离是一种特别有效的防护措施，因为辐射强度与辐射源向周围辐射距离的平方成反比。因此，在对儿童行X线检查（包括CT扫描）时应遵循ALARA原则，即在不影响诊断质量的前提下，尽可能降低辐射剂量。

研究表明，胎儿接受辐射剂量<50mGy，不会对胎儿造成健康影响；当胎儿辐射剂量>100mGy时，可能致畸；妊娠期、妊娠前或胎儿暴露在>1000mGy辐射下，有可能造成重大伤害。文献报道受孕后8～15周即器官发育时期的胎儿对辐射效应最敏感，可能出现如小颅畸形、智力发育迟缓等。但实际上每一次胸部X线摄影的辐射剂量为0.02mGy，一次胸部CT辐射剂量为2.0～8.0mGy，肺通气灌注肺扫描辐射剂量<5mGy，因此，儿童胸部诊断性影像检查是安全的。

（宁　刚　陈荟竹　罗　红）

参 考 文 献

潘恩源，陈丽英. 2007. 儿科影像诊断学. 北京：人民卫生出版社，278-1146.

叶滨宾. 2013. 儿科影像诊断与临床. 北京：人民军医出版社，3-8.

Grant FD，Treves ST. 2011. Nuclear Medicine and Molecular Imaging of the Pediatric Chest：Current Practical Imaging Assessment. Radiol Clin North Am，49（5）：1025-1051.

Kal HB，Struikmans H. 2002. Pregnancy and medical irradiation；summary and conclusions from the International Commission on Radiological Protection，Publication 84. Ned Tijdschr Geneeskd，146（7）：299-303.

Soldati G. 2006. Sonographic findings in pulmonary disease. Radiol Med，111（4）：507-515

第三十五章

儿童肺功能检查

一、定义

肺功能检查是指运用呼吸生理知识、采用特定的手段和仪器对受检者的呼吸功能进行检测和评价的一种临床技术。近年来，随着认识水平的不断深入及提高，儿童肺功能检查技术手段和临床应用有了较大发展，对呼吸系统疾病的诊断、治疗及预后评估方面有重要的临床价值。

本章主要介绍临床常用的儿童肺功能检查方法。

二、儿童肺功能检测技术的选择

儿童肺功能检测采用的技术取决于儿童年龄、认知力、配合程度、疾病状态等因素。一些检测技术要求受试者自主呼吸，按照检测人员的指挥进行用力吸呼气才能完成，所以适合于较大年龄儿童，主要包括肺通气功能（又称肺量计法）、脉冲振荡、体积描记法（简称体描法）、弥散功能、支气管激发试验、支气管舒张试验等。另一些技术无须受试者主动配合，在潮气呼吸状态下即可完成，故适合于婴幼儿，主要包括潮气呼吸、阻断、胸腹腔挤压、婴儿体积描记等。

需注意的是，不同的检查方法各有优势，检测指标反映的意义各不相同，但都不能同时涵盖所有方面，如肺通气功能检查可获得肺容量、流量、流速指标，脉冲振荡肺功能检测反映的是气道阻力及肺顺应性，体描法检测可获得肺的总容积、功能残气量、气道阻力等指标，弥散功能检测反映肺的换气功能。同一儿童可以同时采用几种方法进行综合评价。

临床上主要根据儿童年龄的大小选择不同的检查方法，如表 35-1 所示。实际工作中还需结合受试者的配合程度及基础情况灵活进行选择。

表 35-1　不同年龄儿童常用的肺功能检测方法

年龄	常用检测方法	主要参数
<2 岁	潮气呼吸法	VT/kg，PTEF，TEF25，TEF50，TEF75，TFVL，TPTEF/TE，VPEF/VE
	阻断法	RrsSO，CrsSO，RrsDO，CrsDO
2~3 岁	潮气呼吸法	
3~5 岁	潮气呼吸法	
	脉冲振荡法	Zrs，Z5，R5，R10，R15，R20，X5，Fres
>5 岁	常规通气法	VC，FVC，FEV_1，FEV_1/VC，MMEF，MVV，FEF25，FEF50，FEF75，FVL
	脉冲振荡法	

续表

年龄	常用检测方法	主要参数
>5岁	体积描记法	TGV，TLC，RV，R_{aw}
	支气管舒张试验	FEV_1 较基线值的变化
	支气管激发试验	FEV_1 较基线降低 20%时激发药物的剂量或浓度
>10岁	弥散法	D_LCO，D_LCO/V_A（KCO），V_A
	常规通气法	
	脉冲振荡法	
	体积描记法	
	支气管舒张试验	FEV_1 较基线值的变化
	支气管激发试验	FEV_1 较基线降低 20%时激发药物的剂量或浓度

注：VT/kg，每千克体重潮气量；PTEF，潮气呼吸呼气峰流速；TEF25、TEF50 和 TEF75 分别为呼出 25%、50%和 75%潮气量时的呼气流速；TFVL，潮气呼吸流速–容量环；TPTEF/TE，达峰时间比；VPEF/VE，达峰容积比；RrsSO，单阻断时的气道阻力；CrsSO，单阻断时的呼吸系统顺应性；RrsDO，双阻断时的气道阻力；CrsDO，双阻断时的呼吸系统顺应性；Zrs，呼吸阻抗；Z5，外加频率为 5Hz 时的呼吸总阻抗；R5、R10、R15、R20，外加频率为 5Hz、10Hz、15Hz、20Hz 时的气道黏性阻力；X5，5Hz 时的电抗值；Fres，共振频率；VC，肺活量；FVC，用力肺活量；FEV_1，第 1 秒用力呼气容积；FEV_1/FVC，1s 率；MMEF，最大呼气中期流量；MVV，每分最大通气量；FEF25、FEF50、FEF75，呼出 25%、50%、75%肺活量时的呼气流速；FVL，流速–容量环；TGV，平静呼气末的胸腔内气容积（功能残气量）；TLC，肺总量；RV，残气量；R_{aw}，气道阻力；D_LCO，一氧化碳弥散量；D_LCO/V_A（KCO），单位肺容积的一氧化碳弥散量（比弥散量）；V_A，肺泡容积。

三、儿童常用肺功能检测技术简介

（一）肺通气功能

肺通气功能检查又称肺量计检测，是儿童肺功能检查中最常用的一种方法。肺通气是肺与外界环境之间进行气体交换的过程，通过克服阻力完成，其原动力是呼吸肌的舒张收缩运动，直接动力是肺泡与外界环境的压力差。

1. 肺容积　即肺内气体的体积，包括 4 种基础肺容积（lung volume）及 4 种复合肺容量（lung capacity）（图 35-1）。

（1）基础肺容积

1）潮气量（tidal volume，VT）：指平静呼吸时每次吸入或呼出的气量。

2）补吸气量（inspiratory reserve volume，IRV）：平静吸气后再用力吸入的最大气量。

3）补呼气量（expiratory reserve volume，ERV）：平静呼气后再用力呼出的最大气量。

4）残气量（residual volume，RV）：为补呼气后肺内不能呼出的残留气量。

（2）复合肺容量由 2 个或 2 个以上的基础肺容积所组成的复合肺容量

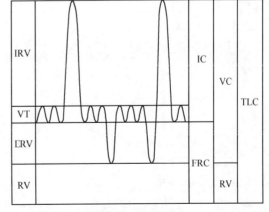

图 35-1　肺容量

TLC，肺总量；VC，肺活量；RV，残气量；FEV_1，第 1 秒用力呼气容积；FVC，用力肺活量；VT，潮气量；IRV，补深吸气量；ERV，补深呼气量；IC，深吸气量；FRC，功能残气量

1）深吸气量（inspiratory capacity，IC）：指平静呼气后能吸入的最大气量（VT+IRV）。

2）肺活量（vital capacity，VC）：最大吸气后所能呼出的最大气量（IC+ERV），若不要求速度的称为慢肺活量，而用力快速呼气所得的肺活量称为用力肺活量，正常情况下两者相等，有阻塞性通气功能障碍时前者大于后者。

3）功能残气量（functional residual capacity，FRC）：指平静呼气后肺内所含气量（ERV+RV）。

4）肺总量（total lung capacity，TLC）：深吸气后肺内所含有的总气量（VC+RV）。

肺容积随年龄、性别、身高和体重的不同而变化，受身高影响最大。测量结果一般以实测值占预计值的百分比来表示，80%以上为正常，60%～79%为轻度下降，40%～59%为中度下降，＜40%为重度下降。

2. 肺通气功能检测主要参数

（1）用力肺活量（forced vital capacity，FVC，又称时间肺活量）：是深吸气达到肺总量后以最大力量、最快速度所能呼出的全部气量，是肺容量测定的重要指标之一（图35-2）。

（2）FEV_1：是指最大吸气到 TLC 位后，用力快速呼气，在第 1 秒内所呼出的最大气量。FEV_1 既是容量指标，也是流速指标，对判断是否存在阻塞性病变有重要诊断价值。

（3）1s 率（$FEV_1/VC\%$或 $FEV_1/FVC\%$）：是用来判断气道阻塞的重要指标，但若同时存在限制性病变，其变化可能被掩盖。实测值占预计值的百分比≥92%为正常。

（4）呼气峰流速（peak expiratory flow，PEF）：用力呼气时的最高流速，可反映大气道功能。

（5）最大呼气中段流量（maximum mid-expiratory flow，MMEF）：是指用力呼出肺活量25%～75%的平均流量，是判断气道阻塞（尤其是小气道病变）的主要指标之一。将 FVC 曲线按容积分为 4 个等份，取其 2/4 段的肺容量 bc 与其所用的呼气时间 ab 两者之比值，即为 MMEF（图35-2，图35-3）。

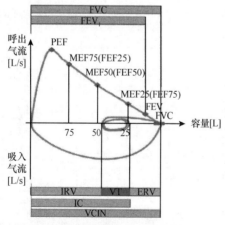

图35-2 流量-容积曲线（见彩图35-2）
流量为纵轴、容积为横轴所得出的呼吸曲线。FVC，用力肺活量；FEV_1，第1秒用力呼气容积；PEF，呼气峰流量；MEF25（FEF25）、MMEF50（FEF50）、MMEF75（FEF75），呼出25%、50%、75%肺活量时的呼气流速；IRV，补吸气容积；VT，潮气容积；ERV，补呼气容积；IC，深吸气量；VCIN，吸气肺活量

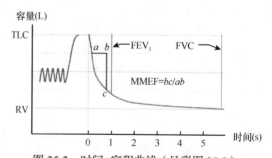

图35-3 时间-容积曲线（见彩图35-3）
TLC，肺总量；RV，残气容积；FEV_1，第1秒用力呼气容积；FVC，用力肺活量；MMEF，最大呼气中期流量

（6）用力呼气流速（forced expiratory flow，FEF）：FEF25、FEF50、FEF75，为呼出25%、50%、75%肺活量时的呼气流速，FEF25反映呼气早期流速，FEF50、FEF75反映呼气中后期流速，其临床意义与MMEF相似。

（7）每分最大通气量（maximal voluntary ventilation，MVV）：是一项综合评价肺储备功能的可靠指标，是能否耐受胸腹部手术的重要评价指标之一。

3. 结果判断　FVC、FEV_1、MVV≥80%预计值为正常，FEV_1/VC%≥92%预计值为正常，PEF、MMEF、FEF25、FEF50、FEF75≥65%预计值为正常。临床上若进一步细分，则FVC、FEV_1、MVV在60%~79%为轻度下降，40%~59%为中度下降，<40%为重度异常；PEF、MMEF、FEF25、FEF50、FEF75在55%~64%为轻度下降，45%~54%为中度下降，<45%为重度异常。

4. 临床意义　肺通气功能测定对于评估气道病变、肺容积改变、肺储备能力等具有相当重要的临床意义，目前已广泛应用于呼吸系统疾病的诊断、治疗、疗效及手术安全性的评估等方面。

根据通气功能损害的性质，可分为阻塞性、限制性和混合性通气障碍，具体意义为：

（1）阻塞性通气功能障碍：指气流受限或气道狭窄引起的通气障碍，通常表现为FEV_1、1s率低于正常，常见于支气管哮喘、气道阻塞性疾病、支气管肺炎等。

（2）限制性通气障碍：指肺扩张受限引起的通气障碍，通常表现为VC、FVC下降，常见于胸廓疾病、肺纤维化、神经肌肉病变、间质性肺疾病等。

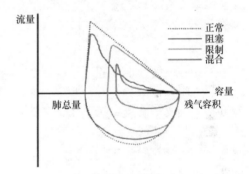

（3）混合性通气障碍：指气流阻塞和肺扩张受限同时存在所引起的通气障碍，通常表现为FEV_1、1s率、VC及FVC均下降，常见于支气管扩张、肺炎、肺结核等。

各型通气功能障碍的流量–容积曲线特征见图35-4。

图35-4　各种类型肺通气功能障碍的流量-容积曲线特征（见彩图35-4）

（二）潮气呼吸

1. 原理　通过面罩上的流速传感器，分析平静呼吸时的容量、气体流速和胸腹腔运动。

2. 主要参数

（1）体重潮气量（VT/kg）：潮气量是平静呼吸时每次吸入或呼出的气量，为校正体重对潮气量的影响，采用单位千克体重的潮气量表示，儿童VT/kg一般为6~10ml/kg。限制性病变及某些严重阻塞性病变的患者可出现VT下降。

（2）吸呼比（Ti/Te）：吸气时间（inspiratory time，Ti）与呼气时间（expiratory time，Te）之间的比值。

（3）达峰时间（time to peak tidal expiratory flow，TPTEF）：从呼气开始至达到呼气峰流量的时间。

（4）达峰容积（volume to peak tidal expiratory flow，VPTEF）：呼气过程中达到呼气峰

流量时呼出的气体容积。

（5）达峰时间比（time to peak tidal expiratory flow as a proportion of expiratory time，TPTEF/TE）：到达呼气峰流速的时间与呼气时间之比，是反映小气道阻塞的一个最主要的指标。有气道阻塞的低气道传导性患者，TPTEF/TE 下降；阻塞越重，比值越低。

（6）达峰容积比（volume to peak tidal expiratory flow as a proportion of exhaled volume，VPTEF/VE）：到达呼气峰流速的容积与呼气容积之比，是反映气道阻塞的另一个主要指标，其变化基本与 TPTEF/TE 同步。在阻塞性通气功能障碍的患者中，达峰容积比值下降，而且阻塞越重，比值越低，其与达峰时间比的相关性可达到 90% 以上。

（7）流量-容积环（FVL，flow-volume loop）：其横轴是潮气量，纵轴是吸气和呼气流量。健康婴幼儿 FVL 图形近似椭圆形，婴儿更为明显。随月龄增大，呼气曲线渐趋圆滑，环增宽。小气道阻塞性病变患儿的图形呈矮胖形，阻塞越重，呼气的下降支斜率越大，甚至呈向内凹陷。限制性病变患儿 FVL 图形呈瘦长型。

3. 结果判断　VT/kg 的正常范围为 6～10mgl/kg。Ti/Te 的正常范围为 0.67～1.00。达峰时间比与达峰容积比的正常范围 28%～55%，轻度阻塞为 23%～27%，中度阻塞为 15%～22%，重度阻塞为 <15%。

4. 临床意义　由于潮气呼吸肺功能指标 TPTEF/TE、VPTEF/VE 等，能敏感地反映婴幼儿呼吸系统疾病，尤其是哮喘引起的气道阻塞性病变，而且无须儿童配合，重复性好，其意义类似于肺通气功能检查中 FEV_1/VC 等参数，为婴幼儿喘息的诊断和治疗提供了客观依据。在大气道阻塞中，FVL 可呈现敏感、特殊的异常表现，可作为大气道阻塞的筛查手段。

根据通气功能损害的性质，可分为阻塞性、限制性和混合性通气障碍，具体意义为：

（1）阻塞性通气障碍：通常表现为 TPTEF/TE、VPTEF/VE 低于 28%，常见于支气管哮喘、毛细支气管炎、喘息性支气管炎等。

（2）限制性通气障碍：以 VT/kg 下降最明显，还必须结合临床表现进行综合判断，常见于胸廓疾病、胸腔积液、肺内占位、肺叶切除等。

（3）混合性通气障碍：指同时存在气流阻塞和肺扩张受限，通常表现为潮气量下降、呼气时间延长、吸呼比减小、TPTEF/TE 及 VPTEF/VE 下降。

各型通气功能障碍的潮气呼吸流量-容积环特征见图 35-5。

（三）脉冲振荡肺功能检测

1. 原理　将外置振荡源产生的矩形电脉冲振荡信号通过外置的扬声器经由呼吸速度

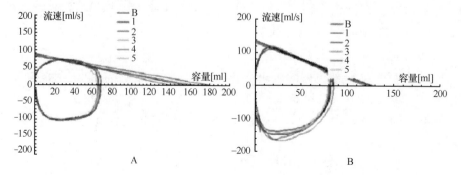

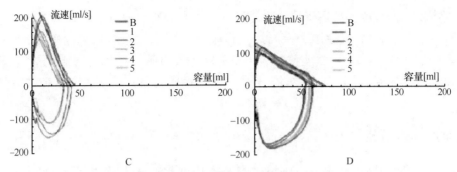

图 35-5　不同类型潮气呼吸流量–容积环（见彩图 35-5）

A. 健康婴幼儿；B. 阻塞性通气功能障碍；C. 限制性通气功能障碍；D. 混合性通气功能障碍

描记器叠加在受试者的自主呼吸上，矩形脉冲信号经过快速傅里叶转换（fast fourier transform，FFT）分解成无数个不同频率不同波长的正弦波，通过连续测定呼吸道对其响应后反馈的压力和流量，经过数字化转换后由计算机记录并进行频谱分析，演算出不同频率、不同性质的呼吸总阻抗（respiratory impedance，Zrs）。常用的振荡频率为 5～35Hz。

该检测方法无须受试者呼吸动作配合，尤其适用于儿童，还可在睡眠中及使用机械通气时进行检测。

2. 主要参数　常规脉冲振荡肺功能检测（impulse oscillometry system，IOS）报告主要包括参数部分、频谱分析图、结构参数图及频谱微分均值图。本节主要介绍常用参数如下：

（1）呼吸总阻抗（Zrs）：呼吸系统阻力由黏性阻力（resistance，R）、弹性阻力（capacitance，C）及惯性阻力（inertance，I）组成，各阻力有方向，其总和不是代数之和，而是向量之和，称为 Zrs。Z5 代表 5Hz 时的呼吸总阻抗，是黏性阻力、弹性阻力和惯性阻力的向量之和。

（2）黏性阻力（R）：R5 为外加频率为 5Hz 时的气道阻力，R20 是外加频率为 20Hz 时的气道阻力。当外加振荡频率低时，波长长、能量大，被吸收的少，振荡波能到达全肺各部分，因此定义 R5 为气道总阻力；相反，当外加振荡频率高时，波长短、能量小，被吸收得多，振荡波达不到细小的支气管，因此定义 R20 为中心气道阻力；R5～R20 代表周边气道阻力。R5 和 R20 的实测值占预计值的比例与年龄相关，随儿童年龄增长逐渐由 120% 趋近于成人的 150%。

（3）X5：为 5Hz 时的电抗值，代表呼吸阻抗中弹性阻力和惯性阻力之和。低频时 X5 主要表现为弹性阻力，惯性很小，可忽略不计，所以定义 X5 为周边弹性阻力。在小气道阻塞和肺顺应性降低时，X5 负值明显增大。

（4）共振频率（Fres）：弹性阻力和惯性阻力的方向相反，当它们的绝对值相等而相互抵消时，此时的频率称为 Fres，即共振频率，也称为响应频率（response frequency，RF）。随频率增加，X 从负值到正值，弹性阻力逐渐减小，惯性阻力逐渐增加。Fres 是由弹性阻力主导的低频向惯性阻力主导的高频过渡的标志，阻塞性肺疾病和限制性肺疾病均可增高。儿童随年龄增长，Fres 一般由 25 趋近于成人的 15。

3. 结果判断　目前通常采用的参考标准为 R5 及 R20＜120%预计值、X5＞预计值 –0.2kPa/（L·s）、Fres＜预计值+10Hz。

4. 临床意义 IOS 主要用于评估气道阻力和肺顺应性。通过 R5 及 R20 的相对变化评估气道总阻力、中心气道阻力及周边气道阻力。阻塞性通气功能障碍时，R5 可增加，R20 一般正常，R5～R20 差值加大，提示周边气道阻力增加。限制性通气障碍时，R5 及 R20 基本正常，而 X5 绝对值增大，Fres 后移明显，提示病变以肺顺应性减低为主。

（四）弥散功能

1. 原理 肺弥散功能（DL）是指某种肺泡气通过肺泡–毛细血管膜从肺泡向毛细血管扩散到血液，并与红细胞中的血红蛋白（Hb）结合的能力。一氧化碳（CO）透过肺泡毛细血管膜的速率与氧气（O_2）相似，与 Hb 的结合力比 O_2 大 210 倍，正常人血浆中 CO 含量几乎为零，转运过程中极少溶解在血浆中，因而是测定气体弥散功能的理想气体。目前利用 CO 进行肺弥散功能检测的方法很多，以一口气呼吸法最常用。一般＞10 岁儿童才能配合检查。

2. 主要参数

（1）CO 弥散量（D_LCO）：是在单位时间（1min）、单位压力差（1mmHg 或 0.133kPa）条件下，CO 从肺泡转移至毛细血管并与 Hb 结合的量，是反映肺弥散功能的主要指标，其单位是 ml/（min·mmHg）或 mmol/（min·kPa）。

（2）肺泡容量（V_A）：吸入气量能达到肺泡并进行气体交换的容量，其单位是 L，用于估算肺内 CO 能够扩散并通过肺泡毛细血管膜的肺容积，正常受试者 V_A 近似等于 TLC 减去无效腔气量。

（3）CO 弥散量/肺泡容量（D_LCO/V_A）：又称单位肺泡容积的弥散量或比弥散量，可矫正肺容积改变对弥散功能的影响，并区分肺部与肺外病理生理改变。

（4）校正后 D_LCO 值（D_LCOc）：如果血红蛋白、吸入气氧分压（PIO_2）和碳氧血红蛋白（COHb）异常会影响肺弥散功能，需要进行校正，并在报告中注明。重度贫血者不宜进行弥散功能检查。

3. 结果判断 以 D_LCO、D_LCO/V_A 为主要判断指标，占预计值≥80%为正常，60%～79%为轻度障碍，40%～59%为中度障碍，20%～39%为重度障碍，＜20%为极重度障碍。

4. 临床意义 凡能影响肺泡毛细血管膜面积与厚度、肺泡毛细血管床容积、CO 与 Hb 水平及通气血流不匹配的疾病或病理生理状态，均能影响 CO 弥散量，使测定值降低或增高。如左向右分流的先天性心脏病、世居高原者、运动状态、左心衰竭、仰卧位、早期的红细胞增多症患者由于肺毛细血管流量增加，均能使弥散量增加。而间质肺疾病、肺部感染、肺动脉高压、肺栓塞、胸廓畸形、胸腔积液、贫血、右心衰竭等均可引起弥散量降低。

（五）体积描记法

1. 原理 体积描记法（简称体描法）检查是测定肺容量和气道阻力的一种方法，因为需要受试者配合，所以适用于≥6 岁的儿童或成人。婴儿体描法与年长儿童体描法检查的原理类似，但是设备不同，判断指标有差别，此处不作详细讨论。

年长儿及成人检测用的体积描记仪（简称体描仪）有 3 种类型，即压力型、容积型和压力校正流量型（流量型），目前以压力型应用最广泛。现以压力型体描仪为例，介绍体描法的检查原理。依据波尔定律，当气体的温度和质量均恒定时，其压力（P）和容积（V）的乘积（K）为一常数，即 $P_1V_1 = P_2V_2 = K$。当人体在密闭的体描箱内呼吸时，其胸腔内气压力（肺泡压）和容积变化导致体描箱内气体压力和容积的改变。压力型体描仪由仓体、流量仪及两个压力传感器（分别位于流量仪近端和体描箱壁上）组成。流量仪和压力传感器可分别测定浅快呼吸（使口腔压力与肺泡压达到平衡）过程中的呼吸流量、口腔压和仓压的变化。根据口腔压 仓压曲线可通过计算获得平静呼气末的胸腔内气容积（intrathoracic gas volume，TGV，简称 Vtg），即功能残气量（functional residual capacity，FRC），再根据流量–仓压曲线和口腔压–仓压曲线计算获得气道阻力（R_{aw}）。测定 FRC 后，再通过测定其他肺容积参数，进一步获得 RV、TLC 等。

2. 主要参数　包括 FRC、Vtg、R_{aw}、RV、TLC。

3. 结果判断　FRC 与年龄、身高和体重的关系：$Vtg = 0.001\,72A + 0.023\,1(H+W) - 1.225\,4$，其中 Vtg 的单位为升（L），$A$ 为年龄（岁），H 为身高（cm），W 为体重（kg）。体描仪测定的 R_{aw} 与年龄、身高和体重的关系：$R_{aw} = (0.002\,67A) + (-0.011\,1H) + (0.002\,69W) + 2.744\,2$。TLC 为正常预计值±20%。

4. 临床意义　体描法测定的肺容量和气道阻力结果的意义与肺通气功能结果类似。FRC、RV、TLC 增高见于肺气肿、支气管哮喘等；其降低在儿童中最常见于肺实质损伤或占位性病变，如肺炎、肺间质纤维化、胸腔积液、肺叶切除术后等。R_{aw} 增高见于各种原因引起的阻塞性通气功能障碍。

（六）支气管激发试验

1. 原理　是通过吸入抗原或非特异性刺激物来诱发气道平滑肌收缩和气道炎症反应的一种方法。分析刺激前后肺功能指标的改变，判定气道收缩程度，对气道反应性作出定性或定量的判断。根据刺激物的作用机制，支气管激发试验可分为直接激发和间接激发两种方法，儿科临床上常采用乙酰甲胆碱（methacholine，MCh）、组胺进行直接激发试验，采用运动、高渗盐水进行间接激发试验。本节以 MCh 为例作一简要介绍。

2. 主要参数　MCh 直接激发试验以 FEV_1 为判断指标。

3. 结果判断　包括定性和定量判断。

（1）定性判断：①激发试验阳性：在试验过程中若未吸入到最高浓度或最高剂量 MCh 时，FEV_1 下降就已经大于基础值的 20%，可判断为阳性；②激发试验阴性：如果吸入最大浓度或最高剂量 MCh 时，FEV_1 下降小于基础值的 20%，则为阴性。

（2）定量判断：根据累积激发剂量（PD）或累积激发浓度（PC）进行定量判断。$PD_{20}FEV_1$ 和 $PC_{20}FEV_1$ 分别指使 FEV_1 下降 20%时，累积吸入刺激物的剂量和浓度。$PD_{20}FEV_1 \leqslant 2.5mg$ 或者 $PC_{20}FEV_1 \leqslant 16g/L$ 时，判定为支气管激发试验阳性；反之则为阴性。

4. 临床意义　适用于评价是否存在气道高反应性，对支气管哮喘的诊断、哮喘严重度及预后评估、研究哮喘的发病机制有重要的临床价值。此外，支气管激发试验还有助于鉴别其他可能伴有气道反应性增高的疾病，如上呼吸道感染、变应性鼻炎、上气道咳嗽综合征等。

（七）支气管舒张试验

1. 原理 又称为气道可逆性试验，是指对于已有气流阻塞的患者，吸入一定剂量的支气管舒张剂（通常为速效 β_2 受体激动剂）后重复检查肺功能，观察阻塞气道舒缓反应的方法。主要适用于配合良好的儿童和成人。

2. 主要参数 儿科临床常以 FEV_1 为判断指标，计算吸入支气管舒张剂前后 FEV_1 的变化，即 FEV_1 改善率。计算公式：$[FEV_1（后）－FEV_1（前）]/FEV_1（前）\times100\%$。成人受试者还可采用 FVC 作为判断指标，此外，其他肺功能指标如呼气峰流速（PEF）、用力呼气流速（FEF）、呼吸总阻抗（Zrs）等也有研究报道可作为指标。

3. 结果判断 若 FEV_1 改善率 $\geqslant12\%$ 可判定为支气管舒张试验阳性，否则为阴性。

4. 临床意义

（1）支气管舒张试验阳性提示存在可逆气流受限，多见于支气管哮喘及支气管痉挛导致的气道阻塞，儿科临床常用于支气管哮喘和慢性咳嗽的诊断、鉴别诊断及治疗反应监测，成人还用于鉴别慢性阻塞性肺疾病等。

（2）支气管舒张试验阴性说明气流受限不可逆，但需排除使用药物剂量不足和方法错误、气道内分泌物过多、气道狭窄及试验前已使用了支气管舒张剂等药物的影响。

四、儿童肺功能检测的临床应用

儿童肺功能检查具有重要的临床意义，对明确呼吸功能障碍的类型、严重程度、推断呼吸系统疾病病因、疗效评价、病情变化随访、评价手术和麻醉耐受能力、预测疾病转归、健康保健等方面均有重要价值。其临床应用归纳起来包括以下方面。

（一）评价呼吸功能

呼吸功能正常与否和儿童生长发育、生活质量密切相关。肺功能检测除了可辅助诊治呼吸系统疾病，对心脏、血液、神经等系统的疾病也有鉴别诊断意义。

（二）鉴别呼吸困难的原因

造成呼吸困难的原因众多，多数是呼吸系统疾病所致，肺功能检测可以了解病变的严重程度，有助于鉴别导致呼吸困难的解剖部位是上呼吸道还是下呼吸道。

（三）评估生长发育及运动能力

评价儿童的生长发育除了身高、体重、营养状况等指标外，肺功能也是常规体检的重要项目之一，早期发现异常也有利于疾病的早期处理。

（四）常见呼吸系统疾病的诊断和鉴别诊断

肺功能有助于儿童常见呼吸系统疾病如慢性咳嗽、咳嗽变异性哮喘、间质性肺疾病的诊断和鉴别诊断，明确其病因。

（五）病情评估、治疗反应和预后的判断

肺功能是无创性检查，几乎无不良反应，易为患儿和家长接受。临床常用来进行呼吸系统疾病如支气管哮喘的严重程度评估、治疗疗效的随访及预后的判断等。

（六）外科手术前后的评估

呼吸功能状态对评估患者对麻醉及手术的耐受性、预测术后恢复情况及对生活质量的影响非常关键，尤其是涉及胸部的手术。

（七）其他

一些肺功能检测参数可评价呼吸肌功能和呼吸系统顺应性，是评估危重患儿病情、调整机械通气时呼吸机模式和参数的重要依据。

（陈莉娜）

参 考 文 献

张皓，邹宇芬，黄剑峰，等.2014. 儿童肺功能检测及评估专家共识. 临床儿科杂志，32（2）：104-114.

郑劲平.2007. 肺功能学：基础与临床. 广州：广东科技出版社.

中华医学会儿科学分会呼吸学组肺功能协作组. 2016. 儿童肺功能系列指南（一）：概述. 中华实用儿科临床杂志，31（06）：653-658.

中华医学会儿科学分会呼吸学组肺功能协作组. 2016. 儿童肺功能系列指南（二）：肺容积和通气功能. 中华实用儿科临床杂志，31（10）：744-750.

中华医学会儿科学分会呼吸学组肺功能协作组. 2016. 儿童肺功能系列指南（三）：脉冲振荡. 中华实用儿科临床杂志，31（11）：821-825.

中华医学会儿科学分会呼吸学组肺功能协作组. 2016. 儿童肺功能系列指南（四）：潮气呼吸肺功能. 中华实用儿科临床杂志，31（21）：1617-1621.

中华医学会儿科学分会呼吸学组肺功能协作组. 2017. 儿童肺功能系列指南（五）：支气管舒张试验. 中华实用儿科临床杂志，32（1）：17-21.

中华医学会儿科学分会呼吸学组肺功能协作组. 2017. 儿童肺功能系列指南（六）：支气管激发试验. 中华实用儿科临床杂志，32（4）：263-269.

中华医学会呼吸病学分会肺功能专业组. 2015. 肺功能检查指南——肺弥散功能检查. 中华结核和呼吸杂志，38（3）：164-169.

中华医学会呼吸病学分会肺功能专业组. 2015. 肺功能检查指南——体积描记法肺容量和气道阻力检查. 中华结核和呼吸杂志，38（5）：342-347.

第三十六章

支气管镜应用

▶▶ 一、支气管镜概述

（一）支气管镜发展历史

其发展经历了三个阶段：传统硬质支气管镜阶段，纤维支气管镜阶段，现代电子支气管镜、硬质支气管镜、超声支气管镜共用阶段。

1897年，支气管镜技术之父——德国科学家古斯塔夫·凯伦（Gustav Killian，1861-1921）实施了世界上第一台硬质支气管镜术，用长25cm、直径8mm的食管镜从气道内为一名青年男性取出了吸入气管的猪骨头，避免了气管切开。这一成功令硬质内镜作为一种进入气道的工具得到了普遍的认同，开创了硬质内镜插入气管和支气管进行内镜操作的先河。1899年，美国医生薛瓦利埃·杰克逊（Chevalier Jackson，1865-1958）对食管镜进行改良，发明了带有照明系统和吸引通道的真正的硬质支气管镜。硬质支气管镜可以进行气管支气管异物的取出、威胁生命大咯血的处理、气管支气管狭窄的扩张、肿瘤的诊断与切除，以及气管支气管支架的置入等手术。20世纪，法国肺科专家简·弗朗西丝·杜忙（Jean Francois Dumon）发明了至今仍广泛应用的Dumon支架，推进了各种介入治疗在硬质支气管镜的应用，如激光、球囊扩张、气管支气管支架置入等。现代硬质支气管镜已经具备了高清的电子视频图像，可提供喉、气管及支气管树近端的高清可视图像，同时增加了呼出末二氧化碳浓度监测装置、可配合高频通气装置，使其应用更为广泛、操作更加安全可靠，是现在气道介入治疗中不可或缺的重要工具，尤其在中心气道阻塞的疾病领域。

1967年，日本胸外科医生池田茂（Shigeto Ikeda，1925-2001）研制出以光纤传导光线的第一条软式纤维支气管镜，镜身前端的物镜通过光导纤维将气管内影像传导到目镜，可以观察到远端支气管并进行吸引、冲洗等操作，给支气管镜技术带来了巨大变革，被誉为支气管镜发展历史上的里程碑。1983年，电子支气管镜问世，该镜通过镜身前端的电荷耦合器（CCD）采集图像并配合高清晰度电视监视系统和图像处理系统，成像质量和色彩逼真度显著提高，并且能观察到支气管黏膜的细微病变，极大地方便了诊断、教学和病案管理。可曲式支气管镜的镜体较软，患者容易耐受，镜身纤细，能够进入远端支气管进行观察、取组织和细胞学标本、进行支气管肺泡灌洗术等，使支气管镜检查及治疗肺适应证和应用范围都得到了极大的扩展，甚至一度取代硬质支气管镜成为多数呼吸内科医生进行呼吸介入治疗的首选。随着新技术的发展，新的镜种不断问世，如超声支气管镜、荧光支气管镜等，使可曲式支气管镜的应用越发广泛，在呼吸系统疾病的诊断与治疗中起到了非常重要的作用。

由于可曲式支气管镜在操作过程中要占据气道的部分空间，对成年人而言，一般不会引起通气功能障碍，但是对儿童或气道狭窄者而言，则可能影响其通气功能甚至威胁生命安全。而硬质支气管镜能保持气道通畅，并且在操作端有侧孔与呼吸机相连，被称为"通气支气管镜"，硬镜还可以作为介入通道允许软式支气管镜及其他器械进入气道内，在直视下进行吸引、支架释放、激光消融、异物取出，以及冷冻、电刀、氩气刀等多种治疗。因此，现代呼吸介入治疗是根据患者病情和手术实施条件进行综合判断、再选择恰当工具进行的治疗，可单独选择，也可联合应用。

（二）支气管镜分类

支气管镜分为硬质支气管镜（ragid bronchoscope，RB）和可曲式支气管镜（flexible bronchoscope，FB），随着技术的进步，可曲式支气管镜已经包括了纤维支气管镜、电子支气管镜、结合型支气管镜、自荧光支气管镜、窄带成像支气管镜、超声支气管镜等镜种。

现代硬质支气管镜由镜体和金属外套管组成。镜筒的前 1/3 有通气孔，可在镜体进入一侧支气管后仍能保持对侧肺的通气。在镜体操作端含有通气孔、吸引孔及活检孔。

纤维支气管镜通过光纤传导像束进行图像的采集、传输，再通过目镜直接观察或外接视频转换器在屏幕上观察支气管内图像。纤维支气管镜问世后在世界范围内迅速普及，在呼吸系统疾病的诊疗中发挥了极其重要的作用。但是，由于其图像不够清晰、光纤易断裂、不易维护和消毒等缺点，目前已逐渐被电子支气管镜取代。

电子支气管镜前端集成了电荷耦合器（CCD），使用电缆代替光纤束传输图像，可将没有损耗的数字图像传导到视频输出系统，兼具有影像清晰、色彩逼真、分辨率高的特点，资料易储存、便于操作、更为安全并便于消毒。

结合支气管镜是纤维支气管镜和电子支气管镜的结合，其 CCD 位于操作部，仍采用光纤传导图像。

自荧光支气管镜观察的是支气管黏膜上皮细胞发射出的荧光，根据荧光的不同来判断细胞是否发生了癌变。

窄带成像支气管镜通过在红绿蓝系列照明系统中使用窄带滤光片增加诊断的准确性，是一种新的内镜技术，可以观察到支气管上皮内的血管网形态，对黏膜微血管形态的显示具有独特的优势。

我国成人支气管镜技术的应用自改革开放以后发展快速，在国内基本得到普及，三级甲等医院已达 100%覆盖。由于儿童气道解剖特点，适用于儿童使用的支气管镜和器械较少、技术难度更大，使我国儿童支气管镜技术的应用发展落后于成人。但是自北京儿童医院率先开展儿童支气管镜诊疗以来，经过不断努力，目前我国可开展儿童支气管镜诊疗技术的医院已超过百家。尤其是近 10 年，儿童可开展的支气管镜诊疗技术已达十余项，包括经支气管镜冷消融及热消融治疗、球囊扩张术和气道支架置入术等难度较大的技术。

目前在儿科诊疗中，主要应用的是可曲式支气管镜，包括纤维支气管镜、电子支气管镜和结合型支气管镜。结合型支气管镜是前两者的结合，CCD 置于纤维支气管镜的操作部，使插入部分不再受 CCD 尺寸的限制、可制作得更细，其图像清晰度介于纤维支气管镜和电子支气管镜之间。奥林巴斯公司在 2015 年推出了超细电子支气管镜，其图像清晰度大幅提高。

二、呼吸道的应用解剖

呼吸道是支气管镜检查和治疗的主要对象，以环状软骨为界，分为上呼吸道及下呼吸道。鼻、咽、喉属于上呼吸道，气管、主支气管及肺内的各级支气管属于下呼吸道。

（一）鼻

鼻可分为外鼻、鼻腔及鼻窦三部分。鼻腔的侧壁有三个伸入鼻腔的骨性突起，为鼻甲，鼻甲下方分别为上、中、下三个鼻道（图 36-1）。操作时支气管镜多数是从鼻腔插入、经下鼻道或中鼻道穿过后鼻孔通向喉腔。

（二）咽

咽分为鼻咽、口咽及喉咽三个部分（图 36-2）。鼻咽位于鼻腔的后方，经后鼻孔与鼻腔相通，其顶部和后壁交界处为咽扁桃体，两侧有咽鼓管开口。口咽位于口腔后方，上起软腭游离缘，下达会厌上缘，口咽前壁的下部是舌根部。喉咽位于喉的后部，上连口咽，下连食管，上宽下窄呈漏斗状，喉咽两旁深窝为梨状隐窝。

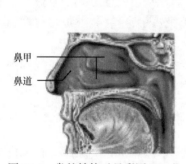

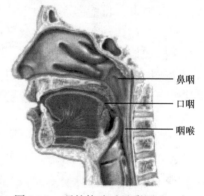

图 36-1　鼻的结构（见彩图 36-1）　　　图 36-2　咽的构造（见彩图 36-2）

（三）喉

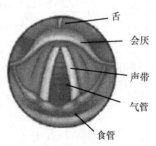

图 36-3　喉部解剖（见彩图 36-3）

喉上通喉咽、下接气管，既是呼吸器官，又是发音器官。喉腔由单个甲状软骨、环状软骨、会厌软骨及成对的柱状软骨、小角软骨、楔状软骨、软骨间的关节、喉肌及韧带构成。两侧声带之间的裂隙为声门（图 36-3）。成人喉腔最狭窄部分是声门，儿童最狭窄部位则是声门下。

（四）气管

气管的长度和直径大小随性别与年龄的不同而不同。

成年人气管长 10～12cm，横径为 1.8～2.5cm。不同年龄儿童的气管直径相差很大，新生儿仅为 5～6mm，2 岁以下婴幼儿为 5～9mm，2～10 岁儿童为 7～15mm（图 36-4）。他们的气管、支气管内径随年龄增长不断增大，因此，需要根据不同年龄选用合适尺寸的支气管镜以确保成功、安全地进行检查。目前最常用于儿童的软式支气管镜为复合型支气管镜，其镜身插入部直径有 4.0mm 和 2.8mm 两种，分别有 2.0mm 和 1.2mm 活检孔道。目前已有可用于儿童的超细电子支气管镜上市。

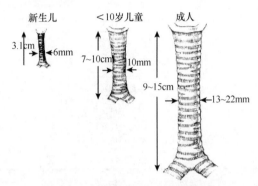

图 36-4 小儿与成人气管的比较

引自王洪武. 电子支气管镜的临床应用. 北京：中国医药科技出版社，2009：2993.

（五）支气管

气管在胸骨角平面分成左、右主支气管。

右主支气管粗短而陡直，前方有升主动脉、右肺动脉和上腔静脉，后上方有奇静脉沟，是气管向下的延续，分为上叶支气管和中间段支气管，中间段支气管又分为中叶支气管与下叶支气管。上叶支气管分出尖段、后段与前段三个肺段支气管，少数变异分为两个肺段支气管。右中叶支气管一般分为外侧段支气管和内侧段支气管。右下叶支气管是右主支气管的延长部分，分为背段和内、前、外、后基底段支气管。

左主支气管细长而倾斜，前方有左肺动脉，后方有食管、胸导管和胸主动脉，上方有主动脉弓跨过。左主支气管分为上叶和下叶支气管。左上叶支气管分为上支和舌支，上支继续分为前支和后支，舌支相当于右肺中叶，分出上舌支和下舌支。左下叶支气管分为背段和内前、外、后基底段支气管（图 36-5）。

目前我国基本沿用国际命名法对支气管树进行命名（表 36-1）。超细支气管镜可观察到成人 6～8 级细支气管，不同年龄儿童能到达的级数不同，但都能到达段支气管。

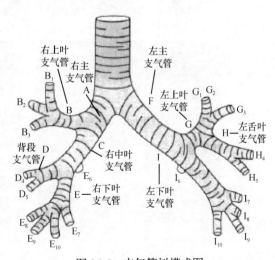

图 36-5 支气管树模式图

引自王洪武. 支气管镜介入治疗. 北京：人民卫生出版社，2012.

表 36-1 支气管树的命名（至段支气管）

支气管名称	右侧		左侧	
Ⅰ级（主干支气管）	右主支气管		左主支气管	
	右中间段支气管			
Ⅱ级（叶支气管）	右上叶支气管		左固有上叶支气管	
	右中叶支气管		左舌叶支气管	
	右下叶支气管		左下叶支气管	
Ⅲ级（段支气管）	右上叶	尖段（B^1）	左上叶	尖后段（B^{1+2}）
		后段（B^2）		前段（B^3）
		前段（B^3）		上舌段（B^4）
	右中叶	外侧段（B^4）		下舌段（B^5）
		内侧段（B^5）		
	右下叶	背段（B^6）	左下叶	背段（B^6）
		内基底段（B^7）		内前基底段（B^{6+7}）
		前基底段（B^8）		外基底段（B^9）
		外基底段（B^9）		后基底段（B^{10}）
		后基底段（B^{10}）		

（六）支气管镜下的儿童气管与支气管

支气管镜下的儿童气管与支气管见图 36-6～图 36-13。

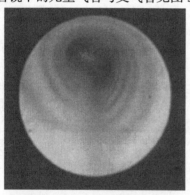

图 36-6 气管（见彩图 36-6）

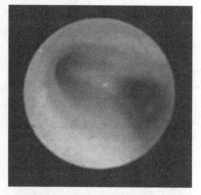

图 36-7 隆凸（见彩图 36-7）

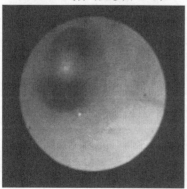

图 36-8 左上叶与左下叶支气管开口
（见彩图 36-8）

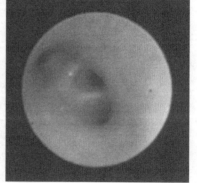

图 36-9 左上叶支气管开口
（见彩图 36-9）

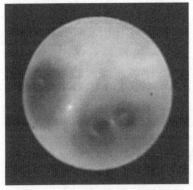

图 36-10　左下叶支气管开口
（见彩图 36-10）

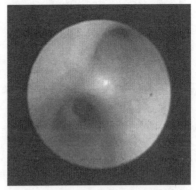

图 36-11　右上叶与右中间支气管开口
（见彩图 36-11）

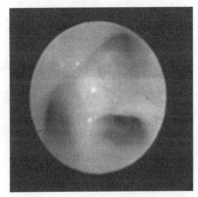

图 36-12　右上叶支气管开口
（见彩图 36-12）

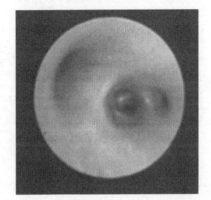

图 36-13　右中叶与右下叶支气管开口
（见彩图 36-13）

三、支气管镜检查的适应证与禁忌证

（一）儿童支气管镜的适应证

随着支气管镜诊疗技术的发展和对疾病认识的不断提高，儿童可曲式支气管镜检查的适应证逐渐增加。

1. 观察气道有无发育畸形　包括气管、支气管软化，气管完全性软骨环，气管食管瘘，气管、支气管、肺的先天发育畸形，气管支气管异常分支或开口等，均可通过支气管镜直接观察。

2. 肺不张　肺叶或肺段持续不张及肺炎，可通过支气管镜观察及灌洗、吸引清理分泌物等治疗。

3. 咯血或痰中带血　咯血原因很多，如肺结核、支气管结核、肺部炎性病变（支气管炎、支气管扩张症、肺脓肿及肉芽肿等）、肺血管畸形及肿瘤等。可通过支气管镜观察并做病原学和病理学检查。

4. 慢性咳嗽及反复呼吸道感染　可由哮喘、异物、胃食管反流和气管发育异常等多种因素引起，可通过支气管镜检查协助鉴别诊断。

5. 局限性喘鸣 提示大气道局部狭窄，可能是支气管内的炎症、结核、肿瘤、异物，亦可能是支气管旁肿大淋巴结、胸骨后甲状腺肿大、纵隔肿物压迫气管造成。可通过支气管镜检查鉴别。

6. 肺部团块状病变 包括肿物、脓肿、结核和寄生虫等，需定位、通过活检鉴别诊断。

7. 肺部弥漫性疾病 包括间质性肺疾病、特发性肺纤维化、结节病、嗜酸细胞性肺炎、肺泡蛋白沉着症等需鉴别诊断，可通过肺泡灌洗液检查及透支气管壁肺活检协助诊断。

8. 肺部感染性疾病 通过支气管镜做病原学检查，并可进行灌洗治疗。

9. 支气管–肺结核 通过支气管镜直接从病灶处取材查找结核杆菌或做病理学检查。

10. 气道异物 应用软式支气管镜可取出深部支气管及硬质支气管镜不能进入的支气管内的异物。

11. 气管支气管裂伤或断裂 胸部外伤、怀疑有气管支气管裂伤或断裂，支气管镜检查可明确诊断。

12. 引导气管插管 对于有颈部疾病后仰困难、不能应用直接喉镜插管的患儿，或者插管困难、存在困难气道的患儿可在软式支气管镜引导下行气管插管。

13. 胸外科手术前、手术中和手术后的诊断及辅助诊断。

14. 在儿科重症监护室（PICU）中的应用 入住 PICU 的危重症患儿，如果出现气管插管困难、经呼吸机治疗后不能脱机或拔管失败，怀疑存在气道畸形或阻塞者，可以通过支气管镜检查明确诊断。

15. 在新生儿中的应用 直径 2.8mm 支气管镜可以应用于新生儿，甚至早产儿。

16. 经支气管镜手术治疗 氩等离子体凝固术（氩气刀），超声支气管镜，掺钕钇铝石榴石激光器，冷冻治疗，球囊扩张气道成型术，气管、支气管支架置入术和防污染毛刷采样等。

（二）支气管镜检查的禁忌证

儿科支气管镜术多为条件性手术，其适应证和禁忌证的选择很大程度上取决于检查者的技术水平和是否具备必要的设备，过去的绝对禁忌证已经变成了相对禁忌证。支气管镜术的禁忌证如下：

1. 肺功能严重减退者或呼吸衰竭者。

2. 心脏功能严重减退、有心力衰竭者；严重心律不齐有心房、心室纤颤及扑动，三度及以上房室传导阻滞者。

3. 高热患者 持续高热而又需要行支气管镜术的，可用退热药物控制体温在 38.5℃以下再行手术，以防高热惊厥。

4. 活动性大咯血者 严重的出血性疾病，如凝血功能严重障碍、严重的肺动脉高压，在活检时可能发生严重的出血。

5. 严重营养不良、身体状况衰弱者。

▶▶▶ 四、支气管镜诊疗可能发生的并发症

由于支气管镜诊疗操作需使用局部麻醉药物或全身麻醉药物、儿童需要镇静，因此在与操作相关的并发症以外，还可能出现药物相关不良反应或并发症。

（一）麻醉药物过敏

一般局部应用的利多卡因毒性很小，也有个别报道死亡者。过敏者往往初次喷雾后即有胸闷、脉速而弱、面色苍白，血压降低甚至呼吸困难。

（二）出血

出血为最常见并发症，可表现为鼻出血或痰中带血，一般量少，都能自动止血。出血量大于50ml的出血须高度重视，要积极采取措施。

（三）发热

感染性肺疾病患者及支气管肺泡灌洗后的患者发生率高。除了与组织损伤等因素有关外，尚可能有感染因素参与。治疗除适当使用解热镇痛药外，应酌情使用抗生素。

（四）喉头水肿

经过声门强行进入、支气管镜过粗或技术不熟练反复粗暴抽插支气管镜均可造成喉头水肿、喉痉挛。应立即吸氧，给予抗组胺药，或静脉给予糖皮质激素。严重者出现喉痉挛时应立即用复苏器经口鼻加压给氧，进行急救。

（五）支气管痉挛

可由麻醉药物、支气管肺泡灌洗、操作不当和患儿过敏体质等多种因素引发。术前应用阿托品可有效预防。

（六）发绀或缺氧

支气管镜检查能降低动脉血氧分压至10～20mmHg，对静息动脉血氧分压小于60～70mmHg者进行支气管镜检查，可能有一定危险，术后应继续给予吸氧并进行监护。

（七）窒息

纵隔或肺门淋巴结结核破溃，大量干酪样物质注入气管内引起窒息。在做一侧肺不张检查时，另一侧肺若合并气道狭窄、检查后出血或气管痉挛皆可引起窒息。

（八）气胸、纵隔气肿

多发生于支气管、肺活检后或肺内病变严重的患儿。对于张力性气胸或交通性气胸应及时行胸腔闭式引流术。

▶▶▶ 五、支气管镜在儿童临床上的应用

（一）临床诊断

1. 形态学诊断　主要检查气道黏膜是否正常，管腔是否变形，管壁的运动状态，有无

畸形、赘生物、异物、出血点、窦道及分泌物的情况等。

（1）咽喉部的异常：咽后壁、侧壁有无形态异常，有无出血、淋巴滤泡增生；喉部组织形态、有无软化；声带运动有无异常；是否有新生物或异物等（图36-14～图36-18）。

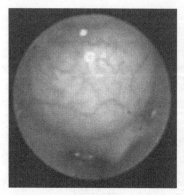
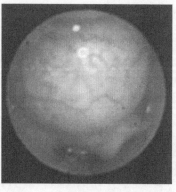
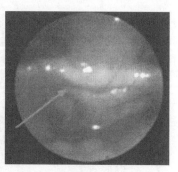

图36-14　舌根部囊肿，压迫会厌（见彩图36-14）　　图36-15　舌根部囊肿，压迫会厌致其抬起受限，伴吸气时会厌软骨向后倒伏（见彩图36-15）　　图36-16　喉软化症，吸气时会厌软骨向后倒伏并被吸入声门（见彩图36-16）

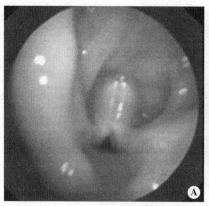
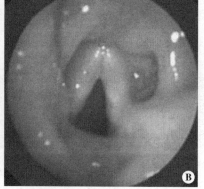

图36-17　声带反常运动（见彩图36-17）

A. 吸气时声带前半部闭合；B. 呼气时声带前半部打开

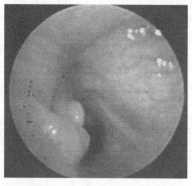

图36-18　声门处乳头状瘤合并左侧声带麻痹，左侧声带位于正中位，无内收及外展运动（见彩图36-18）

（2）气管、支气管壁的异常：气管、支气管软骨环是否清晰可见，支气管黏膜是否充血、肿胀或粗糙不平，有无血管扩张或迂曲，有无溃疡、结节或肿物生长，有无瘘管、憩室、黏液腺扩大及色素沉着等（图 36-19～图 36-25）。

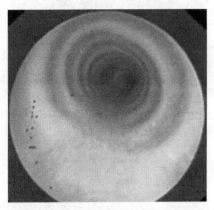 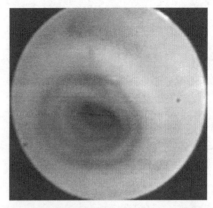

图 36-19　正常气管软骨呈"C"形　　图 36-20　先天性气管狭窄，气管软骨呈"O"形，

（见彩图 36-19）　　　　　　　　　　即完全性软骨环（见彩图 36-20）

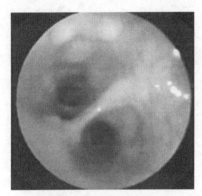 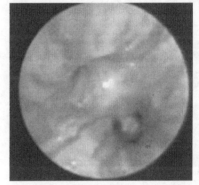

图 36-21　支气管壁白色结节　　　　图 36-22　支气管壁血管显露、迂曲、纵向走行

（见彩图 36-21）　　　　　　　　　　（见彩图 36-22）

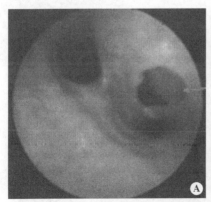 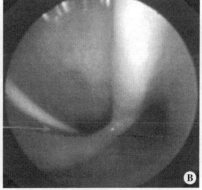

图 36-23　气管食管瘘（见彩图 36-23）

A. 箭头所指为气管膜部瘘口，其后空腔为食管；B. 箭头所指为经气管所见位于食管内的胃管

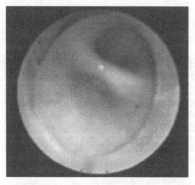 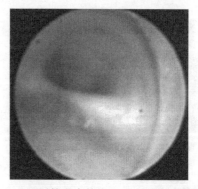

图 36-24　先天性气管食管瘘，经气　　　图 36-25　经胃管向食管内注入亚甲蓝后，见蓝色
　　　管导管见气管膜部—异常管路　　　　　　液体自异常管路进入气管，证实为气管食管瘘
　　　　　（见彩图 36-24）　　　　　　　　　　　　（见彩图 36-25）

（3）气管、支气管管腔的异常：包括气管、支气管的管腔有无阻塞、狭窄、扩张、移位或异常分支及这些管腔异常的形态、程度，并注意观察和采集分泌物，送病原学检查；取管腔内新生物标本进行病理学检查（图 36-26～图 36-36）。

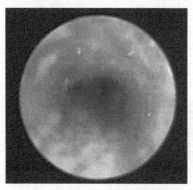 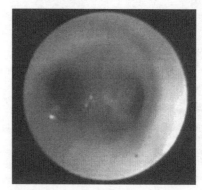

图 36-26　弥漫性肺泡内出血患者，气　　　图 36-27　左肺动脉闭锁伴咯血，左侧支气管内
　　　管内见较多血迹（见彩图 36-26）　　　　　　　出血（见彩图 36-27）

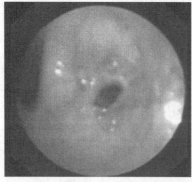 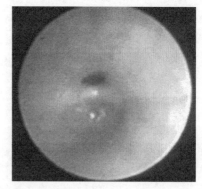

图 36-28　左下叶内前基底段支气管瘢　　　图 36-29　右下叶前基底段支气管瘢痕形成致管腔
　　　痕形成、管腔狭窄（见彩图 36-28）　　　　　闭塞及支气管开口狭窄（见彩图 36-29）

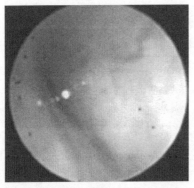

图 36-30　纵隔囊性占位，左主支气管外压狭窄、管腔接近闭合（见彩图 36-30）

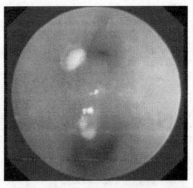

图 36-31　左上叶及左下叶支气管开口黏膜充血、肥厚，支气管嵴增厚，见新生物形成（见彩图 36-31）

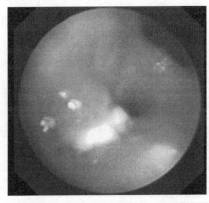

图 36-32　左上叶支气管开口新生物，表面黄白色干酪样坏死物覆盖（见彩图 36-32）

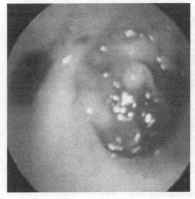

图 36-33　右下叶支气管新生物堵塞管腔，表面坏死、触之易出血，病理证实为黏液表皮样癌（见彩图 36-33）

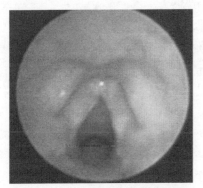

图 36-34　声门下红色突起，气管上段管腔变窄（见彩图 36-34）

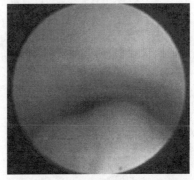

图 36-35　气管上段膜部红色节段性突起，声门下、气管上段血管瘤（见彩图 36-35）

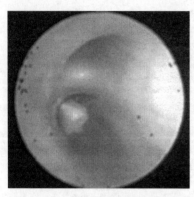

图 36-36　右中间支气管异物嵌顿
（见彩图 36-36）

（4）气管、支气管壁动力学改变：观察有无支气管软化。常见的支气管软化指气管或支气管在呼气相时管壁向管腔内塌陷、管径缩短，类似管腔狭窄；吸气相可恢复原位，实际无管腔狭窄。管腔直径缩窄 1/2 为轻度，1/2～3/4 为中度，3/4 以上至管腔缩窄接近闭合为重度。婴幼儿气管、支气管软化多见于 1 岁以内，与生长发育有关，1 岁以后软化逐渐恢复。呼吸机气压损伤及血管、心脏、肿物等对气道长时间压迫，都会造成继发性气管支气管软化，局部可见气管膜部/软骨的比例大于 1∶3，管腔塌陷＞1/2。

2. 病原学诊断　可将支气管镜直接插到肺段、亚段支气管吸取分泌物进行培养。当分泌物较少时可进行肺段的支气管肺泡灌洗，吸取灌洗液进行病原学检查，其病原学结果可供临床参考。在操作过程中，应避免在取标本前通过活检孔道吸引上呼吸道的分泌物而导致标本被上呼吸道分泌物污染。近年来多用防污染毛刷和顶端带气囊的灌洗导管进行病原学检测研究，可有效降低灌洗液的污染。

3. 活检技术

（1）组织活检：支气管镜取病理标本有几种方式，即毛刷活检、针吸活检和活检钳活检。其中毛刷活检和针吸活检多用于细胞学检查，活检钳活检用于组织学检查。目前儿科临床应用活检钳进行组织学活检较多。可在直视下进行活检或透支气管壁肺活检。肺活检对肿瘤诊断阳性率达 80%，对弥漫性肺疾病诊断阳性率可达 79%。

（2）支气管肺泡灌洗（BAL）检查：目前已用于多种疾病的临床诊断、预后评估和临床治疗，如肺部感染、呼吸窘迫综合征、过敏性肺炎、哮喘、肺癌、肺泡蛋白沉着症、尘肺、特发性肺纤维化、结节病、肺含铁血黄素沉着症、淋巴细胞浸润性疾病、免疫受损者的机会性感染等，有"液体肺活检"的美称。

BAL 的操作方法：在 BAL 的操作方法及灌洗液（BALF）的处理方法上尚存在较大的差别。目前较多采用的方法为将支气管镜的前端插入一个叶的某一段，嵌顿在段气管的口上。因右中叶和左舌叶易于插入成功，所以在弥漫性病变等多选用此部位。局灶性病变，在病变处留取 BALF。所用液体应为 37℃生理盐水，此温度很少引起咳嗽、支气管痉挛和肺功能下降，且液体回收很理想，BALF 所获的细胞多。根据患儿年龄，将 5～20ml 生理盐水以每次 1ml/kg 注入此肺段，并用 100mmHg（1mmHg=0.133kPa）的负压立即将液体回抽到塑料或硅化的回收容器中。如此，共灌洗 3～4 次。回收液立即送检或冷藏存放。

BALF 的细胞成分正常值（比值）：淋巴细胞＜0.15，中性粒细胞＜0.03，嗜酸性粒细胞＜0.005，巨噬细胞 0.80～0.95。在嗜酸性粒细胞性肺炎、哮喘、过敏性支气管炎等疾病中，BALF 中嗜酸性粒细胞明显增多，可达 0.20～0.95。这些结果对 X 线表现不典型、又缺乏外周血嗜酸性粒细胞增多的患儿，可避免肺活检而做出诊断。在特发性肺纤维化和结缔组织病中，中性粒细胞增加而巨噬细胞减少。在弥漫性肺出血和含铁血黄素沉着症中，巨噬细胞增多，同时可有游离红细胞，巨噬细胞中充满含铁血黄素或吞有红细胞。在肺泡蛋白沉着症中，巨噬细胞增多，形态胀大呈泡沫状。

（二）临床治疗

1. 取除气道内异物　由于硬质支气管镜仅能到达左、右主支气管近端，远端气道无法抵达，而软式支气管镜可以检查到硬式支气管镜不能到达的上叶或深部支气管（3～5级），因此，对于深部支气管异物的治疗，软式支气管镜是最合适的。对于治疗深部植物性残渣，可通过冲洗、清除肉芽、取异物等介入治疗手段取得良好效果（图 36-37～图 36-43）。冷冻及激光也可用于常规方法难以取出的特殊异物的清除，如不易取出的黏液栓、血凝块或异物，以及气道内变形的支架。

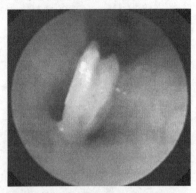

图 36-37　左主支气管开口异物嵌顿（见彩图 36-37）

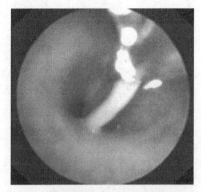

图 36-38　异物钳取异物（见彩图 36-38）

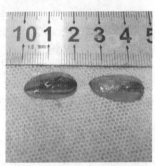

图 36-39　取出异物为两枚长约 2cm 的完整瓜子壳（见彩图 36-39）

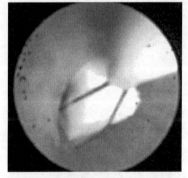

图 36-40　异物蓝套取支气管内异物（见彩图 36-40）

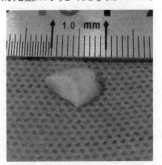

图 36-41　取出异物为花生米（见彩图 36-41）

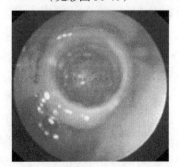

图 36-42　塑料笔帽完全堵塞右主支气管（见彩图 36-42）

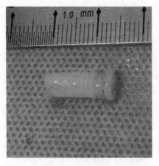

图 36-43　右主支气管内取出的塑料哨子
（见彩图 36-43）

2. 气道清理　在儿科支气管镜手术中,患儿支气管肺慢性炎症及化脓性感染占到 50% 以上,气道经常被分泌物堵塞（图 36-44、图 36-45）。通过支气管镜对局部进行治疗可以取得很好的疗效。可应用生理盐水对肺内化脓性感染部位多次冲洗。冲洗液量不宜过大,以能够稀释并吸出黏稠分泌物为适度。目的在于防止化脓性细菌产生的毒素被 BALF 稀释后冲入肺泡,造成术后患儿继发感染。初步清洗后,应用活检钳或毛刷清除肉芽和脓苔。可局部注入沐舒坦以每次剂量 0.5～1mg/kg（特别是化脓性、慢性感染及肺不张）。稍后再开始冲洗,冲洗后要将管腔内液体尽量吸引干净。此法对控制支气管肺内化脓性感染、治疗肺不张有明显效果。

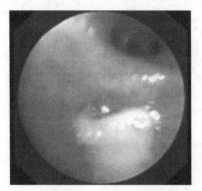

图 36-44　重症肺炎、左下叶支气管痰栓堵塞
（见彩图 36-44）

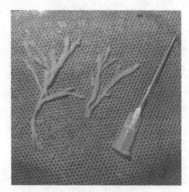

图 36-45　取出支气管塑形状痰栓,最长约 5cm
（见彩图 36-45）

3. 咯血的治疗　对于小量咯血不止,又需要查明出血部位的患儿,术前皆要开放静脉通路,作好滴注垂体后叶素抢救的准备。术中发现活动出血灶可应用 1∶10 000 肾上腺素或立止血注射到出血部位,止血效果肯定。还可用激光、电凝、氩等离子凝固术止血。

4. 通过支气管镜引导气管插管　颈部和胸部疾病,因头颈部不能后仰造成手术前或抢救时气管插管困难的患儿,可将气管插管套在支气管镜上,经口腔将支气管镜插入声门后。把气管插管沿气管镜推入气管内,调整插入深度后将支气管镜拔出,为术前麻醉或抢救做准备。

5. 气道狭窄的治疗　良性气道狭窄指各种原因所致纤维瘢痕挛缩而引起的狭窄,常见病因包括气道感染。如气管支气管结核引起的瘢痕增生性狭窄、长时间气管插管、气管切开等医源性因素引起的狭窄,肺部手术、部分气管切除后吻合口的狭窄,炎症性疾病如结节病等累及气道所致狭窄,外伤后气道狭窄及先天性气管支气管狭窄。儿童气道狭窄多属于良性,可以根据病变位置、病变的组织类型、病变的特征等决定治疗方案。最终选取的方案还依赖于所拥有的设备和操作者的经验。可采用球囊扩张气道成形术,用球囊对狭窄部位进行机械扩张,以解除或缓解管腔狭窄。同时可以结合激光治疗、冷冻治疗、电凝和氩等离子凝固术及气道内支架置入等方法减轻气道狭窄、改善通气。

6. 气道内新生物的治疗 可应用电刀、氩气刀切除或应用激光消融、冷冻切除或冻融等手段去除气道内的肉芽、肿物等。

目前儿童支气管镜诊疗技术日趋成熟，越来越多的儿科呼吸专业医护人员已经认识到支气管镜诊疗技术对于儿童呼吸系统疾病诊治的重要意义。儿童支气管镜应用的推广必将为呼吸系统疾病的诊疗提供新的方法和新的诊治思路。

（钟　琳）

参 考 文 献

刘长廷. 2008. 纤维支气管镜诊断治疗学. 2 版. 北京：北京大学医学出版社.

王昌惠，范理宏. 2015. 呼吸介入诊疗新进展. 上海：上海科学技术出版社.

王国本等. 2016. 可弯曲支气管镜技术. 3 版. 天津：天津科技翻译出版有限公司.

王洪武. 2009. 电子支气管镜的临床应用. 北京：中国医药科技出版社.

王洪武等. 2012. 支气管镜介入治疗. 北京：人民卫生出版社.

张杰. 2012. 介入性呼吸内镜技术. 北京：人民卫生出版社.

支气管镜在急危重症临床应用专家共识组. 2016. 支气管镜在急危重症临床应用的专家共识. 中华急诊医学杂志，25（5）：568-572.

中华医学会儿科学分会呼吸学组儿科支气管镜协作组. 2009. 儿科支气管镜术指南（2009）. 中华儿科杂志，47（10）：740-744.

Du R I，Blaikley J，Booton R，et al. 2013. British Thoracic Society guideline for diagnostic flexible bronchoscopy in adult. Thorax，68：1-44.

Ernst E，Anton-Pacheco JL，de J B，et al. 2017. ERS statement：interventional bronchoscopy in children. Eur Respir J，50：1700901.

Jantz M，Silvestvi G. 2006. Fire and ice：Laser bronchoscopy，electrocautery and cryotherapy//Simoff MJ，Sterman DM，Ernst A，eds. Thoracic Endoscopy：Advances in Interventional Pulmonology. Blackwell Futura，8：134-154.

Kovitz KL，Conforti JF. 1999. Balloon broonchoplasty：when and hou. Pulmonary Perspectives，16：1-3.

Lucena CM，Matinez-Olondris P，Badia J R，et al. 2012. fiberoptic bronchoscopy in respiratory intensive care unit. Med Intensiva，36（6）：389-395.

Mehta AC，Lee FYW，DeBoer GE. 1995. Flexible bronchoscopy and the use of lasers//Wang KP，Mehta AC，eds. Flexible Bronchoscopy. Cambridge：Blackwell Science.

Schumann C，Hetzel M，Babiak AJ，et al. 2010. Endobronchial tumor debulking with a flexible cryoprobe for immediate treatment of malignant stenosis. J Thorac Cardiovasc Surg，139：997-1000.

Zollner F. 1965. Gustav Killian，father of bronchoscopy. Arch Otolaryngol，82（6）：656-659.

第三十七章

儿童胸腔镜的应用

电视辅助胸腔镜手术（video-assisted thoracoscopy surgery，VATS）是利用胸部骨性胸廓构成的天然腔隙和肺萎陷后形成的空间，使用现代电视摄像技术通过小孔深入到手术视野，经微型摄像机将手术视野图像清晰显示在监视器上，在胸壁套管或微小切口下完成胸内复杂手术，解决手术切口暴露不充分的矛盾，从而以较小创伤达到与传统手术相似的治疗效果，改变一些胸外科疾病的治疗观念。

胸腔镜技术最早出现在 20 世纪早期，但直到 90 年代才开始得到越来越广泛的应用。1910 年，Jacobeus 等报道采用肺萎陷方法治疗肺结核时，将膀胱镜经过硬质套管放入胸膜腔松解胸膜粘连。此后，胸腔镜技术逐渐应用于成人的胸膜活检和胸腔探查等。同一时期，人们注意到了传统剖胸手术的弊端，如脊柱侧弯、肌肉萎缩和胸壁畸形等。为了减少这些并发症的发生，产生了保留肌肉的开胸手术，但存在暴露不足的缺点，同时瘢痕仍然较大。儿童胸腔镜的应用开始于 20 世纪 70～80 年代。1976 年，美国 Rodgers 首次将胸腔镜技术用于儿童胸外科疾病的检查，儿童电视辅助胸腔镜手术广泛应用于儿童肺部、食管、纵隔、膈肌及胸壁畸形等疾病的诊治中，越来越多的患儿得以采用微创技术获得早期诊断与治疗。与传统普胸外科手术相比，儿童电视胸腔镜手术具有明显的优势，即在保证手术疗效的前提下，具有创伤小、痛苦轻、术后恢复快、外表美观等特点。90 年代，随着技术的革新，成人腹腔镜手术得到迅猛发展，再次推动了儿童胸腔镜技术的进步。高清晰度的光学镜头、冷光源、小型化操作器械的出现使得外科医生可以在胸腔镜下完成各种复杂的操作。目前，包括从脓胸到气管食管瘘等几乎所有类型的胸腔内外科病变都有使用胸腔镜技术成功治疗的报道，明显降低了患儿术后疼痛、促进了康复，并减少了远期并发症的发生。

▶▶▶ 一、儿童胸腔镜的应用范围

胸腔镜技术已被广泛应用于儿童胸外科各种疾病。随着技术的进步，其适用范围还在不断扩大。胸腔镜下肺活检广泛用于间质性肺病和肿瘤转移病灶的诊断。越来越多的医院也已经常规地开展了胸腔镜下肺叶切除术和肺段切除术。涉及的疾病包括肺大疱性疾病、叶内型或叶外型隔离肺、先天性肺叶性肺气肿、先天性肺气道畸形和肺肿瘤。胸腔镜在评估和治疗纵隔疾病方面也具有较大优势，可用于纵隔淋巴结活检、胸腺和甲状腺疾病、淋巴管瘤、前肠畸形、节细胞神经瘤和神经母细胞瘤等。此外，其他可用胸腔镜治疗或协助处理的疾病还包括动脉导管未闭、食管裂孔疝、贲门失弛缓症、脊柱侧弯、先天性膈疝和食管闭锁。电视辅助胸腔镜手术因为有放大作用，可以提供更好的视野。微创技术可以明显降低术后的并发症，因此大部分儿童胸外科手术应尝试向胸腔镜方向发展。

（一）胸膜及胸廓疾病

胸膜及胸廓疾病手术包括脓胸清洗引流术、血胸探查、胸内止血及清除术、胸膜固定术、胸膜粘连松解术、胸膜纤维板剥脱术、胸腔镜辅助漏斗胸矫治术等。胸膜疾病是最适合经胸腔镜诊断与治疗的疾病。胸腔镜治疗脓胸，也是体现胸腔镜优越性的手术之一，2015年，Bender 等报道 2005～2013 年 112 例行脓胸清除术的患儿，VATS 脓胸清除成功率约占96.4%，术后胸腔引流仅 3～4 天，康复迅速，认为 VATS 可以成为外科手术治疗急性脓胸的金标准。儿童自发性气胸合并肺大疱保守治疗无效时，标准治疗应为胸腔镜探查、肺大疱切除和胸膜固定。

（二）肺部疾病

肺部疾病手术包括肺大疱切除术、肺实质病变组织活检、肺周围型病灶楔形切除术、肺叶切除术（良恶性肺肿瘤及支气管扩张）、先天性肺囊性病、肺隔离症等，是目前公认的儿童普通胸外科 VATS 适应证。2015 年，Razumovsk 通过对 300 多例肺切除术患儿分析，认为 VATS 给术者提供了可视化的清晰手术视野，为术中执行精确的手术解剖提供了条件，加快了术后康复，缩短了住院时间。胸腔镜肺叶和肺段切除术虽然对术者技术要求较高，但目前也逐渐成为主流术式，研究表明总体手术时间、术后并发症发生率均不高于传统开胸手术。

（三）纵隔疾病

纵隔疾病手术包括纵隔肿瘤切除术、纵隔囊肿摘除术、胸腺切除术等。由于儿童纵隔肿瘤粘连较轻，操作较成人容易。2015 年，Ozkan 等通过对 367 例重症肌无力患儿术后医疗状况和手术结果监测，认为 VATS 胸腺切除术治疗重症肌无力技术可行，疗效可靠，创伤小，疼痛轻，是一项很有前途的技术。对于儿童上后纵隔和靠近胸膜顶的神经源性肿瘤和其他肿瘤病变，开胸手术暴露困难，操作空间狭小，胸腔镜技术具有明显的优势。

（四）食管疾病

食管疾病手术包括食管憩室切除术、食管闭锁矫治术、贲门失弛缓症贲门成形术、食管良性肿瘤切除术等。

（五）膈肌及其他疾病

膈肌及其他疾病手术如膈疝修补术、膈膨升修补术、胸部外伤、胸导管结扎治疗乳糜胸等。食管裂孔疝多经腹腔镜手术。

▶▶▶ 二、小儿胸腔镜的困难和禁忌证

尽管 VATS 是一种微创手术，但并非所有患儿都可接受胸腔镜手术，仍存在不少禁忌证：①严重心肺功能异常，重度呼吸功能不全，无法接受全身麻醉者；②不能耐受单肺通气或小潮气量通气者；③胸膜或心包严重粘连；④严重胸部外伤、生命体征不

稳定等。过去认为年龄<6个月、体重<8kg的婴儿胸廓小、呼吸快，不宜行胸腔镜手术。但随着手术技术及胸腔镜设备的改进，近年来诸多文献表明，年龄<6个月的患儿胸腔镜手术已能获得满意结果，表明随着胸腔镜技术的更新发展，其手术适应证将会不断扩大。

儿童实施胸腔镜手术首先麻醉要求高，由于儿童气管细小，只可选择单腔气管插管麻醉，影响了术侧手术视野的暴露；儿童心率较成人快，心脏搏动引起的肺组织搏动间接增加了手术难度；手术过程中若遇到反复感染患儿，其肺内往往有较明显的炎性实变，肺质地变硬，难以使肺萎陷，或陈旧手术等因素导致粘连严重，影响了术中组织的分离，最终无法游离出有效的操作空间，且出血难以控制。同时，虽然儿童胸腔镜有其独特的优势，但由于操作空间小、游离困难、手术时间长，容易致缺血、缺氧。另外，对缝合技术要求高，对张力较高的组织，易出现术中撕脱及术后残余漏；在儿童膈疝修补术时，近胸壁部的膈肌边缘缝合困难，为避免误伤腹腔脏器，缝合膈肌组织往往不够厚实，易致撕脱或线结松开，导致复发；巨大膈疝需补片修补时，操作存在一定困难。上述情况表明，尽管随着技术的进步和器械的发展，胸腔镜技术在儿童胸外科的应用已取得非常大的进步，有诸多公认的优点，但仍有诸多需要继续克服、解决的问题和困难，2015年，Kunisaki等通过对39例接受胸腔镜治疗和13例通过开放手术的患儿对比，认为患儿需要接受肺段切除时，是否需要VATS治疗需综合考虑机构医疗水平和并发症的风险。当然这些争论尚需大量临床病例资料和临床流行病学的调查与分析，才能得到客观结论。

▶▶ 三、儿童胸腔镜的手术器械

自1910年瑞典医生Jacobaeu开创了微创外科的先河后，腔镜器械也经历了漫长的发展过程，早期胸腔镜器械主要利用烧灼法应用于肺结核的粘连松解；1929年，德国胃肠学家Heniz Kalk设计了30°视角的窥镜，并率先提倡在腔镜检查中运用双套管针穿刺技术；1934年，John Ruddock介绍了带有活检钳及单极电凝的腔镜系统；1936年，德国医生Boesch首先用腔镜单级电凝技术进行输卵管绝育术；1952年，Fourestier制造出"冷光源"玻璃纤维照明装置，可以在不对组织造成热灼烧条件下提供手术照明；1953年，Hopkins发明了柱状石英胸腔镜，它的光传输能力使得手术视野更加清晰。20世纪80年代初，随着电子内镜与电视的结合，人们尝试将微型内镜摄像机与腔镜连接在一起，获得了良好的照明和视野，1987年，法国医生Mouret完成了世界上首例电视腹腔镜胆囊切除术，引起世界范围内的极大震动。20世纪80年代末，内镜切开缝合器等高技术内镜手术器械的问世，胸腔镜外科有了固定规格的成套器械设备，包括胸腔镜、微型摄像机、冷光源、监视器、电刀、氩气刀和必要的手术器械，如各种不同型号的套管、穿刺器、内镜剪刀、分离钩、剥离钩、抓钳、持针器、组织缝合器、内镜切割器等。目前相关的腔镜器械仍在不断研制中，2015年，Wei等报道了新型打结工具，使用于14例患者，术后半年后随访，线结没有任何解开或移动，笔者认为它将成为一个有前途的技术器械。当然，与成人胸腔镜相比，儿童胸腔镜微创外科毕竟是一种发展中的技术，还存在许多有待改进和不完善之处，其中最大的问题还是手术对器械依赖性强，本身缺乏手的触感及立体感，且对病例需严格选择手术的适应证。儿童胸腔镜手术器械有其独特的待攻克的难题，如多数情况下胸腔镜手术需要采用双腔气管插管、单肺通气，从而保障术中患侧肺萎陷以便视野充分暴露，利于操作，但由于还未研制出儿童专用双腔导管，只能以普通气管导管通过控制呼吸来支持手术，从而明显增加了手术难度。

四、儿童胸腔镜手术的术前准备

根据疾病种类和拟行手术不同，进行需要的术前准备。绝大多数胸腔内病变术前需要行 CT 或 MRI 检查。对于间质性肺病，因为术中所见的肺外观并不能提示病变情况，因此，应该尽可能进行高分辨薄层扫描 CT，以了解病变主要受累部位，便于确定活检部位。位于肺实质内深部的局灶病变，术中定位困难，可能需要 CT 引导下穿刺定位，手术前通过在脏层胸膜下方注射染料或少量自体血标记病变位置，有助于胸腔镜下寻找病灶。此外，术中超声也可以用于帮助外科医生寻找病变，以弥补胸腔镜手术下缺少手指的触觉，但术中超声可靠性较差。MRI 对于血管病变或可能累及椎管、脊髓的病变有较大价值。术前正确的选择检查手段、明确病变位置对于选择患者体位、手术入路至关重要。

此外，术前另一项重要的评估内容是患者能否耐受单肺通气，单肺通气可以允许术中使术侧肺保持塌陷，从而提供更大的操作空间。但目前尚没有较为准确的评估方式。包括呼吸机依赖的患者，一般术中可以耐受短时间的单肺通气，使得多数诊断性手术，如肺活检可以顺利完成。

五、胸腔镜手术的麻醉评估

与成人不同，麻醉中在婴幼儿实现单肺通气较为困难。在缺少小直径的双腔气管插管的情况下，可以采用单侧支气管堵塞的方法实现单肺通气，但仍然受限于没有小尺寸的特殊导管。对于大多数婴幼儿，可以使用普通不带气囊气管插管，在插管过程中，不需要支气管镜的辅助，调整头和颈的位置，将气管插管选择性地插入对侧的主支气管，从而达到满意的单肺通气效果。为了能够顺利出入单侧主支气管，需要选择比普通插管更细的导管。然而，由于插管不能完全堵塞支气管，有部分气体可能进入对侧肺，这一技术并不能保证术侧肺完全塌陷。为了保证效果，仍需要术中使用低流量（1L/min）、低压力（4mmHg）的二氧化碳，建立人工气胸以控制肺的膨胀，有时可能还需要采用更高的流量和压力。对不能耐受单肺通气的患儿也可以用单纯建立气胸的方法获得足够的操作空间。应注意同时使用小潮气量、低峰值气道压和较高频率通气模式。对于新生儿食管闭锁或其他先天性畸形，肺一旦塌陷，术侧肺一般可以保持塌陷状态直到麻醉医生主动膨肺。此时，新生儿塌陷肺泡的表面张力可以在没有额外压力的作用下保持肺的塌陷状态。这一方法在双侧肺手术的患儿中也十分有用，如交感神经切断术，只需要在术侧胸前建立气胸，就可以获得空间进行手术，而无须在术中转变通气的肺。

无论采用何种技术，术前周密的评估和计划，麻醉医生和外科医生的良好交流都是保证手术顺利进行的关键。

六、患者体位

外科医生应根据病灶的位置和拟行手术的方式将患者置于合适的体位。开胸手术一般于侧卧位即可完成。胸腔镜手术则需要考虑什么体位最利于接近术野，同时使其他肺组织在重力作用下离开术野，便于显露。

常规的肺切除或肺活检术式，可以采用标准的侧卧位。这一体位可以提供最佳的视野，便于在肺各个方向进行操作。也便于外科医生完成如纤维板剥除和胸膜固定等需要对整个胸膜和肺表面进行操作的手术。

七、常见胸腔镜手术

下面以儿童肺切除和新生儿食管闭锁为例介绍儿童胸腔镜的操作。

（一）肺叶切除术

儿童肺叶切除术（图 37-1）的指征为先天性肺部疾病（如先天性肺囊性病变、先天性肺气肿和肺隔离症等）、肺大疱性病变、肺部良性病变（囊肿、炎性假瘤、结核球、肺包虫病、肺动静脉瘘、肺梗死等）及转移性或原发性肿瘤。患儿行单肺通气全身麻醉，取侧卧位。胸腔镜通常选用 5mm 大小。于患侧第 5~6 肋间腋前线处作 0.5cm 切口，置入胸腔镜套管和胸腔镜；于第 4 肋或第 5 肋间腋中线处做 0.5cm 切口（胸腔镜下完成），切口大小同胸腔镜切口；在肩胛线处加作 0.5cm 辅助操作切口，用于牵引肺组织。胸腔镜下用无创夹持抓钳轻压肺组织，找到病变部位后牵拉肺组织，依据肺叶解剖选用 Ligasure（Covidien，USA）切除含病变肺，并用 Hemolok（Weck，USA）仔细结扎肺叶动静脉属支和支气管残端。

对于产前诊断已经发现病变但无症状的患儿而言，最好等到半岁时再行肺叶切除；单肺通气气管插管全身麻醉是手术成功的关键，需要在有经验的麻醉医生配合下才能实施手术；对于病变肺叶而言，切除肺中叶和肺下叶容易，切除肺上叶相对困难，因此，对于初学者或刚开展儿童胸腔镜手术的医生，不主张直接做肺上叶切除；Ligasure 操作简便，能有效帮助组织切除和缝合，是非常好的肺叶切除辅助工具。

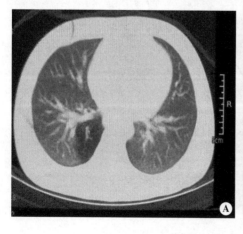
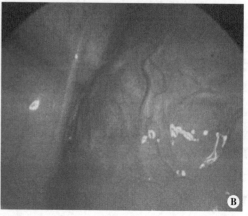

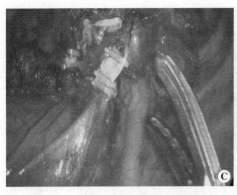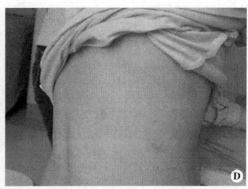

图 37-1　胸腔镜肺叶切除术（见彩图 37-1）

A. 术前 CT 提示右肺下叶肺气道畸形；B. 胸腔镜探查可见病变表面异常血管分布；C. 术中处理肺叶各血管；D. 术后 3 个月切口外观

（二）食管闭锁修补术

患儿采取气管插管全身麻醉（不需单肺通气），取左侧改良俯卧位。采用三孔法置入胸腔镜，于右胸第 5 肋间腋后线处作 0.5cm 小切口，逐层分离至胸膜，直视下将 5mm Trocar 置入右侧胸腔，导入二氧化碳气体，维持压力在 5～8mmHg 并导入胸腔镜；于右侧第 4 肋和第 6 肋间腋前线处置入 Trocar 建立操作切口。推开肺脏显露后纵隔并暴露奇静脉，电刀切开后纵隔胸膜，分离钳游离奇静脉后用电凝刀切断。此后上下分离纵隔胸膜以暴露食管，并游离食管远端寻找食管气管瘘口部位。气管瘘可以用 Hemolok（Weck，USA）或缝针处理。麻醉医生经口置入胃管，找到近端食管盲端处并游离，此时可测量食管缺损。切开近端食管盲端，用可吸收线将远近端食管后壁组织尖端吻合 3～4 针，将胃管通过吻合端送入胃内，借助胃管定位用可吸收线吻合食管前壁。留置负压引流管后退出 Trocar，缝合皮肤结束手术。

麻醉医生的经验和配合是手术成功的关键。手术前对患儿的全面评估对手术成功至关重要，各种原因所致的呼吸动力学和血流动力学的异常及合并症的出现，均可影响手术操作和预后。新生儿胸腔狭小，后纵隔的充分暴露，以及胸腔镜位置和操作孔的合理选择有助于降低操作难度。采用综合手段缓解食管张力，降低吻合口狭窄的发生率是预后好坏的关键性因素，在这方面，国内有学者提出采用腹腔镜游离胃，转位上提入胸腔后经胸腔行食管端端吻合术，能有效缓解食管吻合的张力。

对于合并右位心的食管闭锁患儿，国际上多主张左侧入路行胸腔镜手术。我国学者探索采用胸腔镜右侧入路行食管闭锁修补术，同样取得了满意疗效。此外，我国学者对两家小儿外科中心累计 33 例食管闭锁患儿的围术期和长期随访资料进行对照研究，发现与传统开胸手术对比，采用儿童胸腔镜进行食管闭锁修补术的患儿在手术时间，吻合口瘘和吻合口狭窄的发生率、食管气管瘘的复发情况及疗效，均优于传统开胸手术。

（三）先天性膈疝修补术

先天性膈疝（congenital diaphragmatic hernia，CDH）是新生儿外科常见危重症之一。随着产前诊断技术的提高、新生儿呼吸管理技术和重症监护技术的发展，膈疝患儿的手术治愈率明显提高，但重症膈疝患儿的总体长期预后仍有待进一步改善。新生儿膈疝一经确诊，首选手术治疗（图 37-2）。目前手术路径为传统的经胸或经腹开放手术、经胸的腔镜手术和经腹的腔镜手术。

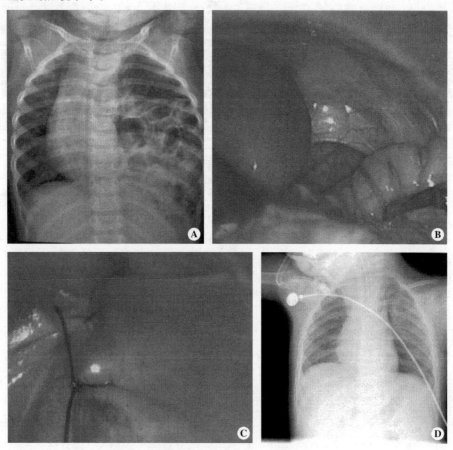

图 37-2　胸腔镜左侧膈疝修补术（见彩图 37-2）

A. 术前 X 线可见左侧胸腔为肠管占据，纵隔明显右偏；B. 术中见膈肌缺损，脾脏和肠管疝入胸腔；C. 缝合修补膈肌；
D. 术后复查 X 线左肺复张良好，膈肌完整

以左侧膈疝为例，患儿术前禁食，留置胃管、气管插管，全身麻醉，患儿置于手术床头右侧，采取右侧卧位，左上臂上抬使肩胛下角抬高至第 5 肋间面。电视机置于手术床尾左侧，术者站于手术床头侧，取肩胛下角第 6 肋间皮纹小切口长约 5mm，依次分离皮下各层至胸膜，萎肺后撑开胸膜，直视下将 5mm Trocar 入胸腔，导入二氧化碳，压力维持在 4mmHg，置 5mm 观察镜，再于第 5～7 肋间肩胛下角线与脊柱连线中点和第 5～7 肋间与左腋前线交点分别取 3mm 小切口，戳孔置入 3mm Trocar，建立操作通道。在气胸压力及操作钳辅助下，将疝囊内容物逐步复位至腹腔，显露膈肌缺损，观察缺损情况，如直接缝合缺损，将疝囊推向腹腔侧，用 4-0 带针不可吸收缝线间断缝合修补膈肌缺损，从张力小的缺损两侧开始向中间缝合；如行膈肌折叠，则将疝囊或菲薄的膈肌拉向胸腔侧并展开，行褥式缝合并折叠，缝合完成后，拔出操作器械，缝合切口，待麻醉清醒、患儿情况平稳后可拔出气管插管。

（四）胸腔镜小儿脓胸手术

脓胸是胸外科常见病之一，脓胸的治疗原则是：①根据致病菌对药物的敏感性，选用有效抗生素。②彻底排尽脓液，使肺早日扩张。③控制原发感染，全身支持治疗，如补充营养和维生素、注意水和电解质的平衡、纠正贫血等；若脓腔闭合缓慢或不够满意，可及早行胸腔扩清术和纤维板剥除术。近年来随着微创外科的不断进步，胸腔镜在脓胸治疗中的应用取得了良好的效果。

手术均采用全身麻醉气管插管，健侧卧位。胸腔镜手术选择 2～3 个 3～5mm Trocar，患侧第 7 肋间腋中线置入胸腔镜，第 4 肋或第 5 肋间腋前线或腋后线做辅助 Trocar，吸出脓液，用内镜抓钳清除坏死组织、纤维素膜及脓块，打通脓腔分隔，如有支气管胸膜瘘者予以缝合修补，然后用大量温生理盐水冲洗胸腔，肺完全复张，并嘱麻醉医生膨肺，观察无漏气后，留置 1～2 根胸腔闭式引流管，接水封瓶闭式引流（图 37-3）。胸腔镜治疗脓胸，进行引流和胸膜剥脱，具有创伤小、引流充分、恢复快、并发症少等优点，特别是早期实施胸腔镜治疗，能够大大缩短治疗过程，促使患儿尽快恢复。

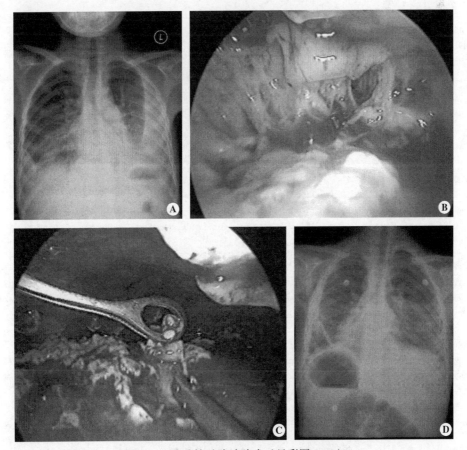

图 37-3　胸腔镜脓胸清除术（见彩图 37-3）

A. 术前胸部 X 线见左侧胸腔包裹性积液；B. 术中见左侧胸腔大量脓苔；C. 胸腔镜下清除脓苔；D. 术后 1 周复查胸片左肺复张良好，肋膈角清晰

▶▶▶ 八、结语

　　随着技术的普及，儿童 VATS 将达到开放手术所有的效果并使创伤更小。术式将不断更新、新的手术器械及耗材将不断研发出来，特别是具有自主知识产权和价格便宜的国产化产品，针对儿童的专业器械及胸腔内可吸收材料等的研制使手术更简单，预后更理想。3D 胸腔镜技术将解决二维手术视野的问题，并缓解了器械操作空间有限等的缺点，今后将使手术操作更精确，同时缩短了初学者的学习曲线。3D 打印技术的引入，将使儿童胸腔镜技术得到更多的数据模型，使手术更精确化，达·芬奇机器人技术等科技成果的应用范围将逐步由成人延伸至儿童，适应证将进一步扩大，其安全性及疗效也将得到改善，可能会给偏远地区患儿带来福音。

（杨　纲　徐　畅）

参 考 文 献

Barroso C，Correia-Pinto J. 2018. Thoracoscopic repair of congenital diaphragmatic hernia：review of the results. Minerva Pediatr. 70（3）：281-288.

Clermidi P，Bellon M，Skhiri A，et al. 2017. Fast track pediatric thoracic surgery：Toward day-case surgery? J Pediatr Surg. 52（11）：1800-1805.

Davenport KP，Mollen KP，Rothenberg SS，et al. 2013. Experience with endoscopy and endoscopy-assisted management of pediatric surgical problems：results and lessons. Dis Esophagus. 26（1）：37-43.

Dexter EU. 2015. Small incisions in small patients：Continued advancement in pediatric thoracoscopy. J Thorac Cardiovasc Surg. 150（4）：e61-e62.

Fortmann C，Schwerk N，Wetzke M，et al. 2018. Diagnostic accuracy and therapeutic relevance of thoracoscopic lung biopsies in children. Pediatr Pulmonol. 53（7）：948-953.

Fujishiro J，Ishimaru T，Sugiyama M，et al. 2016. Minimally invasive surgery for diaphragmatic diseases in neonates and infants. Surg Today. 46（7）：757-763.

Lamas-Pinheiro R，Henriques-Coelho T，Fernandes S，et al. 2016. Thoracoscopy in the management of pediatric empyemas. Rev Port Pneumol（2006）. 22（3）：157-162.

Mariani A，Peycelon M，Clermidi P，et al. 2018. Safety Assessment for Thoracoscopic Day Case Surgery in Children with Congenital Pulmonary Malformation. J Laparoendosc Adv Surg Tech A. 9.

Moyer J，Lee H，Vu L. 2017. Thoracoscopic Lobectomy for Congenital Lung Lesions. Clin Perinatol. 44（4）：781-794.

Okazaki T，Okawada M，Koga H，et al. 2016. Congenital diaphragmatic hernia in neonates：factors related to failure of thoracoscopic repair. Pediatr Surg Int. 32（10）：933-937.

Pio L，Rosati U，Avanzini S，et al. 2017. Complications of Minimally Invasive Surgery in Children：A Prospective Morbidity and Mortality Analysis Using the Clavien-Dindo Classification. Surg Laparosc Endosc Percutan Tech. 27（3）：170-174.

Ponsky TA，Rothenberg SS，Tsao K，et al. 2009. Thoracoscopy in children：is a chest tube necessary? J Laparoendosc Adv Surg Tech A. 19 Suppl 1：S23-5.

Rothenberg SS. 1998. Thoracoscopy in infants and children. Semin Pediatr Surg. 7（4）：194-201.

Rothenberg SS. 2005. Thoracoscopy in infants and children：the state of the art. J Pediatr Surg. 40（2）：303-306.

Rothenberg SS. 2007. Thoracoscopic pulmonary surgery. Semin Pediatr Surg. 16（4）：231-237.

Rothenberg SS，Middlesworth W，Kadennhe-Chiweshe A，et al. 2015. Two decades of experience with thoracoscopic lobectomy in infants and children：standardizing techniques for advanced thoracoscopic surgery. J Laparoendosc Adv Surg Tech A. 25（5）：423-428.

Schneider A，Becmeur F. 2018. Pediatric thoracoscopic repair of congenital diaphragmatic hernias. J Vis Surg. 4：43.

Sudduth CL，Shinnick JK，Geng Z，et al. 2017. Optimal surgical technique in spontaneous pneumothorax：a systematic review and meta-analysis. J Surg Res. 210：32-46.

Tanaka Y，Tainaka T，Sumida W，et al. 2017. Comparison of outcomes of thoracoscopic primary repair of gross type C esophageal atresia performed by qualified and non-qualified surgeons. Pediatr Surg Int. 33（10）：1081-1086.

Tetteh O，Rhee DS，Boss E，et al. 2018. Minimally invasive repair of pectus excavatum：Analysis of the NSQIP database and the use of thoracoscopy. J Pediatr Surg. 53（6）：1230-1233.

Zoeller C，Ure BM，Dingemann J. 2018. Perioperative Complications of Video-Assisted Thoracoscopic Pulmonary Procedures in Neonates and Infants. Eur J Pediatr Surg. 28（2）：163-170.

第三十八章

体外膜肺氧合

一、体外膜肺氧合历史

心肺功能衰竭是儿童重症监护病房（PICU）和心脏监护病房（CCU）中的主要致死原因。体外膜肺氧合（extracorporeal membrane oxygenation，ECMO）是一种有创的心肺支持技术，最初由 Hill 于 1972 年发明并用于治疗呼吸衰竭患者，1976 年，Bartlett 为一名婴儿成功进行床边心肺支持治疗，拉开了 ECMO 技术在临床上应用的序幕。之后欧美国家将其广泛应用于新生儿胎粪吸入性肺炎、先天性膈疝、儿童急性呼吸窘迫综合征和暴发性心肌炎等可逆性严重心肺功能不全，能有效地对危重症患儿心肺功能进行支持，提高生存率。它是代表一个医院、一个地区，甚至一个国家的危重症急救水平的一门技术。体外生命支持组织（ELSO）2013 年统计报告显示，国外儿童 ECMO 治疗以新生儿及心脏病患儿围术期心功能支持为主，每年约开展 800 例新生儿及 200 例儿童的 ECMO 治疗，新生儿呼吸衰竭的生存率可达 77%，心脏疾病的生存率也达到了 38%（表 38-1）。中国开展ECMO 治疗较晚，自 2004 年起首先应用于成人，儿童应用更是处于起步阶段。

表 38-1　体外生命支持组织（ELSO）2013 年数据统计表

	病例总数/例	ECLS 存活		存活至出院	
		例	%	例	%
新生儿					
呼吸	26 583	22 452	84	19 818	75
心脏	5195	3165	61	2078	40
ECPR	914	585	64	358	39
儿童					
呼吸	5923	3881	66	3359	57
心脏	6459	4203	65	3359	49
ECPR	1878	1203	54	770	41
成人					
呼吸	4382	2800	64	2439	56
心脏	3401	1877	55	1349	40
ECPR	969	358	37	267	28
合计	55 704	40 524	72	33 797	60

引自：ELSO Registry Meeting，2013。

ECPR：体外心肺复苏。

二、ECMO 原理

ECMO 是以体外循环系统为基本设备，采用体外循环技术进行操作和管理的一种辅助治疗手段，是体外循环技术范围的扩大和延伸。ECMO 是将静脉血从体内引流到体外，经膜式氧合器氧合后再用血泵将血液灌入体内。临床主要用于呼吸功能不全和心脏功能不全的支持，使心脏和肺脏得到充分休息，有效地改善低氧血症，避免长期高氧吸入所致氧中毒，以及机械通气所致气道损伤；心脏功能得到有效支持，增加心排血量，改善全身循环灌注，为心肺功能的恢复赢得时间。同时也为呼吸机和心脏起搏器等其他辅助治疗不能改善的心肺功能衰竭提供有效的治疗手段。

ECMO 主要用于循环支持、呼吸支持、替代体外循环三方面。循环支持主要用于急性重症心肌炎、急性心肌梗死导致的心源性休克、心脏术后心源性休克、安装心室辅助装置及心脏移植前的过渡。呼吸支持包括急性呼吸窘迫综合征（ARDS）及新生儿肺疾病。替代体外循环主要用于肺移植、急性肺栓塞抢救和供体脏器支持等。

ECMO 需要操作者对心肺系统的病理生理知识有深入的了解，还需要具备全面的重症监护相关技能。在我国儿科领域应用经验还比较少，尤其是婴幼儿。

三、ECMO 治疗的目的

ECMO 是治疗方法还是单纯的支持方法，专家们的意见各不相同。从临床实践来看，ECMO 在一定程度上起到治疗的作用。

（一）保障组织灌注

呼吸机通过管道通气的压力、频率等变化来改善肺的通气和氧和，一旦出现肺解剖或生理变化，如肺动静脉短路、肺泡严重水肿等，通过呼吸机进行气体交换就难以实现。ECMO 支持时，血液经过膜肺进行气体交换，体外循环氧合的血液可改善肺功能。重症心力衰竭患者的血流动力学维持主要依靠正性肌力药物或血管活性物质，长期大剂量使用这些药物可使微循环灌注不足，组织缺血缺氧。ECMO 可通过机械进行血液灌注，明显减少正性肌力和血管活性药物的用量，改善微循环，从而保障组织灌注。

（二）为心肺功能恢复赢得时间

重症呼吸衰竭患者，如 ARDS、新生儿呼吸衰竭等，在 ECMO 支持过程中肺组织可以得到充分休息，呼吸机参数可调至较低范围，肺组织结构或病理状态得以改善，最终得以恢复。重症心力衰竭患者，ECMO 支持可有效降低心脏前、后负荷，减少正性肌力药物或血管活性药物的应用，使心肌氧耗减少，氧供增加，因此对心肌功能的恢复有重要的作用。另外，心肌的这种休息状态对于缺血再灌注损伤心肌功能的恢复也起着至关重要的作用。

（三）等待心肺移植

重症肺功能和心力衰竭的患者，ECMO 支持帮助可维持充分的组织灌注和内环境稳定，为等待移植赢得宝贵的时间，并且在心肺移植术后可使其功能尽快恢复。

（四）供体捐献

对于脑死亡患者，进行器官捐献需要履行一系列法律手续，进行一系列临床检验。ECMO 支持可保障组织灌注和内环境稳定，阻断病理生理过程，提高移植供体的质量。

▶▶▶ 四、ECMO 治疗的特点

ECMO 治疗期间，膜式氧合器进行有效排除二氧化碳和摄取氧气，体外循环机使血液周而复始在机体内流动，心脏和肺得到充分休息，全身氧供和血流处于相对稳定的状态。呼吸和心脏支持的优点在于：

（一）有效改善低氧血症

氧合器能将静脉血（氧分压 40mmHg）氧合为动脉血（氧分压 100mmHg 及以上），满足机体组织细胞对氧的摄取，并排出二氧化碳。

（二）有效的循环支持

ECMO 可进行右心、左心及全心辅助，心脏射血由体外循环机代替，同时可调节静脉回流，减轻心脏负荷。心脏前、后负荷减轻，心肌充分休息，能量储备增加。

（三）避免长期高浓度氧吸入造成氧中毒

膜式氧合器在给空气时就可以达到正常肺氧合效果。

（四）避免机械通气造成气道伤害

ECMO 支持可保证氧合，机械通气只是避免肺泡萎陷，不需要很高的压力。

（五）为心肺功能恢复赢得时间

ECMO 为仿生肺呼吸模式，对血液的损伤轻，材料生物相容性明显改进，目前 ECMO 可进行相当长时间的支持灌注，为心肺功能恢复赢得时间。

ECMO 治疗期间不同阶段机体氧代谢的特点是患者进行 ECMO 治疗前往往处于非常危重的状态，脏器和器官灌注不足，必须借助氧代谢的动态观察对患者进行评估和制订治疗策略。

1. 氧债偿还期　ECMO 建立前各种原因导致组织缺氧，维持正常组织氧合需要充足的全身供氧。在 ECMO 建立初期的一个重要特点就是偿还氧债。超正常供氧是指以纠正氧债为准，增加氧运输值达到超正常水平，以偿还氧债。但目前这一观念存在争议，大量研究表明，复苏至超正常氧运输水平对危重患者并不能降低病死率。

2. 氧代谢平衡期　机体依赖 ECMO 辅助，氧供需平衡，组织氧代谢改善，机体各项氧代谢指标正常，等待心肺功能恢复，预防并发症。

3. 储备恢复期　患者对 ECMO 的依赖逐渐减少，心肺功能逐渐恢复，氧代谢进入正常储备期，可考虑 ECMO 的撤离。

五、ECMO 的组成

ECMO 主要由基本设备和耗材两部分组成。ECMO 的基本设备大部分来自体外循环的设备，形成控制、驱动和监测系统。耗材部分主要包括血液变温、各种血液参数监测、各种安全监测及附加装置（表 38-2）。

表 38-2　ECMO 循环系统组成

系统	组成部件	配件
气体交换	氧合器	空氧混合气源
血液恒湿	血液变温器	变温水箱
血流动力	离心泵头及驱动装置	离心泵主机
血气监测	连续动静脉血气监测测量玻管	连续血气监测仪
管道	套包（将以上部件连接起来，形成密闭体外循环系统）	

六、ECMO 的模式

ECMO 转流方式有三种，静脉–静脉转流，又称 VV-ECMO，适合单纯性肺功能受损；静脉-动脉转流，又称 VA-ECMO，是可以同时支持心肺功能的连接方式（图 38-1）；动脉–静脉转流，又称 AV-ECMO。

V-V 模式 ECMO（VV-ECMO），通过中心静脉插管将血液引流至体外，离心泵将血液泵入

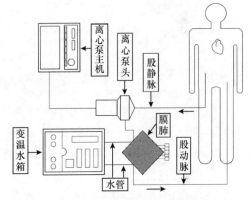

图 38-1　ECMO 连接示意图

氧合器，在氧合器中氧合及排出二氧化碳，再通过另一个静脉通道，将血液回输至患者静脉系统（图 38-2）。首先，VV-ECMO 能通过代替肺部的氧合和换气功能，下调呼吸机参数，避免进一步肺损伤发生，争取肺功能恢复的时间窗口；其次，VV-ECMO 可改善患者的心功能，ECMO 改善了患者氧合，增加心肌供氧从而增加心肌收缩力；随着 ECMO 治疗开始，呼吸机参数下调，右室后负荷得到减轻，相应地增加左室前负荷，提高心排血量。VV-ECMO 静脉回流的血量与进入静脉系统的血液量相等，对中心静脉压、左右心室充盈压和血流动力学没有影响。但 ECMO（VV-ECMO）无心脏辅助功能。

V-A 模式 ECMO（VA-ECMO），通过静脉插管将血液引流出体外，离心泵提供动力将血液泵入氧合器，在氧合器中氧合及排出二氧化碳，再通过动脉插管，将血液回输至患者动脉系统（图 38-3）。该模式能同时进行呼吸支持和循环支持，且主要用于循环衰竭患者。但 VA-ECMO 提供血流大部分为非搏动灌注，血流动力学不易稳定，支持期间管理难度较大。

A-V 模式 ECMO（AV-ECMO），近年来 AV-ECMO 模式逐步在临床上使用，动脉血引流出体外后直接进入氧合器，采用动静脉压力差来驱动血液流经膜肺，完成气体交换，无须离心泵，称为无泵 ECMO。主要用于呼吸支持，而使肺得到充分休息。由于不使用驱动

装置，所需装置相对简单，只要患者的血流动力学稳定或在正性肌力药物作用下能维持稳定的血流动力学的呼吸衰竭患者可采用这种模式。

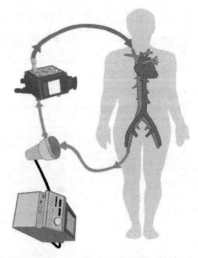 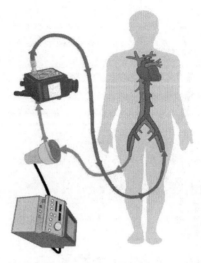

图 38-2　V-V 模式（见彩图 38-2）　　　　　图 38-3　V-A 模式（见彩图 38-3）

七、ECMO 团队协作和分工

ECMO 团队应该包括具有能管理 ECMO 患者的 ICU 医生和护士，胸外科医生和灌注医生的参与是非常有益的。挑选为 ECMO 团队中的医生必须具有大量危急重症管理经验和为终末期危重患者提供可靠医疗服务的能力。经皮穿刺、血管插管置入技术和 ECMO 管理是团队成员必须具有的资质。

ECMO 团队成员包括：

（1）团队成员具有国家授予的基本医疗资质，需要接受 ECMO 专业培训。

（2）医疗主负责人是具有资质的重症医学专家、儿科或新生儿专家、胸心外科医生等。

（3）ECMO 协调员是有经验的成人、儿童、新生儿 ICU 护士、有经验的呼吸治疗医生。

（4）一位接受过 ECMO 培训的医生需要 24h 待命。

（5）ECMO 临床专业人员应该具有良好的重症监护背景并接受过一系列 ECMO 相关培训。

八、ECMO 建立

ECMO 的建立、管理、撤离涉及多学科、多部门之间的团队合作。因此，ECMO 建立涉及多方面内容。

患者心肺功能可恢复性评估如下所述。

1. 患者总体评估　体外生命支持组织推荐 ECMO 可适用于几乎所有需要紧急心肺功能辅助的生命支持，为进一步诊断和治疗赢得宝贵的时间。判断患者自身心肺功能，患者病情变化趋势，目前药物治疗的效果，连续血气监测判断全身循环的变化趋势。

2. 确定治疗方案　不明原因心搏骤停，常规治疗不能维持生命体征，代谢指标提示组织缺氧加重，伴有严重呼吸功能不全者可考虑 ECMO 支持治疗。

ECMO 是现代医学危重症治疗中团队合作最全面、系统要求最高的治疗措施，各学科紧密协作异常重要。治疗小组讨论 ECMO 辅助支持的必要性和可行性及模式。需要完成以下工作：

（1）签署知情同意书：主管医生应根据患者当前病情向患者亲属及监护人做详细全面的解释，ECMO 辅助支持的必要性、风险和并发症。

（2）动静脉置管：由经验丰富的 ICU 医生或外科医生完成。动脉插管可选择升主动脉、右颈总动脉或者股动脉中的任一条。管径较粗的右颈总动脉是新生儿及婴幼儿的最佳位置。插管过程中避免过粗的插管，以防止损伤颈动脉内皮或造成灾难性的血管破裂。

（3）麻醉及呼吸循环管理：通常患者安装 ECMO 过程中需要全身麻醉呼吸机辅助呼吸，训练有素的麻醉医生或急救人员可以为患者的抢救赢得宝贵时间。

（4）护士辅助外科医生完成手术操作：手术室是 ECMO 安装的首选场所，需要 ECMO 护士在短时间内准备好手术器械及各项手术流程，辅助 ECMO 的紧急建立。

（5）ECMO 安装、预充及转运：通常需要经验丰富的体外循环医生或灌注医生 2 名负责并完成，包括 ECMO 辅助通路的选择、设备物品准备、ECMO 系统安装和预充、ECMO 管理配合和 ECMO 系统及患者转运。

（6）ICU 医生护士职责：无论是在手术室还是 ICU 建立的 ECMO，ICU 医护人员都需要做好接诊和管理工作。

九、ECMO 参数调整

ECMO 流量管理的特点为维持最佳生命体征，寻找最合适的流量，使用勿过度依赖。ECMO 开始后应逐渐提高流量，在允许的情况下尽可能维持较高的初始流量，目的是尽快改善氧合，使心肺得到休息。此后在血流动力学稳定的情况下，根据心率、血压、中心静脉压等调整到适当的流量，并根据血气结果调整酸碱、电解质平衡。

全流量管理：

成人：50～75ml/（kg·min）或 2.2～2.6L/（min·m^2）

儿童：70～100ml/（kg·min）

婴幼儿：100ml/（kg·min）

新生儿：150ml/（kg·min）

心脏支持的流量管理（以 $SvO_2 > 70\%$ 为准）：

成人：60ml/（kg·min）

儿童：80ml/（kg·min）

新生儿：100ml/（kg·min）

呼吸支持的流量管理：

成人：60～80ml/（kg·min）

儿童：80～100ml/（kg·min）

新生儿：120ml/（kg·min）

十、ECMO 管理

ECMO 是一种暂时性心肺机械支持，根据不同管理特点可分为四个阶段，ECMO 前准备、ECMO 早期管理、ECMO 中期管理和 ECMO 后期管理。四个阶段相对独立又紧密连接构成一个完整的整体。

（一）ECMO 前准备

全面掌握患者病情，预见在 ECMO 中可能出现的问题并制订针对性处理措施。制订 ECMO 方案，主要是明确支持模式及插管部位和途径，准备 ECMO 必需物品，组建 ECMO 团队，成员各自履行职责。

（二）ECMO 早期管理

从 ECMO 建立到血流动力学平稳这个时间段为早期 1～2 天。由于心肺功能刚刚得到机械辅助，通常表现为血流动力学不稳定状态，做好早期 ECMO 管理和控制，对恢复有重要意义。早期阶段，尽可能维持高流量辅助，尽快改善机体缺氧状况。尽量保持患者处于麻醉状态，保证患者安静的接受治疗。ECMO 期间温度过高，机体氧耗增加，温度过低又容易出现凝血机制和血流动力学紊乱，一般维持体温 35～37℃。维持内环境稳定是 ECMO 管理的关键，一般在开始 ECMO 支持时患者血气结果很差，需要一个较长期的过程才能逐步改善。ECMO 期间，患者处于高分解代谢状态，营养支持必不可少，尽量通过肠外营养维持正氮平衡。

（三）ECMO 中期管理

ECMO 中期是指血流动力学稳定到心肺功能恢复阶段 3～14 天。机体缺氧状态显著改善，在维持血流动力学稳定情况下，逐步减少正性肌力药物用量。此阶段应充分发挥 ECMO 的心肺辅助作用，尽量不使用正性肌力药物和血管活性药物，减少心脏做功，为 ECMO 进入后期阶段做准备。

（四）ECMO 后期管理

心肺功能恢复到 ECMO 停止这个阶段 1～2 天。经过 ECMO 有效支持，患者心肺功能逐渐恢复，综合判断患者心肺功能，如果患者血流动力学稳定，影像学明显改善，血管活性药物用量不大，血气和电解质正常，可指定撤机计划，并逐步降低流量进入撤机程序。

（五）ECMO 撤离

VV-ECMO 治疗时，如肺功能逐渐恢复，则动脉血气氧分压上升和二氧化碳分压下降。对于 VA-ECMO 治疗的患儿，通过静脉氧饱和度、动脉压力波形轮廓、超声心动图心脏收缩力等来评估患儿心功能恢复情况。在患儿心肺功能恢复过程中，应该逐渐降低 ECMO 回路的流量，逐渐使患儿的肺或心脏开始工作。当患儿肺部能够负担 70%～80%通气、换气功能或心脏能够承担 90%的心排血量时，提示可以撤离 ECMO。当 VV-ECMO 流量降到

30ml/（kg·min）或 VA-ECMO 流量降到 50ml/（kg·min），患儿生命体征平稳，可以考虑撤离 ECMO。对于呼吸支持，撤离 ECMO 前，应将患儿的呼吸机参数由休息模式调整至正常模式，同时夹闭气流，打开 ECMO 回路交通端，使管道中血液自循环。对于循环支持，需要将 ECMO 管道暂时夹闭，调整正性肌力药物，持续观察 4～6h，如果患儿肺部气体交换功能及心功能正常，可拔出所有 ECMO 插管，撤离 ECMO。

ECMO 撤离步骤如下：

（1）ECMO 氧合器气体流量逐渐降低，V-A 模式减少至 10～20ml/（kg·min），V-V 模式减少至 40～50ml/（kg·min）。

（2）调整机械通气参数和血管活性药物剂量，维持血流动力学和血气稳定。

（3）此时患者大部分气体交换由患者的肺完成，应稳定患者的肺和心脏功能。

（4）适量追加肝素，维持一定抗凝状态。

（5）停止 ECMO，通过侧路维持循环。

（6）停止 ECMO 1～3h 继续观察患者情况，病情稳定可以撤离机器，拔出管道。

（7）插管部位清创、缝合。

▶▶▶ 十一、ECMO 辅助适应证

ECMO 主要适用于以下情况：

（1）心肺功能衰竭。

（2）心脏手术后低心排血量。

（3）急性心肌炎，爆发性心肌炎。

（4）急性心肌梗死，心源性休克。

（5）急性肺栓塞。

（6）肺移植。

（7）急性呼吸窘迫综合征。

（8）H1N1～H7N9 流感重症。

（9）器官捐赠者的器官保护。

（一）先天性心脏病术后 ECMO 辅助的指征

1. 先心病术后低心排出量综合征　低心排出量综合征（LCOS）是外科心脏直视术后最严重的生理异常，心泵功能低下，伴有周围组织对低灌注状态的不良反应，是导致术后患儿早期死亡的主要原因之一。

心脏直视术后发生 LCOS 的常见原因包括：长时间深低温停循环、心脏畸形矫治不满意、严重的炎症反应或不适当的心肌保护、有效循环血量不足、心内操作阻断心脏循环，缺血缺氧致使心肌收缩力不全。符合以下两项或两项以上时，考虑出现了术后 LCOS。①中心静脉压升高＞10mmHg，持续 2h 以上；②血压特别是收缩压下降超过基础血压 20% 及以上，持续 2h 以上；③尿量减少＜0.5ml/（kg·h），持续 2h 以上；④心指数＜2.5L/（min·m^2）；⑤中心体温与体表温度之差＞5℃，持续 2h 以上。

2. 心脏术后呼吸功能不全　婴幼儿肺发育不健全，反复呼吸道感染，通气/血流值失

调，体外循环导致自身炎症反应，手术创伤等因素综合作用，容易出现术后急性肺损伤。对出现明显呼吸功能不全的患儿，常规使用机械辅助通气可能无法满足氧供和排出二氧化碳，主张选用 VA 模式，为肺功能恢复创造条件。

ECMO 作为一种重要的体外生命支持系统，是先天性心脏病外科心脏直视术后心肺功能衰竭患儿一种行之有效的治疗措施，支持衰竭的心脏、有效偿还氧债，提高围术期存活率。

（二）新生儿 ECMO 辅助治疗

1. 新生儿 ECMO 辅助入选标准（表 38-3）

表 38-3　新生儿 ECMO 辅助入选标准

指标	标准
A-aDO$_2$	＞605～620mmHg 达 4～12h
OI	＞30～60 达 0.5～6h
PaO$_2$	＜60mmHg 达 2～12h
代谢性酸中毒和休克	pH＜7.25 达 2h 或伴有低血压和休克
急性恶化	PaO$_2$＜40mmHg

注：A-aDO$_2$，动脉-肺泡氧分压差；OI，氧合指数。

2. 新生儿 ECMO 辅助治疗的疾病

（1）胎粪吸入综合征。

（2）先天性膈疝。

（3）原发性肺动脉高压。

（4）败血症或肺炎。

（5）呼吸窘迫综合征。

（6）气漏综合征；不同的疾病对 ECMO 治疗效果差异较大，胎粪吸入综合征的成活率最高。

3. 新生儿 ECMO 辅助前评估

（1）孕周超过 34 周或者体重＞1.6kg。一般认为孕周小于 34 周的患儿不适于 ECMO 辅助，主要基于颅内出血的发生率和死亡率与胎龄明显相关。胎龄小于 34 周只是相对禁忌证，随着 ECMO 技术的进步，胎龄小于 34 周的患儿也有成功的报道。

（2）无明显凝血异常或存在不可控制的出血。ECMO 需要全身肝素化，本身有出血倾向的患儿面临不可控制的出血高风险，因此，ECMO 前要纠正凝血异常，有严重的出血倾向不应进行 ECMO。

（3）无严重的颅内出血（Ⅰ～Ⅱ级以下）。颅内出血Ⅲ级以上 ECMO 治疗后神经系统长期预后差。

（4）可逆性脑损伤且机械通气时间＜14 天。长时间机械通气和吸入高浓度氧可诱发慢性肺部疾病，ECMO 辅助时间内往往得不到改善，ECMO 支持不能给患者带来最大收益。

（5）没有无法纠正的先天性心脏畸形。

（6）没有致命的先天性畸形。

（7）没有不可逆的大脑损伤。

ECMO 辅助的禁忌证包括主动脉瓣关闭不全；主动脉夹层动脉瘤；周围血管畸形不能纠正的；不可逆的脑损伤；最近发生的脑血管事件；终末期疾病；未被目击的心搏骤停，时间大于 30s；严重多器官衰竭；末期恶性肿瘤；严重出血，ECMO 难以维持有效循环。

▶▶ 十二、ECMO 建立需要注意的问题

（一）抗凝

ECMO 期间必须保持全身肝素化，达到充分抗凝与过度抗凝之间的平衡分别是预防 ECMO 回路血栓形成和出血并发症的关键。通常使用肝素，用量 $4 \sim 30U/（kg \cdot h）$，随活化凝血时间（activated clotting time，ACT）值调整用量。正常人未使用肝素时，ACT 值为 $80 \sim 120s$。ECMO 期间 ACT 的维持：无活动性出血时 ACT 维持在 $160 \sim 200s$；有活动性出血时，ACT 维持在 $130 \sim 160s$；灌注流量降低时，需维持 ACT 在高限水平。ECMO 早期每隔 $1 \sim 2$ 小时做 ACT 1 次；ECMO 维持阶段 ACT 测定间隔时间可延长。ACT 少于 120s 时必须追加肝素。

（二）全血细胞分析

每天 1 次，如有变化随时急查，维持血红蛋白在 $12 \sim 14g/dl$，血小板水平应维持在 $75 \times 10^9/L$ 以上。凝血功能及血生化全项包括肝功能、肾功能、心肌酶、电解质等，每天 1 次。

（三）血管活性药物的调整

ECMO 开始运转后正性肌力药物逐渐减量至停用，目的是使心脏得到充分的休息，以便发挥人工心肺的辅助作用。注意观察动脉血压和中心静脉压，必要时给予小剂量多巴胺和多巴酚丁胺，维持较为满意的血流动力学指标。如外周阻力较高，可适当给予扩血管药物。

（四）营养

营养支持对 ECMO 患儿是很重要的，除了传统的静脉营养外，尽早开始肠道内营养是安全有益的。ECMO 治疗期间，如胃肠道功能能耐受，提倡早期喂养，有助于院内感染控制。接受 ECMO 支持患儿一般经鼻胃管喂养，可应用多潘立酮有助于胃排空。

给予适当镇静镇痛，具体药物及用量根据患儿精神状态调节，但总原则是尽量减少阿片类及苯二氮䓬类药物的应用。

▶▶ 十三、ECMO 的并发症

ECMO 的并发症主要包括机械原因、生理原因和与外科并发症相关的原因。机械原因如离心泵故障、回路血栓堵塞或脱落、空气栓塞、氧合器功能不良、置管拔管相关并发

症等，一旦发生上述问题，尽快脱离 ECMO，恢复治疗前的机械通气，同时处理相应回路问题。

生理原因主要与 ECMO 扰乱了凝血功能和动脉搏动灌注方式有关，可能导致出血、溶血、脑损伤、听力损害、栓塞、急性肾衰竭、末端肢体缺血坏死、感染、心脏压塞等多系统损害。

与外科并发症相关原因包括活动性胸腔出血，系统压力与流速过大导致红细胞破坏造成溶血，动静脉插管部位出血，外周置管导致远端肢体缺血。

因此，作为一种操作复杂、管理烦琐、费用昂贵的治疗手段，临床通常在常规呼吸支持和辅助治疗无效后才考虑使用。

▶▶▶ 十四、发展儿科 ECMO 技术的意义

体外生命支持技术是儿童重症医学的核心技术系统，而 ECMO 技术恰恰是体外生命支持系统的关键技术。ECMO 涉及知识广泛，可将极为危重患者抢救成功，但并发症严重而多发，同时需要大量人力、物力和财力支持。在发达国家的医疗中心，ECMO 已成为常规临床工作。加快发展儿科 ECMO 技术，对我国儿童重症医学技术体系的完善和建设具有里程碑式的意义。

（石晓青）

参 考 文 献

龙村，侯晓彤，赵举. 2016. ECMO-体外膜肺氧合. 2 版. 北京：人民卫生出版社.

徐卓明，朱丽敏，王莹. 2010. 危重先天性心脏病术后机械通气策略. 中国实用儿科临床杂志，25（2）：107-109.

喻文亮，钱素云，陶建平. 2012. 小儿机械通气. 上海：上海科学技术出版社.

第三十九章

胸部物理治疗

一、概述

物理治疗（physiotherapy，PT）是应用躯体运动、按摩、牵引、训练、机械设备等力学因素及电、光、声、磁、冷热等其他物理因素预防和治疗伤病的一种方法。该治疗日益受到重视，已成为临床综合治疗及康复医疗中的一个重要组成部分。物理治疗的作用广，包括消炎、镇痛、镇静、改善血液循环、调节自主神经及内脏功能、松解粘连、软化瘢痕和杀菌等。不仅可用于对症治疗，还可作为某些疾病的病因治疗。呼吸系统的物理治疗主要是针对呼吸系统疾病的康复治疗，又称胸部物理治疗（chest physical therapy，CPT），是以非药物、简单的手法或借助器械，或改变患者的体位、训练患者调整呼吸的动作或咳嗽的技巧，目的在于减轻气道阻塞、帮助廓清气道分泌物、改善通气和气体交换、增加呼吸肌功效和协调性、促进肺残存功能最大限度的利用，以维持和改善患者的运动耐力。传统胸肺部物理治疗方法包括控制性呼吸技术和气道分泌物廓清技术。然而对于儿童，尤其是婴幼儿呼吸系统的解剖和生理同成人相比存在很大的差异，成人的呼吸系统物理治疗手段原则上不能直接用于儿童疾病的治疗。

胸部物理治疗可由呼吸治疗医生进行，也可将操作技术教授给患者家属，由患者家属进行。呼吸治疗前应考虑患者的问题，即通过胸部物理治疗能否改善患者的呼吸问题、患者是否可采用胸部物理治疗方法及患者的耐受性。同其他治疗措施一样，胸部物理疗法也存在禁忌证，然而所有禁忌证都是相对的，包括体位或操作引起的不适，凝血功能障碍，肋骨或椎骨骨折，骨质疏松，近期活动性大咯血及气道异物等。

胸部物理治疗的循环管理模式是评估、制订计划、实施、再评估的过程。首先分析患者的基础情况，了解其病史、基础肺功能、活动耐量、诊断、既往史等，并进行体格检查，监测心率、心律、分泌物量、呼吸音、血氧饱和度、血压、呼吸机参数的监测值，参考血气、凝血功能等实验室指标及胸部影像学检查等结果，在充分评估患者病情的基础上，制订一个有针对性的胸部物理治疗计划。在充分医患沟通的基础上进行胸部物理治疗，并对治疗效果进行再评估，再评估的内容包括痰量、生命体征、血气分析等。胸部物理治疗的疗效标准：分泌物减少；病变部位呼吸音改善，无啰音，听诊清晰；患者对治疗的反应良好；无发热；呼吸模式与呼吸机的设定条件降低；经皮血氧饱和度与血气分析好转；胸部影像学检查得到改善等。

二、气道分泌物廓清技术

痰液中含有气道中流动空气带来的尘埃和呼吸道内的病原微生物，气道上残留的痰液可对肺气体灌注造成影响,从而影响气体交换。正常情况下,痰液可随气道上皮细胞的纤毛运动排出体外。但是,因反复而持久的呼吸道感染、原发性纤毛运动障碍等疾病,可造成纤毛功能障碍,影响痰液排出。另外,患者因年幼、虚弱或伴随有其他基础疾病,如脑瘫、吉兰-巴雷综合征等,可造成咳嗽乏力或咳嗽受体敏感性降低,造成自主咳痰费力,痰液滞留于呼吸道中,妨碍气体灌注,并成为细菌滋生的良好培养基,造成感染迁延不愈。气道分泌物廓清技术是去除呼吸道分泌物的方法,其目的是净化呼吸道,改善通气,并能减轻细菌的繁殖。充分引流呼吸道分泌物,便于控制感染和缓解气促症状。气道分泌物廓清技术包括用力呼吸技术、咳嗽训练、体位引流和胸部叩击、震颤等。

用力呼吸技术的方法是张口深吸气后用力呼气或吹气,呼气时收缩腹肌和肋间肌使肺容量降低,放松呼吸后重新开始。作用是帮助呼吸道内分泌物由远端移向近端,以提高咳嗽的有效性,主要用于支气管扩张、肺囊性纤维化等疾病。咳嗽是去除肺部分泌物的一个重要机制,深吸气,声门关闭,胸腹腔内压力增加,声门打开,腹肌收缩,快速排出空气,形成咳嗽。咳嗽训练时可让患者取坐位,上身略前倾,缓慢深吸气,屏气3s,然后进行爆发性短促有力的咳嗽,咳嗽时收缩腹肌或用手按压上腹部,帮助咳嗽。然后停止咳嗽,缩唇将剩余气体呼出。缓慢吸气重复以上动作。连做 2~3 次后,休息或正常呼吸后重新开始。对咳嗽无力的患者,应给予手法辅助,双手掌放在患者的下胸部或上腹部,在咳嗽时加压。

对年长儿而言,用力呼吸技术和咳嗽训练可自行掌握或在家长的协助下完成。而对低年龄儿童,上述方法并不适用,体位引流及胸部叩击、震颤则可适用于全年龄段的儿科患者。

体位引流(postural drainage,PD)是指对分泌物的重力引流,通过配合使用拍背、震颤等胸部治疗,多能获得明显的临床效果。其目的在于促进排痰,改善日常的通气功能,促进肺膨胀,增加肺活量,预防肺部并发症。原理是利用重力调整患者体位,使各肺叶或肺段分泌物流入大气道内,借助于咳嗽排出体外,因而又称重力引流。基本原则是使病变部位放在高位,引流支气管的开口方向朝下,以促进分泌物的引流,改善动脉血氧合,缓解呼吸困难。体位引流的基础在于了解支气管树的解剖,左右支气管进入左右两侧肺内,右肺分为上、中、下三叶,左肺分上、下两叶,在每叶中的区域划分是体位引流中正确路径设置的重要参考资料。体位引流需在餐前或餐后 2h 进行,以避免发生呕吐。每次体位引流时间 10~15min。根据临床情况,每天 2~6 次。有明显呼吸困难伴发绀的患者,近 1~2 周内有咯血,心力衰竭或有其他严重基础疾病的患者不适用于体位引流。引流过程中需注意观察患者病情变化。引流结束时需进行咳嗽或气道内吸引以清除分泌物。

通过叩击、震颤可间接地使附着在肺泡周围及支气管壁的痰液松动脱落,振动肺泡、肺泡管及细支气管,促使气流进入侧支和小气道内。胸部叩击(chest percussion vibration and shaking)宜在餐后2h或餐前30min进行,每天2~3次,每侧肺叩击1~5min,操作者拱起手掌,置于要引流的胸廓部位,在呼气时手掌紧贴胸壁,施加一定压力,并作轻柔的上下抖动。胸部叩击的手掌运动方向一般按由下向上,由两侧向中间的方向进行。震颤频率为 2~3Hz,每一部位重复 6~7 个呼吸周期,时间 15~20min。同时鼓励患者做深呼吸、咳嗽、咳痰。需注意的是，未经引流的气胸、肋骨骨折、咯血及低血压、肺水肿患者，禁用胸部叩击、震颤。胸部叩击时应避开乳房、心脏、肩胛骨、脊柱、拉链、纽扣处。操作过程中应注意患者的反应。振动排痰机属较新应用的一种辅助排痰手段，振动频率一般为20~30Hz，可使支气管扩张，淋巴管扩张，使气道通过性增强。通过对受拍部位施以水平和垂直的两种振动，垂直振动即为叩击，所具有的垂直力可松弛、击碎、脱落黏性分泌物；水平振动可推动分泌物定向移动。使用振动排痰机排痰时，时间一般为10~20分/次，每天3~4次。然而对于肺出血、皮肤及皮下感染部位、气胸、胸壁疾病、肺部血栓、胸部肿瘤、肺脓肿、凝血功能异常、支气管异物及不能耐受震动的患者则为禁忌。振动排痰机使用时需注意操作时间，一般选择在清晨、临睡前及餐前或餐后1~2h，以避免引起消化液反流。操作前15~20min可进行雾化吸入治疗，治疗后及时吸痰，避免脱落的痰栓随呼吸气流堵塞下一级支气管。对于体弱及年幼患者，开始采用较低频率，建议从20Hz开始，频率不能超过35Hz。叩击头应避开胃肠、心脏，脊柱等部位。

▶▶▶ 三、控制性呼吸技术

控制性呼吸技术主要是训练患者控制呼吸的频率、深度和部位，改善通气，减轻呼吸困难的症状，用于长期治疗和肺康复锻炼。控制性呼吸技术包括控制性深呼吸（controlled deep breathing，CDB）、用力腹式呼吸（forced exhalation abdominal breathing）、缩唇呼吸、深呼吸训练器。

（一）控制性深呼吸

训练患者有意识地进行慢而深的呼吸，呼吸频率减慢，吸气容量增加，有意识地控制吸气、呼气时间的长短和吸呼比，在吸气末停顿1~3s再行呼气。有利于肺内气体分布，改善V/Q值，消除肺内气体陷闭，预防肺不张。

（二）用力腹式呼吸

卧位时患者双膝向上屈曲，放松前腹壁，用鼻吸气时腹部膨出，呼气时嘱患者紧缩上腹部，尽可能延长呼气，将手放在腹部感受呼吸运动。有利于增强腹壁肌肉的收缩力，适用于呼吸肌无力而导致无效咳嗽的患者。

（三）缩唇呼吸

患者闭嘴经鼻吸气，然后通过缩唇（吹口哨样口形）缓慢呼气4~5s，缩唇大小以患者舒适为宜，呼气时可伴有或不伴有腹肌收缩。因活动导致呼吸困难或呼吸急促时应用缩唇呼吸，可立即缓解呼吸困难症状。缩唇呼吸可以和控制性深呼吸联合应用，先经鼻深吸气，然后缓慢缩唇呼气，有利于改善患者通气、换气功能和气道分泌物的排出。

（四）深呼吸训练器

帮助患者进行腹式呼吸或较慢频率的胸式呼吸，通过练习能增加呼吸肌的收缩力和耐力，增强肺功能。常用装置多为吸气或吸呼二相通气阻力器。使用方法为锻炼时将吸嘴含在口中应保持与唇周的密合，呼吸锻炼时间一般限制在 5～20min，每天 2～3 次。使用中应切实做到频率慢、吸气慢，注意防止过度通气导致的呼吸性碱中毒，对肺过度膨胀者应禁忌。

▶▶▶ 四、儿童常见疾病的胸部物理治疗

支气管哮喘治疗方案的关键内容是对儿童和父母进行哮喘和其治疗方面的健康教育。物理治疗建议儿童增加体育锻炼，这对于哮喘患儿保持体能十分重要。对哮喘患者的记录显示，进行锻炼可增加患者氧储量，但并没有明确证据显示体育锻炼可影响患者的用药剂量或通过其他途径控制哮喘。一篇对哮喘患者进行体育锻炼的系统回顾指出，体育锻炼可提高心肺耐力，对肺功能并无影响，且并未发现任何不良反应，因此，笔者建议哮喘患者应参与到日常体育锻炼当中。在开始耐力性体育项目（如足球、游泳、长跑）前应进行热身活动，特别是患运动诱发哮喘的儿童患者。体育锻炼前预先吸入 β 受体激动剂也有一定帮助。有系统回顾指出，哮喘患者采用呼吸训练的作用并不明确，这主要因为相关的研究采用的治疗介入手段和结果定量方法存在广泛差异，无法得出明确的结论。急性哮喘发作的患者需要送往医院治疗，病情严重时需要人工通气。在认真治疗和适当呼吸支持后症状可以缓解。物理治疗的介入并不是一定需要的。然而，如果问题更加严重，出现黏液栓塞或分泌物潴留时，胸部物理治疗效果更好。进行物理治疗前应确保支气管痉挛控制良好。整个治疗过程需小心进行，若支气管痉挛加重，操作需中断，直到支气管哮喘被控制后方可继续。尽管针对哮喘胸部物理治疗操作并无明确的操作规范要求，但对于急性哮喘导致持久性肺区段塌陷的儿童采用适当的气道廓清技术效果较好。若患者支气管持续处于高敏状态，父母在家中也需要进行物理治疗操作。

毛细支气管炎的患儿若出现呼吸窘迫的表现时，并不推荐使用物理治疗。研究表明对这些患者采用物理治疗相比未采用物理治疗对患者疾病进程并无改善。有系统回顾指出，使用振动和按压胸部等物理治疗方法并不能减少患者住院时间、耗氧量，或改善不合并其他疾病且未进行人工通气的毛细支气管炎患儿临床评分。正在进行通气支持的毛细支气管炎患儿需要认真评估，物理治疗仅在患儿出现痰液潴留或黏液栓塞时进行。

支气管肺炎，许多肺炎病例都可见肺部组织密度改变，且无过度分泌物。若出现痰液潴留，可选用合适的气道廓清技术。一次清出大量痰液后患者发热可缓解，且感觉病情有所好转。治疗过程中通常需要重新评估患者痰液潴留情况。但胸部物理治疗对于支气管肺炎的疗效仍存在争议，有文献认为尚无证据支持该疗法对住院天数、发热、胸片肺炎的改善有效，因此，2013 年版《中国儿童社区获得性肺炎管理指南》并不建议胸部拍击和头低位引流在危重社区获得性肺炎患儿中的应用，但认为定期更换体位是有益的。

胸腔积液，呼吸训练和咳嗽方法指导治疗十分重要。尽管患病儿童起病时通常并无支气管残留分泌物，但胸部引流仍可导致分泌物潴留，咳嗽力度减弱。患者可能需要使用合适的方法清除气道内分泌物。治疗过程中一旦临床状况得到改善并允许，医生应鼓励儿童尽可能多的运动呼吸。

对于急性喉炎，未予气管插管的患者不可进行物理治疗。仅当患者已完成气管插管，且单一吸痰操作无法清除气道分泌物时，可采取物理治疗方法廓清气道。

支气管肺发育不良（BPD），患有 BPD 的婴儿易发生肺部感染，在出生后前 2 年住院率有增长趋势。如果存在气道分泌物滞留就须加强胸科物理治疗。然而这些婴儿往往存在呼吸困难并且可能会出现气道塌陷。在采取干预措施前，需详细地预测评估。如果婴儿呼吸困难比较严重，则可能需要采用更进一步的治疗。吸入 β 受体激动剂可暂时改善这些婴儿的肺部功能，采用物理疗法之前，可以作为一种术前用药使用。改变胸廓轻打按摩法的重力辅助位置可能对婴儿有用，但是如果担心气道分泌物清除效果的话，可以考虑使用经鼻咽吸引。对于年龄较大的儿童，在急性感染发作期间或者气道分泌物清除不佳的时候，就应该使用适当的呼吸道廓清技术。通过鼻插管吸氧的儿童，特别是婴儿往往有鼻腔分泌干燥和稠密的问题，需要进行湿化处理。

支气管异物，当发生危及生命的支气管异物吸入时，患者表现为完全气道阻塞，即不能说话或咳嗽，对婴儿应尝试背部拍击和胸部按压来移动异物，对于年长儿，应尝试腹部冲击法急救。相反，对于能够说话或咳嗽的儿童，要避免这些干预措施。因为，异物被紧紧地嵌入支气管中，通常物理治疗是无效的。然而，如果通过物理疗法挪动异物，这些异物就可能会向上进入支气管树并且阻塞气管，将部分阻塞转变为完全阻塞，导致呼吸停止。基于这样的原因，应避免"盲目"清洁口腔，在接受支气管镜检查之前，应禁止采取物理治疗以尝试去除异物。

（丘　力）

参 考 文 献

孟申. 2007. 肺康复. 北京：人民卫生出版社.

Frownfelter D, 2005. Physiological basis for airway clearance techniques. Anne Mejia Downs. Cardiovascular and Pulmonary Physical Therapy Evidence and Practice. 4th ed. Elsevier.

Pryor JA，Prasad SA，2011. 成人呼和儿童吸与心脏问题的物理治疗. 北京：北京大学医学出版社.

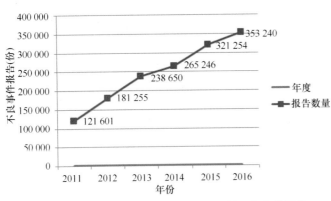

彩图 16-1　2011～2016 年可疑医疗器械不良事件报告

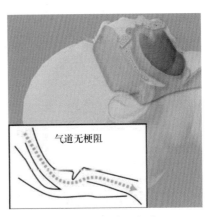

彩图 17-3　鼻吸气位

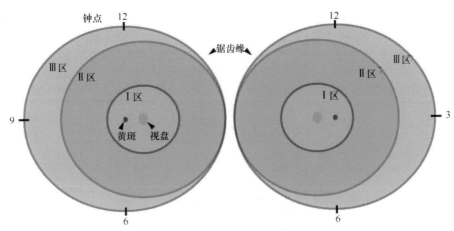

彩图 23-1　视网膜分区示意图
（美国医学会，1984.）

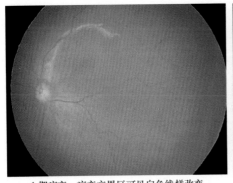

1 期病变：病变交界区可见白色线样改变

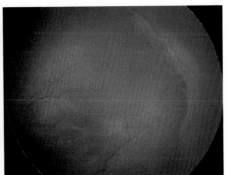

2 期病变：病变交界区可见白色的纤维增殖呈嵴样
隆起，其内侧多个异常新生血管丛呈爆米花状

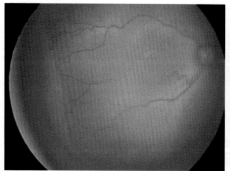
3期病变：病变交界嵴上可见大量新生血管，使嵴呈红色

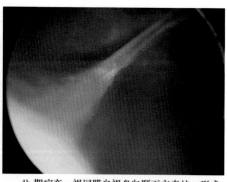
4b期病变：视网膜自视盘向颞下方牵拉，形成视网膜皱襞，视网膜脱离累及黄斑

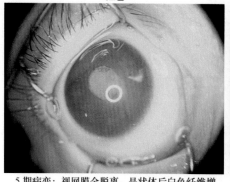
5期病变：视网膜全脱离，晶状体后白色纤维增殖膜，使得瞳孔区呈白色

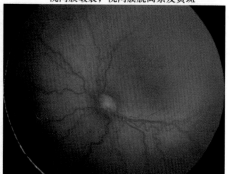
附加病变：后极部动脉迂曲，静脉扩张，可伴有出血

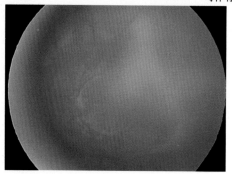
急进性后极部ROP：瞳孔难以散大，导致眼底图像不清，自视盘发出的血管迂曲扩张，毛细血管扩张伴大量新生血管生长，后极部视网膜呈鲜红色，后极部以外仅有少数几支血管生长。

彩图 23-2　ROP 各期病变的眼底照片

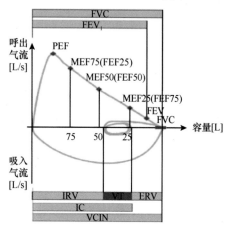

彩图 35-2　流量 - 容积曲线

流量为纵轴、容积为横轴所得出的呼吸曲线。FVC，用力肺活量；FEV$_1$，第1秒用力呼气容积；PEF，呼气峰流量；MEF25（FEF25）、MMEF50（FEF50）、MMEF75（FEF75），呼出25%、50%、75%肺活量时的呼气流速；IRV，补吸气容积；VT，潮气容积；ERV，补呼气容积；IC，深吸气量；VCIN，吸气肺活量

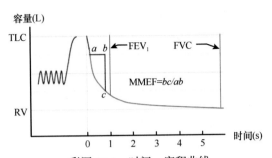

彩图 35-3　时间-容积曲线

TLC，肺总量；RV，残气容积；FEV$_1$，第1秒用力呼气容积；
FVC，用力肺活量；MMEF，最大呼气中期流量

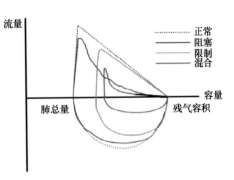

彩图 35-4　各种类型肺通气功能障碍的流量-容积曲线特征

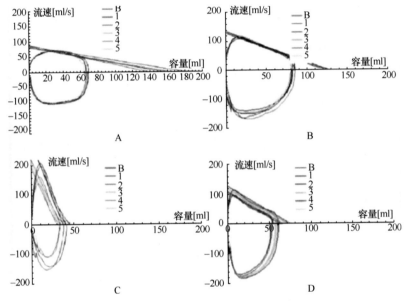

彩图 35-5　不同类型潮气呼吸流量-容积环

A.健康婴幼儿；B.阻塞性通气功能障碍；C.限制性通气功能障碍；D.混合性通气功能障碍

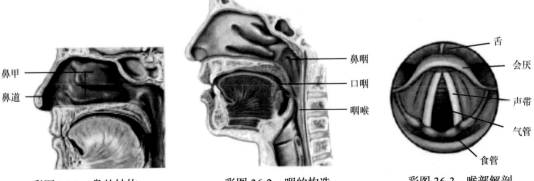

彩图 36-1　鼻的结构　　　　　　彩图 36-2　咽的构造　　　　　　彩图 36-3　喉部解剖

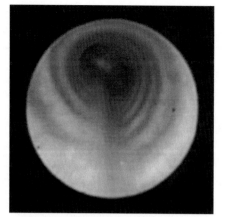

彩图 36-6　气管

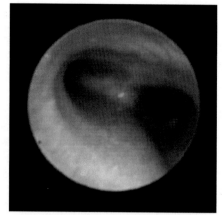

彩图 36-7　隆凸

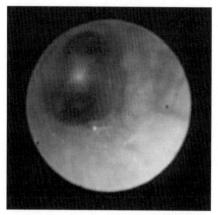

彩图 36-8　左上叶与左下叶支气管开口

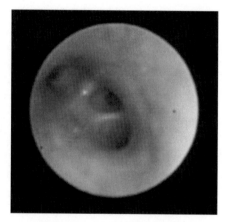

彩图 36-9　左上叶支气管开口

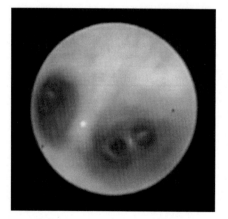

彩图 36-10　左下叶支气管开口

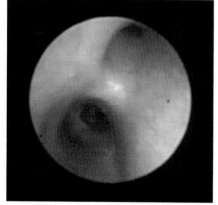

彩图 36-11　右上叶与右中间支气管开口

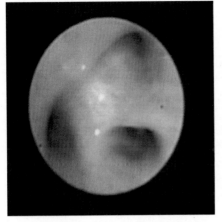

彩图 36-12 右上叶支气管开口

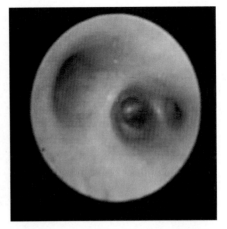

彩图 36-13 右中叶与右下叶支气管开口

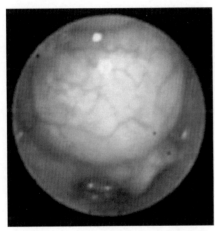

彩图 36-14 舌根部囊肿,压迫会厌

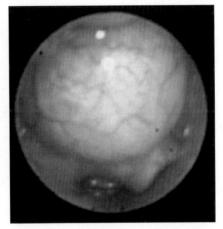

彩图 36-15 舌根部囊肿,压迫会厌致其
抬起受限,伴吸气时会厌软骨向后倒伏

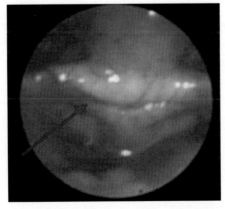

彩图 36-16 喉软化症,吸气时会厌软骨向后倒伏并被吸入声门

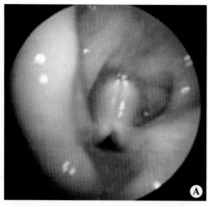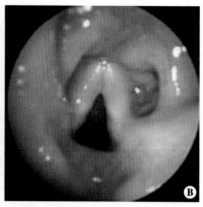

彩图 36-17 声带反常运动

A. 吸气时声带前半部闭合；B. 呼气时声带前半部打开

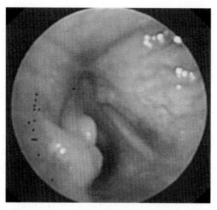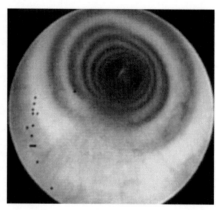

彩图 36-18 声门处乳头状瘤合并左侧声带麻痹，左侧声带位于正中位，无内收及外展运动

彩图 36-19 正常气管软骨呈 "C" 形

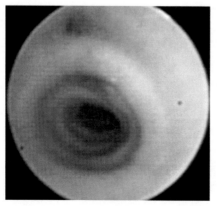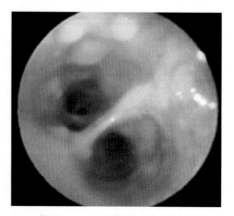

彩图 36-20 先天性气管狭窄，气管软骨呈 "O" 形，即完全性软骨环

彩图 36-21 支气管壁白色结节

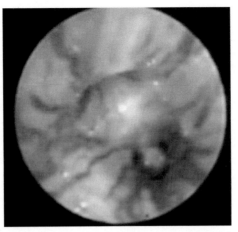

彩图 36-22 支气管壁血管显露、迂曲、纵向走行

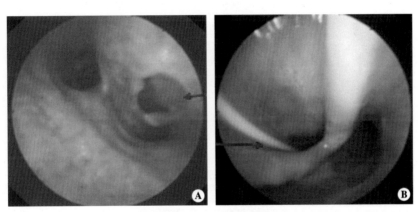

彩图 36-23 气管食管瘘
A.箭头所指为气管膜部瘘口，其后空腔为食管；B.箭头所指为经气管所见位于食管内的胃管

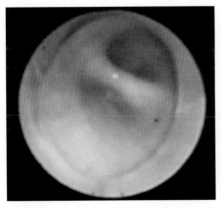

彩图 36-24 先天性气管食管瘘，经气管导管见气管膜部—异常管路

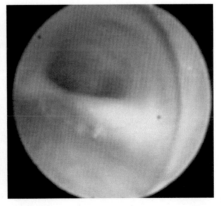

彩图 36-25 经胃管向食管内注入亚甲蓝后，见蓝色液休自异常管路进入气管，证实为气管食管瘘

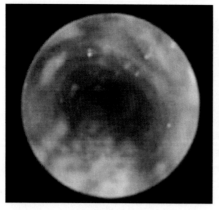

彩图 36-26　弥漫性肺泡内出血患者，气
管内见较多血迹

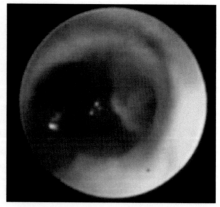

彩图 36-27　左肺动脉闭锁伴咯血，左
侧支气管内出血

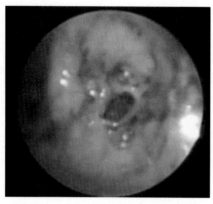

彩图 36-28　左下叶内前基底段支气管瘢
痕形成、管腔狭窄

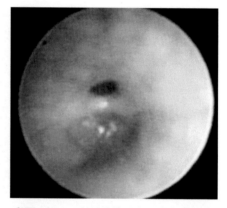

彩图 36-29　右下叶前基底段支气管瘢痕
形成致管腔闭塞及支气管开口狭窄

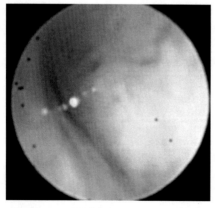

彩图 36-30　纵隔囊性占位，左主支气管
外压狭窄、管腔接近闭合

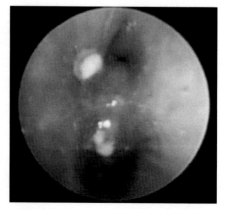

彩图 36-31　左上叶及左下叶支气管开口
黏膜充血、肥厚，支气管嵴增厚，见新
生物形成

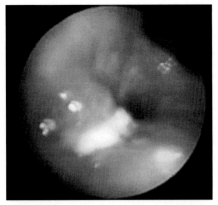

彩图 36-32　左上叶支气管开口新生物，
表面黄白色干酪样坏死物覆盖

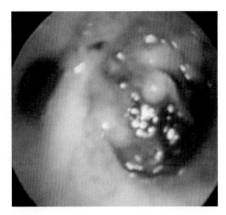

彩图 36-33　右下叶支气管新生物堵塞管
腔，表面坏死、触之易出血，病理证实
为黏液表皮样癌

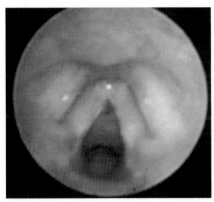

彩图 36-34　声门下红色突起，气管上段
管腔变窄

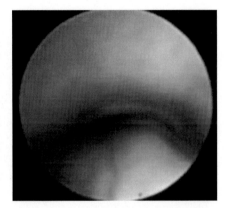

彩图 36-35　气管上段膜部红色节段性突
起，声门下、气管上段血管瘤

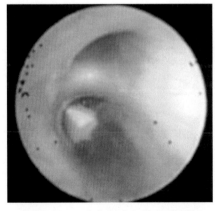

彩图 36-36　右中间支气管异物嵌顿

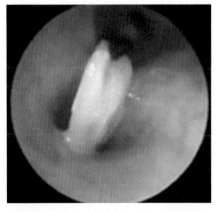

彩图 36-37　左主支气管开口异物嵌顿

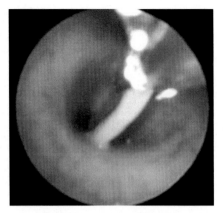

彩图 36-38　异物钳取异物

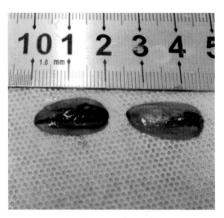

彩图 36-39　取出异物为两枚长约 2cm 的完整瓜子壳

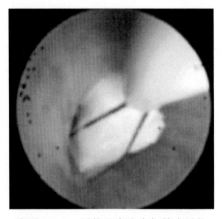

彩图 36-40　异物蓝套取支气管内异物

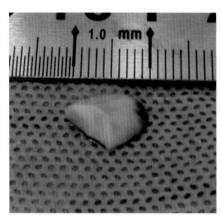

彩图 36-41　取出异物为花生米

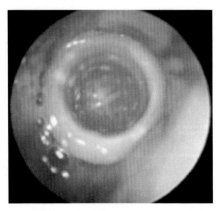

彩图 36-42　塑料笔帽完全堵塞右主支气管

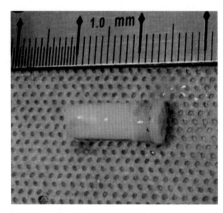

彩图 36-43　右主支气管内取出的塑料哨子

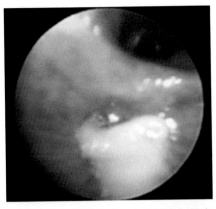

彩图 36-44　重症肺炎、左下叶支气管痰栓堵塞

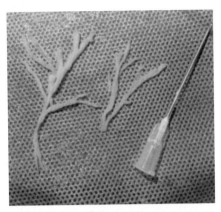

彩图 36-45　取出支气管塑形状痰栓，最长约 5cm

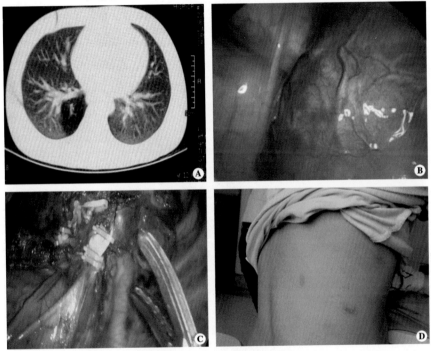

彩图 37-1　胸腔镜肺叶切除术

A. 术前 CT 提示右肺下叶肺气道畸形；B. 胸腔镜探查可见病变表面异常血管分布；C. 术中处理肺叶各血管；D. 术后 3 个月切口外观

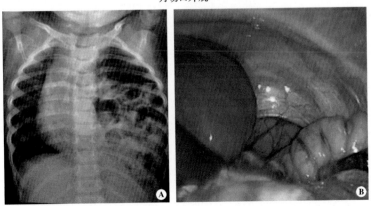

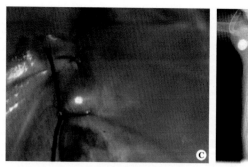
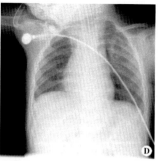

彩图 37-2　胸腔镜左侧膈疝修补术

A.术前 X 线可见左侧胸腔为肠管占据，纵隔明显右偏；B.术中见膈肌缺损，脾脏和肠管疝入胸腔；C.缝合修补膈肌；D.术后复查 X 线左肺复张良好，膈肌完整

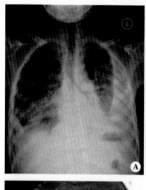
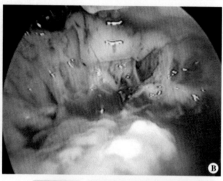

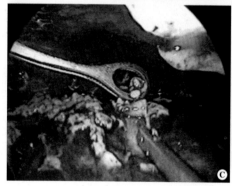
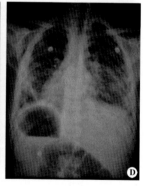

彩图 37-3　胸腔镜脓胸清除术

A.术前胸部 X 线见左侧胸腔包裹性积液；B.术中见左侧胸腔大量脓苔；C.胸腔镜下清除脓苔；D.术后 1 周复查胸片左肺复张良好，肋膈角清晰

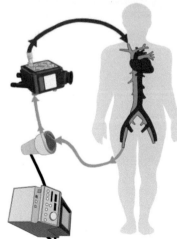
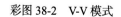
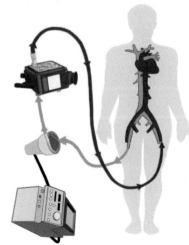

彩图 38-2　V-V 模式　　　　　彩图 38-3　V-A 模式

主 编 简 介

陈大鹏，男，教授，主任医师，博士，硕士生导师，四川省卫生和计划生育委员会学术技术带头人、四川省学术技术带头人后备人选，1998 年至今在四川大学华西第二医院儿科从事临床、教学、科研工作。担任中国医师协会新生儿科医师分会委员、中华医学会儿科分会基层儿科发展专业委员会副主任委员、四川省医学会儿科分会委员、四川省医学会儿科分会新生儿学组副组长、四川省预防医学会出生缺陷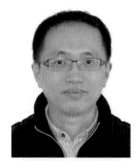预防与控制分会副主任委员、四川省康复医学会儿科分会常务委员、成都医学会第九界理事会围产医学专科分会候任主任委员。作为负责人承担有世界卫生组织及四川省科技厅科技支撑计划、成都市科技局人口与健康项目、四川省卫生厅项目，并作为主研人员参与国家卫生健康委临床学科重点建设项目及国家自然科学基金的研究。作为主要成员，获中华医学科技奖二等奖、四川省科技进步奖一等奖、四川省医学科技奖一等奖及三等奖。在国内外核心期刊上发表论文 40 余篇，主编本科教材 1 部，参编参译专著 5 部。

母得志，男，1963 年出生于四川省古蔺县，博士生导师，四川大学二级教授，四川大学华西第二医院常务副院长、华西儿童医学中心主任。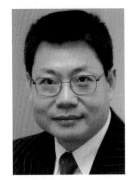

国家卫生健康委员会突出贡献中青年专家、"国之名医·优秀风范"称号获得者、国务院政府特殊津贴获得者、国家杰出青年科学基金获得者、中国儿科医师奖获得者，教育部长江学者创新团队带头人，国家临床重点专科带头人、四川卫生计生首席专家。中华医学会儿科学分会常委，四川省围产医学专委会主任委员、儿科专委会候任主任委员，四川省医师协会儿科分会会长，中国医师协会新生儿科医师分会副会长、儿科医师分会常委，全国新生儿学组副组长，四川省医学会儿科分会新生儿学组组长。

主持国家杰出青年科学基金、国家自然科学基金重点项目和面上项目、省科技厅重点项目等 10 余项课题研究。发表论文 400 余篇，SCI 收录论文 110 余篇。获国家科技进步奖二等奖及省部级科技进步奖 9 项、国家发明专利 2 项。

任《中华妇幼临床医学杂志》总编，《中国当代儿科杂志》《中华实用儿科临床杂志》《中华新生儿科杂志》《中华围产医学杂志》等副总编，*Scientific Report* 编委。主编《儿科学》(第二版)(普通高等教育"十一五"国家级规划教材、全国高等医药院校规划教材)、《儿童疾病与生长发育》(国家卫生计生委"十二五"规划教材)，副主编和主译儿科专著 15 部，培养研究生 50 余名。